M. Strobel/J. Eichhorn/W. Schießler

Arthroskopie des Kniegelenkes

M. Strobel/J. Eichhorn/W. Schießler

Arthroskopie des Kniegelenkes

Grundprinzipien – Diagnostische Arthroskopie
Arthroskopische Chirurgie

2. erweiterte und völlig neu bearbeitete Auflage

Deutscher Ärzte-Verlag Köln

Priv.-Doz. Dr. med. Michael Strobel
Orthopädische Gemeinschaftspraxis
Hebbelstraße 14 a
und
Belegabteilung für
Arthroskopische Chirurgie und Arthroskopie;
Elisabeth-Krankenhaus;
94315 Straubing

Dr. med. Jürgen Eichhorn
Orthopädische Gemeinschaftspraxis
Hebbelstraße 14 a
und
Belegabteilung für
Arthroskopische Chirurgie und Arthroskopie;
Elisabeth-Krankenhaus;
94315 Straubing

Dr. med. Wilfried Schießler
Allersberger Str. 85
90461 Nürnberg

Mit 340 Abbildungen in 480 Einzeldarstellungen
und 30 Tabellen

ISBN 3-7691-0310-6

Die Deutsche Bibliothek – CIP-Einheitsaufnahme

Strobel, Michael:
Arthroskopie des Kniegelenkes: Grundprinzipien, diagnostische Arthroskopie, arthroskopische Chirurgie / M. Strobel / J. Eichhorn / W. Schiessler. – 2., erw. und völlig neu bearb. Aufl. – Köln: Dt. Ärzte-Verl., 1996
1. Aufl. u.d.T.: Strobel, Michael: Arthroskopische Untersuchung des Kniegelenkes
ISBN 3-7691-0310-6
NE: Eichhorn, Jürgen; Schiessler, Willi

Die Dosierangaben sind Empfehlungen. Sie müssen dem einzelnen Patienten und seinem Zustand angepaßt werden. Die angegebenen Dosierungen wurden sorgfältig überprüft. Da wir jedoch für die Richtigkeit dieser Angaben keine Gewähr übernehmen können, bitten wir Sie dringend, insbesondere bei seltener verordneten Arzneimitteln, die Dosierungsempfehlungen des Herstellers zu beachten.

Satz: L. N. Schaffrath, Geldern
Druck: Orthen Druck, Köln
Bindung: Buchbinderei Kaspers, Krefeld

Inhaltsverzeichnis

Vorwort zur 2. Auflage

Nachdem die erste Auflage der „Arthroskopischen Untersuchung des Kniegelenkes“ bereits zweieinhalb Jahre nach Erscheinen vergriffen war, uns aber immer noch reger Zuspruch und Äußerungen freundlichen Interesses an diesem Buch erreichten, wurde jetzt die zweite Auflage erstellt.

Die erste Auflage war so konzipiert, dem Anfänger den Einstieg in die arthroskopische Chirurgie zu erleichtern und ihm mit einer fundierten „theoretischen Grundphilosophie“ das schnelle Erlernen von Arthroskopie und arthroskopischer Chirurgie zu ermöglichen. Dieses Ziel scheint, schließt man aus dem vorwiegend positiven Leserzuspruch, erreicht worden zu sein.

Seit Erscheinen der ersten Auflage hat sich die Arthroskopie erheblich weiter verbreitet und sie hat zunehmend an Bedeutung gewonnen. So zählt die Arthroskopie des Kniegelenkes heute zu den am häufigsten durchgeführten operativen Maßnahmen. Auch andere Gelenke wie das Schultergelenk, das obere Sprunggelenk, das Ellenbogen- und das Handgelenk werden immer häufiger arthroskopiert. Nichtsdestoweniger ist das Kniegelenk das Gelenk, an dem über 99% der arthroskopisch Operierenden mit der arthroskopischen Chirurie beginnen.

In der vorliegenden Neuauflage werden daher neben den Grundlagen der Arthroskopie sowie den normalen und pathologischen Befunden zusätzlich auch die verschiedenen arthroskopischen Operationen abgehandelt. Besondere Aufmerksamkeit verdienen dabei die resezierenden und refixierenden Meniskuseingriffe, die verschiedenen Möglichkeiten der Knorpelchirurgie, und nicht zuletzt die arthroskopisch durchgeführten rekonstruktiven Maßnahmen am Kapselbandapparat. Schließlich galt es, auch die Arthroskopie unter ambulanten Bedingungen sowie die nicht immer einheitlich diskutierte Thromboseprophylaxe zu berücksichtigen. Die noch aktuellen Kapitel der ersten Auflage wurden überarbeitet.

Unser Dank gilt Frau Petra Flechtner für die umfangreichen Schreib- und Korrekturarbeiten am Manuskript. Herrn Dr. Georg Hook und Herrn Dr. Helmut Neumann danken wir für das Korrekturlesen. Schließlich gilt unser Dank dem Deutschen Ärzte-Verlag, stellvertretend Herrn Carl Peter Maurenbrecher, für die allzeit verständnisvolle, harmonische und freundschaftliche Zusammenarbeit sowie für die exzellente Ausstattung des Buches.

Straubing, Nürnberg, im November 1995

Michael Strobel
Jürgen Eichhorn
Wilfried Schießler

Vorwort zur 1. Auflage

Die Arthroskopie des Kniegelenkes hat sich in den letzten Jahren als diagnostischer, aber auch zunehmend als operativer Routineeingriff etabliert. So gehört die Arthroskopie heute in das Repertoire einer jeden orthopädischen, unfallchirurgischen oder chirurgischen Abteilung. Viele Kollegen beschäftigen sich daher zur Zeit mit der arthroskopischen Technik, nicht zuletzt wegen der gravierenden Vorteile der arthroskopischen Chirurgie für den Patienten.

Da fast sämtliche intraartikulären Veränderungen des Kniegelenkes arthroskopisch therapierbar sind, richtet sich das Streben des interessierten Anfängers oft zu früh hin zur operativen Arthroskopie. Die Arthroskopie als diagnostisches Verfahren wird zwar anerkannt; es ist aber interessanter, über spezielle arthroskopische Operationstechniken und neue Instrumente zu diskutieren. Manchem ist es sogar peinlich, über die diagnostische Arthroskopie zu sprechen bzw. einzugestehen, daß man dabei Schwierigkeiten hat. Auch auf Arthroskopiekursen erlebt man immer wieder, daß Teilnehmer zwar nicht wissen, wie man das Meniskushinterhorn einstellt, dafür aber über sämtliche lieferbaren Punch- und Shavertypen bestens orientiert sind.

Häufig klafft eine zu große Lücke zwischen der individuellen Selbsteinschätzung und den arthroskopischen Fertigkeiten.

Wer mit der Arthroskopie beginnt, sei es als Autodidakt oder besser unter Anleitung eines Erfahrenen, wird in der ersten Zeit mit zahlreichen Widrigkeiten, Problemen und Störungen zu kämpfen haben. Wir haben daher in diesem Buch die bei uns seit langem bewährte, auf die arthroskopische Chirurgie ausgerichtete Vorgehensweise detailliert und für jeden nachvollziehbar beschrieben.

Es ist unserer Meinung nach nicht sinnvoll zu fordern: „Erst nach 100 (200, 300) diagnostischen Arthroskopien darf mit arthroskopischen Operationen begonnen werden." Viel sinnvoller erscheint es zu versuchen, die „Philosophie" der Arthroskopie zu vermitteln. Hierzu gehört die Verinnerlichung der Grundprinzipien, besonders das Verständnis für die physikalischen Eigenschaften der Winkeloptik. Das Beherrschen der Palpation mit dem Tasthaken, die richtige Differenzierung von normalen und pathologischen Befunden und deren Einordnung entsprechend ihrer pathologischen Wertigkeit sind wichtige Grundlagen der arthroskopischen Chirurgie. Besondere Aufmerksamkeit gilt dem Arthroskop- und Instrumentenzugang. Die optimale Position des Instrumentenzuganges ist die wesentlichste Grundvoraussetzung für das Gelingen einer arthroskopischen Operation. Wer eine bestimmte Gelenkregion sicher mit dem Tasthaken palpiert, kann dort auch mit einer Faßzange eine Synoviabiopsie entnehmen oder einen freien Gelenkkörper entfernen. Es sollen aber auch die zahlreichen Problemsituationen und Komplikationen bei der Arthroskopie dargestellt werden. Schließlich ist die Arthroskopie kein einfaches und problemloses Verfahren, das man an einem Samstagvormittag erlernt.

Der Zeitraum von der ersten Arthroskopie bis zur ersten Entfernung eines freien Gelenkkörpers ist immer wesentlich länger als die Zeitspanne zwischen der ersten arthroskopischen Operation und einer schwierigen arthroskopischen Meniskusresektion im Hinterhornbereich. Hauptziel dieses Buches ist es, den Weg zwischen der ersten Arthroskopie und der ersten arthroskopischen Operation zu erleichtern und abzukürzen.

Unser Dank gilt Herrn J. Kolditz, einem der Väter der arthroskopischen Chirurgie in Deutschland, für zahlreiche Tips und Hinweise. Unserem Zeichner, Herrn W. Schroeder, danken wir für die überaus gelungenen Grafiken und Zeichnungen. Herrn Dr. J. Grünert, Herrn A. Halder, Herrn T. Lutze, Herrn Dr. H. Neumann, Herrn Priv.-Doz. Dr. H.-W. Stedtfeld und Frau U. Strobel sind wir für das Lesen der Korrekturen und für einige Anregungen, die im Buch berücksichtigt wurden, zu Dank verpflichtet. Frau Ch. Werfs danken wir für die umfangreichen Schreibarbeiten. Ganz besonders bedanken wir uns bei Herrn C. P. Maurenbrecher, stellvertretend für die Mitarbeiter des Deutschen Ärzte-Verlages, für die freundschaftliche Zusammenarbeit und die hervorragende Ausstattung dieses Buches.

Münster,	Michael Strobel
Straubing,	Jürgen Eichhorn
Nürnberg,	Wilfried Schießler
im April 1989	

1
Entwicklung der Arthroskopie – Historischer Rückblick

1.1
Erste Apparaturen für endoskopische Untersuchungen

Seit langem zeigen Menschen, besonders Ärzte, Interesse daran, Dinge sichtbar zu machen, die unter gewöhnlichen Bedingungen nicht zu sehen sind. Der Frankfurter Arzt Philipp Bozzini konstruierte bereits im Jahre 1806, mit dem neu erwachenden Wissensdurst der Aufklärung, ein Instrument zur Ausleuchtung von Körperhöhlen. Der Drang, die Funktionen im Körperinneren zu studieren, leitete seine Entwicklung.

Bozzini nannte seinen Apparat „Lichtleiter". Dieser bestand aus einer mit Leder überzogenen Blechröhre, die bis zur Hälfte ihrer Länge im Inneren von einem Messingblatt geteilt wurde. Ein Konkavspiegel reflektierte das Licht einer Wachskerze durch die Röhre in das Körperinnere. Da das Messingblatt Lichtleitung und Reflektionsleitung trennte, wurde dem Untersucher eine blendungsfreie Sicht ermöglicht. In warmes Wasser getaucht und mit Öl bestrichen, war mit dem Gerät theoretisch eine Untersuchung von Nasopharynx, Rektum, Vagina, Harnblase und Urethra möglich. In der Physiologie, Pathologie, Chirurgie und Geburtshilfe sowie in der Arzneimittellehre, zur Überprüfung der Wirksamkeit von Medikamenten, sah Bozzini die Hauptanwendungsgebiete seines Instrumentes. Er deutete bereits die Möglichkeit operativer Eingriffe an und konzipierte auch einen Apparat zur Uterusexstirpation unter Anwendung des Lichtleiters (Bozzini 1807).

Wurden seine Erfindungen zuerst begeistert aufgenommen und in medizinischen Fachzeitschriften rege diskutiert, so ließ aber das Interesse schnell nach. Das negative Urteil der Medizinischen Fakultät Wien gab seinen Entwicklungen den Todesstoß.

John Fisher entwickelte schon als Student ein „Instrument zur Beleuchtung dunkler Räume". Um die Lichtintensität zu verbessern, beabsichtigte er sogar, elektrochemische Stromquellen in Form galvanischer Elemente in das Gerät einzusetzen. Seine experimentellen Bemühungen scheint er jedoch nicht auf Lebende übertragen zu haben. Unabhängig hiervon konstruierte Segalas 1826 ein „Speculum urethrocysticum" zur Untersuchung von Urethra und Harnblase.

Angeregt durch das Speculum urethrocysticum von Segalas und in Fortführung der Ideen von Bozzini, entwickelte Antonin Desormeaux ein Gerät, das er als Endoskop bezeichnete. Erstmals im November 1853 in der Academie de Medicine in Paris vorgestellt, fand das Gerät nach konstruktiven Verbesserungen und Verfeinerungen der Untersuchungstechnik Verbreitung in Europa und Übersee. Das Endoskop bestand aus einer Lichtquelle, gespeist von einer Gazogen-Lampe (Gemisch von Alkohol und Terpentingeist) und einem horizontal ausgerichteten Reflektor. Durch eine kleine Öffnung im Spiegel konnte der Untersucher den dürftig ausgeleuchteten Blaseninnenraum betrachten.

Nachdem es grundsätzlich möglich geworden war, die Hohlorgane zu betrachten, richtete sich das Hauptaugenmerk nun auf die Entwicklung einfacherer Instrumente und effektiverer Lichtquellen. Die Hitzeentwicklung bei der Verwendung von Gazogen, Petroleum oder brennendem Magnesiumdraht verursachte oft Oberschenkelverbrennungen. Die Rauchentwicklung dieser Lampen führte bei ängstlichen Patienten zur unwillkürlichen Blasenentleerung, wodurch die Lichtquelle meist gelöscht wurde.

Das Hauptproblem, die mangelnde Beleuchtungsintensität der verwendeten Lichtquellen, versuchte der Dresdener Arzt MAX NITZE 1867 zu lösen, indem er den bereits von JULIUS BRUCK 1867 konstruierten Apparat zur Diaphanoskopie der Harnblase weiterentwickelte. Die Lichtquelle bestand aus einer batteriegespeisten glühenden Platindrahtspirale, die entstehende Wärme wurde durch eine permanente Wasserkühlung abgeleitet. Auf Veranlassung von NITZE konstruierte der Berliner Optiker BENECHE ein neuartiges Linsensystem zur Erweiterung des Gesichtsfeldes. Dem Instrumentenbauer LEITER gelang die Vereinigung von Lichtquelle, Optik und Wasserkühlung in einem Instrument von nur 7 mm Durchmesser.

NITZE, der mit Batterien und Wassereimern versehen zur Untersuchung erschien, erntete mit seinen Beleuchtungs- und Wasserkünsten bei seinen Kollegen oft nur ein mitleidiges Lächeln. Ihm erging es demnach im letzten Jahrhundert ähnlich wie vielen Arthroskopikern heute, wenn während der ersten arthroskopischen Operationen im flüssigen Medium der Operationsraum durch die „Wasserspiele“ überschwemmt wird.

Seit der Entdeckung der Kohlefadenglühlampe durch THOMAS EDISON im Jahre 1879 konnte diese Lichtquelle in Form eines kleinen Lämpchens mit nur geringer Wärmeentwicklung ohne Kühlsystem in die Spitze eines Endoskops eingesetzt werden. Mit dieser neuen Erfindung ließ sich das Urethroskop von NITZE erheblich verbessern. LEITER entwickelte 1886 ein Zystoskop, das weltweit Anerkennung fand (Abb. 1-1).

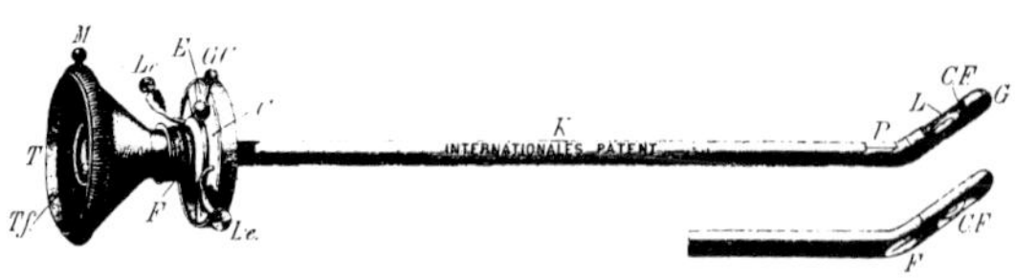

Abbildung 1-1:
Zystoskop nach LEITER (1886) (aus DONNER 1979).

Unter diesen Lichtverhältnissen gelang es erstmals kurz vor der Jahrhundertwende, die Blaseninnenwand und das Mageninnere mit einer speziellen Kamera zu fotografieren. In den folgenden Jahren wurde das Zystoskop von LEITER mehrfach modifiziert, um seine Sterilisation zu ermöglichen und damit die Kautelen der Asepsis zu erfüllen.

1.2 EUGEN BIRCHER

Da die sichere Diagnostik zahlreicher Gelenkerkrankungen trotz exakter klinischer Untersuchung oft schwierig war, beschäftigte sich der Schweizer EUGEN BIRCHER seit 1913 mit der Meniskusdiagnostik (Abb. 1-2). Nachdem sein Vater HEINRICH BIRCHER als Begründer und Direktor des Kantonsspitals Aarau bereits 1909 das erste Zystoskop zur Blasenuntersuchung angeschafft hatte, begann EUGEN BIRCHER am gleichen Spital mit der optischen Untersuchung des Kniegelenkes. Er verwendete das von der Berliner Firma Georg Wolf hergestellte Laparoskop nach JAKOBAEUS, dessen Verwendbarkeit am Kniegelenk ihm zweckmäßiger und gefahrloser erschien als in der Bauchhöhle. Zunächst untersuchte er die Kniegelenke von Leichen, füllte sie mit Sauerstoff oder Stickstoff auf, um ein Endoskop einzuführen und mit diesem die verschiedenen Gelenkanteile ableuchten zu können.

1921 berichtete BIRCHER erstmals in seiner klassischen Arbeit „Die Arthro-Endoskopie“ über 18 Arthro-Endoskopien an Patienten. 13 mal gelang es ihm, eine sichere Diagnose zu stellen, die sich durch die folgende Arthrotomie bestätigte. Dreimal ließ sich der Befund nicht sicher deuten, bei zwei tuberkulösen Prozessen versagte die arthroskopische Untersuchung. Im darauffolgenden Jahr gab er an, bereits 35 Patienten endoskopisch untersucht zu haben.

EUGEN BIRCHER war nicht nur der erste, der die Arthroskopie erfolgreich klinisch einsetzte, sondern er sah auch die weitere Entwicklung voraus: „Die Methode der Arthro-Endoskopie gestattet uns, das Gelenkinnere sichtbar zu machen und krankhafte Veränderungen zu beurteilen, das heißt, die Diagnose aufgrund der Gesichtsbeobachtungen sicherzustellen. Sie ist dadurch allen übrigen Untersuchungsmethoden überlegen und läßt, ähnlich wie die Endoskopie der Blase, bestimmte Operationsindikationen stellen. Sie wird auch wie diese auf Widerstände stoßen, sicher aber an Boden gewinnen und sich so ausbauen lassen, daß sie, wie die Zystoskopie, unentbehrlich wird" (BIRCHER 1922).

Nicht nur BIRCHERS Voraussagen, sondern auch die von ihm entwickelte arthroskopische Technik sind zum Teil bis heute erhalten geblieben. So wurde von ihm die strengste chirurgische Asepsis, wie sie zu einer Arthrotomie erforderlich ist, als erste und wichtigste Voraussetzung angesehen. Er verwendete die Esmarch-Blutleere. Zur Untersuchung wurde der Raum verdunkelt, das Gelenk unter Verwendung eines aus der Medizinischen Klinik entliehenen Apparates zur Erzeugung eines künstlichen Pneumothorax mit Sauerstoff oder Stickstoff aufgefüllt. Des weiteren benötigte er eine Hülse (Trokarhülse), durch die das Zystoskop eingeführt wurde. Diese wurde mit einem Mandrin (Obturator) in den intraartikulären Raum eingeführt. Nach Entfernung des Mandrins wurde das Endoskop eingesetzt.

Auch zur Orientierung im Gelenk gab BIRCHER bereits 1922 wichtige Hinweise: „Um sich zu orientieren, tut man gut daran, zunächst den Patellarand aufzusuchen, von diesem kann man nach unten oder oben gleiten. Der Patellarand hebt sich als eine scharfe breite schwarze Linie deutlich von der hellschimmernden Fläche der Patella ab und trennt diese von der hellrötlich gefärbten Capsula interna des Gelenkes. Am Patellarande kann man nach oben entlangschreiten

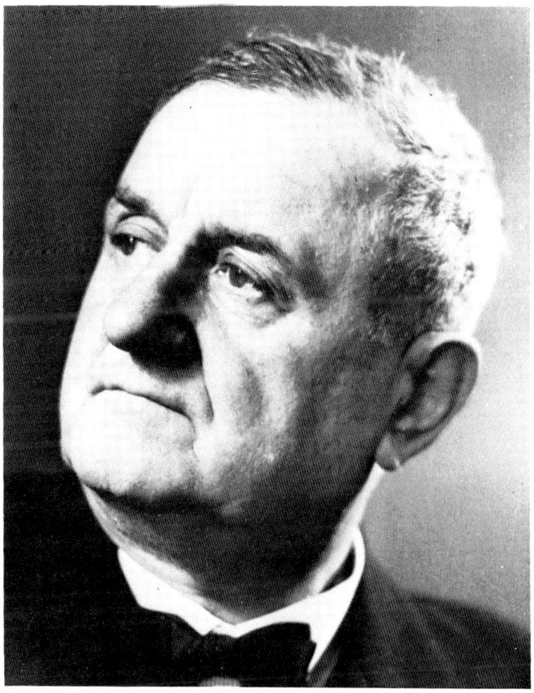

Abbildung 1-2:
EUGEN BIRCHER (1882–1956).

und gelangt dort in die Mitte des Femurendes, an welchem man nach abwärts gleiten kann, um die Kreuzbänder zur Darstellung bringen zu können" (BIRCHER 1922).

Auch die ambulante Arthroskopie ist keine Erfindung der jüngsten Zeit; schon BIRCHER berichtet über eine Patientin, die er sofort nach der Untersuchung nach Hause entlassen konnte (BIRCHER 1922).

Eine Ausdehnung der arthroskopischen Untersuchung auf Schulter-, Ellenbogen-, Hüft- und Fußgelenke hielt er nach Leichenversuchen aber nicht für möglich.

EUGEN BIRCHER, der 1956 verstarb, ist nicht nur Vater der Arthroskopie, sondern entwickelte auch die Arthrographie und Pneumoarthrographie des Kniegelenkes. Er beschäftigte sich darüber hinaus mit der Chirurgie des Kropfes, des Magens und des Ösophagus. Neben seiner ärztlichen Tätigkeit war BIRCHER auch ein bedeutender Schweizer Offizier und Parlamentarier. In der 1988 von DANIEL

HELLER verfaßten, äußerst lesenswerten Biographie „Eugen Bircher – Arzt, Militär, Politiker“ wird seiner nicht unumstrittenen Persönlichkeit Rechnung getragen. BIRCHER wird als Kraftnatur, als impulsiver und temperamentvoller Mann geschildert. Als Chirurg gelangen ihm die subtilsten Operationen, gleichzeitig konnte er sich aber auch wie ein Landsknecht benehmen. Selten nahm er ein Blatt vor den Mund und wehrte sich vehement gegen jede Art medizinischer Scharlatanerie (HELLER 1988).

1.3 KENJI TAKAGI

Die ersten Versuche einer Inspektion des Kniegelenkes endeten eher kläglich. Der Japaner KENJI TAKAGI berichtete 1939, er habe bereits 1918 versucht, mit einem Zystoskop das Innere von Leichenkniegelenken zu betrachten, was aber nicht erfolgreich gewesen sei (Abb. 1-3). 1920 entwickelte er ein einfaches, aber klinisch unbrauchbares Arthroskop.

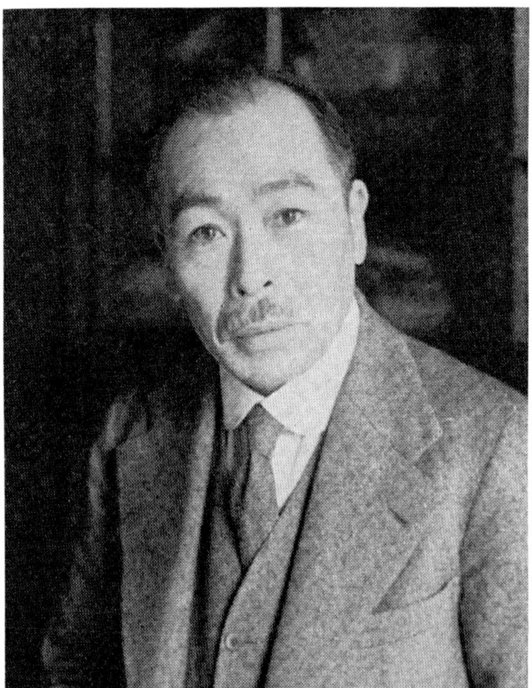

Abbildung 1-3:
KENJI TAKAGI (1888–1963) (aus WATANABE 1969).

Sein primäres Ziel lag in der rechtzeitigen Erkennung der zur damaligen Zeit in Japan sehr verbreiteten Knietuberkulose, um die Patienten einer frühzeitigen Behandlung zuzuführen und sie vor einer vorzeitigen Invalidität zu bewahren. TAKAGI teilte mit: „Nur in einer Ausnahme, nämlich bei einer älteren Frau mit einer tuberkulösen fistelnden Arthritis des Kniegelenkes, konnte dieses einfache Arthroskop erfolgreich durch die Fistel ins Gelenk eingeführt werden. Wir versuchten, das Innere zu sehen. Aber wegen des Flüssigkeitsverlustes durch die Fistel konnten wir das Gelenk nicht füllen.“

Das Arthroskop von TAKAGI besaß kein Linsensystem; das eng begrenzte Gesichtsfeld zwang ihn, einen sehr großen Durchmesser des Instrumentes (7,3 mm) zu wählen, was die Handhabung jedoch deutlich erschwerte. So konzentrierte er sich zunächst darauf, den Durchmesser zu reduzieren. Das machte den Einbau eines Linsensystems notwendig. Er entwarf in den folgenden Jahren eine Serie von Arthroskopen. 1931 gelang es ihm, den Durchmesser auf 3,5 mm zu senken. Sein dünnstes Modell, das Arthroskop Nr. 11, hatte nur noch einen Durchmesser von 2,7 mm. Mit dem Modell Nr. 12 (Durchmesser 4,4 mm) konnten schon Biopsien entnommen werden. In Zusammenarbeit mit JINO fotografierte und filmte TAKAGI erstmals den Kniebinnenraum. 1932 entstanden die ersten Schwarzweißfotos vom Inneren des Kniegelenkes. 4 Jahre später lagen die ersten Farbaufnahmen vor. 1938 präsentierte er seine Ergebnisse und Erfahrungen auf dem jährlichen Treffen der Japanese Orthopedic Society.

1.4 Entwicklung der diagnostischen Arthroskopie

Das bescheidene Echo auf die ersten Arthroskopieerfahrungen von BIRCHER und TAKAGI erscheint aus heutiger Sicht unverständlich. Die Skepsis überwog bei weitem, so daß der Holländer HUSTINX (1937) diesem Verfahren schon aufgrund der anatomischen Gegebenheiten im Kniegelenk jeglichen Wert absprach: „Wie kann es jemand wagen, einen sperrigen Gegenstand in das Kniegelenk einzuführen, um zwischen die Gelenkflächen zu sehen, die sich nicht auseinanderdrängen lassen. Selbst bei der Arthrotomie ist es unmöglich, das Hinterhorn des Meniskus zu sehen. Wie denn könnte jemand erwarten, dieses in einem geschlossenen Knie zu sehen. Dieses ist schlichtweg unmöglich" (Hustinx 1937). Darüber hinaus sah er die Arthroskopie als wesentlich gefährlicher an als eine Probearthrotomie.

Nur der Amerikaner Philipp Kreuscher setzte sich für dieses neue Untersuchungsverfahren zur Erkennung von Meniskusschäden ein. 1925 stellte er seine Studie der Illinois Medical Society vor. Nähere Beschreibungen des von ihm verwendeten Arthroskops finden sich nicht.

1926 beschrieb der Amerikaner Geist erstmals die Möglichkeit, mit Hilfe eines Arthroskopes kleine Gewebsproben zur mikroskopischen Untersuchung aus dem Kniegelenk zu gewinnen, ähnlich dem Vorgehen der Urologen. Wegen technischer Probleme blieb die Entnahme von Gewebeproben aus dem Gelenk jedoch ein zunächst unerfüllter Wunschtraum. Seine Landsleute Harry Mayer und Leo Finkelstein vom Hospital for Joint Diseases in New York entwickelten ein Arthroskop mit einem Durchmesser von 8 mm für Biopsien. 1931 konstruierte Michael S. Burman, der heute als der amerikanische Pionier der Arthroskopie angesehen wird, zusammen mit dem Instrumentenbauer Wappler ein Arthroskop, das in seiner Konstruktion bereits wichtige Grundmerkmale heutiger Instrumente vereinte. Mit zahlreichen leichenexperimentellen Untersuchungen schaffte Burman in Zusammenarbeit mit Finkelstein und Mayer die Basis zur klinischen Anwendbarkeit der Arthroskopie. Nach Einführen eines Trokars von 4 mm Durchmesser wurde das Gelenk konstant mit Ringer-Lösung aufgefüllt und anschließend mit einer 3 mm-Vorausblickoptik inspiziert. Burman beschrieb verschiedene Zugänge zum Kniegelenk und erforschte die Anwendbarkeit der Arthroskopie an Hüft-, Sprung-, Schulter- und Ellenbogengelenk. Technische Unzulänglichkeiten riefen jedoch die Skepsis zahlreicher Kollegen hervor, so daß der von Burman verfaßte „Atlas der Arthroskopie" unveröffentlicht blieb.

In Deutschland setzte 1937 Rene Sommer am Brüder-Krankenhaus Dortmund die Untersuchungen über die Arthroskopie des Kniegelenkes fort. Er verwendete das von der Firma C. G. Heynemann in Leipzig hergestellte Thorakoskop nach Graf. Mit diesem Gerät, das mit einem scharfen Trokar versehen war, gelangte man leicht in das Gelenkinnere, besonders dann, wenn ein intraartikulärer Erguß bestand. In den Fällen, in denen kein Erguß vorlag, empfahl Sommer zunächst die Sauerstoff-Füllung des Gelenkes. Er führte das Instrument von der Lateralseite durch den oberen Rezessus bei gestrecktem Kniegelenk ein. Von hier aus konnte er gut die vorderen Anteile der Menisken, die Fossa intercondylaris und das vordere Kreuzband darstellen. Die Möglichkeit der Inspektion des Hoffa-Fettkörpers hielt er für einen außerordentlich wichtigen Vorteil der Arthroskopie. Entzündungen, Vergrößerungen und Zottenbildungen am Hoffa-Fettkörper wurden zur damaligen Zeit häufig für intraartikuläre Funktionsstörungen verantwortlich gemacht.

Der Rheumatologe Vaubel führte seit 1938 Arthroskopien durch, um chronische Gelenkleiden zu diagnostizieren. Er hoffte, durch die wiederholte arthroskopische Untersuchung verschiedene Stadien der rheumatischen Polyarthritis studieren zu können.

Systematische arthroskopische Untersuchungen führte Wilke 1938 an 56 Leichenkniegelenken durch. Er benutzte das Thorakoskop nach Kalk mit einem Durchmesser von 6 mm. Das Gelenk wurde zunächst mit 180 ml Wasser gefüllt. Der Meniskus war zwar gut zu überblicken, mit der Zeit entstand aber eine Emulsion im Gelenk, welche die weitere

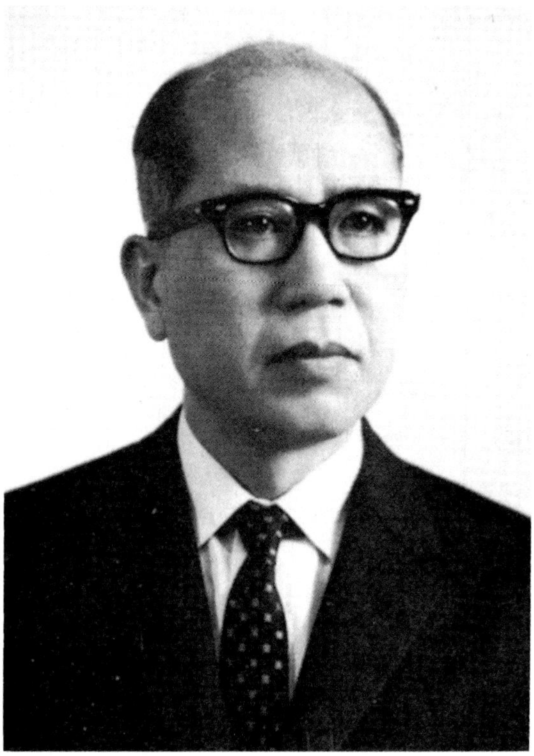

Abbildung 1-4:
Masaki Watanabe.

Inspektion behinderte. Aus diesem Grunde ging er zur Luftfüllung über. Wilke sah die Endoskopie als ein Untersuchungsverfahren des Kniegelenkes an, das die Diagnostik bereichert, aber nicht als Regeluntersuchung beim Lebenden empfohlen werden konnte.

Der Zweite Weltkrieg machte in Europa die Weiterentwicklung dieses vielversprechenden Verfahrens unmöglich. Erst 1955 und 1956 berichteten Hurter und Imbert über weitere arthroskopische Erfahrungen.

Der Erfolg und die permanente Weiterentwicklung führten dazu, daß Takagis bedeutendster Schüler, Masaki Watanabe, die Arthroskopie über die Grenzen Japans hinaus bekannt machte (Abb. 1-4). Im Jahre 1957 erschien die Erstauflage des Atlas für Arthroskopie, den er mit S. Takeda und H. Ikeuchi zusammen herausgab. Dieser Atlas war ein wichtiger Grundstock zur weiteren Entwicklung und weltweiten Verbreitung der Arthroskopie des Kniegelenkes.

Der große Durchbruch gelang der Arthroskopie aber erst Anfang der 70er Jahre. Watanabe entwickelte zahlreiche neue Arthroskope, so auch das berühmte Arthroskop Nr. 21, das sich in den Vereinigten Staaten großer Beliebtheit erfreute.

In Wien arthroskopierte der Oberstarzt Wruhs seit Beginn der 70er Jahre. Seit 1972 sammelte Christoph Kieser in Zürich ebenfalls Erfahrungen auf diesem Gebiet. Bereits 1971 besuchte Werner Glinz den Amerikaner Ward Casscells und war von da an vom Wert der arthroskopischen Untersuchungstechnik überzeugt. Glinz brachte diese Technik nicht zuletzt durch zahlreiche Vorträge und Publikationen einem größeren Interessentenkreis im deutschsprachigen Raum nahe. Zur gleichen Zeit begann sich auch Hans Rudolf Henche mit der Arthroskopie zu beschäftigen, nachdem er von seinem damaligen Chef E. Morscher hierzu den Auftrag erhalten hatte (Henche).

1973 berichteten der Engländer Henry, der Amerikaner Johnson und der Schweizer Glinz auf einem internationalen Kniekongreß in Rotterdam über ihre ersten Arthroskopieerfahrungen. Zu dieser Zeit war die Arthroskopie aber noch lange kein etabliertes Verfahren. Nach der Beschreibung von Glinz schloß der Vorsitzende die Sitzung mit den Worten: „Herr Henry hospitalisiert seine Patienten, Herr Johnson und Herr Glinz arthroskopieren zwar ambulant, ich aber schaue meinen Patienten in der Praxis während 15 Minuten gründlich an, und dann weiß ich, was dem Knie fehlt.“ (Glinz 1985).

1.5 Entwicklung der arthroskopischen Chirurgie

Die Entwicklung der arthroskopischen Chirurgie ging in erster Linie vom Japaner Watanabe aus, der am 9. März 1955 einen xanthomatösen Riesenzelltumor aus dem oberen Rezessus unter arthroskopischer Sicht entfernte und am 4. Mai 1962 die erste arthroskopische Meniskusoperation vornahm. Er resezierte einen kleinen Meniskuslappen.

Der Amerikaner O'Connor, durch Watanabes Ergebnisse beeindruckt, besuchte Watanabe 1970, um die arthroskopische Technik zu erlernen. Seit 1974 führte O'Connor ebenfalls arthroskopische Meniskektomien durch und entwickelte zahlreiche spezielle Operationsinstrumente, so auch ein Arthroskop, das ihm über einen einzigen Gelenkzugang Meniskusoperationen ermöglichte. 1976 publizierten Jackson und Dandy das erste englischsprachige Buch über die Arthroskopie. In der Folgezeit führte O'Connor zahlreiche Operationskurse durch, die zur Verbreitung der arthroskopischen Technik führten. 1978 veröffentlichte Hans-Rudolf Henche das erste deutschsprachige Arthroskopiebuch. Die Aufnahme des intraartikulären Bildes mit einer Videokamera und seine Übertragung auf einen Monitor, zuerst von McGinty beschrieben, war eine wesentliche Voraussetzung zur Weiterentwicklung der diagnostischen und operativen Arthroskopie.

In der Folgezeit entwickelten sich die arthroskopischen Operationsmöglichkeiten explosionsartig. Insbesondere der Amerikaner Lanny L. Johnson, der die motorisierten Operationsinstrumente (Shaversystem) einführte und sich mit der arthroskopischen Knorpelbehandlung beschäftigte, gilt nach wie vor als einer der bedeutendsten Promotoren der arthroskopischen Chirurgie. Möglichkeiten und Prinzipien der arthroskopischen Chirurgie beschreibt er in der dritten Auflage seines jetzt zweibändigen Werkes „Arthroscopic Surgery – Principles and Practice" auf über 1500 Seiten.

In der Folgezeit sind zahlreiche neue Werke über die arthroskopische Chirurgie erschienen, dies nicht nur im englischsprachigen Raum, sondern auch in Deutschland.

1.6 Ausblick

Ein Ende der arthroskopischen Entwicklung ist noch nicht in Sicht. Ständig werden neue arthroskopische Instrumente und Operationstechniken beschrieben.

Die Möglichkeiten der arthroskopischen Laserchirurgie werden zur Zeit erforscht. Der arthroskopischen Rekonstruktion des vorderen und hinteren Kreuzbandes und der Meniskusrefixation wird zunehmend mehr Augenmerk geschenkt. Auch Schulter-, Ellenbogen-, Hand-, Hüft- und oberes Sprunggelenk werden arthroskopiert. Selbst kleinste Gelenke wie Fingergelenke und das Temporo-Mandibulargelenk sind vor einer arthroskopischen Untersuchung „nicht sicher". 1985 publizierte Watanabe sein Buch über die Arthroskopie kleiner Gelenke.

Wie weit die Entwicklung geht, zeigt die Weichteilendoskopie. Diese ermöglicht die Darstellung der unter der Haut gelegenen Weichteilgewebe (Muskeln, Nerven, Gefäße) und deren chirurgische Behandlung. Es ist möglich, Weichteile optisch zu untersuchen und gezielt Biopsien zu entnehmen. Inwieweit sich diese Weichteilendoskopie als diagnostisches und therapeutisches Verfahren etablieren wird, werden die nächsten Jahre zeigen (Watanabe 1985). Die endoskopische Durchtrennung des Karpaldaches wird mit verschiedenen Techniken durchgeführt. Streng genommen darf diese wie auch die Weichteilendoskopie nicht zu den arthroskopischen Operationen gezählt werden.

In angloamerikanischen Ländern wird z. Zt. die „Office-Arthroskopie" propagiert. Hierbei erfolgt die Arthroskopie in der Praxis bzw. in der Ambulanz mit einer sehr kleinen Optik, die in Lokalanästhesie in das Kniegelenk eingeführt wird. Die Optiken weisen einen Durchmesser von 1,2 - 1,8 mm oder auch 2,5 mm auf. Die Office-Arthroskopie soll eine ähnliche Morbidität haben wie eine Kniepunktion. Es bleibt abzuwarten, ob diese Art der Arthroskopie, bei der therapeutische Maßnahmen in gleicher Sitzung nur bedingt möglich sind, auch in den deutschsprachigen Ländern Verbreitung finden wird. Im wesentlichen entspricht die Office-Arthroskopie der ambulanten Arthroskopie unter Lokalanästhesie.

Die bisherige Entwicklungsgeschichte der Arthroskopie läßt sich am besten mit BOZZINIS Worten wiedergeben: „Jede Erfindung verdankt ihre Entstehung einem glücklichen Zusammentreffen verschiedener Umstände; sie wird immer als Kind geboren und wie dieses durch stufenweise Ausbildung immer vollkommener“ (BOZZINI 1807).

2 Indikation zur Arthroskopie des Kniegelenkes

Selbst durch die sorgfältige klinische, radiologische (Tomographie, Computertomographie), sonographische und nuklearmedizinische (Szintigraphie) Untersuchung sowie mit der Magnetischen Resonanz-Tomographie ist es nicht immer möglich, eine eindeutige Diagnose zu stellen. Aufwendigere invasive Verfahren (Arthrographie, Arthroskopie) werden in diesen Fällen herangezogen. Mit zunehmender Verbreitung der arthroskopischen Techniken besteht heute nur noch in absoluten Ausnahmefällen die Indikation zur Arthrographie. Hierzu sollte jedoch eine klare Indikation gegeben sein.

Die Hauptgefahr eines derartig komplikationsarmen Verfahrens wie der Arthroskopie liegt in der zu häufigen und zu kritiklosen Anwendung. Die arthroskopische Untersuchung kann die sorgfältige Anamneseerhebung und systematische klinische Untersuchung keinesfalls ersetzen, sondern nur ergänzen. Erst nach Ausschöpfung sämtlicher Möglichkeiten der klinischen Untersuchung ist die Arthroskopie zur Klärung oder Diagnosesicherung indiziert. Oft wird sie aber leider als „das Untersuchungsverfahren des Kniegelenkes überhaupt" angesehen.

Das Spektrum der operativen Arthroskopie hat die Indikationsbreite beträchtlich erweitert. Daher entscheidet man sich bei ausreichender arthroskopischer Erfahrung natürlich gerne für ein Untersuchungsverfahren, mit dem sowohl die Diagnose genau gestellt als auch die therapeutischen Maßnahmen durchgeführt werden können.

2.1 Diagnostische Indikation

Die Indikation zur diagnostischen Arthroskopie wird gestellt, wenn:

- eine Diagnose nach Anamneseerhebung, klinischer und radiologischer Untersuchung nicht oder nur unzureichend möglich ist (z. B. Hämarthros, Gelenkblockaden, unklare Gelenkergüsse, unklare Schmerzen, Meniskusverletzung, Knorpelläsionen),
- vor Operationen der intraartikuläre Zustand festzustellen ist.

2.1.1 Hämarthros

Ein posttraumatisches Hämarthros ist meist Folge einer schweren intraartikulären Verletzung, oft mit Beteiligung des vorderen Kreuzbandes. Die klinische Untersuchung konzentriert sich bei unauffälligem knöchernen Befund darauf, eine Patellaluxation oder eine Kapselbandverletzung auszuschließen bzw. zu bestätigen.

Der spezifische Test zum Nachweis einer Patellaluxation ist der *Apprehension-Test nach* Fairbank. Hierbei ahmt der Untersucher die Patellaluxation nach, indem er die Patella bei gestrecktem Kniegelenk nach lateral drückt. Der Patient wird dann gebeten, das Kniegelenk zu beugen. Nach einer frischen Patellaluxation treten so starke Schmerzen und Ängste vor der erneuten Luxation in Streckstellung, besonders aber in Flexion auf, daß die Patienten oft versuchen, diesen Test abzuwehren bzw. über starke Schmerzen klagen.

Solange keine andere Ursache, z. B. eine Fraktur, das posttraumatische Hämarthros erklärt, sollte bis zum Beweis des Gegenteils eine Ruptur des vorderen Kreuzbandes angenommen werden.

Der Zustand des vorderen Kreuzbandes wird leider viel zu häufig nur mit der vorderen Schubladenbewegung in 90°-Flexion geprüft. Dieser Stabilitätstest fällt nach einem Trauma meist negativ aus, da der Patient, bedingt durch den intraartikulären Erguß, das Kniegelenk, wenn überhaupt, nur mit Schmerzen auf 90° beugen kann. Der in dieser Gelenkstellung erhöhte intraartikuläre Druck verstärkt zusätzlich die Schmerzen, die wiederum zur reflektorischen Abwehrspannung der gesamten Oberschenkelmuskulatur führen. Eine Schubladenbewegung kann in dieser Kniebeugung nicht ausgelöst werden. Demgegenüber wird die Prüfung der vorderen Schublade in einer extensionsnahen, schmerzfreien bzw. schmerzärmeren Stellung besser toleriert. Diese ist als *Lachman-Test* bekannt und stellt den wichtigsten Stabilitätstest bei einer frischen Knieverletzung dar. Auch isolierte Rupturen des vorderen Kreuzbandes können mit dem Lachman-Test selbst dann nachgewiesen werden, wenn gleichzeitig ein intraartikulärer Erguß besteht. Wie bei allen Stabilitätstests muß der Untersucher den Charakter des Endpunktes (Anschlag) bestimmen. Findet sich ein *fester Endpunkt*, kann das vordere Kreuzband intakt (z. B. bei einer erhöhten Bandlaxizität), elongiert oder teilrupturiert sein. Ein *weicher Anschlag* spricht dagegen für eine komplette Ruptur des vorderen Kreuzbandes, wobei durch die gezielte Anamnese zu klären ist, ob es sich um eine frische oder eine alte Ruptur handelt. Die Pivot-shift-Tests fallen oft unmittelbar nach einem Trauma falsch negativ aus. Die hierbei notwendigen subluxierenden Kräfte (Innenrotation des Unterschenkels, Valgusstreß) dehnen die häufig mitverletzten medialen Bandstrukturen so, daß die entstehenden Schmerzen wiederum zur reflektorischen Muskelanspannung führen. Erst während der Narkoseuntersuchung fallen diese Tests positiv aus (vgl. Kapitel 5).

Ein Hämarthros kann als Ursache nicht nur eine Ruptur des vorderen Kreuzbandes oder eine Patellaluxation haben (Tab. 2-1). Tritt ein Hämarthros nach einem inadäquaten Trauma oder ohne erkennbare Ursache auf, sollten, wie vor jeder Arthroskopie, die Gerinnungsparameter bestimmt werden, um eine hämatologische Erkrankung auszuschließen. In 4 bis 10 % der Fälle findet sich kein morphologisches Korrelat für eine intraartikuläre Blutung während der Arthroskopie.

Beim Hämarthros sind zahlreiche Erkrankungen differentialdiagnostisch zu berücksichtigen (Tab. 2-1).

Wurde in früheren Jahren gefordert, daß jedes Hämarthros arthroskopisch abgeklärt werden soll (s. auch Erstauflage dieses Buches), ist heute dagegen ein differenzierteres Vorgehen vorzuziehen. Da eine Ruptur des vorderen Kreuzbandes nicht mehr primär, nahezu notfallmäßig in der Nacht, operativ versorgt wird, sondern verzögert primär nach 6 - 8 Wochen, muß die Indikation zur Arthroskopie des frischen Hämarthros hinsichtlich der therapeutischen Konsequenzen grundlegend überdacht werden. Schließlich sind die häufigsten Ursachen für ein frisches Hämarthros (Ruptur des vorderen Kreuzbandes, Patellaluxation) hinreichend sicher durch die klinische Untersuchung zu diagnostizieren (s. oben).

Es stellt sich daher die Frage, welche Funktion die Akutarthroskopie des frischen Hämarthros bei einer klinisch nachgewiesenen Ruptur des vorderen Kreuzbandes besitzt. Mit der Arthroskopie sollen primär versorgungsbedürftige Läsionen nachgewiesen bzw. sicher ausgeschlossen werden.

Als versorgungsbedürftige Läsionen sind zu nennen:

1. Ruptur des hinteren Kreuzbandes: Die frische Ruptur des hinteren Kreuzbandes ist durch die klinische Untersuchung allein schwierig zu diagnostizieren. Eine ausgedehnte spontane hintere Schublade

Tabelle 2-1:
Differentialdiagnose eines Hämarthros

- Ruptur des vorderen Kreuzbandes
- Ruptur des hinteren Kreuzbandes
- Patellaluxation
- Meniskusläsion
- Synoviaeinriß
- Osteochondralfraktur
- Läsion der posterolateralen Kapsel einschließlich des M. popliteus
- Einriß der Plica mediopatellaris oder Plica infrapatellaris
- Einriß oder Prellung des Hoffa-Fettkörpers
- Fissur im Tibiakopf bzw. Femurkondylus
- Epiphysenfugenverletzung
- Intraartikulärer Tumor (z. B. Hämangiom)
- Folge einer Kniepunktion
- Markumar-Therapie
- Hämophilie
- Nicht feststellbare Ursache

und ein positiver Godfrey-Test sind lediglich bei gleichzeitig vorliegenden ausgedehnten Kapselbandzerreißungen festzustellen. Bei gleichzeitiger Ruptur des vorderen Kreuzbandes bzw. einem Hämathros ist das hintere Kreuzband im Rahmen der Arthroskopie nur äußerst schwer zu beurteilen. Im Falle einer Verletzung ist auch die genaue Lokalisation der Rupturzone äußerst schwierig, meist nicht möglich.

2. Läsion des M. popliteus: Klinisch finden sich Schmerzen im dorsolateralen Gelenkbereich, ähnlich wie bei einer Aussenmeniskusläsion. Bei gleichzeitiger Ruptur des vorderen Kreuzbandes vertwistet das laterale Kompartment bei der Einstellung des lateralen Kompartments, was dazu führt, daß der M. popliteus nur unter Schwierigkeiten darstellbar ist. Als Therapie empfiehlt sich bei einer Popliteusruptur die primäre Naht bzw. Refixation. Eine chronische posterolaterale Instabilität mit Beteiligung des M. popliteus und der posteralen Gelenkecke ist als die am schwierigsten zu behandelnden Knieverletzungen anzusehen.

3. Ruptur des medialen Seitenbandes (distal): In sehr seltenen Fällen rupturiert das mediale Seitenband distal. Hierbei kann der abgerissene Bandanteil über den Pes anserinus geraten und damit keinen Kontakt mehr zu den übrigen distalen Bandanteilen bzw. zum Ursprung aufweisen. Eine Heilung ist durch keine noch so gute konservative Therapie zu erzielen.

Bei der Arthroskopie würde sich eine deutliche Erweiterung des meniskotibialen Abstandes zeigen. Eine arthroskopische Therapie kommt nicht in Betracht, vielmehr ist eine offene Refixation bzw. Naht anzustreben.

4. Korbhenkelläsion: Korbhenkelläsionen des Innen- oder Außenmeniskus sind bei frischen Rupturen des vorderen Kreuzbandes eher selten. Lediglich bei chronischen Kreuzbandinsuffizienzen kommen Korbhenkelläsionen häufiger vor und sind nicht selten das erste klinische Symptom, das den Patienten zum Arzt führt. Bei der frischen Kreuzbandverletzung liegen häufiger inkomplette und komplette Längsrisse des Außenmeniskushinterhorns vor, so daß die klassische Triade von O'Donoughue („unhappy triad" mit Ruptur des vorderen Kreuzbandes, des medialen Seitenbandes und der Innenmeniskusläsion) korrigiert werden mußte. Am häufigsten liegt eine Kombinationsverletzung von vorderem Kreuzband, medialem Seitenband und Außenmeniskushinterhorn vor.

5. Patellaluxation: Selten ist auch eine Patellaluxation zu finden. Der positive Fairbank-Test ist diagnostisch beweisend. Bei eingerissenem medialen Retinakulum wird die primäre Retinakulumnaht angestrebt (s. Kap. 22.2.2).

Zusammenfassend muß festgestellt werden, daß bei einer frischen Ruptur des vorderen Kreuzbandes die primär behandlungsbedürftigen Läsionen bei der Akutarthroskopie nur schwer beurteilt werden können. Daher empfiehlt sich bei klinisch nachgewiesener Ruptur des vorderen Kreuzbandes und dem Verdacht von versorgungspflichtigen Begleitläsionen eine MR-Tomographie. Hiermit sind insbesondere Läsionen des hinteren Kreuzbandes sicherer nachzuweisen. Der Radiologe muß jedoch gezielt nach diesen Begleitläsionen gefragt werden.

Mit diesem Vorgehen kann die Zahl der Akutarthroskopien bei der Diagnose „Hämarthros" sicherlich deutlich reduziert werden. Das alleinige Ausspülen des Hämarthros ist u. E. noch keine zwingende Indikation zur Arthroskopie. Vielfach wird bei der Akutarthroskopie eines frischen Hämarthros die Ruptur des vorderen Kreuzbandes bestätigt, sehr oft erfolgt dann nur die Entfernung rupturierter Kreuzbandanteile.

Die praktische Erfahrung zeigt, daß bei vielen Patienten ein Hämarthros sehr schnell resorbiert wird. Diese Patienten berichten, daß sie am Freitag oder Samstag ein Verdrehtrauma erlitten haben mit der Folge eines kurz danach angeschwollenen Kniegelenkes. Es handelt sich hierbei mit allergrößter Sicherheit um ein Hämarthros. Stellen sich die Patienten dann am Montag oder Dienstag beim Hausarzt bzw. beim behandelnden Orthopäden oder im Krankenhaus vor, zeigt sich nicht selten eine nahezu komplette Resorption des Hämarthros. Dieses läßt sich nur noch „anamnestisch" nachweisen. Wird ein Hämarthros bei funktionell gesicherter Diagnose konservativ mit Lymphdrainagen und dosierter Mobilisation des Gelenkes behandelt, ist die arthroskopische Ausspülung u.E. kaum mehr notwendig. Bleibt das Hämarthros trotz physikalischer Therapie über einige Tage bestehen, muß eine Punktion, bei weiterer Persistenz die arthroskopische Behandlung empfohlen werden. Verursacht ein Hämarthros aber starke Schmerzen und eine ausgeprägte Bewegungseinschränkung, sollte eine Punktion bzw. Arthroskopie empfohlen werden. Diese modifizierte Einstellung zur Arthroskopie beim Hämarthros besagt jedoch nicht, daß ein unklares Hämarthros nicht arthroskopiert wird. Im Zweifelsfalle sollte zur Arthroskopie geraten werden.

2.1.2 Gelenkblockierungen

Gelenkblockaden können spontan ohne Trauma oder unmittelbar posttraumatisch auftreten. Das Gelenk ist nicht komplett streck- und/oder beugbar. Verschiedene

Tabelle 2-2:
Differentialdiagnose der akuten Gelenkblockierung

— Meniskusverletzung
— Teilruptur des vorderen Kreuzbandes
— Komplettruptur des vorderen Kreuzbandes
— Teilruptur des hinteren Kreuzbandes
— Verletzung des medialen Seitenbandes
— Eingeklemmter freier Gelenkkörper
— Intraartikulärer Erguß
— Chondromalazie
— Schmerzbedingt
— Intraartikulärer Tumor
— Psychisch
— Kein pathologischer Befund

Tabelle 2-3:
Differentialdiagnose intermittierender Einklemmungen

— Meniskusläsion (Korbhenkel, Meniskuszunge)
— Freier Gelenkkörper (Knorpel, osteochondrales Fragment)
— Vergrößerte Zotte des Hoffa-Fettkörpers (Verhalten wie Meniskuszunge)
— Exophyt (selten)
— Rupturiertes Kreuzbandbündel (Verhalten wie Meniskuszunge)
— Patellasubluxationen
— Plica-Syndrom (hypertrophierte Plica mediopatellaris)
— Chrondromatose
— Anomalie des Außen- oder Innenmeniskus (Scheibenmeniskus)
— Intraartikulärer Fremdkörper (Glassplitter, Nadel)

Erkrankungen und Verletzungen können hierfür verantwortlich sein (Tab. 2-2). Läßt sich klinisch und radiologisch keine sichere Diagnose stellen, ist die diagnostische Arthroskopie indiziert.

Kein anderes Untersuchungsverfahren kann die Ursache einer akuten Gelenkblockierung so eindeutig klären wie die Arthroskopie. Häufige Ursache für akute Gelenkblockaden sind Meniskusverletzungen, aber auch Teil- und Komplettrupturen des vorderen Kreuzbandes.

Intermittierende Einklemmungserscheinungen, die klinisch manchmal schwer zu interpretieren sind (Tab. 2-3), können arthroskopisch differenziert und gegebenenfalls auch arthroskopisch behandelt werden.

2.1.3 Rezidivierende Gelenkergüsse

Gelenkergüssen liegen meist degenerative Knorpel- und Meniskusveränderungen zugrunde. Aber auch andere Erkrankungen unterschiedlicher Genese können dafür verantwortlich sein (Tab. 2-4).

Findet sich keine mechanische Ursache für die rezidivierende Ergußneigung, sollte während der Arthroskopie routinemäßig eine Synovialisbiopsie zur mikroskopischen Untersuchung entnommen werden.

Chronische Gelenkergüsse könnnen lange Zeit zu subklinischen Beschwerden führen. Die Patienten bemerken nach stärkerer Belastung ein leichtes Anschwellen, evtl. auch ein Hitzegefühl im Gelenk. Klinisch kann sich eine chronische oder belastungsabhängige Ergußneigung in einer Bakerzyste manifestieren. Hierbei unterscheidet man primäre und sekundäre Zystenformen. Meist handelt es sich um sekundäre Formen, die als Symptom einer intraartikulären Veränderung aufgefaßt werden müssen. In diesen Fällen ist es nicht sinnvoll, die Bakerzyste von dorsal in einer offenen Operation zu entfernen; dieses ist lediglich als symptomatische Maßnahme einzustufen. Wesentlich sinnvoller im Sinne einer kausalen Therapie ist die Arthroskopie. Hierbei werden dann häufig die Ursachen für eine Bakerzyste - (Knorpel-, Meniskus- und/oder Bandläsionen) gefunden. In zahlreichen Fällen ist eine arthroskopische Therapie möglich, die dann mit einer nachfolgenden physikalischen Therapie zur Verkleinerung oder zum Verschwinden der Bakerzyste führt. Liegen generalisierte synoviale Veränderungen, wie bei fortgeschrittenen degenerativen Veränderungen oder bei einer rheumatischen Erkrankung, vor, muß mit einem Persistieren der Bakerzyste gerechnet werden.

Tabelle 2-4:
Ursachen rezidivierender Kniegelenksergüsse

- Degenerative Knorpelveränderungen
- Meniskusläsionen
- Chronische Bandinstabilitäten
- Freie Gelenkkörper
- Chronische rheumatische Polyarthritis
- Spondylitis ancylopoetica (Morbus Bechterew)
- Chrondrokalzinose
- Gicht
- Kollagenose
- Enteritis
- Hämophilie
- Yersinieninfektion
- Sympathischer Erguß bei extraartikulären Erkrankungen

2.1.4 Knorpelverletzungen

Durch die klinischen und radiologischen Untersuchungsverfahren sind Knorpelverletzungen oder -veränderungen nur begrenzt zu diagnostizieren. Auch arthrographisch läßt sich die Knorpelfläche nur bedingt darstellen. Die aufwendige Magnetische Resonanz-Tomographie (MR-Tomographie) erlaubt dagegen die Beurteilung von Dicke und Beschaffenheit des Knorpels (vgl. Abb. 9-1). Ob der Knorpel bei der MR-Tomographie beurteilt werden kann, hängt wesentlich von der Qualität der Bilder und den Meßparametern ab. Vielfach ist diese aber als äußerst „spärlich“ einzustufen. Bei derart präzisen Fragestellungen sollte daher eine enge Kooperation mit dem Radiologen bestehen.

Bei allen Knorpelveränderungen muß man bedenken, daß der Knorpel keinerlei Schmerzrezeptoren aufweist. Nach dem morphologischen Nachweis eines Knorpelschadens durch eine Arthroskopie oder MR-Tomographie werden viele Beschwerden ursächlich auf den Knorpelschaden zurückgeführt. Die gezielte klinische Untersuchung hinsichtlich funktioneller Störungen tritt meist in den Hintergrund.

Arthroskopisch sind dagegen die verschiedenen Ausprägungsgrade traumatischer und degenerativer Knorpelveränderungen hinsichtlich Größe, Tiefe und eventuell Genese gut erfaßbar. Man muß bedenken, daß Knorpelveränderungen einerseits zu den häufigsten arthroskopischen Befunden zählen, andererseits das klinische Beschwerdebild häufig nicht mit dem morphologischen Knorpelzustand korreliert. Patienten mit massiven Knorpelveränderungen beschreiben oft nur geringe Beschwerden; andere weisen einen fast „jungfräulichen“ Knorpel auf und klagen gleichzeitig über stärkste Schmerzen.

Große Osteochondralfrakturen sind meist röntgenologisch diagnostizierbar. Die Arthroskopie ist dann indiziert, wenn nicht eindeutig geklärt ist, ob eine Osteochondralfraktur vorliegt oder woher das osteochondrale Fragment stammt. Arthroskopisch kann eingeschätzt werden, ob eine Refixation des osteochondralen Fragmentes sinnvoll ist. Manchmal besteht das Fragment aus mehreren kleinen Teilen, die nur noch über kleine Gewebebrücken zusammengehalten werden. Die arthroskopische Entfernung des gesamten Fragmentes erspart dem Patienten dann eine Arthrotomie.

Bei kindlichen Knieverletzungen sind häufig osteochondrale und chondrale Frakturen für ein Hämarthros verantwortlich.

2.1.5 Unklare Schmerzzustände

Bei älteren und jüngeren Patienten besteht eine Indikation zur Arthroskopie bei Knieschmerzen, deren Ursache anders nicht zu verifizieren ist. Sehr zurückhaltend sollte die Indikation bei jungen Frauen mit einem vorderen Kniegelenksschmerz (anterior knee pain) gestellt werden. Meist klingen die Schmerzen nach Überschreiten des 20. Lebensjahres spontan ab. Nur bei massiven, persistierenden Schmerzen ist hier die Arthroskopie indiziert.

Bei Jugendlichen mit unklaren Knieschmerzen konnte GLINZ (1987) nur in 18% der Fälle die klinische Verdachtsdiagnose bestätigen. Als Schmerzursache fand er Meniskusverletzungen, Kreuzbandverletzungen, Knorpelläsionen und eine hypertrophierte Plica mediopatellaris. Bei über 15% der Patienten mit unklaren Schmerzen läßt sich kein sicherer pathologischer Befund erheben. Einige Patienten sehen daraufhin die Arthroskopie als sinnlos an: „Dann hätte ich mich doch nicht operieren lassen.“ Solche Patienten können aber auf Grund des Normalbefundes gezielt beruhigt werden.

Unklare Knieschmerzen bei Kindern dürfen auch nach einer unauffälligen Arthroskopie nicht mit der Verlegenheitsdiagnose „Wachstumsschmerzen“ abgetan werden. Vielmehr sollte in die differentialdiagnostische Klärung des kindlichen Knieschmerzes eine gezielte Röntgendiagnostik der gesamten betroffenen Extremität und des Beckens einbezogen werden. Gleichzeitig kann die Blutuntersuchung einschließlich des Differentialblutbildes eine rheumatische Erkrankung oder eine maligne Systemerkrankung, z. B. eine Leukose, deren Erstsymptom der Knieschmerz sein kann, ausschließen.

2.1.6 Meniskusläsion

Liegt klinisch der Verdacht auf eine Meniskusläsion vor, sollte, auch wenn eine arthroskopische Meniskusresektion nicht möglich ist, vor einer Arthrotomie die

Meniskusläsion arthroskopisch beurteilt werden. Nur arthroskopisch können genaue Lokalisation und Ausdehnung der Läsion bestimmt werden. Die Entscheidung, ob sich eine Refixation oder eine Resektion anbietet, ist ebenfalls arthroskopisch zu treffen. Eine arthrotomische Meniskektomie sollte beim heutigen Standard der arthroskopischen Chirurgie nicht mehr erfolgen.

Symptome eines Außenmeniskusrisses projizieren sich nicht selten nach medial, so daß durch die vorherige Arthroskopie eine Arthrotomie der falschen Gelenkseite vermieden wird. Häufig führen auch retropatellare Beschwerden oder eine Plica mediopatellaris zu meniskusartigen Beschwerden, die mit der klinischen Untersuchung oft nur schwer zu unterscheiden sind.

2.1.7 Erfassung von Begleitschäden zur Operationsplanung

Vor der Rekonstruktion des vorderen oder hinteren Kreuzbandes bei chronischer Kapselbandinstabilität sollte arthroskopisch abgeklärt werden, ob ausgedehnte Knorpelschäden vorliegen und inwieweit die Menisken schon degenerativ verändert oder verletzt sind.

Auch bei frischen Bandverletzungen können Begleitverletzungen (Risse im Bereich der Meniskushinterhörner, Knorpelkontusionen oder -absprengungen) arthroskopisch erfaßt werden. Möglicherweise erscheint dann ein anderer Zugang sinnvoll.

Bei frischen Kapselbandverletzungen sollte zügig arthroskopiert werden, um den Austritt von Flüssigkeit durch die rupturierten Kapselanteile in das Subkutangewebe begrenzt zu halten. Eine Indikation zur diagnostischen Arthroskopie ist bei frischen Kapsel-Band-Verletzungen nur in Ausnahmefällen gegeben (s. Abschn. 2.1.1).

Vor Korrekturosteotomien empfiehlt sich ebenfalls eine diagnostische Arthroskopie, die Aussagen über das Gelenkkompartment liefert, das nach der Achsenkorrektur das Gewicht tragen soll. Finden sich dort tiefgreifende Knorpelläsionen, können die Erfolgsaussichten der geplanten Korrekturosteotomie reduziert sein.

Sowohl vor Bandrekonstruktionen als auch vor Korrekturosteotomien ist durch Evaluierung der Begleitschäden, auch wenn sie noch keine klinischen Beschwerden verursachen, eine realistischere Erwartungshaltung des Patienten zu erreichen.

Bei sekundären Baker-Zysten, vor allem des älteren Patienten, liegen oft gravierende intraartikuläre Läsionen vor, die eine gesteigerte Produktion von Synovialflüssigkeit bewirken und damit die Zyste unterhalten. Diese bildet sich erst nach Beseitigung der intraartikulären Ursache zurück.

2.1.8 Arthroskopie bei Kindern und Jugendlichen

Bei Kindern und Jugendlichen sind Meniskusverletzungen, Knorpelläsionen, Folgen nach Patellaluxationen und Rupturen des vorderen Kreuzbandes häufige arthroskopische Befunde. Nicht selten verstreicht ein zu langer Zeitraum zwischen Trauma und definitiver Diagnose, so daß eine adäquate Therapie nicht mehr möglich ist.

Im Vergleich zum Erwachsenenkollektiv kommen osteochondrale Frakturen wesentlich häufiger vor, was diagnostisch berücksichtigt werden muß. Eine operative Refixation mit der Hoffnung auf ein günstiges anatomisches Ausheilungsergebnis ist nur dann möglich, wenn die Diagnose rechtzeitig gestellt wird. Bei verzögerter Diagnostik und funktioneller Nachbehandlung werden Fragmente mehrfach eingeklemmt. Die Frakturierung des Fragmentes und die Schädigung weiterer Knorpelareale sind die unvermeidbaren Folgen. Erst nach dem Ausschluß schwerwiegender Verletzungen ist zu entscheiden, ob eine konservative Therapie oder eine funktionelle Nachbehandlung indiziert ist.

Die Arthroskopie ist daher auch im Kindesalter bei unklaren Schmerzen, unklaren Schwellungszuständen, rezidivierenden Gelenkblockaden, bei einer Osteochondralfraktur und einem Hämarthros angezeigt.

2.1.9 Arthroskopie zur Begutachtung

In seltenen Fällen ist zur Klärung einer Kausalität, z. B. bei Versicherungsfragen oder Rentenansprüchen, eine diagnostische Arthroskopie indiziert.

2.1.10 Kontrollarthroskopie

Bestehen nach einer Voroperation Restbeschwerden, erfaßt man mit der Kontrollarthroskopie eine Verschlechterung oder Verbesserung des Ausgangsbefundes. Eine Kontrollarthroskopie kann auch schon vor der Erstoperation vereinbart werden, wenn hierbei z. B. alloplastische oder autologe Materialien zur Rekonstruktion des vorderen Kreuzbandes implantiert werden. Bei der Kontrollarthroskopie werden die synoviale Reaktion und der Zustand des Implantates beurteilt. Gegebenenfalls können behindernde oder das Implantat gefährdende Faktoren, z. B. Osteophyten, gleichzeitig entfernt werden.

Bei Verwendung von autologen Materialien zur Kreuzbandrekonstruktion ist eine Kontrollarthroskopie u.E. nur bei auftretenden Problemen indiziert. Ist eine subchondrale Abrasion isoliert oder in Zusammenhang mit einer Kreuzbandrekonstruktion erfolgt, kann mit dem Patienten eine Kontrollarthroskopie vereinbart werden, um ihn hinsichtlich seines Aktivitätsniveaus besser beraten zu können. Es muß aber festgestellt werden, daß der rein morphologische Befund nicht immer mit den funktionellen Beschwerden des Patienten übereinstimmt. Nicht selten haben sich nach subchondralen Abrasionschondroplastiken die Areale „schön“ mit Faserknorpeln aufgefüllt, der Patient klagt aber weiter über persistierende Beschwerden.

2.2 Therapeutische Indikation

Fast sämtliche intraartikuläre Veränderungen sind arthroskopisch adäquat therapierbar (siehe Kap. 18–26).

2.3 Kontraindikation zur Arthroskopie

Die Arthroskopie ist kein lebenswichtiger oder lebensrettender Eingriff. Daher sollte der Patient in dem für ihn optimalen Gesundheitszustand sein. Bei älteren Patienten empfiehlt sich eine gezielte internistische und anästhesiologische Vorbereitung, da bei ihnen sowohl lokale als auch systemische Komplikationen vermehrt auftreten (Sherman 1986).

Bei Vorliegen einer Infektionserkrankung (z. B. Grippe, Angina tonsillaris, Hepatitis) sollte die Arthroskopie verschoben werden, bis der Infekt ausgeheilt ist.

Kontraindikationen zur Arthroskopie bestehen bei infizierten Hauteffloreszenzen oder noch nicht abgeheilten Schürfwunden im Bereich des zu operierenden Kniegelenkes. Erst bei völlig blanden Hautverhältnissen wird arthroskopiert.

Ein frischer, ausgedehnter Kapselbandschaden stellt eine relative Kontraindikation zur Arthroskopie dar. Da hierbei große Mengen an Spülflüssigkeit aus dem Gelenk in die Unterschenkellogen treten können, besteht die Gefahr eines Kompartment-Syndroms (s. unter 2.1.1).

Stellen bakteriell kontaminierte Hautareale eine Kontraindikation dar, so ist die Arthroskopie beim intraartikulären Infekt, z. B. nach einer intraartikulären Injektion oder einem arthroskopischen Eingriff, heute die Behandlungsmethode der Wahl (vgl. Abschn. 12.7).

3 Instrumentarium

Der instrumentelle Aufwand für die Arthroskopie ist erheblich. Als Minimalausstattung werden benötigt:

- Trokarhülse (Schleuse) mit stumpfem und spitzem Trokar
- Arthroskopische Optik
- Lichtleitkabel
- Lichtquelle
- System zur Auffüllung des intraartikulären Raumes
- Tasthaken

Das Instrumentarium soll den reibungslosen und sicheren Ablauf der Arthroskopie gewährleisten. In den letzten Jahren ist es ständig verbessert worden. Die wesentliche Neuentwicklung, die zugleich zur Verbreitung der arthroskopischen Chirurgie beigetragen hat, ist die Videotechnik mit immer kleineren, gleichzeitig aber hochauflösenden Kameras. Aber auch die Verbesserung der Trokarhülsen und die Entwicklung von Optiken mit größerem Blickfeld waren wichtige Schritte zur Verbreitung der Arthroskopie.

3.1 Arthroskop

Das Arthroskop besteht aus der Optik und der Trokarhülse, in welche die Optik eingesetzt wird.

3.1.1 Trokarhülse (Schleuse)

Mit der Trokarhülse (synonym: Schleuse, Schaft) und eingesetztem Trokar (synonym: Mandrin, Obturator) wird der arthroskopische Zugang zum intraartikulären Raum geschaffen. Hierzu werden zuerst der spitze, nach Passieren der fibrösen Kapsel der stumpfe Trokar eingesetzt (Abb. 3-1). Viele Arthroskopiker sind, um einen Knorpelkontakt mit dem spitzen Trokar zu vermeiden, dazu übergegangen, nur noch den stumpfen Trokar zu verwenden. Um das Einführen der Trokarhülse mit eingesetztem stumpfem Trokar zu erleichtern, wird bei der Hautinzision die fibröse Kapsel mit dem Stichskalpell etwas geschlitzt. Liegt die

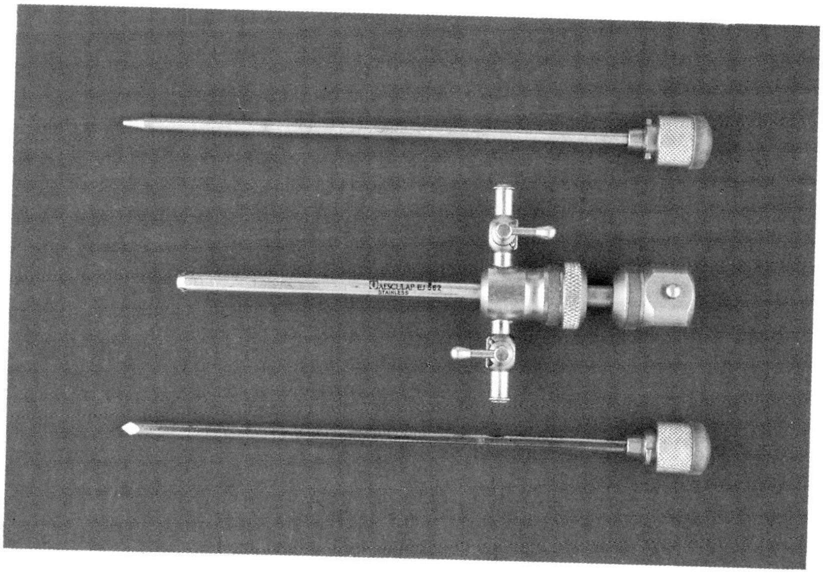

Abbildung 3-1:
Trokarhülse mit stumpfem und spitzem Trokar (Fa. Aesculap).

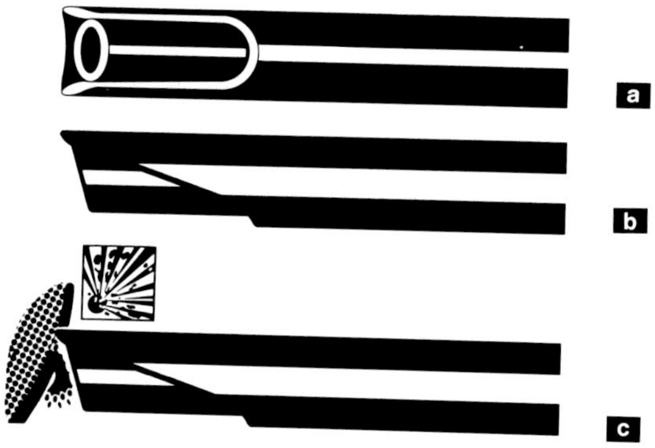

Abbildung 3-4:
Trokarhülse mit eingeführter Optik. Dachartig überragt die Trokarhülse die Optik (**a, b**). Knorpelkontakte der Instrumente können zu ausgedehnten Riefen und Knorpelabhebungen führen (**c**). Dünne Knorpelschuppen oder Synovialisanteile verfangen sich im Spalt zwischen Trokarhülse und Optikspitze und behindern die freie Sicht.

ner Arthroskopie unweigerlich mehrmals vorkommen, gefährden primär sicherlich nicht die Optik, sondern den Knorpel. Beim Knorpelkontakt wirkt das „Dach der Trokarhülse" – es liegt zudem auf der lichtabgewandten Seite – wie ein Hobel. Tiefe Knorpelriefen, Knorpelabhebungen und/oder Abschürfungen von dünnen Knorpelschuppen können resultieren. Letztere verfangen sich leicht im Spalt zwischen Trokarhülse und Optik und behindern die Sicht. Beim Kontakt mit der Kapsel können sich auch Synovialzotten in diesem „Auffangschlitz" verfangen und die Sichtverhältnisse einschränken (siehe auch Kap. 11). Der Optik-Trokarhülsen-Übergang sollte so angeglichen sein, daß kein „hobelartiger Auffangschlitz" besteht. Mehrere Zulauf- und Ablauflöcher können seitlich angebracht sein (Abb. 3-5). Liegt die Optik, insbesondere die Optikspitze, ohne Führung in der Trokarhülse, ist die Stabilität des gesamten Arthroskops gegen Biegekräfte vermindert. Die Optikspitze flottiert in der Trokarhülse. Schon kleine Biegebeanspruchungen führen zu einem ovalen Monitorbild (vgl. Abb. 14-5). Je großlumiger die Trokarhülse, desto wichtiger ist die Führung der Optikspitze (vgl. Abb. 3-2).

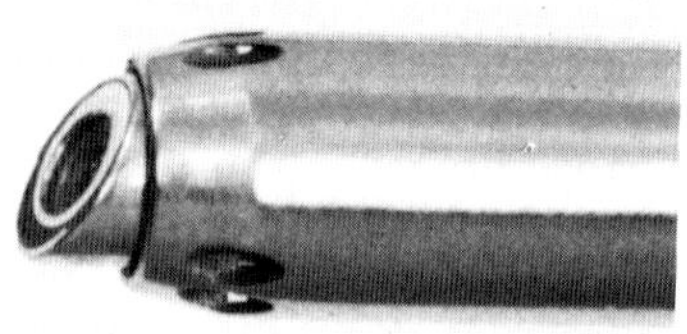

Abbildung 3-5:
Optik-Trokarhülsenübergang, seitliche Spüllöcher.

Die Trokarhülse dient nicht nur als Schutz für die Optik, sondern z. B. beim Hämarthros auch als großlumige Spül- und Absaugkanüle. Ohne eingeführte Optik wird so lange gespült, bis sich nur noch klare Spülflüssigkeit absaugen läßt. Auch kleine freie Gelenkkörper wie z. B. Knorpelfragmente oder Meniskusteile nach Zerkleinerung bei der partiellen Meniskektomie können über die Trokarhülse einfach aus dem Gelenkraum entfernt werden (Abb. 3-6 und 3-7). Ein Beklopfen und Massieren des jeweiligen Rezessus fördert den Spül- und Reinigungseffekt.

Beim länger bestehenden und in Organisation befindlichen Hämarthros lassen sich große Blutkoagel nicht über die Trokarhülse absaugen. Durch einen instrumentellen Zugang (siehe unter 6.2) können sie aus dem Gelenkraum gepreßt oder mit einem Faßinstrument (Faßzange) entfernt werden. Gelingt dieses Manöver nicht, können größere Blutkoagel mit dem motorisierten Instrumentarium (Shaver-System mit Aufsatz zur Synovektomie z. B. Synoviaresektor, Rosenberg-Resektor) gleichzeitig zerkleinert und abgesaugt werden.

Eine Arthroskopie ohne Trokarhülse gefährdet die Optik sehr. Schon bei geringer Krafteinwirkung kann die Optik verbiegen und damit wertlos werden.

Trokarhülsen mit nur einem An-

Abbildung 3-6:
Entfernung von kleinen freien Gelenkkörpern, die vor dem Meniskushinterhorn lokalisiert sind. Einstellung der freien Gelenkkörper und Auffüllung des Gelenkes (**a**). Nach Entfernung der Optik aus der Trokarhülse und abgestelltem Zulauf werden die Gelenkkörper herausgespült (**b**).

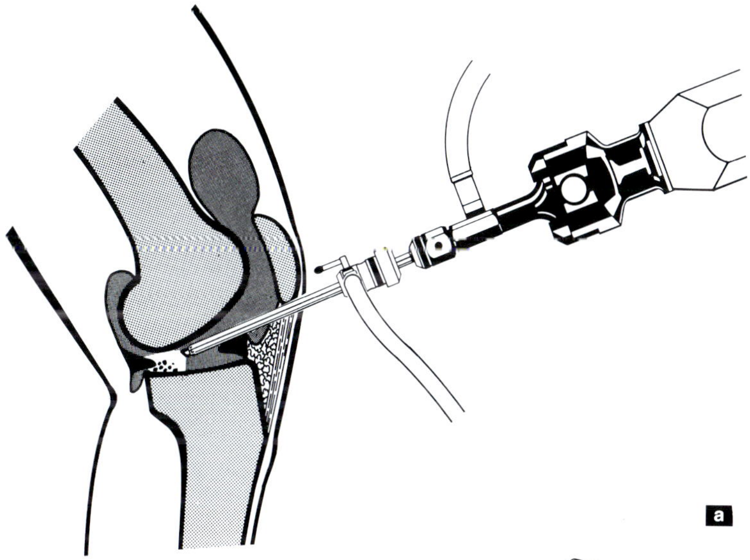

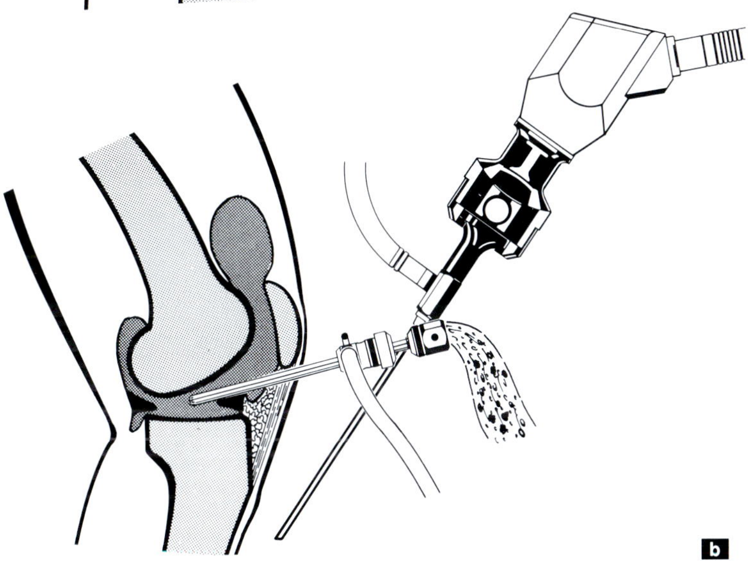

Abbildung 3-7:
Herausspülen von Fibringerinnseln und kleinen Knorpelteilchen nach Lösen der Optik-Trokarhülsen-Arretierung.

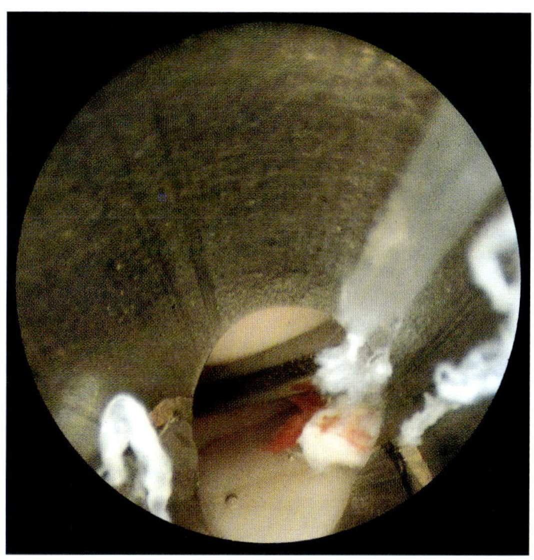

schlußhahn werden ebenfalls angeboten. Bei ihrer Verwendung ist eine separate Zulaufkanüle empfehlenswert (siehe Abschn. 3.5).

3.1.2 Optik

Die arthroskopische Optik besteht aus einem Linsen- und einem Lichtleitsystem (Glasfaserbündel). Die Optiken werden in verschiedenen Längen und Durchmessern angeboten. Früher wurden Akromatensysteme, heute meist Stablinsensysteme vertrieben. Diese weisen gegenüber den Akromatensystemen wesentliche Vorteile auf. Neben einem kleineren Durchmesser verfügen sie über einen weiteren Blickwinkel und eine größere Bildhelligkeit (Abb. 3-8).

Beim Kauf der Optik sollte man Okularform und -größe beachten, da sonst bei späterer Erweiterung des Instrumentariums (Videokamera, Fotoapparat) Schwierigkeiten auftreten können.

Optiken mit verlängertem Okular empfehlen sich nur dann, wenn auf absehbare Zeit keine Videokamera angeschafft werden kann oder soll. Ein verringertes Kontaminationsrisiko ist durch den größeren Abstand zwischen Mundschutz und steriler Hand, welche die Optik führt, gegeben. Nicht zuletzt aus Sterilitätsgründen sollte aber die Anschaffung einer Videokette angestrebt werden (siehe Abschn. 3.3).

Die arthroskopischen Optiken sind als 0°-Geradeaus-Optik, als 30°- oder 70°-Winkeloptik erhältlich (Abb. 3-9). Bei der 0°-Optik befindet sich die Blickrichtung in direkter Verlängerung des Optikschaftes. Bei der 30°-Winkeloptik ist die Blickrichtung gegen den Optikschaft um 30°, bei der 70°-Winkeloptik um 70° abgeknickt. Die spezielle Anordnung der Linsensysteme und die Verwendung von Stablinsen haben zur Entwicklung von sogenannten Weitwinkeloptiken geführt, mit denen ein Blickfeld von 90° erreicht wird (Abb. 3-10).

An die Optik wird das Lichtkabel angeschlossen. Der Lichtkabelanschluß steht senkrecht auf der Schaftachse. Wird eine Winkeloptik verwendet, ist die Blickrichtung immer auf die gegenüberliegende Seite des Lichtkabels gerichtet. Zeigt das Lichtkabel z. B. nach oben (Abb. 3-11), blickt man bei Verwendung einer 30°-Winkeloptik um 30° nach unten. Zeigt das Lichtkabel nach unten, blickt man entsprechend um 30° nach oben.

Die Stellung des Lichtkabels ist eine wichtige Orientierungshilfe.

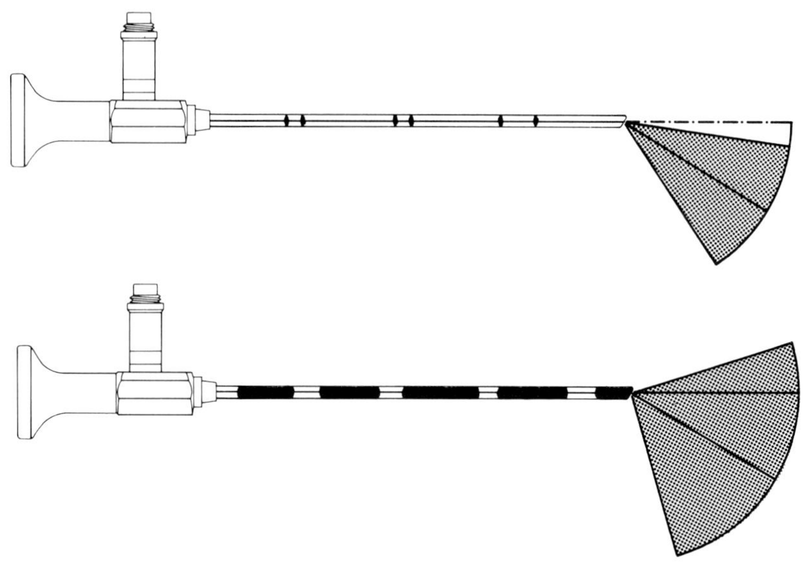

Abbildung 3-8: Arthroskopische Optik. Akromatensystem (*oben*) und Stablinsenoptik mit größerem Blickfeld (gepunktete Fläche) (*unten*).

Es stellt sich die Frage, welche Optik die geeignete ist. Geht man vom angestrebten Ziel der Inspektion des gesamten Gelenkraumes aus und vergegenwärtigt sich die physikalischen Möglichkeiten der jeweiligen Winkeloptiken, ergibt sich folgendes:

1. Bei Verwendung der 0°-Geradeaus-Optik kann man nur in direkter Verlängerung der Schaftachse sehen. Eine Veränderung des Blickfeldes ist nur durch Zurückziehen oder Vorschieben der Optik möglich. Beim Vorschieben in Richtung auf eine zu inspizierende Struktur wird das Blickfeld enger, bei größerem Abstand wird es weiter (vgl. Abb. 7-2). Nur die Strukturen, die in der Führungsrichtung liegen, sind zu sehen. Will man das Blickfeld zur Seite hin vergrößern, muß die Optik zur Seite geschwenkt werden. Dies ist im engen Kniegelenk aber nur bedingt möglich. Durch Rotation der Optik bleibt der sichtbare Gelenkausschnitt unverändert. Ein röhrenförmiger Hohlraum wäre dagegen mit einer 0°-Geradeaus-Optik gut zu überblicken, da ein Zurückziehen zum Erkennen der seitlichen Begrenzungen ausreicht. Für den winkeligen und gekammerten Raum „Kniegelenk" ist diese Optik dagegen ungeeignet.

Eine geeignete Lösung wäre ein biegsames System, ähnlich einem Endoskop, wie es sich für die Gastroskopie bewährt

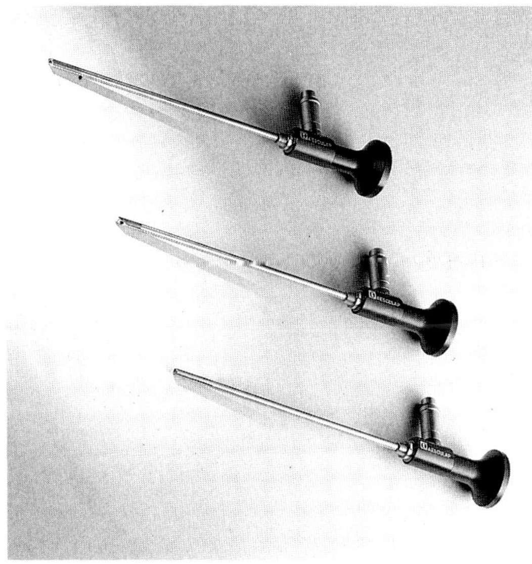

Abbildung 3-9:
30°-, 70°- und 0°-Weitwinkeloptik (von oben nach unten) (Fa. Aesculap).

hat. Versuche mit einem flexiblen 3,5-mm-Zystoskop mit steuerbarer Spitze haben beim Einsatz im Kniegelenk zu unbefriedigenden Ergebnissen geführt. Abgesehen von dem engen Blickfeld, vergleichbar dem eines sehr dünnen Arthroskops (Needle-Arthroskop), ist bei einem biegsamen System die Lichtleitung so schwach, daß man sehr starke Lichtquellen benötigt. Als wesentlicher Nachteil erwies sich auch die erhebliche Störanfälligkeit der Endoskopspitze. Die nur durch eine Gummiummantelung geschützten Fiberglasfasern sind für derartige, von straf-

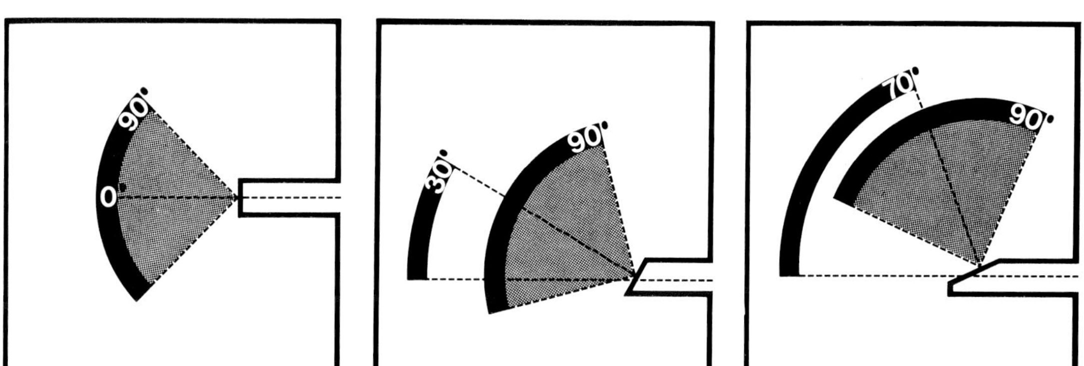

Abbildung 3-10:
Blickfeld (schraffiert) bei 0°-, 30°- und 70°-Weitwinkeloptiken.

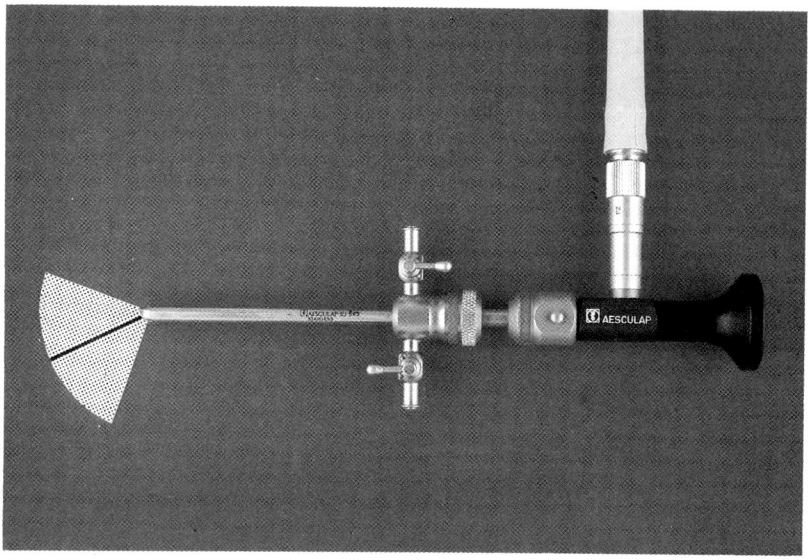

Abbildung 3-11:
Die Blickrichtung ist immer entgegengesetzt der Lichtkabelstellung. Zeigt das Lichtkabel nach oben, ist die Blickrichtung nach unten (schwarze Linie) gerichtet. Das Blickfeld (helle Fläche) umfaßt bei Verwendung von Stablinsenoptiken 90°.

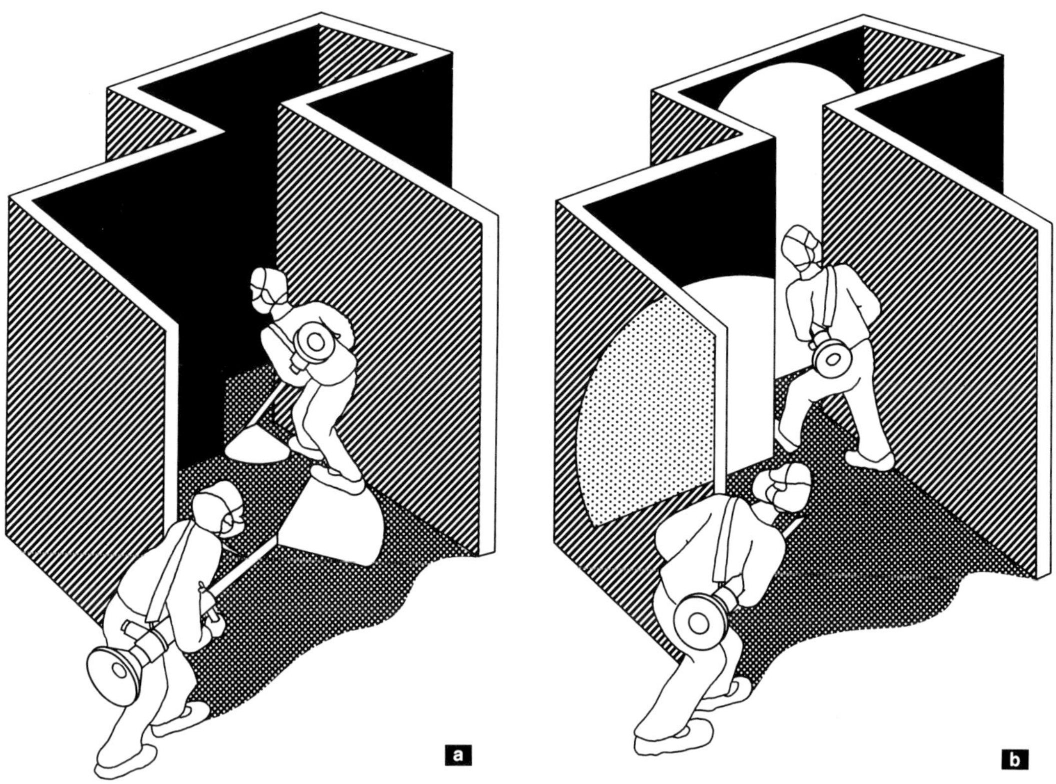

Abbildung 3-12:
Verwendet man die Optik wie eine Stabtaschenlampe, ist nur der Bodenbereich erkennbar (**a**). Erst durch Rotation der Winkeloptik werden die Wände des gewinkelten Raumes beleuchtet (**b**) (modifiziert nach JOHNSON 1986).

fen Gewebe- und Knorpelstrukturen begrenzte Räume zu empfindlich. Die erhöhte Bruchneigung führte bereits nach kurzem Gebrauch zu multiplen schwarzen Punkten auf dem Bild (Brandenburg 1985). Eine erfolgversprechende Weiterentwicklung flexibler Arthroskope ist zur Zeit nicht bekannt.

2. Mit der 30°-Weitwinkeloptik kann sowohl nach vorne in direkter Verlängerung des Optikschaftes, als auch zur Seite gesehen werden. Durch Zurückziehen und Schwenken des Arthroskopes vergrößert sich das Blickfeld wie bei der Geradeaus-Optik. Der besondere Vorteil der 30°-Optik liegt in dem durch Rotation der Optik wesentlich größer einsehbaren Gelenkabschnitt, d. h. man kann sozusagen zur Seite schauen (Abb. 3-12, siehe auch Kap. 7). Der erfaßbare Bildausschnitt vergrößert sich um ca. 300%.

3. Mit der 70°-Weitwinkeloptik blickt man zur Seite und nach rückwärtig. Der Bereich, auf den die Optik direkt zugeschoben wird, ist nicht erkennbar (Abb. 3-13). Ihr Blickfeld umfaßt nicht die in Führungsrichtung liegenden Strukturen.

Die 30°-Weitwinkeloptik bietet sich daher als Standardoptik an, da ihr Blickfeld sowohl nach vorne als auch zur Seite gerichtet ist. Sie stellt den besten Kompromiß zwischen Geradeaus- und abgewinkelter Optik dar. Mit ihr ist nahezu der gesamte Kniebinnenraum einzusehen. 70°-Weitwinkeloptiken bleiben speziellen Fragestellungen vorbehalten. Für den routinemäßigen Einsatz werden sie nicht benötigt.

Die kostspieligen Optiken sollten schonend behandelt werden. Übermäßige Biegebeanspruchungen während der Arthroskopie und der Reinigung führen zu Schädigungen im Linsensystem (siehe Abschn. 4.7.1).

3.2 Lichtsystem

Das Lichtsystem besteht aus Lichtquelle und Lichtleitkabel (Abb. 3-14). Helligkeit und Qualität des arthroskopischen Bildes hängen von der Leistungsstärke der Lichtquelle, der Lichtleitfähigkeit des Lichtleitkabels und von einer intakten arthroskopischen Optik ab.

3.2.1 Lichtquelle

Die gebräuchlichsten Lichtquellen sind Kaltlichtquellen mit einer Leistungsstärke von 100 bis 250 Watt (Abb. 3-15). Wurden früher Kaltlichtquellen mit 200, besser 250 Watt für die Videoarthroskopie benötigt, konnte durch Verbesserung der Videokameras die benötigte Lichtintensität gesenkt werden. Bei der Anschaffung eines Videosystems muß die Lichtstärke der Lichtquelle den Anforderungen der Videokamera genügen. Ältere Kameramodelle benötigen höhere Lichtleistungen als moderne Videokameras. Chipkameras der jüngsten Generation gewährleisten schon bei einer Leistung von 150 Watt eine ausreichende Bildhelligkeit. Eine höhere Leistung der Lichtquelle hat auch ei-

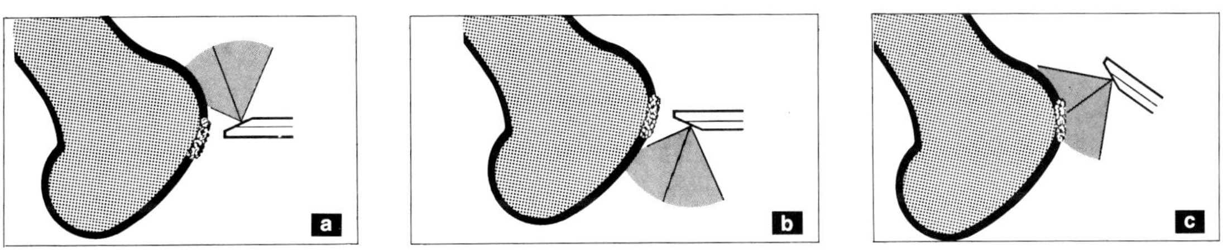

Abbildung 3-13:
Verwendung der 70°-Weitwinkeloptik. Die Struktur, auf die hin die Optik zugeschoben wird, kann selbst nach Rotation der Optik nicht gesehen werden (**a, b**). Erst nachdem die Optik seitlich an ihr vorbeigeschoben wurde, erscheint die Struktur im Blickfeld (**c**).

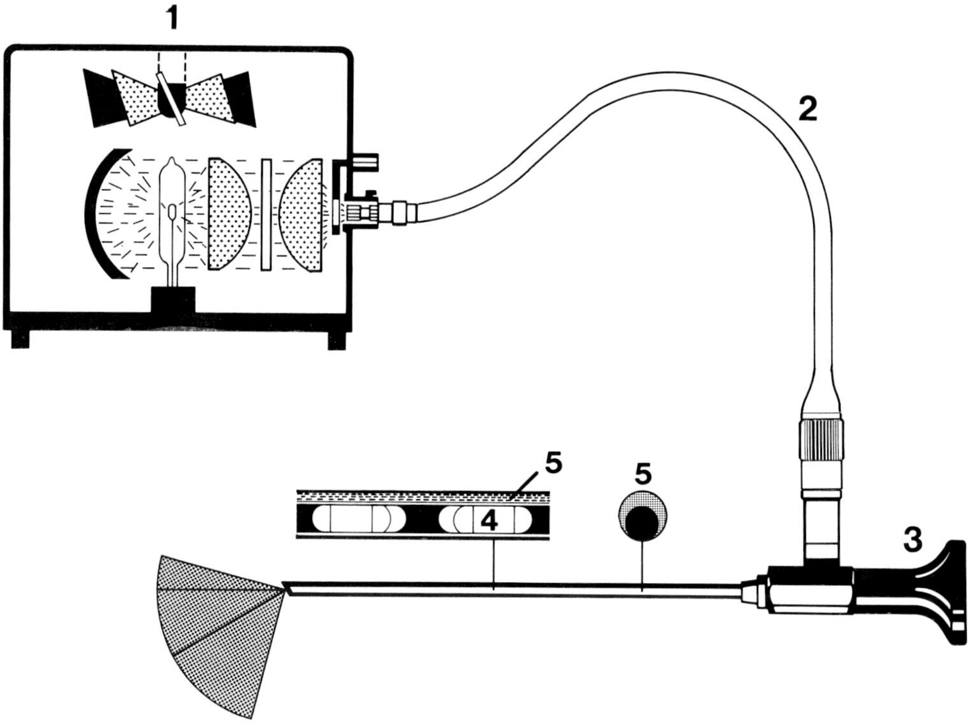

Abbildung 3-14:
Lichtsystem mit Lichtquelle (1), Lichtleitkabel (2) und angeschlossener 30°-Weitwinkeloptik (3). Die Optik enthält Linsensysteme (4) und Lichtleitungen (Glasfaserbündel) zur Ausleuchtung des Gelenkes (gestrichelte Linie, 5).

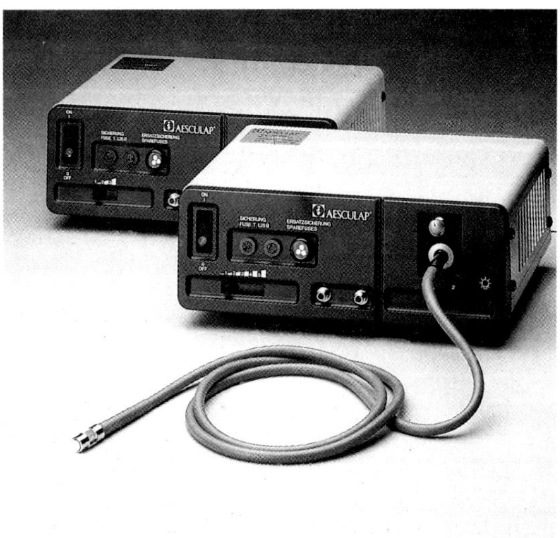

Abbildung 3-15:
Kaltlichtquelle (150 Watt) mit einer Lichtentnahmestelle und 5 bzw. 3 einstellbaren Helligkeitsstufen, integrierte Reservelampe. Lichtleitkabel angeschlossen (Fa. Aesculap).

ne Reservefunktion bei nachlassender Lichtleitfähigkeit von Optik und Lichtkabel.

Über regulierbare Helligkeitsstufen an der Lichtquelle sind verschiedene Lichtstärken wählbar. So kann man sich wechselnden Lichterfordernissen im Gelenk anpassen. Zur Ausleuchtung des oberen Rezessus, insbesondere bei großen Gelenken, benötigt man eine höhere Lichtleistung, weil dieser wegen fehlender reflektierender Flächen Licht „schluckt“. Zur Inspektion von Knorpel und Meniskusstrukturen, die Licht gut reflektieren, sind dagegen geringere Lichtstärken vorteilhaft.

Reservelampen sind in den modernen Lichtquellen bereits in das Gerät integriert. Die Ersatzlampe kann ohne Zeitverlust durch Drücken eines Umschaltknopfes eingeschaltet werden.

Xenon-Lichtquellen sind leistungsstärker (bis 300 Watt), gleichzeitig aber wesentlich aufwendiger. Sie weisen gegenüber den Kaltlichtquellen (Kunstlicht mit einer Farbtemperatur von 3400° Kelvin) eine tageslichtähnliche Farbtemperatur von ca. 6000° Kelvin auf. Ihre Anschaffung ist dann sinnvoll, wenn ein hoher Qualitätsanspruch an intraartikuläre Film- und Videoaufnahmen gestellt wird.

Die Lichtquellen besitzen eine oder zwei Lichtentnahmestellen für das Lichtleitkabel. Besitzt man eine Lichtquelle mit zwei Entnahmestellen, empfiehlt sich die Verwendung von zweiadrigen Lichtleitkabeln (siehe unten).

3.2.2 Lichtleitkabel

Lichtquelle und Optik werden über ein Lichtleitkabel flexibel miteinander verbunden. Zwei Kabeltypen – Fiberglaslichtkabel und Fluidkabel – sind erhältlich.

3.2.2.1 Fiberglaskabel. Diese Kabel leiten das Licht über gebündelte Glasfasern (Abb. 3-16) und sind sehr flexibel, wodurch die einzelnen Glasfasern starken Biegebeanspruchungen ausgesetzt sind. Schon bei der normalen Handhabung brechen daher ständig Fasern. Ein spürbarer Lichtverlust macht sich bemerkbar, wenn ca. 50 % der Fasern gebrochen sind. Das Brechen der Glasfasern ist ein „physiologischer" Abnutzungs- und Alterungsprozeß. Das Lichtleitkabel wird daher alle 3 bis 4 Monate kontrolliert. Hierzu wird das lichtquellennahe Ende z. B. gegen eine Deckenlampe gehalten. Am optiknahen Ende zeigen sich punktuelle oder großflächige schwärzliche Areale (Abb. 3-17). Die Ausdehnung der getrübten Bezirke entspricht dem gebrochenen Glasfaseranteil.

Fiberglaskabel empfehlen sich nicht nur wegen ihres günstigen Anschaffungspreises, sondern wegen der einfachen Sterilisation. Die Kabel sind bei 2 bar Überdruck (134° Celsius) dampfsterilisierbar.

Fiberglaskabel sind in verschiedenen Stärken (3,5 und 4,8 mm Durchmesser) und Längen lieferbar. Ein dickeres Kabel ist vorzuziehen, da es eine größere Lichtleitfähigkeit aufweist. Das Lichtkabel sollte ausreichend lang gewählt werden, um den Abstand zwischen Lichtquelle und arthroskopischer Optik während einer Operation leicht überbrücken zu können.

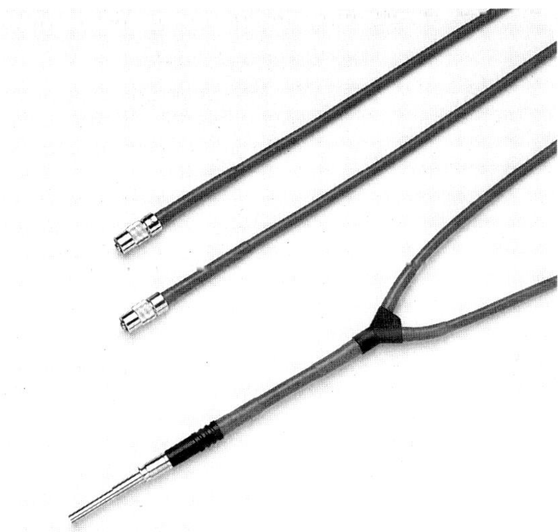

Abbildung 3-16:
Fiberglaslichtleitkabel, einadriger (oben) und zweiadriger Typ (unten).

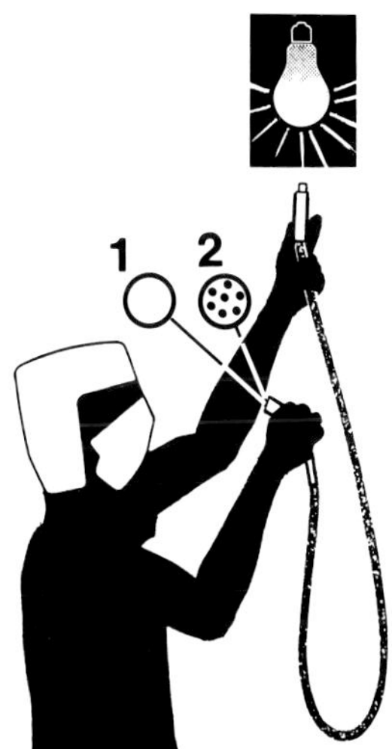

Abbildung 3-17:
Prüfung des Lichtleitkabels. Intaktes Kabel (1) ohne Trübungen. Altes Lichtkabel mit getrübten Arealen (2). Die Fläche der getrübten Bezirke entspricht dem Anteil gebrochener Fasern.

Ein stark gespanntes Kabel ist an den Enden meist spitzwinklig umgebogen; dies erhöht die Bruchgefahr für die empfindlichen Glasfasern. Die Standardlänge beträgt 180 cm und reicht für die normalen Operationssituationen aus. Auf Wunsch sind längere Kabel erhältlich.

3.2.2.2 Fluidkabel. Eine geleeartige Masse leitet das Licht in den sogenannten Fluidkabeln. Im Vergleich zu den Fiberglaskabeln ist die Lichtleitfähigkeit um 40 bis 60% erhöht. Fluidkabel sind aber wesentlich starrer und deshalb unbequemer zu handhaben. Wegen der empfindlichen geleeartigen Masse dürfen sie weder dampf- noch gassterilisiert werden. Von den Herstellern wird das Einlegen in eine entsprechende Desinfektionslösung empfohlen.

Fluidkabel, deren Anschaffungskosten deutlich höher als Fiberglaskabel liegen, empfehlen sich für denjenigen, der eine optimale Lichtleitfähigkeit anstrebt und gleichzeitig bereit ist, die genannten Nachteile – hoher Preis, unbequeme Handhabung und umständliche Desinfektion – in Kauf zu nehmen. Beim Kabeldefekt kann unsterile Lichtleitflüssigkeit austreten und zur Kontamination des Operationsfeldes führen.

Sowohl Fiberglas- als auch Fluidkabel werden ein- und zweiadrig je nach Entnahmestelle der Lichtquelle angeboten (Abb. 3-16).

Probleme. Das Durchschmoren des wasserdichten Abdeckmaterials bei aufliegendem Lichtkabel nach Einschalten der Lichtquelle ist ein vermeidbares Kontaminationsrisiko. Im „Trockenversuch" sollte geprüft werden, ob dies bei angeschalteter Lichtquelle geschieht. In diesem Fall muß bei der Arthroskopie unbedingt darauf geachtet werden, daß die Lichtquelle erst dann eingeschaltet wird, wenn Optik und Lichtleitkabel verbunden sind. Gleichzeitig ist die technische Überprüfung der Lichtquelle durch den Hersteller angezeigt. Bei Defekt des in den meisten Lichtquellen eingebauten Wärmeschutzfilters (Filterung des Infrarotanteiles) heizt sich das Lichtkabel extrem auf. Nicht nur die Glasfasern, sondern auch das mit dem Licht in Kontakt stehende Gewebe werden bei einer Temperaturentwicklung der Optik (bis 80°C) geschädigt. Die Optik wird zum Koagulationsinstrument. In diesem Zusammenhang zweifelt man an der Bezeichnung „Kaltlichtquelle".

3.3 Videokette

Entwicklung und Miniaturisierung der Videotechnik haben es ermöglicht, das intraartikuläre Bild mit einer Videokamera aufzunehmen und auf einem Monitor wiederzugeben. Zu Dokumentationszwekken kann ein Videorecorder oder Videoprinter angeschlossen werden (siehe Kap. 14, vgl. Abb. 14-7 und 14-8).

Gegenüber der traditionellen Arthroskopie, bei welcher der Untersucher direkt durch die arthroskopische Optik blickt (Abb. 3-18), weist die Videoarthroskopie fundamentale Vorteile auf.

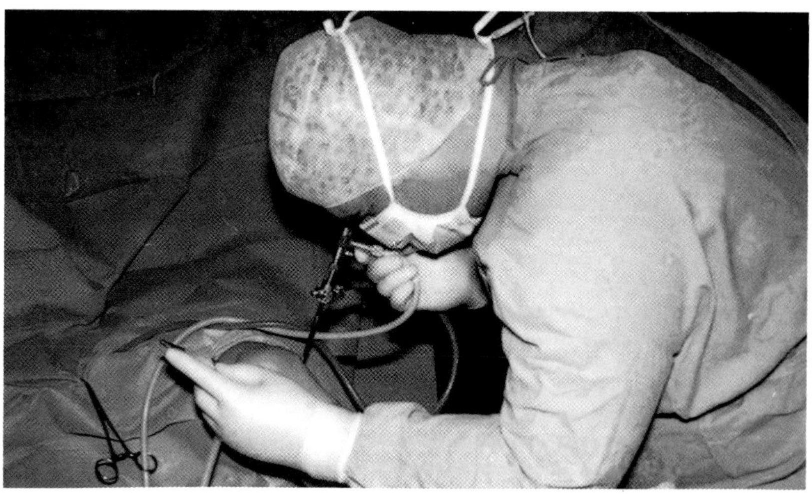

Abbildung 3-18: Arthroskopie mit direktem Blick durch die Optik. Die Körperhaltung des Operateurs ist oft sehr unbequem.

Wahrung der Sterilität: Bei der direkten Arthroskopie beträgt der Abstand zwischen unsterilem Bereich (Auge, Mundschutz, Arthroskop-Hand) und sterilem Bereich (Instrumenten-Hand, Kniegelenk) oft nur wenige Zentimeter (Abb. 3-18). Ist bei der rein diagnostischen Arthroskopie noch mit genügend Aufmerksamkeit der unbeabsichtigte Kontakt von sterilem und unsterilem Bereich zu vermeiden, so führen dagegen arthroskopische Operationen oft zu unkontrollierten Kontakten.

Die Sterilität ist bei arthroskopischen Operationen mit direktem Blick durch die Optik permanent gefährdet.

Natürlich können erfahrene Arthroskopiker auch ohne Videokette fast sämtliche arthroskopischen Operationen durchführen. Für den Anfänger ist eine derartige Vorgehensweise nicht zu empfehlen. Will man nicht nur mit der Zielsetzung der Diagnosesicherung arthroskopieren, empfiehlt sich eine Videokette. Hiermit kann die Sterilität durch Einpacken der Videokamera in eine Plastikhülle (vgl. Abb. 4-12) oder durch Einlegen in eine Desinfektionslösung gewahrt werden. Unsterile und sterile Bereiche sind getrennt und haben immer einen ausreichenden Sicherheitsabstand. Selbstverständlich gelten die üblichen Sterilitätsregeln der arthrotomischen Kniechirurgie in gleichem Maße bei der Arthroskopie und arthroskopischen Operationen.

Gleichzeitig bietet die Videoarthroskopie das „bequemere Arthroskopieren“. Bei der traditionellen Arthroskopie sind Verwindungen und Verrenkungen des Operateurs an der Tagesordnung (Abb. 3-18). Müssen dort über einen längeren Zeitraum unbequeme Körperhaltungen eingenommen werden, kann bei der Videoarthroskopie im Sitzen arthroskopiert werden (Abb. 3–19).

Einfache Dokumentation: Während der Videoarthroskopie wird der Befund auf dem Monitor sichtbar und kann bei Bedarf mit einem Videorecorder oder Videoprinter dokumentiert werden. Für die direkte Bilddokumentation mit einem auf die Optik aufgesetzten Fotoapparat sind dagegen umfangreiche Sicherheitsvorkehrungen zur Wahrung der Sterilität angezeigt (vgl. Kapitel 14).

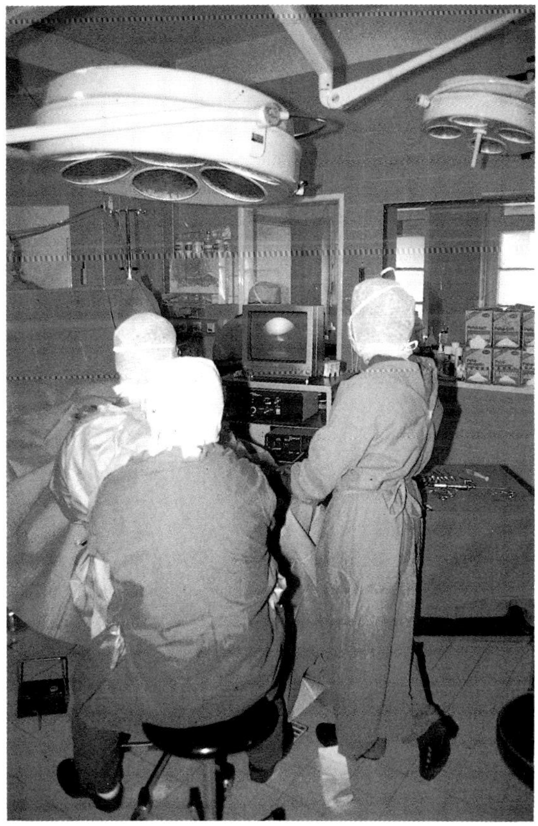

Abbildung 3-19:
Videoarthroskopie. Jeder kann am arthroskopischen Geschehen teilnehmen.

Teilnahme am arthroskopischen Geschehen: Neben dem Operateur können bei der Videoarthroskopie auch der Assistent, die Operationsschwester, der Anästhesist, Gäste und sogar der Patient das arthroskopische Vorgehen visuell verfolgen (Abb. 3-19). Wichtige Befunde können gemeinsam und mit dem Patienten diskutiert werden. Da die Operationsschwester besser in den arthroskopischen Ablauf integriert ist, kann sie diejenigen Operationsinstrumente bereithalten, die als nächstes benötigt werden.

Demgegenüber ist die Arthroskopie

mit direktem Blick durch die Optik eine „Ein-Mann-Show". Nur der Operateur sieht im abgedunkelten Operationsraum die intraartikulären Strukturen. Alle anderen Personen sind ausgeschlossen und haben oft Mühe, bei langdauernden Operationen die Augen offen zu halten. Demonstriert der Operateur gnädigerweise einmal einen „besonders interessanten" Befund, kann dieser vom ungeschulten Auge des Assistenten oft nicht adäquat interpretiert werden. Während der Übergabe des Arthroskops vom Operateur zum Assistent verdreht oder verkippt die Optik häufig. Der Assistent sieht andere oder gar keine intraartikulären Strukturen, was wiederum zur unbegründeten Kritik des Operateurs führen kann: „Sie erkennen aber auch gar nichts!".

Bessere Lehr- und Lernmöglichkeit: Sowohl Assistent als auch Gäste und Patient können während der Videoarthroskopie das Vorgehen genau auf dem Monitor verfolgen. Der Operateur kann erklären, warum z. B. das Arthroskop so und nicht anders eingestellt wird, der instrumentelle Zugang etwas weiter distal anzulegen oder wie ausgedehnt der Knorpelschaden ist.

Auf Videokassette dokumentierte Befunde und Operationstechniken können gezielt zu Demonstrationszwecken (Kongreß, Vortrag, Patienteninformation) zusammengeschnitten werden. Für die im Operationsraum anwesenden Personen wird die Arthroskopie durch eine Videokette zum gemeinsamen Erlebnis. Dem kundigen Beobachter offenbaren sich bei der Videoarthroskopie aber auch leichter die operationstechnischen Mängel des Operateurs.

Nachteile der Videoarthroskopie sind der hohe technische Aufwand und der vermehrte Platzbedarf (Arthroskopieturm, vgl. Abschn. 4.5) Hängt das Gelingen der direkten Arthroskopie – Blick durch die Optik – nur von der Intaktheit der Lichtquelle, des Lichtkabels und der arthroskopischen Optik ab, müssen bei der Videoarthroskopie zusätzlich noch Videokamera, Kamerakabel und Monitor fehlerfrei arbeiten. Anfangsschwierigkeiten bei Aufbau und Einstellung der Videokette sind aber nur von kurzer Dauer, so daß sich die Videoarthroskopie als das Arthroskopieverfahren der Wahl etabliert hat.

3.3.1 Videokamera

3.3.1.1 Drei-Röhrenkamera. Bei allen Farbfernsehsystemen wird das weiße Licht in die Spektralfarben – Rot, Gelb und Blau (RGB) – zerlegt. Die drei spektralen Auszüge (RGB) werden jeweils ausgeblendet und mit Hilfe von drei in einem Gehäuse angeordneten Kameraröhren abgebildet (Drei-Röhrenkamera). Die elektrischen Signale der Röhren werden moduliert und über eine Leitung (Kamerakabel) als Videosignal zum Monitor geleitet. Jede Röhre integriert 584 aktive Bildzeilen, die auf dem Monitor jeweils in 833 Bildpunkte aufgelöst werden. Im Wechsel werden die Bilder der geraden und ungeraden Bildzeilen mit einer Frequenz von 50 Halbbildern pro Sekunde übertragen. Diese hochfrequente Bilderzeugung mit Halbbildern gewährleistet eine geringere Flimmerneigung als die Darstellung mit 25 Vollbildern pro Sekunde bei identischer Übertragungsgeschwindigkeit. Mit einer 3-Röhrenkamera wird durch die 486.500 farbigen bzw. 1.459.400 Einzelbildpunkte je Bild eine ausgezeichnete Bildwiedergabe erzielt.

Abgesehen vom hohen Anschaffungspreis gestaltet sich auch das Arbeiten mit einer 3-Röhrenkamera beim Arthroskopieren aufwendig. Die meist mehrere Kilogramm schwere Kamera steht auf einem Stativ und muß über eine Gliederoptik, die wiederum steril einzupacken ist, mit der arthroskopischen Optik verbunden werden. Die Bewegungsfreiheit ist hierbei deutlich eingeschränkt. Da die 3-Röhrenkamera eine höhere Lichtintensität benötigt, sind die üblichen Kaltlichtquellen nicht ausreichend.

Wegen der beschriebenen Nachteile hat die Industrie die Miniaturisierung von Videokameras vorangetrieben. Heute werden Videokameras in sehr handlicher

Ausführung angeboten. Diese können direkt auf das Okular der arthroskopischen Optik aufgesetzt werden. Zur Verfügung stehen 1-Röhren- und Chipkameras (CCD-Kameras).

3.3.1.2 Ein-Röhrenkamera. Bei der Ein-Röhrenkamera werden die Farben Rot, Grün und Blau mit Hilfe einer Röhre erzeugt. Die 350 aktiven Bildzeilen mit je 833 Bildpunkten führen zu 291.550 farbigen bzw. 874.650 Einzelbildpunkten pro Bild. Die Auflösung ist demnach etwas geringer als bei der 3-Röhrenkamera. Leichtere Handhabung und geringere Anschaffungskosten sind aber grundlegende Vorteile, die zur weiten Verbreitung dieses Kameratyps beigetragen haben.

3.3.1.3 Chipkamera (CCD-Kamera). Ersetzt man die Röhren durch lichtempfindliche Halbleiter, ändert sich am Prinzip der Farbbilderzeugung nichts. Im Vergleich zu 1-Röhrenkameras werden Halbleiterkameras in noch kleineren äußeren Abmessungen hergestellt (Abb. 3-20). Sie benötigen eine niedrigere Betriebsspannung und haben eine geringere Leistungsaufnahme, die zur verminderten Eigenerwärmung führt. Chipkameras sind relativ unempfindlich gegen mechanische Erschütterungen und zeichnen sich durch ein günstigeres Signal-Rausch-Verhältnis aus. Das Bild einer Halbleiterkamera wird im Gegensatz zur Röhrenkamera, bei der die Bildzeile ein kontinuierliches Signal darstellt, aus diskreten Bildpunkten aufgebaut. Jeder Bildpunkt entspricht dem Signal eines einzelnen Detektors.

Chipkameras werden in ähnlichen Verfahren hergestellt wie integrierte elektronische Schaltungen. Auf einem Halbleiter werden die elektronischen Bauelemente integriert, die gleichzeitig die Bildinformationen digitalisieren und seriell auslesen.

Die erste Videokamera mit einem Halbleitersensor wurde 1972 von den Bell Laboratories in den Vereinigten Staaten vorgestellt. Sie enthielt drei Bildsensoren, die in CCD-Technik (Charge-Coupled-Device) arbeiteten und Farbauszüge mit jeweils 128 × 106 Bildpunkten ermöglichten.

Die weitere Miniaturisierung führte zur „One-Chip-Camera“. Zur Erzeugung von Farbbildern werden die einzelnen lichtempfindlichen Elemente mit den jeweiligen Farbfiltern abgedeckt. Heute sind Chipkameras mit einem Gewicht von weniger als 30 g in der Größe einer Streichholzschachtel erhältlich.

Vor einigen Jahren wurde den Chipkameras noch eine unzureichende Bildauflösung und unechte Farbwiedergabe

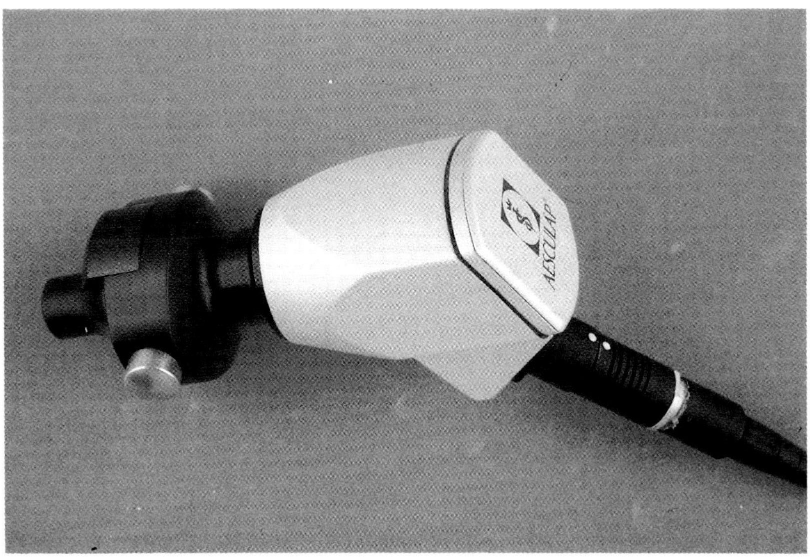

Abbildung 3-20: Chipkamera (Fa. Aesculap).

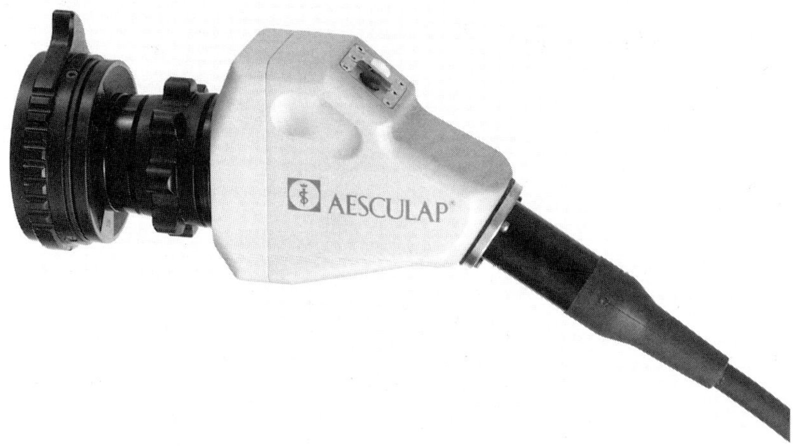

Abbildung 3-21: 3-Chip-Kamera (Fa. Aesculap).

bei gleichzeitig unzureichender Lichtempfindlichkeit nachgesagt. Die Kameras der jüngsten Generation weisen eine Lichtempfindlichkeit von 10 Lux bei einer Auflösung von 350 Linien horizontal und 400 Linien vertikal auf (Abb. 3-21). Die Farbtemperatur liegt zwischen 2.100 und 9.500° Kelvin. Beim direkten Vergleich mit den Röhrenkameras müssen die geringere Masse, der einfachere Weißabgleich (Drücken einer Taste oder automatisch), die kürzere „Aufheizzeit", das geringere Nachziehen, das fehlende Einbrennen und die gute Auflösung berücksichtigt werden. Demgegenüber bieten Röhrenkameras in Grenzbereichen eine bessere Farbwiedergabe.

Das Gehäuse ist bei vielen Chipkameras ergonomisch günstig konzipiert.

3.3.1.4 Weitere Kriterien zur Auswahl einer Videokamera. Da weder Chip- noch Röhrenkameras im Autoklaven sterilisiert werden können, müssen sie entweder in eine sterile Plastikhülle eingepackt oder durch Einlegen in eine Desinfektionslösung ausreichend keimarm gemacht werden.

Bei der Anschaffung einer Videokamera sollte man auch auf eine *Funkentstörung* des gesamten Videosystems, insbesondere der Videokamera, achten. Bei späterem Gebrauch von elektrochirurgischen Instrumenten treten sonst erhebliche Bildstörungen auf.

Ein weiterer, häufig vernachlässigter Faktor ist der *Anschlußmechanismus* zwischen Videokamera und Optik. Da während der Arthroskopie die Videokamera oft gegen die Optik verdreht werden muß, um das Monitorbild den wirklichen anatomischen Gegebenheiten im Kniegelenk entsprechend einzustellen (horizontale Lage des Gelenkspaltes), sollte die Arretierung sicher und gleichzeitig leicht vom Untersucher gelöst und fixiert werden können. Einige Modelle haben Arretierungen nach dem „Alles-oder-nichts-Prinzip". Entweder die Optik ist rotationssicher arretiert oder sie verkippt immer wieder im Kupplungsteil gegen die Kamera, was zum sog. wandernden oder flackernden Monitorbild führt und die Arthroskopie beträchtlich behindert. Bei guten Kameramodellen ist es möglich, die Optik – trotz guter Fixierung – unter leichtem Widerstand gegen die Videokamera zu verdrehen. Ein Mechanismus, der die arthroskopische Optik „bombensicher" fixiert und eine Rotation der Optik gegen die Kamera während der Arthroskopie behindert oder sogar unmöglich macht, ist völlig ungeeignet.

Das aufgenommene und digitalisierte Bild wird über das Kamerakabel zum Monitor geleitet. Ein Teil der Elektronik befindet sich im Monitorgehäuse, so daß sich die Zahl der Einzelgeräte reduziert. Bei manchen Kameras sind je nach Hersteller mehrere Einzelteile (Videokamera, Kamerakabel, Videoeinheit, Monitor) notwendig.

Da der kameranahe Bereich des *Kamerakabels* empfindlich gegenüber Abknickungen, wie sie während der Arthroskopie häufig vorkommen, ist, sollte auf ein ausreichend biegsames Kamerakabel geachtet werden. Moderne Chipkameras sind mit einem auswechselbaren, biegsamen Kamerakabel ausgestattet. Diese dünnen Kabel können aber, wenn die sterile Plastikhülle nach der Arthroskopie mit einer Schere entfernt wird, besonders leicht durchgeschnitten werden.

Auch bei der Videoarthroskopie wird das Arthroskop in Höhe der Ebene der Anschlußhähne an der Trokarhülse geführt. Wird dagegen die gesamte Arthroskop-Videokamera-Einheit im Kamerabereich gefaßt, verliert der Operateur einen Großteil des Feingefühls für die intraartikulären Strukturen. In diesem Fall hantiert er extraartikulär mit einem extrem langen Hebelarm, so daß kleine intraartikuläre Widerstände nicht mehr registriert werden können (vgl. Abb. 7-6). Bei Verwendung einer stabförmigen Röhrenkamera vergrößert sich der extraartikuläre Hebel noch zusätzlich.

3.3.2 Monitor

Das von der Kamera aufgenommene Bild wird auf dem Monitor wiedergegeben. Die Monitore sind hochauflösend und entspiegelt. Man sollte darauf achten, daß an den Monitor noch ein zweiter Monitor, ein Videorecorder und/oder Videoprinter angeschlossen werden können.

Viele Videomonitore weisen einen Spritzwasserschutz (nach MedGV) auf und besitzen eine Funkentstörung, so daß beim Arbeiten mit Hochfrequenzgeräten (Elektrochirurgie) keine Bildstörungen auftreten.

3.4 Auffüllmedium

Im Normalzustand liegt die Gelenkkapsel den knöchernen Strukturen dicht an. Der intraartikuläre Raum besteht nur aus einem schmalen Spalt zwischen Knorpelstrukturen und Gelenkkapsel. Eine Inspektion ist erst nach Entfaltung, d. h. nach Auffüllung des intraartikulären Raumes, möglich.

Als Auffüllmedium bieten sich eine *Flüssigkeit* oder ein *Gas* an. Man unterscheidet daher unter Arthroskopikern „Gasmänner" und „Wassermänner", wobei letztere durch die Zunahme der operativen Arthroskopie in der Überzahl sind. An ein Auffüllmedium werden zahlreiche Anforderungen gestellt (Tab. 3-1).

Jedes Auffüllmedium weist spezifische Vor- und Nachteile auf. Da die diagnostische Arthroskopie prinzipiell, bis auf wenige Ausnahmen, zur operativen wird, bevorzugen wir die Gelenkauffüllung mit Flüssigkeit. Erst unter Flüssigkeit sind die meisten arthroskopischen Operationen möglich.

3.4.1 Flüssigkeit

Nach der Auffüllung des Gelenkes mit Flüssigkeit tritt der von Henche (1978) eindrucksvoll beschriebene „Aquarium-

Tabelle 3-1:
Anforderungen an ein Auffüllmedium

- Steril
- Keine Reizung der Synovia
- Nicht toxisch
- Gute intraartikuläre Sichtverhältnisse
- Möglichkeit, arthroskopische Operationen durchzuführen (einschließlich Elektrochirurgie und der Verwendung motorisierter Instrumente)
- Keine systemischen oder lokalen Nebenwirkungen
- Einfach zu handhaben
- Preisgünstig

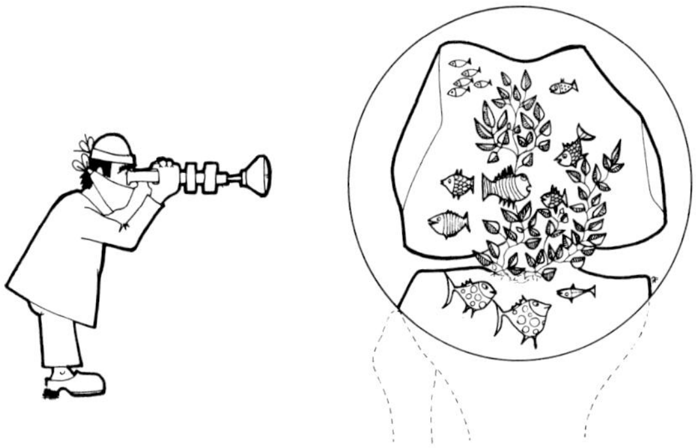

Abbildung 3-22:
„Aquarium-Effekt" im flüssigen Auffüllmedium nach HENCHE (aus HENCHE 1978).

Effekt" auf (Abb. 3-22). Der Aquarium-Effekt besagt, daß alle intraartikulären Strukturen wesentlich größer und näher erscheinen, als sie in Wirklichkeit sind. Dabei muß man berücksichtigen, daß gestielte Anteile, wie z. B. Knorpelschuppen oder Synovialzotten, im Gelenk, ähnlich einer Wasserpflanze im gefüllten Aquarium, flottieren (Abb. 3-23a). Im Gegensatz dazu legen sich diese Strukturen bei Auffüllung mit Gas der Kapsel unmittelbar an, vergleichbar der Wasserpflanze im leeren Aquarium (Abb. 3-23b).

Als Flüssigkeiten werden Ringer-Lösung, steriles Wasser oder physiologische Kochsalz-Lösung zur Auffüllung des Gelenkes verwendet. In letzter Zeit hat sich zunehmend die Verwendung von elektrolytfreier Lösung (z. B. Purisole SM) durchgesetzt, da diese Flüssigkeit sowohl in ausreichend großen Behältern (3, 5 und 10 l) angeboten wird als auch elektrochirurgische Operationen erlaubt.

Da wir nach einer diagnostischen Arthroskopie in gleicher Sitzung die festgestellten Läsionen arthroskopisch häufig mit dem elektrochirurgischen Instrumentarium behandeln, verwenden wir immer eine elektrolytfreie Spüllösung (Abb. 3-24).

Die Auffüllung des Gelenkes mit Flüssigkeit ist einfach, spezielle Instrumente oder Apparaturen sind nicht notwendig. Die von der Industrie angebotenen Rollenpumpen, mit denen der gewünschte intraartikuläre Flüssigkeitsdruck und der Durchfluß durch das Gelenk eingestellt bzw. gemessen werden können, sind kostspielig und gleichzeitig empfindlich. Sie müssen daher sehr vorsichtig gehandhabt werden.

Hängt man dagegen die Flüssigkeitsbeutel an einen hohen Infusionsständer oder besser an einen Deckenlift, führt dieses bei geringerem Kostenaufwand zum selben Ziel wie bei Verwendung einer Rollenpumpe. Die Beutel sollten auf mindestens 1,5 m über Knieniveau hochgehängt bzw. hochgezogen (Deckenlift) werden können.

Wird ein gewöhnlicher Infusionsständer als Haltevorrichtung benutzt, ist größte Vorsicht geboten. Diese Infusionsständer lassen sich einerseits nicht sehr weit ausfahren, können aber andererseits leicht in ausgefahrenem und behängtem Zustand umkippen (Gefahr für Patient und Operateur). Man sollte daher den sichereren Deckenlift, bei dem die Beutelhöhe elektrisch verstellt wird (Abb. 3-25), oder einen speziellen standfesten Infusionsständer bevorzugen.

Ein wesentlicher Vorteil der Arthroskopie mit Flüssigkeit liegt in dem Spüleffekt, der erzielt wird, wenn einige Liter Spülflüssigkeit durch das Gelenk laufen. Zelldetritus, kleine Knorpelstückchen und aus dem zerstörten Knorpel freigesetzte lysosomale Enzyme werden aus dem Gelenk ausgespült. Bei älteren Patienten mit degenerativen Gelenkveränderungen bewirkt in vielen Fällen schon die alleinige Spülung des Gelenkes, die sog. Lavage, während der Arthroskopie eine deutliche Schmerzreduktion.

Bei der Arthroskopie von Patienten mit einer abgelaufenen Hepatitis-B-Infektion läßt sich das Hepatitis-B-Antigen auch in der abgesaugten Spülflüssigkeit, wenn auch in wesentlich geringerer Konzentration als im Blut, nachweisen. Das Gelenk kann hierbei sogar zum Zeitpunkt der Untersuchung ohne entzündliche Reaktion sein (KOORNEEF 1987). Bei der arthroskopischen Spülung eines infizierten

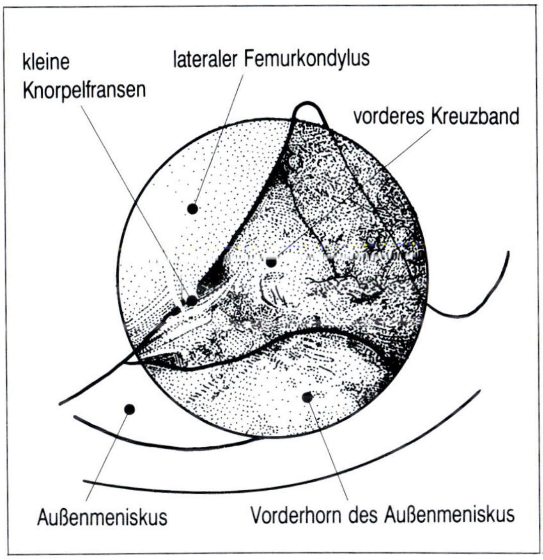

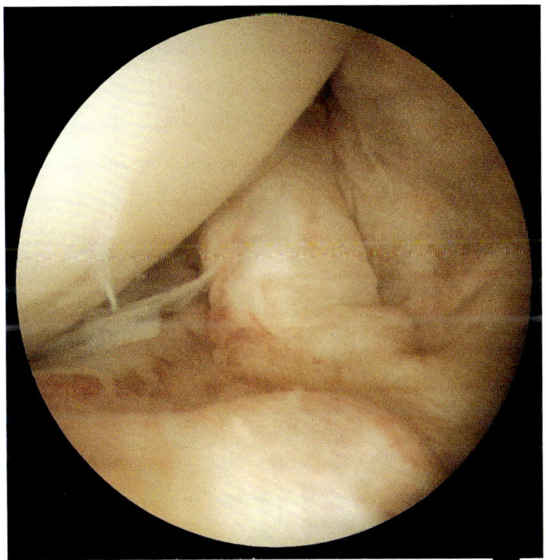
a

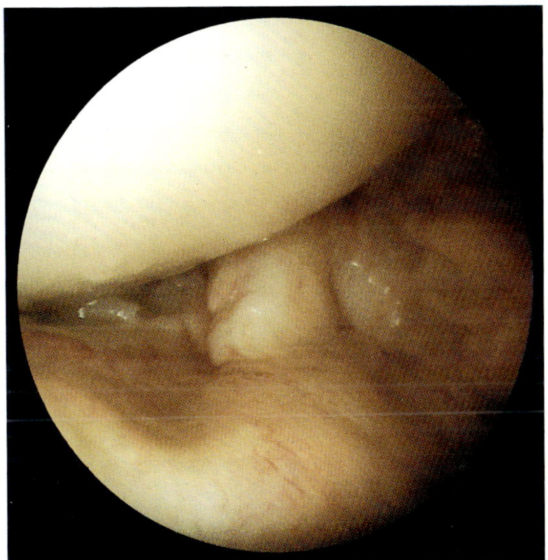
b

Abbildung 3-23:
Unterschiede bei Gelenkauffüllung mit Flüssigkeit und Gas.
Unter Auffüllung mit Flüssigkeit sind kleine oberflächliche, im Gelenk flottierende Knorpelschuppen und Synovialanteile zu erkennen (**a**). Bei der Gasfüllung legen sich diese Anteile an, die Oberflächen der anatomischen Strukturen erscheinen glänzend, der sichtbare Gelenkausschnitt ist etwas größer (**b**).

Kniegelenkes muß die gesamte Spülflüssigkeit als kontaminiert angesehen werden (vgl. Kap 12.7).

3.4.2 Gas

Der Gelenkbinnenraum kann mit CO_2, Lachgas oder Luft aufgefüllt werden. Den Vorteilen der Gasarthroskopie stehen jedoch zahlreiche Nachteile und Gefahren gegenüber (Tab. 3-2 und 3-3).

Gerade der vermeintliche Vorteil der einfacheren Diagnostik beim Hämarthros stellt die größte potentielle Gefahr der Arthroskopie unter Gas dar. So wurde 1987 auf dem 2. Kongreß der deutschsprachigen Arbeitsgemeinschaft für Arthroskopie (AGA) über zwei Todesfälle nach Arthroskopie mit Luft berichtet. In

Tabelle 3-2:
Vorteile der Gasfüllung

- Gute Bildqualität
- Schnelle Auffüllung des Gelenkraumes
- Leichte Differenzierung zwischen alter und frischer Ruptur des vorderen Kreuzbandes
- Einfache Diagnostik beim Hämarthros

Tabelle 3-3:
Nachteile eines gasförmigen Auffüllmediums

- Gasaustritt durch Inzisionsstellen mit der Folge des Gelenkkollapses
- Sichtbehinderung durch Blasenbildung in der intraartikulären Restflüssigkeit
- Verschmieren der Optik durch Blut und Synovialflüssigkeit
- Beschlagen der Optik durch Verdampfung, besonders bei hochenergetischen Lichtquellen
- Hautemphysemgefahr
- Gasinsufflationsgerät notwendig
- Gefahr einer tödlichen Luftembolie

beiden Fällen lag eine frische knöcherne Läsion vor. Beide Patienten verstarben an einer Luftembolie.

Die Auffüllung des Gelenkraumes mit Luft ist bei Vorliegen eines Hämarthros kontraindiziert.

Nach einem frischen Trauma mit Hämarthros kann auch radiologisch eine Fraktur nicht immer sicher ausgeschlossen, manchmal auch übersehen werden. Bei der primären Gasauffüllung wird der Vorteil der einfacheren Kreuzbanddiagnostik mit einem potentiell tödlichen Risiko erkauft.

Aber auch andere gefährliche Komplikationen wurden unter Gasfüllung beobachtet. LOTMAN (1987) berichtete über

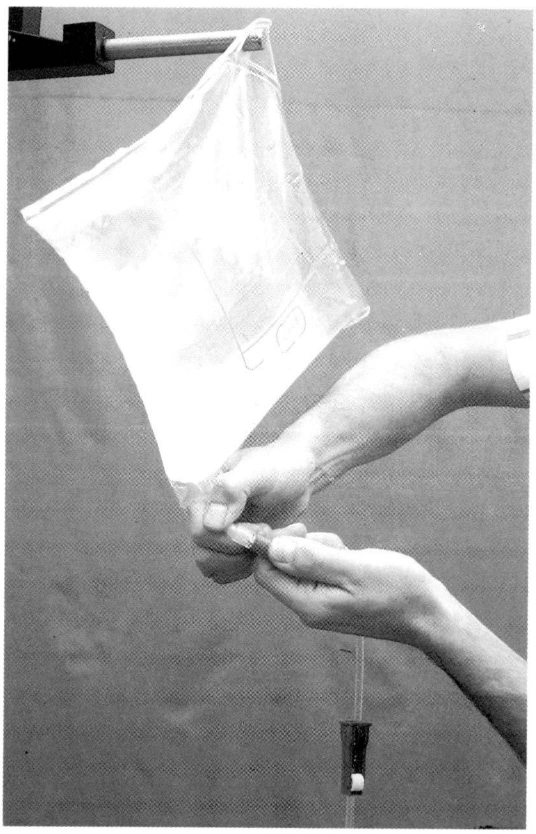

Abbildung 3-24:
Elektrolytfreie Spüllösung (Purisole SM, Fa. Fresenius), Anschluß des Infusionssets an Flüssigkeitsbeutel mit Safe-lock-Ansatz. Der Flüssigkeitsablauf wird erst nach Umbiegen des Sperrstiftes freigegeben.

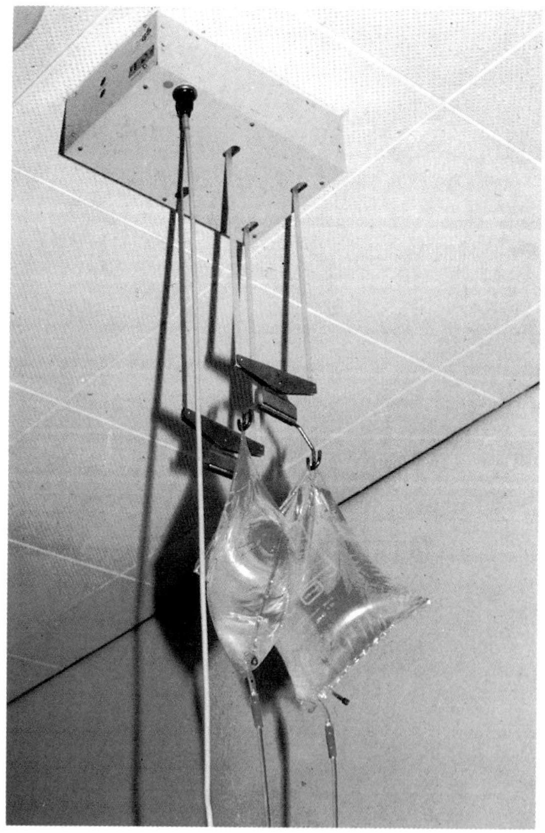

Abbildung 3-25:
Deckenlift (Fa. Fresenius).

zwei lebensbedrohliche Komplikationen nach CO_2-Arthroskopien. Einmal trat ein massives Pneumoperitoneum, in einem anderen Fall eine Azidose mit einem pH-Wert von 7,02 auf. Beide Patienten wurden ohne Blutsperre arthroskopiert.

Die vom Auffüllmedium geforderte einfache Handhabung trifft auf die Gasfüllung ebenfalls nicht zu, da ein Insufflationsgerät notwendig ist.

Das Spektrum der arthroskopischen Operationen ist unter Gas eingeschränkt. Eingriffe mit motorisierten oder elektrochirurgischen Instrumenten sind nicht durchführbar.

Erschwerend hinzu kommt das leichte Entweichen des Auffüllmediums durch die instrumentellen Zugänge. Die Zugangswege müssen daher möglichst klein angelegt werden, was wiederum die Instrumenteneinführung schwieriger gestaltet. Ein Lavageeffekt des Gelenkes ist nicht zu erreichen (s. Abschn. 3.4.1).

Eine Arthroskopie unter ausschließlicher Gasauffüllung kann nur mit Einschränkung befürwortet werden. Wenn das Gelenk mit Gas aufgefüllt werden soll, darf nicht auf die Anlage einer Blutsperre oder Blutleere verzichtet werden. Die beschriebenen Komplikationen (Luftembolie, Pneumoperitoneum) traten bei Patienten auf, denen keine Blutsperre oder -leere angelegt worden war.

3.4.3 Kombination von Gas und Flüssigkeit

An einigen Kliniken hat sich die Kombination von Gas- und Flüssigkeitsauffüllung bewährt. In Blutleere wird das Gelenk zuerst mit Flüssigkeit gespült, dann mit Gas aufgefüllt und inspiziert. Sind arthroskopische Operationen erforderlich, wird erneut zum flüssigen Auffüllmedium gewechselt.

Frische knöcherne Verletzungen, z. B. eine Tibiakopffraktur, stellen eine Kontraindikation für die primäre Luftarthroskopie dar. Das Gelenk wird primär mit Flüssigkeit aufgefüllt.

3.5 Spülsystem

Die einmalige Auffüllung des Gelenkes mit Flüssigkeit reicht nicht aus, um optimale Sichtverhältnisse zu erhalten. Oft flottieren Gewebsanteile (Meniskus, Knorpel, freie Gelenkkörper) im Gelenk, oder es liegt ein blutiger Erguß vor. Um optimale Sichtverhältnisse zu erhalten, müssen freie Gewebsanteile und ein Erguß, insbesondere beim Hämarthros, intensiv ausgespült werden. Über die Trokarhülse oder mit einer separaten Spülkanüle wird das Gelenk aufgefüllt und abgesaugt.

3.5.1 Zulauf der Flüssigkeit

Die Flüssigkeit kann direkt über die Trokarhülse (siehe Abschn. 3.1.1) oder eine separate Spülkanüle zugeführt werden. Bei großlumigen Trokarhülsen ist eine Spülkanüle selten notwendig.

3.5.1.1 Zulauf über die Trokarhülse. Die Flüssigkeit fließt über einen großlumigen Schlauch oder ein Y-förmiges Schlauchsystem (Infusionsset), wie es ursprünglich für urologische Operationen entwickelt wurde, von den Flüssigkeitsbeuteln zur Trokarhülse bzw. zur Zulaufkanüle (Abb. 3-26). Das Infusionsset wird über eine spezielle, einfach zu handhabende Safe-lock-Verbindung (Fa. Fresenius) mit den Flüssigkeitsbeuteln verbunden. Mit der einfachen Drehkonnektion schützt das Safe-lock-System sicher vor Berührungskontaminationen und gewährleistet eine sichere Abdichtung durch integrierte Bakteriensperren. Die Flüssigkeitsentnahme aus den Beuteln wird durch Umbiegen eines Sperrstiftes im Beutelkonnektor freigegeben (Abb. 3-24).

Sämtliche Luftblasen werden aus dem Infusionssystem entfernt. Intraartikuläre Luftblasen behindern die Sicht und können sogar zur Fehlinterpretation von Befunden führen. Das Y-förmige Infusionsset ist ausreichend lang und mit Luer-lock-Ansätzen versehen, so daß es direkt

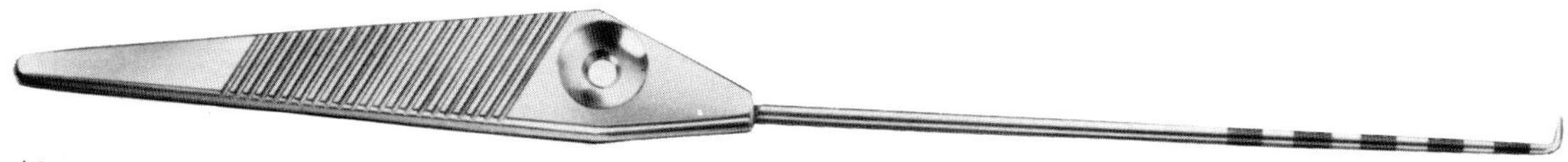

Abbildung 3-31:
Tasthaken mit Längenmarkierung (Fa. Aesculap).

> Die gezielte Palpation stellt eine wichtige Grundvoraussetzung für die operative Arthroskopie dar.

Der Tasthaken wird durch einen separaten Instrumentenzugang, der mit der Kanülentechnik (vgl. Abschn. 6.2) positioniert wird, eingeführt.

Der Schaft des Tasthakens weist Graduierungen im Abstand von 5 mm auf, um die Größenzuordnung der intraartikulären Strukturen zu erleichtern. Der Hakenteil selbst ist 3 oder 5 mm lang. Mit Kenntnis dieser Länge fällt die Größenbestimmung während der Arthroskopie, z. B. einer Knorpelläsion oder eines Meniskusrisses nicht schwer (Abb. 3-31).

Die bloße Inspektion genügt nicht, um z. B. eine Meniskusläsion sicher auszuschließen (Abb. 3-32a). Auch darf sich die Palpation nicht auf das bloße Auflegen des Tasthakens beschränken. Vielmehr ist es notwendig, Zug und Druck auf die jeweiligen Strukturen auszuüben.

Zur Meniskusuntersuchung ist es keinesfalls ausreichend, den Tasthaken nur über die Oberfläche zu bewegen und darauf zu warten, daß sich plötzlich eine Rißzone zeigt. Der Untersucher muß nach Meniskusläsionen suchen. Er sollte Zug auf die Meniskusbasis ausüben, um basisnahe Längsrisse und Lösungen des meniskosynovialen Überganges zu erkennen, den Meniskus abheben, um die Unterfläche zu beurteilen, und Druck auf die Meniskusoberfläche ausüben, um Abhebungen des freien Meniskusrandes, die auf eine submeniskeale Ruptur hinweisen, auszuschließen (Abb. 3-32 b bis d). Manchmal kann nach Anheben des Meniskus von submeniskeal aus der Rißverlauf genauer beurteilt werden (Abb. 3-32d). Nach Anheben des Meniskus wird auch der meniskotibiale Anteil der dorsalen Kapsel inspiziert (Abb. 3-33). Die Menisken werden auf ihre Konsistenz geprüft. Degenerativ veränderte Meniskusareale sind derb oder so faserig, daß der Tasthaken in diesem Gewebe einsinken kann. Intaktes Meniskusgewebe ist dagegen prall-elastisch.

Das vordere Kreuzband wird mit dem Tasthaken unter Zug gesetzt, um es auf Intaktheit zu prüfen. Manchmal lassen sich durch kleine Synoviaeinrisse rupturierte vordere Kreuzbandanteile hervorziehen.

Ausdehnung und Tiefe von Knorpelläsionen sind ebenfalls nur durch die gezielte Palpation mit dem Tasthaken ein-

Abbildung 3-32:
Palpation des Innenmeniskushinterhorns
Vorgeschichte: 16jähriger Patient, vor 4 Wochen Sturz beim Fußballspielen. Punktion beim Hausarzt: 30 ml Blut. Daraufhin Gipsimmobilisierung für 3 Wochen, dann funktionelle Behandlung. Erneute Ergußbildung, Lachman-Test positiv mit weichem Anschlag, negativer Pivot-shift-Test.
Arthroskopischer Befund: Inspektorisch erscheint der hintere Anteil des Innenmeniskus völlig unauffällig (**a**). Die gezielte Palpation mit Druck auf die Meniskusoberfläche zeigt einen hinteren Längsriß. Der freie Meniskusrand wölbt sich vor (**b**). Die Ausdehnung der Ruptur ist aber noch nicht sicher zu beurteilen. Erst nach optimaler Einstellung während der Palpation ist dieses möglich (**c**). Das Anheben des Meniskus zeigt genau die basisnahe Ausdehnung des Risses (**d**). In der Area intercondylaris fanden sich aufgetriebene Stümpfe des komplett rupturierten vorderen Kreuzbandes.
Procedere: Refixation des Meniskus (Hinterhorn besitzt wichtige stabilisierende Funktion und hohe Dichte an Propriorezeptoren). Ist die Refixation nicht möglich, partielle Resektion. Kreuzbandplastik ist zu empfehlen.

3-32

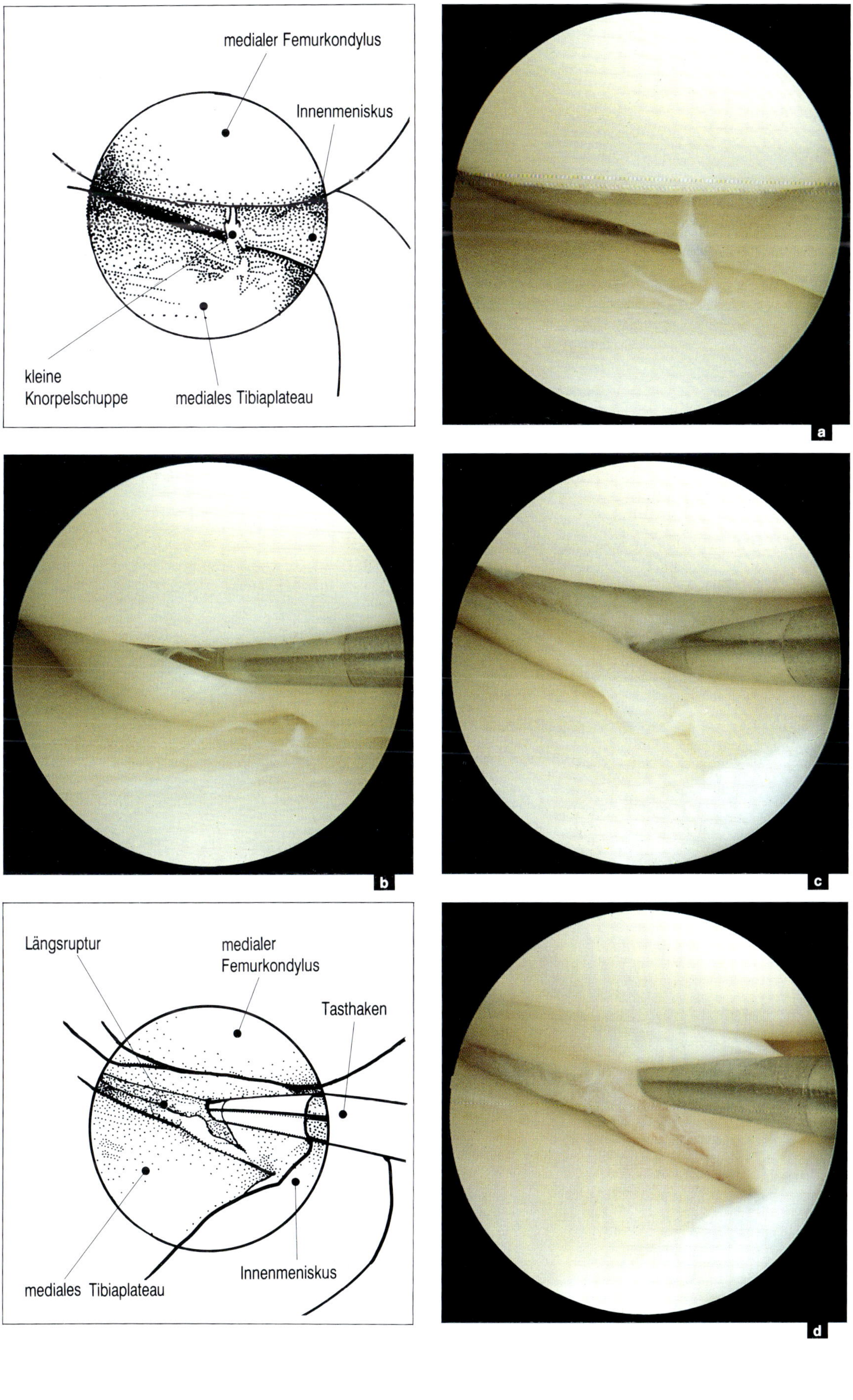
medialer Femurkondylus
Innenmeniskus
kleine
Knorpelschuppe
mediales Tibiaplateau
a
b
c
Längsruptur
medialer
Femurkondylus
Tasthaken
mediales Tibiaplateau
Innenmeniskus
d

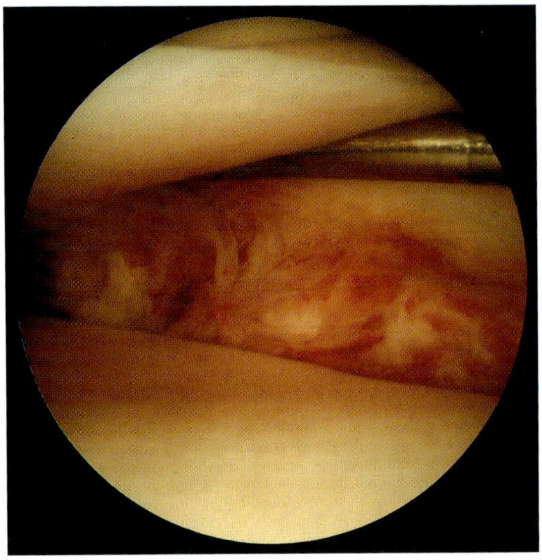

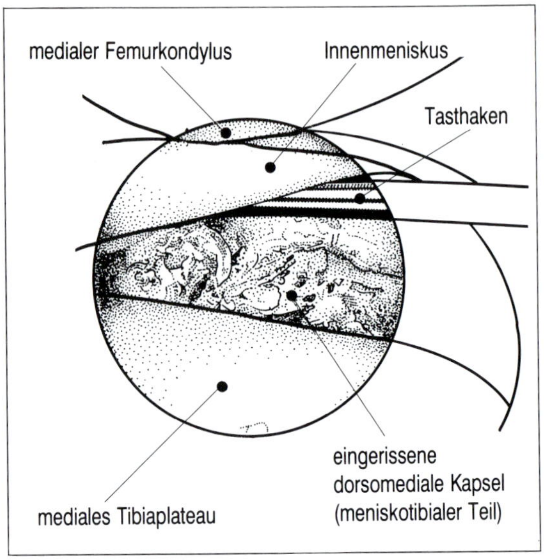

Abbildung 3-33:
Schon mit leichtem Valgusdruck ließ sich dieses Gelenk deutlich aufklappen. Der Innenmeniskus hebt sich vom Tibiaplateau ab. Dieses ist ein Hinweis auf eine Läsion des meniskotibialen Bandapparates. Die Anhebung des Innenmeniskus mit dem Tasthaken zeigt Bandzerreißungen und Unterblutungen im dorsalen meniskotibialen Bandbereich. Zusätzlich fand sich eine Ruptur des vorderen Kreuzbandes.

deutig bestimmbar. Finden sich Knorpelfissuren oder Knorpellappen, wird geprüft, ob die benachbarten Knorpelanteile gelöst oder noch auf der Unterfläche fixiert sind. Knorpelerweichungen (vgl. Abb. 9-1 und 9-4) werden nur mit dem Tasthaken ausgeschlossen bzw. bestätigt.

Der Tasthaken dient darüber hinaus auch als Hilfsinstrument, um Verwachsungsbriden oder eine Plica infrapatellaris zur Seite zu halten, falls diese die Sicht behindern. Manchmal kann erst nach Beiseiteschieben einer Plica infrapatellaris das vordere Kreuzband beurteilt werden. Bei Ruptur eines Kreuzbandes gilt es auszuschließen, ob noch Anteile intakt sind. Rupturierte Bandanteile müssen weggehalten werden, um die übrigen, möglicherweise intakten Bandreste darzustellen.

Die Palpation mit einem dünnen stumpfen Obturator (Trokar), wie sie vielfach noch beschrieben wird, reicht nicht aus. Mit ihm läßt sich nur ein direkter Druck auf die zu untersuchenden Strukturen ausüben. Man beraubt sich sowohl der Möglichkeit, Zug auf Menisken und vorderes Kreuzband auszuüben, als auch feine Knorpelfissuren auf ihre Ausdehnung und Tiefe hin zu untersuchen. Ein Tasthaken ist daher unbedingt vorzuziehen.

4 Vorbereitung des Patienten und des Instrumentariums

4.1 Anästhesieverfahren

Neben der Allgemeinanästhesie (Vollnarkose) bieten sich die rückenmarksnahen Anästhesieformen (Spinal- und Periduralanästhesie) für die Arthroskopie an. Die Operationsvorbereitung umfaßt, unabhängig von der Narkoseform, die Anfertigung eines EKG, eines Röntgenbildes des Thorax und die Bestimmung der Blutwerte (Elektrolyte, Hämoglobin- und Hämatokritgehalt, Leukozyten, Thrombozyten). Obligatorisch ist die Bestimmung der wichtigsten Parameter der plasmatischen Gerinnung (partielle Thromboplastinzeit und Quick-Wert). Diese Werte sind nicht nur für den Anästhesisten von Bedeutung, sondern liefern auch dem Operateur wichtige Informationen. Bei Jugendlichen mit einem Hämarthros nach anscheinend banalem Trauma oder bei unklaren Knieschmerzen können auch ernstere Erkrankungen (Hämophilie, maligne oder rheumatische Systemerkrankung) Ursachen der Beschwerden sein. In diesen Fällen geben pathologische Blut- und Gerinnungswerte einen ersten Anhalt. Bei chronischen Beschwerden liefern die Bestimmung der Blutsenkungsgeschwindigkeit (BSG) und gegebenenfalls der Rheumafaktoren weitere Informationen.

Zur Operation muß der Patient nüchtern sein, unabhängig davon, welche Anästhesieform gewählt wird.

4.1.1 Allgemeinanästhesie

Die Vollnarkose stellt für den Operateur die einfachste und bequemste Anästhesieform dar. Der Patient ist relaxiert, eine Muskelabwehrspannung, die das Vorgehen bei der Untersuchung erschwert (verminderte Aufklappbarkeit des Gelenkes), ist ausgeschlossen. Die präoperative Stabilitätsprüfung des Kapselbandapparates wird nicht durch die Abwehrspannung der Muskulatur behindert. Die zur Blutsperre bzw. Blutleere angelegte Druckmanschette am Oberschenkel wird vom Patienten problemlos toleriert.

Allerdings kann der Patient die Arthroskopie nicht am Monitor mitverfolgen. Er ist demnach auf die postoperative Schilderung des Operateurs angewiesen. Ihm kann aber nach vorheriger Absprache ein Videoband „seiner" Arthroskopie ausgehändigt werden.

4.1.2 Rückenmarksnahe Anästhesieformen

Spinal- und Periduralanästhesie sind neben der Lokalanästhesie (s. unten) die Anästhesieformen, bei denen der Patient das Geschehen auf dem Monitor mitverfolgen kann. Für ältere Patienten empfiehlt sich die Spinal-, für jüngere die Periduralanästhesie. Bei letzterer wird ein dünner Katheter in den Periduralraum eingeführt, durch den der Anästhesist das Lokalanästhetikum injiziert, wenn eine PDA-Daueranästhesie erwünscht ist. Der große Vorteil dieses Verfahrens besteht in der Möglichkeit, diesen Katheter für einige Tage zu belassen (PDA-Verweilkatheter), um dem Patienten in der unmittelbar postoperativen Phase Schmerzen zu ersparen. Nach arthroskopischen Arthrolysen bevorzugen wir diese Anästhesieform zur Durchführung einer schmerzfreien postoperativen Bewegungstherapie auf der Motorschiene. Die Betreuung der Patienten mit einem PDA-Katheter verlangt eine gute Kooperation von Arthroskopiker, Anästhesist und Pflegepersonal. Tägliche Kontrollen der Kathetereintrittsstelle auf Entzündungszeichen (Rötung?) sind notwendig.

Die Spinal- führt im Gegensatz zur Periduralanästhesie zur kompletten Muskelrelaxierung. Sie ist zwar technisch einfacher durchzuführen, kann aber vor allem bei jüngeren Patienten postoperativ zu über mehrere Tage persistierenden Kopfschmerzen führen.

4.1.3 Lokalanästhesie

Die Lokalanästhesie ist die technisch einfachste Anästhesieform und vom Untersucher selbst durchführbar. Der Anästhesist kann in Bereitschaft stehen (Stand-by-Funktion). Die präoperative Vorbereitung (Blutwerte, Röntgenaufnahme des Thorax) unterscheidet sich nicht vom Vorgehen bei Vollnarkosen oder rückenmarksnahen Anästhesieformen. Die EKG-Überwachung während des Eingriffs ist obligatorisch.

Den genannten Vorteilen stehen wesentliche Nachteile gegenüber. Eine Muskelentspannung ist nicht möglich, so daß sich das Einstellen der Optik auf die Meniskushinterhörner bei straffen Gelenken sehr schwierig gestalten kann. Eine Blutleere oder Blutsperre kann nicht angelegt werden. Die Dauer der Betäubung ist zudem limitiert, was gerade arthroskopische Anfänger unter Zeitdruck setzt. Klagt der Patient über Schmerzen, neigt der Unerfahrene eher dazu, die Arthroskopie überhastet zu beenden.

Obwohl die meisten arthroskopischen Operationen in Lokalanästhesie durchführbar sind, ist diese Anästhesieform für uns die Ausnahme (Kontraindikation für Vollnarkose oder rückenmarksnahe Anästhesieformen).

Für die Lokalanästhesie müssen die üblichen Operationsvorbereitungen (s. oben) getroffen werden. Der Patient muß nüchtern sein. Wie bei den rückenmarksnahen Anästhesieformen ist ein intravenöser Zugang anzulegen. Sollten in seltenen Fällen Übelkeit oder gar anaphylaktische Reaktionen auftreten, können über den gelegten intravenösen Zugang sofort gezielte Maßnahmen eingeleitet werden.

4.1.3.1 Technik der Lokalanästhesie. Nach der Desinfektion des Beines wird der Zugangsweg für das Arthroskop mit einem Lokalanästhetikum (1%iges Mepivacain mit Adrenalinzusatz) von der Haut bis zur Synovia infiltriert. Nach Erreichen des intraartikulären Raumes läßt sich der Spritzenkolben leichter vorschieben. Die Kanüle wird in dieser Position belassen und eine Spritze mit 20 ml eines langwirkenden Lokalanästhetikums (0,5%iges Bupivacain) aufgesetzt. Wird das Lokalanästhetikum intraartikulär injiziert, gilt als sicheres Zeichen der intraartikulären Kanülenlage das Heraustropfen des applizierten Lokalanästhetikums. Füllt man versehentlich den Hoffa-Fettkörper auf, klagt der Patient während der Injektion über ein starkes Druckgefühl im vorderen Kniebereich. Das weitere Vorgehen kann hierdurch erschwert sein. Bevor mit der Arthroskopie begonnen wird, ist der Wirkungseintritt des Lokalanästhetikums (ca. 5–10 Minuten) abzuwarten.

4.1.3.2 Probleme. Wenn der Patient während der Arthroskopie sein Bein bewegt, kann er bei eingeführtem Instrumentarium sehr leicht Knorpelläsionen provozieren (GLINZ 1987). Wegen der Nachteile der Lokalanästhesie – keine Blutleere (s. Abschn. 4.3), Zeitdruck, keine komplette Muskelentspannung – werden dem noch nicht so routinierten Arthroskopiker die Vollnarkose oder die rückenmarksnahen Anästhesieformen empfohlen.

Als Faustregel gilt:
Läßt sich der Patient bereits präoperativ klinisch gut, d. h. mit entspannter Muskulatur, untersuchen, kann die Lokalanästhesie angewandt werden. Für ängstliche und verspannte Patienten ist die Lokalanästhesie nicht indiziert.

4.2 Lagerung des Patienten

Das zu arthroskopierende Bein muß so gelagert sein, daß der Zugang zum Kniegelenk sowohl von medial als auch von lateral möglich ist. Die Handhabung der von medial oder dorsomedial eingeführten Instrumente darf nicht behindert sein. Das Kniegelenk soll darüber hinaus in verschiedenen Beugungsgraden untersucht werden können. Eine mediale und laterale Aufklappung bzw. Umlagerung des Beines in die Vierer-Position muß möglich sein.

Bei der Lagerung mit gestrecktem Kniegelenk oder mit hängendem Unterschenkel befindet sich der Patient in Rükkenlage.

4.2.1 Lagerung mit gestrecktem Kniegelenk

Auf der Lateralseite des Oberschenkels wird handbreit proximal des oberen Patellarandes eine Gegenstütze, die als Widerlager beim Valgusstreß dient, am Operationstisch angebracht.

Das nicht operierte Bein wird etwas abgesenkt und abgespreizt, damit sich nach der Abdeckung in der Mulde zwischen den Beinen die aus den Zugangswegen austretende Spülflüssigkeit ansammeln kann. Aus dieser Mulde wird sie auch abgesaugt. Eine Kniebeugung ist möglich, wenn der Fuß auf den Operationstisch aufgestellt oder der Unterschenkel seitlich neben den Operationstisch abgeklappt wird.

Die Lagerung mit gestrecktem Kniegelenk und lateraler Gegenstütze ist nicht nur einfach, sondern auch zeitsparend (Abb. 4-1). Spezielle Verstellungen am Operationstisch sind nicht notwendig, zudem ist eine Gegenstütze überall vorhanden.

Probleme: Wird die Gegenstütze zu weit proximal, z. B. in Oberschenkelmitte, angebracht, besteht ein sehr ungünstiger Hebelarm zur Aufklappung des medialen Gelenkspaltes. Der Oberschenkel kann leicht nach innen rotieren und die Aufklappung erschweren. Verstell-, dreh- oder schwenkbare Gegenstützen haben sich nicht bewährt, da sie bei starkem Valgusdruck nachgeben können.

4.2.2 Lagerung mit hängendem Unterschenkel

Die Lagerung mit hängendem Unterschenkel macht die Verwendung eines Beinhalters erforderlich (Abb. 4-2). Andernfalls verdreht sich der Oberschenkel ständig im Hüftgelenk. Die eingestellte

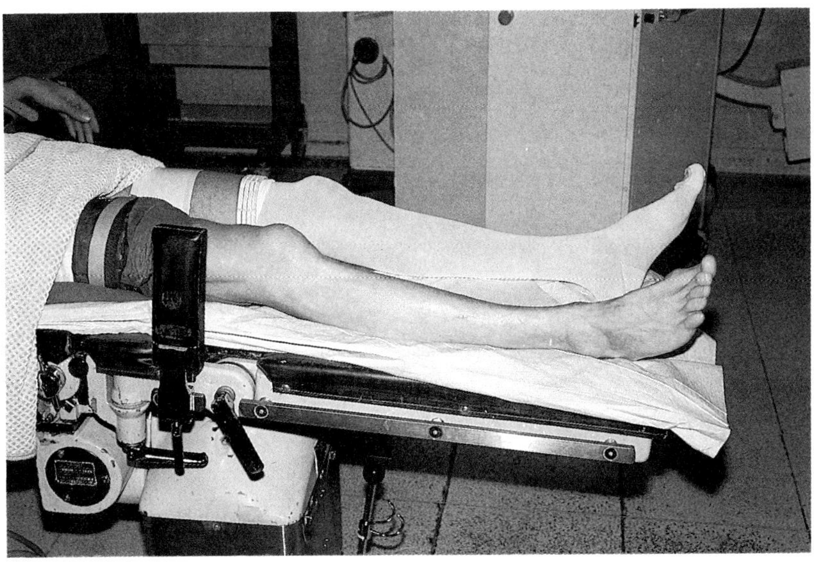

Abbildung 4-1: Lagerung mit gestrecktem Bein. Die Gegenstütze befindet sich lateralseitig etwa handbreit proximal der Patella.

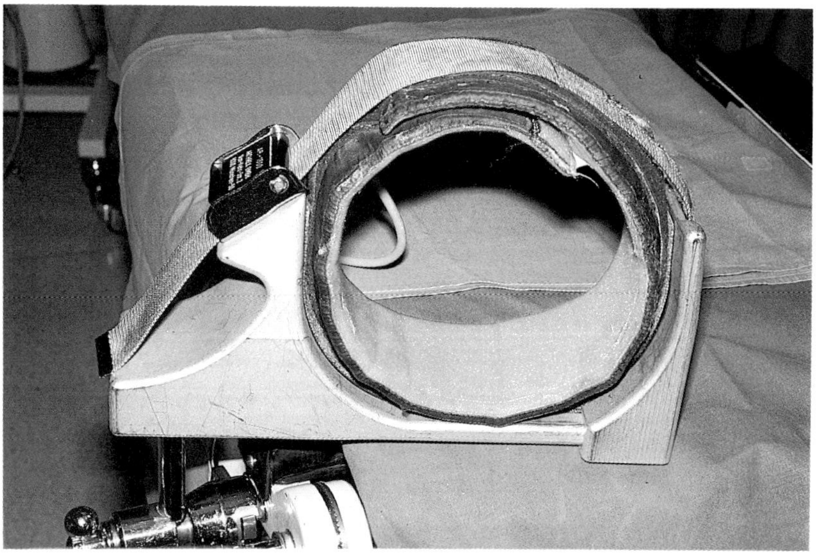

Abbildung 4-2: Beinhalter mit integrierter Druckmanschette für die Lagerung mit hängendem Unterschenkel (Fa. Arthrex).

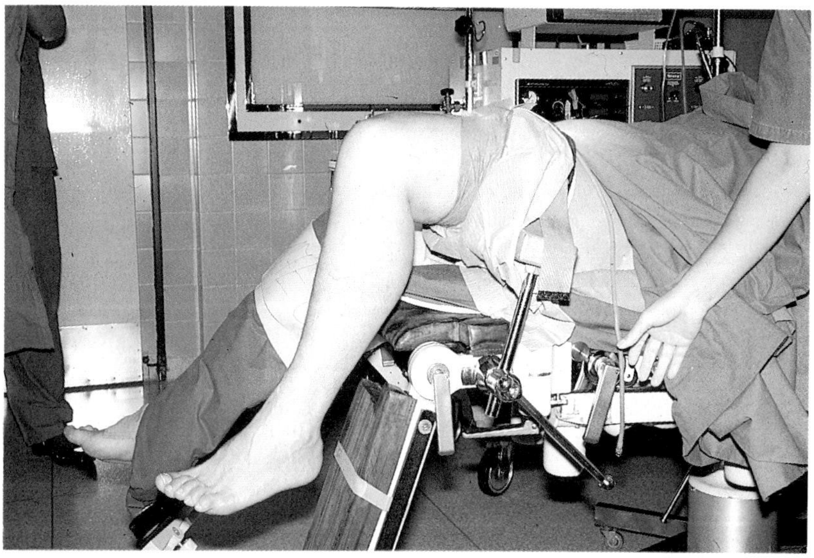

Abbildung 4-3: Lagerung mit hängendem Unterschenkel und Beinhalter. Der Unterschenkelteil ist abgeklappt. Vor Beginn der Hautdesinfektion werden Beinhalter und proximaler Oberschenkel gegen das Operationsgebiet mit einer wasserdichten Folie abgeklebt.

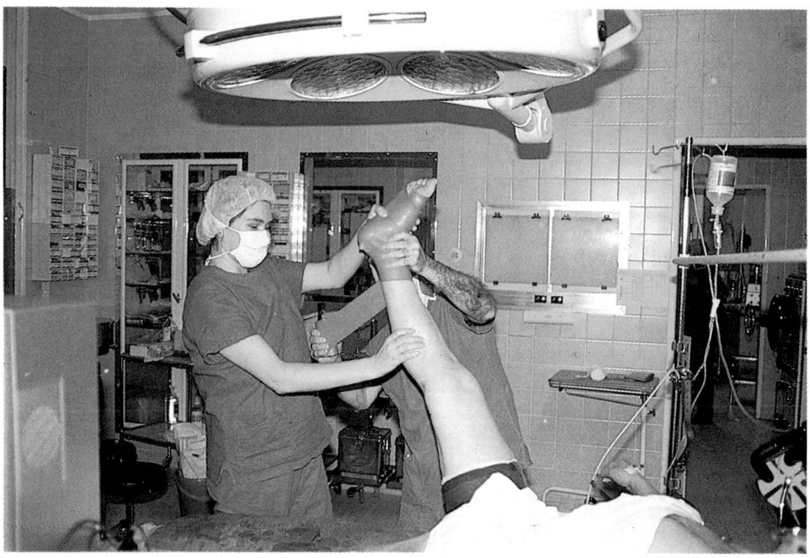

Abbildung 4-4: Auswickeln des Beines mit der Esmarch-Binde zur Anlage der Blutleere.

Position des Kniegelenkes kann nicht konstant gehalten werden.

Eine Seitenstütze wie zur Lagerung mit gestrecktem Kniegelenk ist nicht ausreichend, da sie nur gegen Valgusbelastung wirkt, die Rotation des Oberschenkels aber nicht verhindert.

Der Unterschenkelteil des Operationstisches wird auf der Seite des zu arthroskopierenden Beines auf 90° abgeklappt oder entfernt (Abb. 4-3). Das kontralaterale Bein wird nach lateral abgespreizt, das Unterschenkelteil kann hier entweder gestreckt oder günstiger auf etwa 60° abgeklappt werden. Der Beinhalter wird so angebracht, daß er mit dem Rand des Operationstisches abschließt. An der Innenseite des gegenüberliegenden Oberschenkels darf er nicht drücken oder das Genitale einklemmen. Das Abspreizen des gesunden Beines verhindert diese Lagerungskomplikation und ermöglicht gleichzeitig die freie Instrumentenführung durch mediale und dorsomediale Zugangswege.

Vor der Fixierung des Oberschenkels im Beinhalter wird die Rotation des Oberschenkels geprüft. Dieser sollte in Neutralstellung fixiert sein, da sich sonst während der Arthroskopie der Gelenkspalt nicht gut aufklappen läßt.

Die Blutsperre wird möglichst proximal angelegt. Die Befestigung der Druckmanschette im Beinhalter selbst (Abb. 4-2) ist deshalb günstig, da sonst das Arbeitsfeld am Kniegelenk, vor allem bei Kreuzbandoperationen, stark eingeschränkt wird. Die Druckmanschette wird mit einem Klettverschluß im Beinhalter fixiert, um die Festigkeit gegenüber der Oberschenkelrotation zu erhöhen. Diese Lagerung wird vom Operateur persönlich kontrolliert und gegebenenfalls korrigiert.

Unmittelbar distal des Beinhalters mit integrierter Blutsperre wird ein wasserfestes Tuch zirkulär aufgeklebt, das ein Zurücklaufen des Alkohols unter die Druckmanschette und den übrigen Oberschenkel während der Entfettung und Desinfektion des Beines verhindert (Abb. 4-3). Ohne diese Vorsichtsmaßregel können Verbrennungen an Gesäß und Oberschenkel des Patienten (Druckätzung durch Alkohol) resultieren.

Zur Einstellung des Innenmeniskus legt sich der Arthroskopiker den distalen Unterschenkel auf seinen Beckenkamm, um mit dem eigenen Körpergewicht wohldosiert und ermüdungsfrei den medialen Gelenkspalt aufzuklappen. Die notwendige leichte Beugung wird durch Höhenregulation des Operationstisches gegebenenfalls optimiert. Zur Darstellung des lateralen Gelenkkompartments wird das Bein entweder vom Assistenten gehalten oder der Unterschenkel auf den gegenseitigen Oberschenkel abgelegt (Vierer-Position, s. Abb. 8-81).

Ist das Kniegelenk eine längere Zeit in Streckstellung zu halten, wird der Fuß auf den Instrumententisch gelegt.

Bei beiden Lagerungsmethoden wird die endgradige Beugung eingeschränkt. Diese Stellung ist allerdings bedeutungslos, da die ventralen Gelenkanteile ohnehin durch Anpressen des Hoffa-Fettkörpers sowie der Patella der Beurteilung entzogen sind. Der dorsomediale Rezessus ist bereits bei einer Beugung von 70° bis 90° sowohl von interkondylär als auch von dorsomedial her erreichbar.

4.3 Blutleere/Blutsperre

Die Frage, nach der Notwendigkeit einer Blutleere oder Blutsperre kann nur bedingt mit **ja** beantwortet werden (s. Abschn. 4.3.1). Unter Blutsperre-, oder besser Blutleerebedingungen treten zwar kaum störende Blutungen aus den Zugangswegen, aus rupturierten Kapselbandanteilen oder der Synovia auf. Ein Hämarthros läßt sich wesentlich schneller ausspülen, da kein Blut nachläuft.

Voraussetzung für eine Blutleere oder Blutsperre ist eine adäquate Anästhesie. In Lokalanästhesie wird eine Druckmanschette vom Patienten nur dann toleriert, wenn gleichzeitig der N. femoralis blockiert wird (Femoralis-Block).

Vor Beginn der Hautdesinfektion wird die Druckmanschette am Oberschenkel angelegt und mit zirkulären Pflasterstreifen gegen ein unbeabsichtigtes Lösen gesichert. Bei Verwendung eines Beinhalters ist darauf zu achten, daß die Druckmanschette in Höhe des angebrachten Beinhalters fixiert wird (vgl. Abb. 4-2).

Wird eine Blutleere gewählt, wird das Bein mit einer *Esmarch-Binde* ausgewickelt und die Druckmanschette aufgepumpt (Erwachsene 500 mmHg, Jugendliche 300 – 400 mmHg, Kinder 200 – 300 mmHg) (Abb. 4-4).

Eine Tourniquet-Zeit von 120 Minuten darf nicht überschritten werden (vgl. 12.4). Nutzt der Operateur zu Beginn seiner arthroskopisch-chirurgischen Laufbahn die maximale Tourniquet-Zeit manchmal aus, so liegen die Operationszeiten nach ausreichender Erfahrung bei durchschnittlich 15 bis 60 Minuten, bei aufwendigen Eingriffen – z. B. Ersatz des vorderen Kreuzbandes, Synovektomie – nicht selten darüber.

4.3.1 Arthroskopie ohne Blutsperre

Bei den meisten arthroskopischen Operationen am Meniskus oder Knorpel verwenden wir weder Blutsperre noch Blutleere. Vor der Operation wird den Patienten zwar am Oberschenkel eine Druckmanschette angelegt, diese wird aber während der Operation nur dann aufgepumpt, wenn Blutungen eintreten. Blutungen aus den Zugangswegen werden zunächst durch Infiltration eines Lokalanästhetikums in den Zugangsbereich vermieden. Der Arthroskop- und Instrumentenzugang werden daher vor der Hautinzision mit einem Lokalanästhetikum mit Adrenalinzusatz infiltriert. Somit ist das Aufpumpen der Druckmanschette nur bei wenigen Operationen notwendig.

Die Arthroskopie ohne Blutsperre bzw. Blutleere bietet zahlreiche Vorteile für den Patienten und den Operateur:

- **Geringere postoperative Schmerzen:** Einige Patienten klagen nach Anlage der Druckmanschette über Schmerzen und Druckstellen am Oberschenkel, mitunter treten bei adipösen Oberschenkeln auch leichte Quetschungen und kleine subkutane Hämatome auf.
- **Möglichkeit der exakten Blutstillung:** Bei der Arthroskopie ohne Tourniquet zeigen sich Blutungen am deutlich schlechter werdenden Monitorbild. Diese sollten, um eine bessere Sicht zu erhalten, gezielt mit dem HF-Messer koaguliert werden.
- **„Erzieherischer" Effekt:** Dieses Vorgehen hat für den Operateur einen „erzieherischen Effekt". Er wird, da er ein klares Monitorbild haben möchte, auf eine sorgfältige Operationstechnik und gleichzeitig auf penible Blutstillung achten. Dieses führt wiederum zu einem vorsichtigeren Vorgehen bei der Arthroskopie.
- **Reduzierung von postoperativen Blutungen:** Diese resultiert nicht nur aus der gezielten Blutstillung, sondern auch aus der Vermeidung einer reaktiven Hyperämie, wie sie bei Verwendung eines Tourniquets auftritt.
- **Geringere oder fehlende Kreislaufregulation im Vergleich zur Anwendung eines Tourniquet:** Hierdurch kommt es zu einer leichteren Narkoseführung und schonenderen Aufwachphase.
- **Zeitersparnis:** Sowohl im stationären als auch im ambulanten Bereich muß versucht werden, möglichst effektiv mit der zur Verfügung stehenden Zeit umzugehen. Entfällt das Auswickeln der Extremitäten durch einen OP-Pfleger, kann nach der Lagerung des Patienten sofort mit der Desinfektion des zu operierenden Beines begonnen werden.

Lediglich bei rein arthroskopischen Eingriffen an den Kreuzbändern (arthroskopische Rekonstruktion des vorderen oder hinteren Kreuzbandes) wird primär eine Blutleere angelegt. Bei der arthroskopisch gestützten Rekonstruktion eines vorderen Kreuzbandes wird für die Arthroskopie, die immer vor der Rekonstruktion erfolgt, die Druckmanschette nicht aufgepumpt. Erst nach Beendigung der arthroskopischen Maßnahmen wird das Bein für 30 - 60 Sekunden nach oben gehalten und die Druckmanschette aufgepumpt. Durch dieses Vorgehen läßt sich die Gesamttraumatisierung des Gelenkes und der Muskulatur, an der eine lange Blutsperrezeit sicherlich einen nicht unbeträchtlichen Anteil hat, deutlich reduzieren. Für reine Kreuzbandoperationen läßt sich damit die Tourniquetdauer auf 30 - 45 Minuten senken.

4.4 Abdeckung

Bei der Arthroskopie im flüssigen Medium ist eine wasserdichte Abdeckung des Operationsgebietes unumgänglich. Hierzu bieten sich wasserdichte Einmal-Abdekkungen und wasserdichte Einmalkittel an. Instrumententisch, zu arthroskopierendes Bein und Operateur müssen mit wasserdichten Materialien abgedeckt werden. Die gesamte Operationsvorbereitung gestaltet sich für das Operationspersonal allerdings sehr zeitaufwendig und unrationell, wenn alle Abdeckmaterialien einzeln ausgepackt werden müssen. Es bietet sich daher die Verwendung eines Abdeck-Sets an, in dem alle notwendigen Abdeckmaterialien zusammengestellt sind. (Abb. 4-5, Tab. 4-1). Stoffabdeckungen sollten nicht mehr zur Anwendung kommen.

Tabelle 4-1:
Inhalt eines Abdeck-Sets

- Großes Abdecktuch (z. B. 150 × 200 cm)
- Kleines oder mittleres Abdecktuch (z. B. 100 × 150 cm)
- Instrumententischbezug
- Stockinette für Unterschenkel
- Extremitätenlochtuch (200 × 300 cm)
- Klebebänder (Tapes)
- Operationsmantel

Nach Anlegen der Blutsperre oder Blutleere, Entfettung und Desinfektion des Beines werden zuerst das nicht zu operierende Bein und der Operationstisch mit dem großen Abdecktuch sowie der Oberkörper des Patienten mit dem mittelgroßen Tuch abgedeckt. Der vom Assistenten während des bisherigen Abdeckvorganges steril gehaltene Unterschenkel wird in eine Stockinette oder ein Klebetuch bis knapp distal der Tuberositas ti-

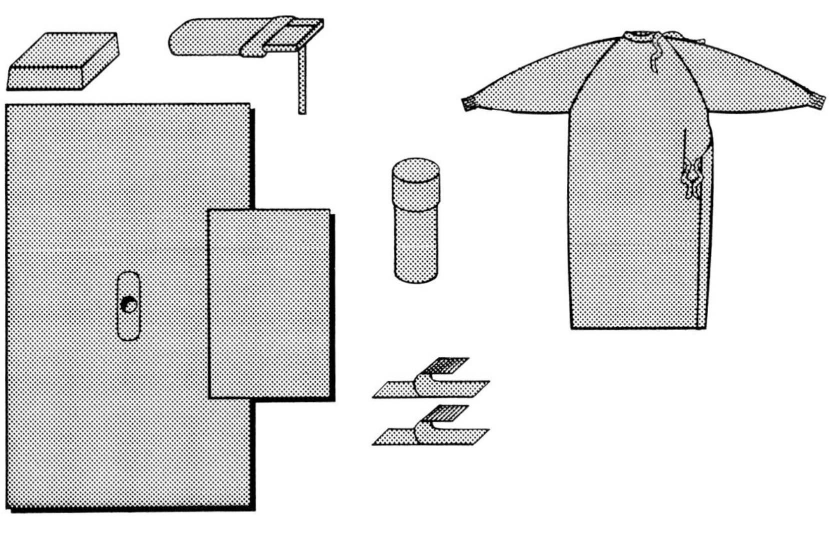

Abbildung 4-5:
Abdeck-Set für die Arthroskopie und arthroskopische Operationen (schematisch).

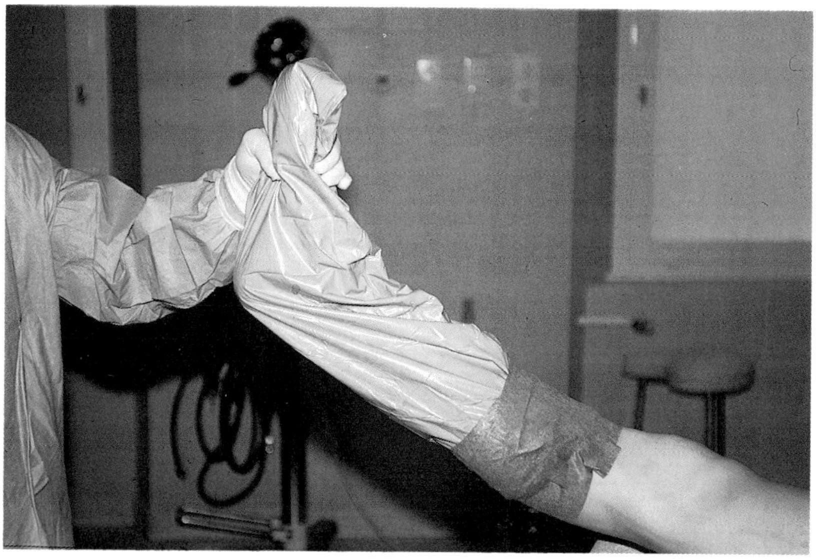

Abbildung 4-6: Wasserdichtes Einpakken des Unterschenkels in eine Stockinette.

biae eingepackt. Die Stockinette wird mit Klebebändern (Tapes) wasserdicht abgeklebt (Abb. 4-6). Alternativ kann der Fuß auch mit einem sterilen Gummihandschuh eingepackt werden. Lediglich für aufwendigere arthroskopische Operationen (komplette Synovektomie, Kreuzbandoperationen) verwenden wir z. Zt. noch die oben beschriebene Abdeckung für den Unterschenkel.

Abschließend wird der Fuß durch das Loch im elastischen Feld des Extremitätentuches geführt. Dieses wird bis in die gewünschte Höhe, etwas proximal der Femurkondylen, gezogen und entfaltet. Somit ist der gesamte Bereich bis auf das zu operierende Kniegelenk wasserdicht abgedeckt (Abb. 4-7). Sowohl in Richtung der Anästhesie als auch im übrigen Operationstischbereich gewährleistet diese Abdeckung die Sterilität.

Eine Inzisionsfolie im Kniebereich verwenden wir im Regelfall nicht mehr. Im Bereich des Arthroskop- und Instrumentenzuganges muß die Folie ohnehin in einem etwa fünfmarkstückgroßen Areal entfernt werden. Wird die Folie nur geschlitzt, besteht beim Instrumentenwechsel bzw. beim Vor- und Zurückziehen des Arthroskopes die Gefahr, daß Folienpartikel abgerissen und in den Gelenkraum verschleppt werden.

Vor Beginn der Abdeckung wird vom Operateur die lateral am Oberschenkel positionierte Gegenstütze bzw. der Beinhalter gegebenenfalls noch einmal nachkorrigiert.

4.4.1 Schwierigkeiten mit dem Wasserablauf

Selbst eine diagnostische Arthroskopie im flüssigen Medium verläuft selten „trokken“. Bei arthroskopischen Operationen werden oft mehrere Zugangswege angelegt und abwechselnd benutzt. Der unkontrollierte Austritt von Spülflüssigkeit ist hierbei einerseits unvermeidbar, andererseits als Spüleffekt erwünscht. Wasserlachen sammeln sich auf der Abdeckung und manchmal auch auf dem Boden des Operationssaales. Im sterilen Kniebereich wird mit der normalen Absaugung des Arthroskopes abgesaugt (Schlauch vom Anschlußhahn abziehen), falls kein Y-förmiger Absaugschlauch vorhanden ist (vgl. Abb. 3-29).

Auf dem Boden des Operationssaales können Tücher ausgelegt werden, aber auch Industriesauger finden Anwendung. Ist eine „wasserreiche“ Operation zu erwarten, kann schon bei der Abdeckung ein separater oder in das Extremitätentuch integrierter Auffangbeutel mit kontinuierlichem Ablauf angebracht werden. Dennoch sind nasse Füße nicht immer

Abbildung 4-7: Wasserdichte Abdeckung des gesamten Operationsgebietes. Fixieren des Zulauf- und des Y-förmigen Absaugschlauches.

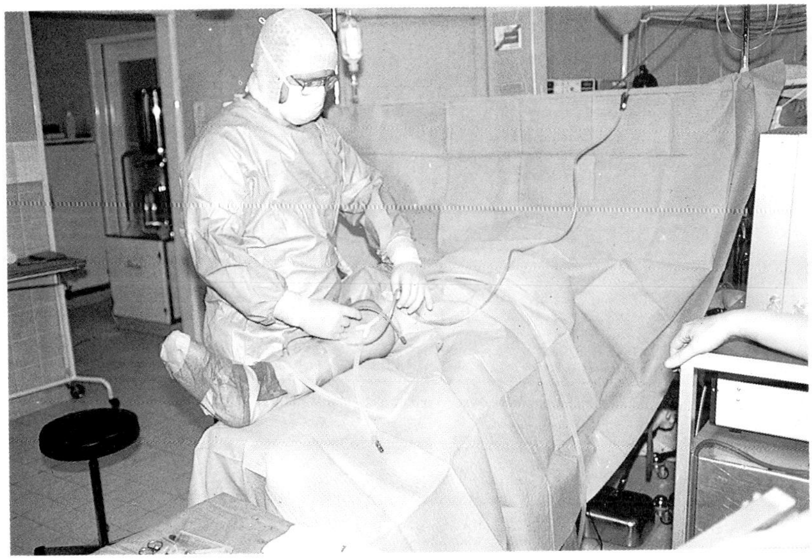

vermeidbar. Will man nasse Strümpfe vermeiden, so empfiehlt es sich, diese bereits vor Beginn der Operation auszuziehen.

Alternativ können vom Operateur auch Gummistiefel getragen werden, um „nasse Füße“ zu vermeiden.

4.5 Aufbau und Vorbereitung des Instrumentariums

Für Operateur und Operationspersonal bedeutet die Einführung der Arthroskopie eine erhebliche Umstellung und Neuorientierung im Vergleich zur traditionellen Chirurgie. Sind während arthrotomischer Operationen die Strukturen oft für alle Beteiligten zu sehen und die verwendeten Operationsinstrumente hinlänglich bekannt, so wird es erst durch die Videoarthroskopie möglich, das Geschehen im Kniegelenk zu einem „gemeinsamen Ereignis“ werden zu lassen. Hierzu ist allerdings ein hoher technischer Aufwand nötig, an den sich das Operationspersonal erst gewöhnen muß. Wird zusätzlich arthroskopisch operiert, führen die verschiedenen neuartigen Instrumente anfangs nicht selten zu Mißverständnissen.

Gegenüber der herkömmlichen Extremitätenchirurgie tritt die instrumentierende Operationsschwester bei der Arthroskopie mehr in den Hintergrund, da sie nicht mehr in gewohnter Weise aktiv werden kann. Durch die ungewohnte arthroskopische Anatomie fehlt es nicht selten am Verstehen des Monitorbildes bzw. des gesamten Eingriffes.

Der Arthroskopiker sollte daher um eine enge Kooperation mit dem Operationspersonal bemüht sein. Spezielle Probleme, z. B. bei der Abdeckung oder der Wahl des Instrumentariums, müssen gemeinsam diskutiert und gelöst werden.

In Anbetracht des ungewöhnlich hohen technischen und instrumentellen Aufwandes muß das Vorgehen standardisiert werden. Apparate, die einen Stromanschluß benötigen (Video-Monitor, Lichtquelle, Videorecorder, ggf. Shaver-System, Elektromesser) sollten zusammen auf einem Wagen oder einem „Arthroskopie-Turm“ angeordnet sein (Abb. 4-8). Phantasievollen Eigenkonstruktionen sind keine Grenzen gesetzt (Abb. 4-9).

Beim Kauf oder der Eigenkonstruktion sollte man darauf achten, daß sich am Arthroskopiewagen eine Steckerleiste befindet, die erheblich zur Klärung des Kabelwirrwarrs beiträgt. Alle auf dem Wagen (Turm) stehenden Geräte erhalten ihre Stromzufuhr über diese festmontierte Steckerleiste. Der Arthroskopiewagen braucht dann nur noch mit einem Haupt-

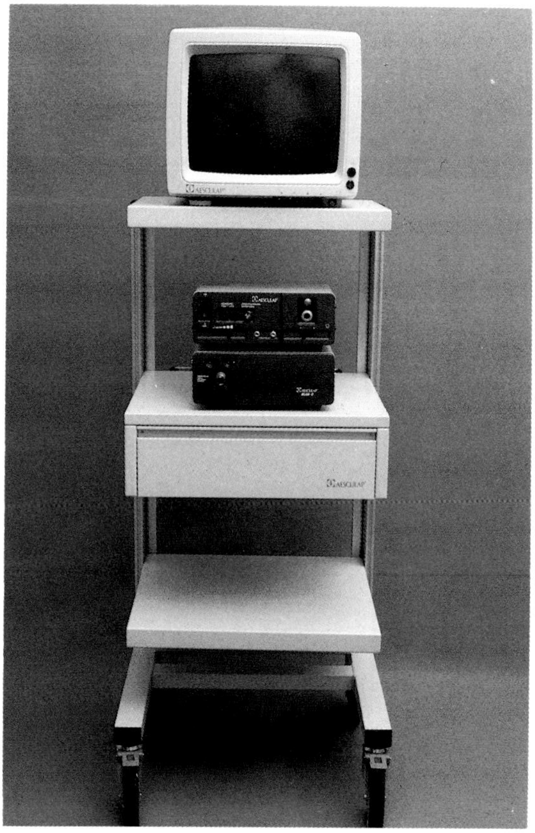

Abbildung 4-8: Arthroskopie-Turm mit Monitor, Lichtquelle und Shaver-System (Fa. Aesculap).

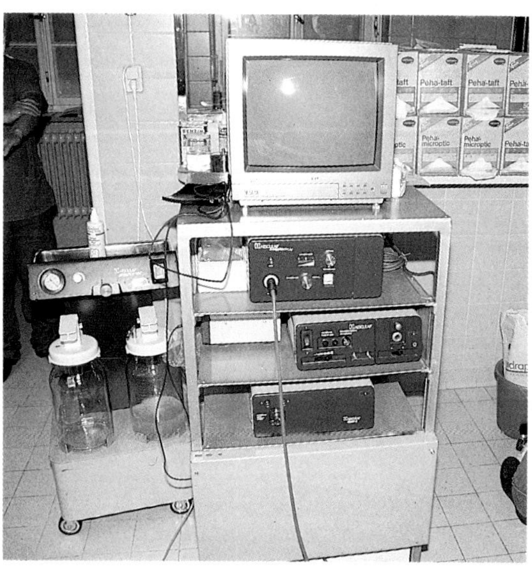

Abbildung 4-9: Eigenkonstruktion eines Arthroskopiewagens.

kabel an eine Steckdose angeschlossen zu werden.

Steht der Arthroskopiker bei der Lagerung mit hängendem Unterschenkel (s. Abschn. 4.2.2) am Fußende und blickt in Richtung des Anästhesisten, kann bei ausreichenden Platzverhältnissen im Operationssaal eine Instrumentenbrücke sinnvoll sein (Abb. 4-10).

Die Position von Operateur, Assistent und Schwester am Operationstisch wird im wesentlichen durch die Lagerung vorgegeben. Bei der Lagerung mit gestrecktem Bein sitzen Schwester, Opcrateur und eventuell Assistent auf der Lateralseite des zu operierenden Beines. Im allgemeinen ist für die meisten arthroskopischen Operationen, mit Ausnahme der Rekonstruktion der Kreuzbänder, kein Assistent notwendig. Die Assistenz ist im wesentlichen als „Weiterbildungsmaßnahme" anzusehen. Der Arthroskopie-Turm wird auf der Gegenseite in Höhe des Kniegelenkes positioniert (Abb. 4-11). Somit können alle an der Operation Beteiligten bequem das Geschehen auf dem Monitor verfolgen. Der Instrumententisch steht am Fußende des Patienten.

Anlage bzw. Anschluß der zu- und abführenden Kabel und Schläuche sollte ebenfalls standardisiert sein. Es hat sich bewährt, alle Kabel und Schläuche aus einer Richtung zum Operationstisch zu führen. Absaugung, Lichtkabel, Kamerakabel, bei arthroskopischen Operationen der Shaver-Anschluß und das Kabel des Elektromessers vom Arthroskopie-Turm werden von proximal des Kniegelenkes auf das Operationsfeld geleitet. Aus Richtung des Anästhesiebereiches erfolgt die Flüssigkeitszufuhr, da Deckenlift bzw. Flüssigkeitsständer meist im Kopfbereich des Patienten angebracht sind.

Auf der wasserdichten Abdeckung werden sämtliche Kabel und Leitungen mit einer stumpfen Klemme oder einem Klebestreifen (Tape) fixiert. Die Kabellänge sollte noch etwas nachkorrigierbar sein.

Abbildung 4-10:
Instrumentenbrücke.

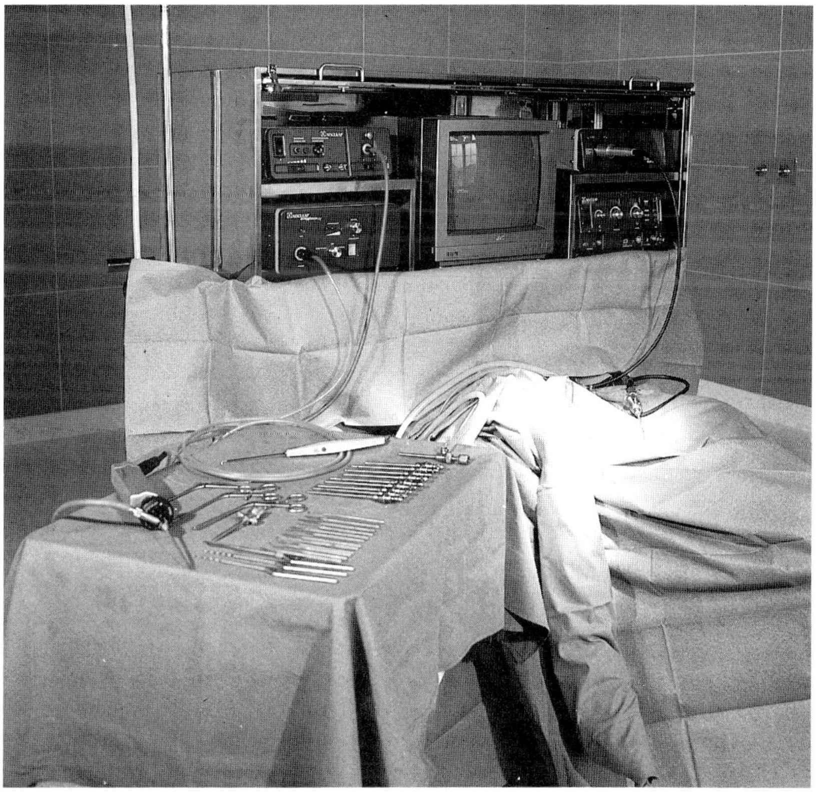

4.5.1
Vorbereitung der Videokamera

Die meisten Videokameras, insbesondere die Chipkameras, können durch Einlegen in eine Desinfektionslösung keimarm gemacht werden. Durch die aggressiven Desinfektionsmittel besteht aber die Gefahr, daß Dichtungen und Kameragehäuse angegriffen werden.

Als besser und einfacher erweist sich das Einpacken der Videokamera in einen von der Industrie gelieferten transparenten sterilen Plastikschlauch. Dieser wird zuerst am Okular der Optik mit einem Klebestreifen fixiert. Anschließend wird die Kamera in den sterilen Schlauch eingezogen (Abb. 4-12). Der Vorteil dieser Methode liegt in der kurzen Bereitstellungszeit der Kamera bei aufeinanderfolgenden Arthroskopien und der sicheren Sterilität dieses abgeschlossenen Systems.

Nach dem Einpacken ist ein völlig steriles Arbeiten mit der Videokamera möglich. Als Nachteil mag angesehen werden, daß nun die Optik nicht problemlos zu wechseln ist. Da aber die 30°-Weitwinkeloptik für sämtliche Einstellungen im Knie ausreichend ist, wird dieser Einwand entkräftet. Will man nicht auf einen Optikwechsel verzichten, kann man einen sterilen, von Kohn (1985) entwickelten Adapter verwenden, an dem die sterile Plastikhülle fixiert wird. Ohne Gefährdung der Sterilität läßt sich die Optik dann austauschen.

4.6
Räumliche Voraussetzungen

An einen Operationsraum für die Arthroskopie, ob im Krankenhaus oder einer Ambulanz, sind hinsichtlich Größe, Asepsis und Aufbau die gleichen Anforderungen zu stellen wie an einen Operationssaal, in dem die arthrotomische Kniechirurgie durchgeführt wird. Zu berücksichtigen bleibt der Platzbedarf der Videokette (vgl. Arthroskopie-Turm, Abschn. 4.5) und gegebenenfalls weiterer Dokumentationsgeräte (Videorecorder, Kontrollmonitor).

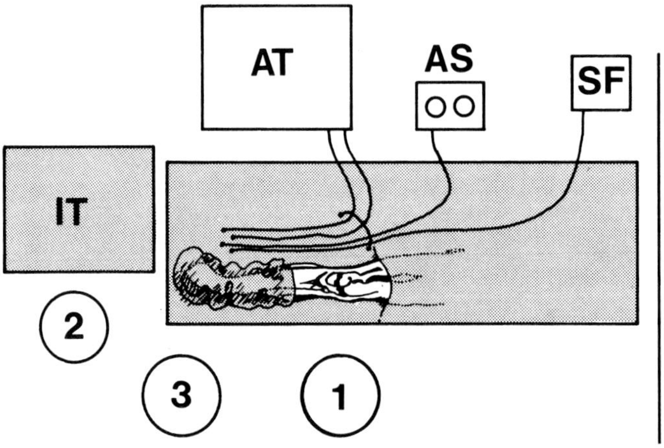

Abbildung 4-11: Positionierung des Operationsteams bei der Arthroskopie und Lagerung bei gestrecktem Bein: Operateur (1), OP-Schwester (2), Assistent (3), Instrumententisch (IT), Arthroskopieturm (AT), Absaugung (AS), Ständer für Spülflüssigkeit (SF) und Anästhesiebereich (AB).

4.7 Pflege und Wartung des Instrumentariums

Sämtliche arthroskopischen Instrumente sind einerseits sehr kostspielig, andererseits durch ihre kleinere Bauweise empfindlicher als vergleichbare Instrumente der konventionellen Extremitäten- oder der Bauchchirurgie. Daher bedarf es des besonders sorgfältigen Umganges mit diesen Instrumenten. Allzu leicht wird durch Unachtsamkeit eine Optik so verbogen oder verkratzt, daß sie ausgetauscht werden muß, oder es wird ein feines Operationsinstrument so beschädigt, daß es unbrauchbar wird. Nicht nur die sorgfältige Handhabung, sondern vor allem die regelmäßige Pflege und Wartung von Optiken und Operationsinstrumenten helfen, ihren Wert zu erhalten.

4.7.1 Optiken

Die Optiken sind Präzisionsinstrumente und bestehen aus einem Verbund verschiedener Materialien (Stahl, Glas, Kunststoff, Luft und Klebstoff), die jeweils spezifische Ausdehnungskoeffizienten aufweisen. Bei der Dampfsterilisation mit 134° C (häufig höher) käme es daher zu Materialspannungen mit folgender Materialdehiszenz. Aus diesem Grunde ist unbedingt die zeitaufwendigere Gassterili-

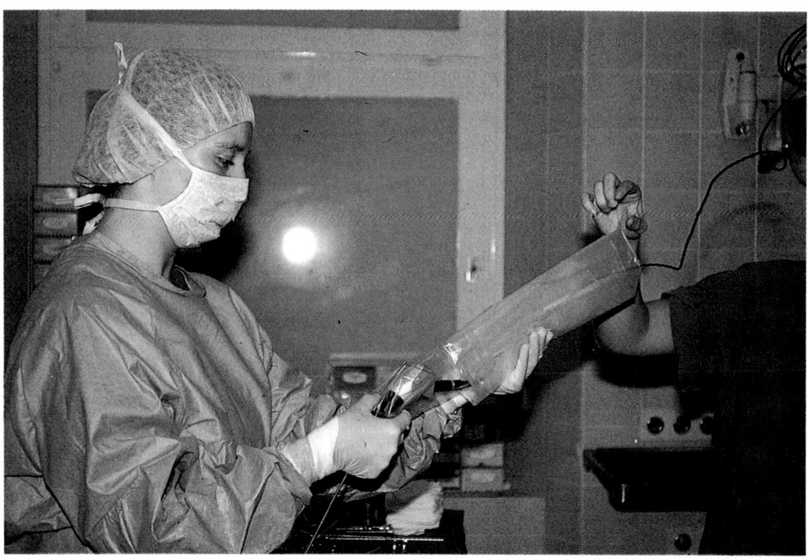

Abbildung 4-12: Einpacken der Videokamera in sterile Plastikhülle.

sation zu empfehlen. Die hierbei erforderliche Ablüftzeit von mehreren Stunden macht es notwendig, mehrere Optiken anzuschaffen. Optiken, die im Autoklaven sterilisiert werden können, sind verfügbar und erfreuen sich zunehmender Verbreitung.

Für die Anzahl der verfügbaren Optiken gilt folgende Faustregel:
Anzahl der Arthroskopien pro Tag plus 1 = Anzahl der Optiken

Sind z. B. vier Optiken vorhanden, können drei Patienten arthroskopiert werden. Eine Optik sollte für den Fall eines Sterilitätsfehlers als Reserve vorhanden sein. Dies gilt jedoch nur, wenn gassterilisierbare Optiken verwendet werden.

In regelmäßigen Abständen sind die Optiken zu kontrollieren, wobei Bildqualität, Geometrie (verbogene Optik) und Okular mit dem Anschlußbereich zum Lichtkabel und zur Trokarhülse überprüft werden. Häufig ist die Optikspitze beschädigt. Insbesondere arthroskopische Operationen in den vorderen Gelenkanteilen mit motorisierten Instrumenten stellen ein potentielles Beschädigungsrisiko dar (Abb. 4-13). Die Lebensdauer einer Optik erstreckt sich über ca. 50-70 Arthroskopien. Eine regelmäßige Dampfsterilisation ist der sicherste Weg, die Optiken schnell zu ruinieren.

Das Monitorbild wird im wesentlichen von der Optik bestimmt. Blinde oder trübe Optiken sollten nicht mehr verwendet werden, da sie sowohl den Patienten gefährden – die Operation wird zur Irrfahrt im Nebel oder sogar im Dunkeln –, als auch den Operateur vor große Probleme stellen. Ist die Optik beschädigt oder das Linsensystem getrübt (blinde Optik), kann sie im Reparaturaustausch, wie er von den meisten großen Firmen angeboten wird, gegen eine überholte Optik ausgetauscht werden. Der Preis hierfür beträgt ca. 30 bis 50% einer neuwertigen Optik.

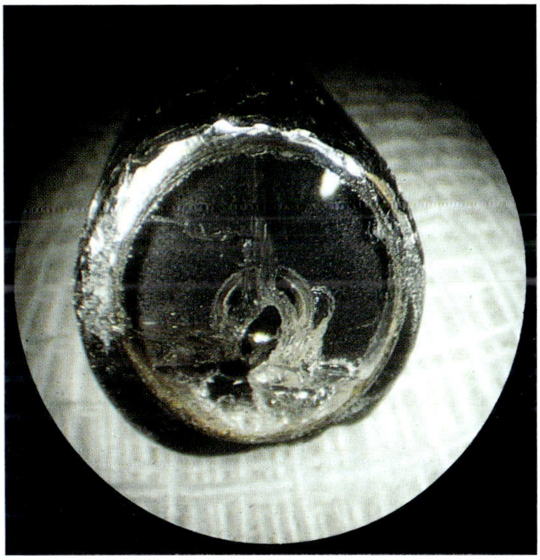

Abbildung 4-13:
Beschädigte Optikspitze.

4.7.2 Operationsinstrumente

Bei Schneideinstrumenten muß die Klingenschärfe kontrolliert werden. Stumpfe Schneiden führen zu gequetschten Schnitträndern und erhöhen zudem das Risiko des iatrogenen Instrumentenbruchs.

Besondere Sorgfalt muß den motorisierten Instrumenten (Shaver-System) mit den verschiedenen Aufsätzen geschenkt werden. Schon leichte Verbiegungen des innenliegenden rotierenden Messers führen zu Funktionsstörungen. Eine gründliche, gleichzeitig aber vorsichtige manuelle Säuberung und Wartung der Shaver-Instrumente sollte der bequemeren Reinigung in der „Waschmaschine" vorgezogen werden.

4.8 Instrumentelle Basisausstattung

Die Industrie hat durch die Weiterentwicklung des Instrumentariums die diagnostische Arthroskopie erleichtert und eine Vielzahl von arthroskopischen Operationen erst möglich gemacht. Häufig aber werden neue Operationsinstrumente angeboten und verkauft, die später nur vereinzelt oder überhaupt nicht eingesetzt werden können.

Bei der Anschaffung des Instrumentariums zur diagnostischen Arthroskopie gilt der Grundsatz:

Man benötigt weniger Instrumente, als man denkt.

Der erfahrene Arthroskopiker zeichnet sich nicht in erster Linie durch den Besitz einer Vielzahl von verschiedenen Instrumenten aus, sondern durch die rationelle Arbeitsweise mit wenigen Instrumenten.

Tabelle 4-2 enthält den Vorschlag einer Basisausstattung für die diagnostische Arthroskopie. Die Operationsinstrumente für die arthroskopische Chirurgie werden detailliert in Kapitel 17 beschrieben.

Tabelle 4-2:
Instrumentelle Grundausstattung zur diagnostischen Arthroskopie

— Weitwinkel-Optik (30°) (2 Stück)
— Trokarhülse mit spitzem und stumpfem Trokar
— Kaltlichtquelle
— Lichtleitkabel (2 Stück)
— Tasthaken
— Videokette mit Videokamera und Monitor, ggf. Videorecorder und/oder Videoprinter

5
Präoperative Narkoseuntersuchung

Vor Beginn der Arthroskopie wird bei narkotisiertem Patienten (Periduralanästhesie, Spinalanästhesie oder Vollnarkose) das zu operierende Kniegelenk untersucht. Die Manschette zur Blutleere bzw. Blutsperre sollte erst nach der Untersuchung aufgepumpt werden.

Bei der präoperativen Untersuchung ist die reflektorische, meist schmerzbedingte Abwehrspannung der Muskuslatur je nach gewähltem Anästhesieverfahren ausgeschaltet oder deutlich reduziert und kann die Stabilitätsprüfung nicht mehr beeinflussen.

Folgende Untersuchungen und Stabilitätstests werden durchgeführt:

Passive Beweglichkeit: Eine präoperativ bestehende Streckhemmung, die z. B. den Verdacht auf eine Meniskusläsion nahelegt, entpuppt sich manchmal als schmerzbedingtes reflektorisches Streckdefizit, z. B. bei Zerrung oder Teilruptur des medialen Seitenbandes. Das Kniegelenk läßt sich in diesen Fällen unter Narkosebedingungen problemlos strecken.

Bleibt das Ausmaß des Streckdefizits unter Narkosebedingungen unverändert, können ausgedehnte intraartikuläre Verwachsungen, ein eingeklemmter Korbhenkel oder ein freier Gelenkkörper vorliegen. Die Überstreckbarkeit wird geprüft, um eine Verletzung der dorsalen Kapsel und der Kreuzbänder auszuschließen.

Spontane hintere Schublade: Beide Kniegelenke werden 90° gebeugt, die Füße werden auf den Operationstisch aufgestellt. Der Untersucher blickt seitlich über die Tuberositas tibiae, wobei das Zurücksinken einer Tuberositas tibiae den Verdacht auf eine hintere Kreuzbandruptur nahelegt.

Mediale und laterale Aufklappbarkeit: Diese werden in Streckstellung und leichter Flexion (20°) untersucht. Wie auch bei der klinischen Untersuchung wird die Anschlaghärte beurteilt. Ein fester Anschlag spricht für ein intaktes oder teilrupturiertes, ein weicher dagegen für ein komplett rupturiertes Band.

Lachman-Test: Der Lachman-Test, die extensionsnahe Untersuchung der vorderen Schublade in 20°- bis 30°-Kniebeugung, ist bei der isolierten Ruptur des vorderen Kreuzbandes, wie sie häufig vorkommt, im Gegensatz zur traditionellen Untersuchung der vorderen Schublade in 90°–Flexion fast immer positiv. Bei der Prüfung des Lachman-Testes wird wiederum die Anschlaghärte bestimmt (s. Abschn. 2.1.1).

Bei der Durchführung des Lachman-Testes ist es bei muskelkräftigen oder adipösen Patienten schwierig, gleichzeitig Ober- und Unterschenkel mit den Händen zu fixieren. Als Hilfsmittel bietet sich dann der eigene Oberschenkel an, der als „Kniebank" unter dem Oberschenkel des Patienten plaziert wird. Gegen diese stabile Unterlage wird der Oberschenkel des Patienten mit einer Hand fixiert. Mit der anderen Hand wird die proximale Tibia umfaßt und die vordere Schublade ausgelöst.

Der Lachman-Test ist der wichtigste Test zur Beurteilung des vorderen Kreuzbandes.

Pivot-shift-Test: Bei frischen Kapselbandverletzungen fällt der Pivot-shift-Test in der klinischen Untersuchung trotz rupturiertem vorderem Kreuzband oft falsch negativ aus. Selbst bei chronischen Kapselbandinstabilitäten ist die ventrale Sub-

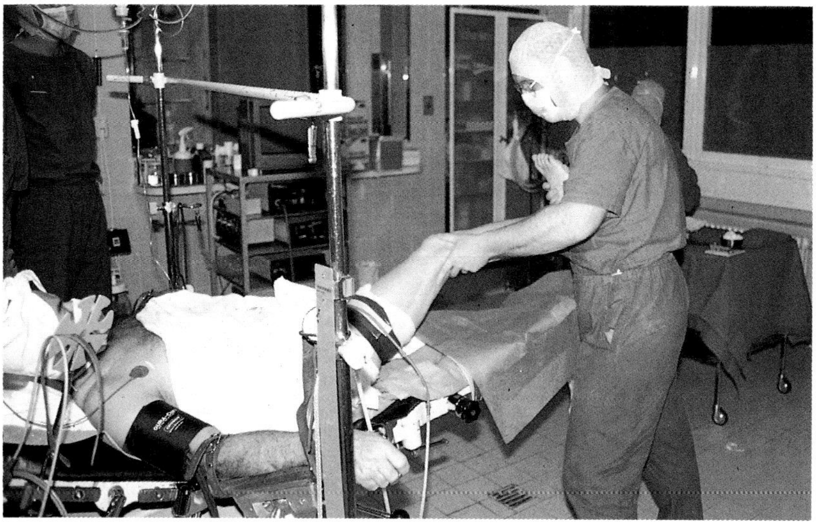

Abbildung 5-1: Prüfung des Pivot-shift-Testes bei der präoperativen Narkoseuntersuchung.

luxation schwer auszulösen. Die Angst des Patienten vor der extensionsnahen Subluxation (Pivoting), wie er sie zum Teil täglich erlebt, ist sehr ausgeprägt. Somit kommt es wegen der reflektorischen Muskelanspannung zu keinem ventralen Subluxationsphänomen.

Unter Narkosebedingungen findet sich dagegen im Falle einer frischen oder alten vorderen Kreuzbandruptur meist ein positiver Pivot-shift-Test. Nur die Narkoseuntersuchung bietet die Möglichkeit zum Pivot-shift-Test unter optimalen Bedingungen (Abb. 5-1). Diese Gelegenheit darf nicht ungenutzt bleiben.

Auch die Durchführung des Pivot-shift-Testes in Außen-, Neutral- und Innenrotation des Unterschenkels (Grading Pivot-shift nach Jakob) ist unter Narkose wesentlich leichter möglich.

Prüfung der vorderen Schublade in 90°-Flexion: Die traditionelle Schubladenprüfung wird bei 90°-Flexion in Innen-, Neutral-und Außenrotation des Unterschenkels durchgeführt.

Nach frischen Verletzungen ist dem Patienten die Beugung des Kniegelenkes bis auf 90° wegen starker Schmerzen meistens nicht möglich, so daß die Prüfung der vorderen Schublade in 90°-Flexion beim frisch verletzten Kniegelenk diagnostisch sehr unzuverlässig ist. Patienten mit chronischen Kapselbandinstabilitäten tolerieren dagegen die Schubladenprüfung in 90°-Flexion problemlos.

Prüfung der hinteren Schublade in 90°-Flexion: Oft ist es schwierig, zwischen vorderer und hinterer Schubladenkomponente zu unterscheiden. Hilfreich sind dann die Prüfung der spontanen hinteren Schublade (siehe oben) und die Beurteilung der Anschlaghärte – bei einer Ruptur des hinteren Kreuzbandes findet sich auch ein weicher hinterer Anschlag.

Erst nach Beendigung der Narkoseuntersuchung wird mit der Desinfektion und Abdeckung des Beines begonnen.

Die Standardröntgenaufnahmen (Aufnahmen des Kniegelenkes in zwei Ebenen, Patella-Tangential-Aufnahmen) sollten dem Untersucher vorliegen. Beachtet werden knöcherne Anomalien, degenerative Hinweise wie Verschmälerung des Gelenkspaltes, degenerative Randausziehungen, aber auch frische und ältere Frakturen, Bandverkalkungen und freie Gelenkkörper. Besteht eine Patella infera oder alta, muß dies bei der Positionierung des Arthroskopzuganges berücksichtigt werden.

Der Befund der Narkoseuntersuchung sollte sowohl im Operationsbericht als auch auf dem Dokumentationsbogen (s. Abschn. 14.1.2) festgehalten werden.

6 Zugangswege

Zur Beurteilung des Gelenkraumes müssen Arthroskop und Tasthaken an möglichst optimalen Positionen in das Gelenk eingeführt werden. Da sich die Anlage des Instrumentenzugangs (Zugang für Tasthaken und Operationsinstrumente) grundsätzlich vom Einführen des Arthroskopes unterscheidet, werden Arthroskop- und Instrumentenzugänge getrennt behandelt.

Jeder arthroskopische Zugang zum Kniegelenk sollte den folgenden Anforderungen genügen:
— Sichere Schonung wichtiger anatomischer Strukturen
— Geringe Traumatisierung
— Einfache Positionierung.

Nur bei Kenntnis der Anatomie kann der ersten und wichtigsten Forderung nachgekommen werden. Da Gefäße und Nerven an Gelenken beugeseitig verlaufen, bietet sich die Streckseite für arthroskopische Zugangswege an. Am Kniegelenk finden sich medial und lateral neben dem Lig. patellae Zonen, in denen keine wesentlichen Stabilisatoren, Nerven oder Gefäße verlaufen.

Sind dorsomediale oder dorsolaterale Zugangswege notwendig, müssen diese unter größter Vorsicht angelegt werden (s. Abschn. 6.2.5).

Die anteromedialen und anterolateralen Regionen liegen im Gebiet der klassischen Zugangswege bei einer Arthrotomie und sind daher hinreichend bekannt. Trotzdem hat das ungewohnte „blinde“ Perforieren der Gelenkkapsel bei der Arthroskopie gegenüber dem sorgfältigen Freipräparieren unter großzügiger Sicht zu Anfang bei arthrotomiegewohnten Chirurgen Unbehagen ausgelöst.

Die gefürchteten iatrogenen Knorpelverletzungen (vgl. Abb. 12-4) sind bei Beachtung der Grundregeln für den Arthroskop- und den Instrumentenzugang sicher zu vermeiden.

6.1 Arthroskopzugang

Zunächst wird bei etwa 70° gebeugtem Kniegelenk das von lateralem Femurkondylus, lateralem Tibiaplateau und dem Lig. patellae gebildete Dreieck palpiert (Abb. 6-1). Erst nach dessen sicherer Identifizierung wird der Arthroskopzugang gelegt.

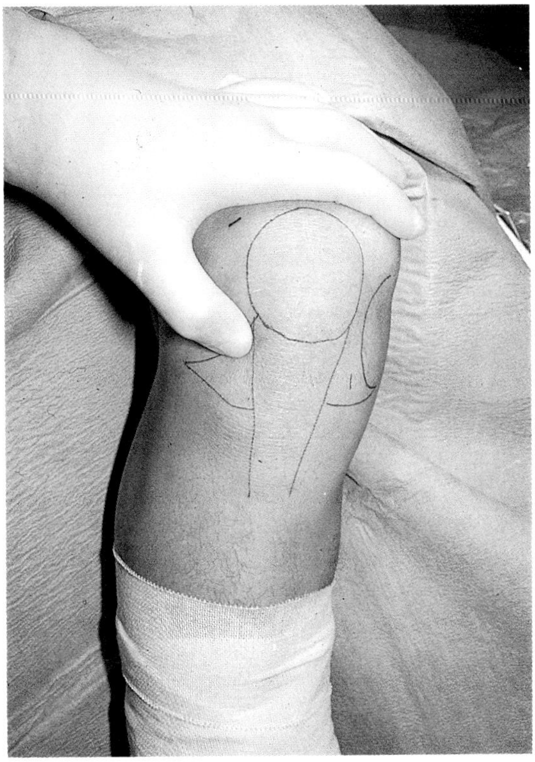

Abbildung 6-1:
Palpation des lateralen Dreiecks bei hängendem Unterschenkel.

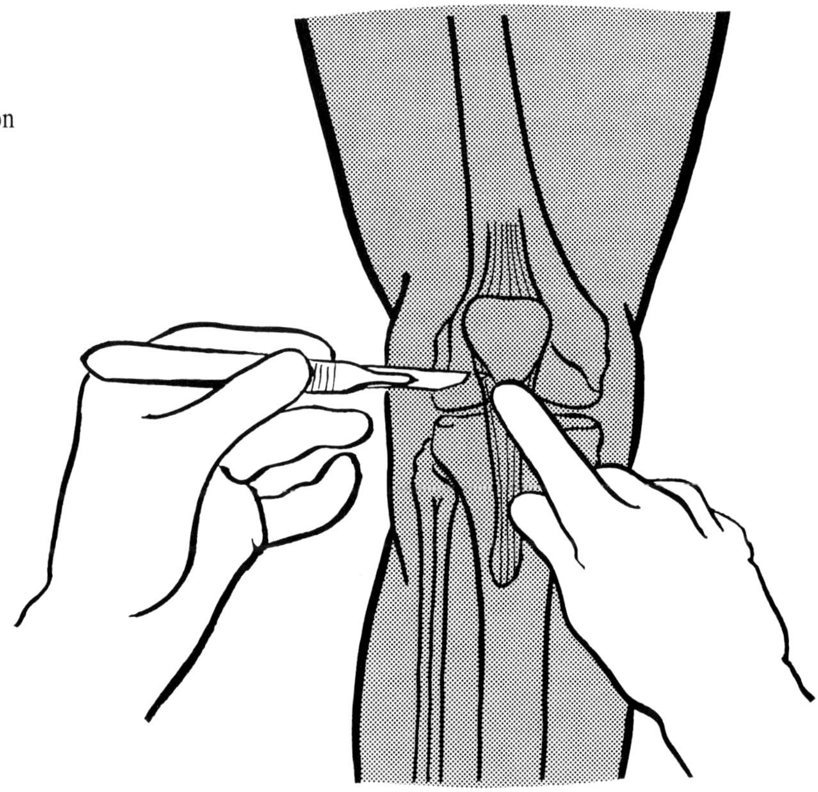

Abbildung 6-2:
Palpation der Patellaspitze bei ca. 70–90° gebeugtem Kniegelenk und Stichinzision knapp lateral der Patellaspitze.

Die optimale Positionierung des Arthroskopzuganges ist für die erfolgreiche Arthroskopie essentiell.

Anfangs sollte man nicht zwischen zwei oder gar mehreren Arthroskopzugangswegen wechseln, sondern sich für einen *Standardzugang* entscheiden. Es bestehen zwischen den jeweiligen Zugangswegen zwar nur kleine Unterschiede hinsichtlich der Darstellbarkeit der intraartikulären Anatomie, diese können aber gerade den Unerfahrenen verwirren und zu unnötiger Unsicherheit führen.

6.1.1 Hoher anterolateraler Zugang (Standardzugang)

Der von uns als Standardzugang gewählte hohe anterolaterale Zugang hat sich für die diagnostische Arthroskopie und für die meisten arthroskopischen Operationen bewährt.

6.1.1.1 Lokalisation. Die Patellaspitze wird bei 70° gebeugtem Kniegelenk palpiert und knapp lateral am Rande der Patellasehne eine querverlaufende Stichinzision mit einem Skalpell (11er oder 15er Klinge) gesetzt (Abb. 6-2). Die Position nahe dem lateralen Rand des Lig. patellae erleichtert die Beurteilung der Interkondylärregion im Sinne des Gillquist-Zuganges (s. Abschn. 6.1.3). Die Patellasehne wird aber nicht perforiert. Nach Perforation der Haut wird die Klinge um 90° gedreht und die anterolaterale Kapsel in Längsrichtung inzidiert.

Die Klinge wird in Richtung des vorderen Kreuzbandes eingestochen. Die Hautinzision mißt ca. 0,8 cm.

Eine zu enge Hautinzision führt zu Hautspannungen und erschwert die Arthroskopbewegungen. Eine zu ausgedehnte Inzision (über 1 cm) führt zum Austritt von Spülflüssigkeit, das Gelenk wird nur unzureichend entfaltet.

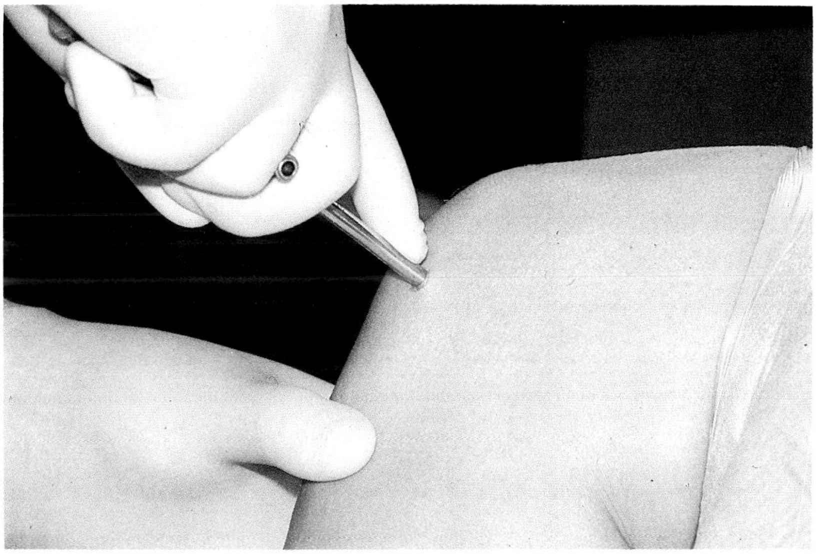

Abbildung 6-3: Der auf die Trokarhülse aufgelegte Zeigefinger dient als „Notbremse".

Der anterolaterale Zugang wird tiefer angelegt – tiefer anterolateraler Zugang –, wenn eine arthroskopische Spaltung des lateralen Retinakulums vorgesehen ist. Hierbei wird der Arthroskopzugang zum Instrumentenzugang, über den das Instrumentarium eingeführt wird. Auf einen nahe dem Lig. patellae liegenden Arthroskopzugang wird geachtet, wenn arthroskopische Operationen am vorderen Kreuzband (Refixation, Rekonstruktion) geplant sind. Je näher am Lig. patellae, d. h. je näher der Medianlinie man den Zugang anlegt, desto leichter sind Ursprungs- und Ansatzareal des vorderen Kreuzbandes zu beurteilen.

6.1.1.2 Einführen der Trokarhülse. Das Einführen der Trokarhülse gliedert sich in vier Schritte, unabhängig davon, welcher Arthroskopzugang gewählt wird:

1. Schritt: Nach der Stichinzision der Haut wird die Trokarhülse mit eingesetztem stumpfem Trokar in die rechte Hand (beim Rechtshänder) genommen. Die Spitze des Zeigefingers liegt oben auf dem Schaft der Trokarhülse und bleibt

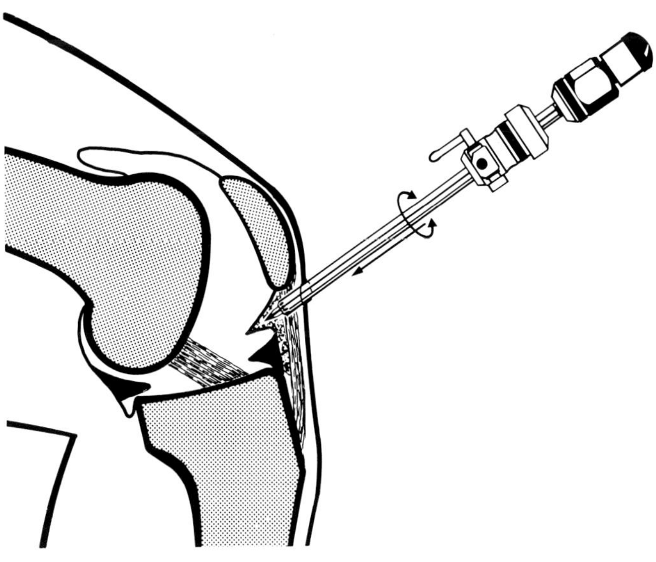

Abbildung 6-4: Unter vorsichtigen rotierenden Bewegungen wird die Trokarhülse mit eingesetztem Trokar in Richtung vorderes Kreuzband vorgeschoben.

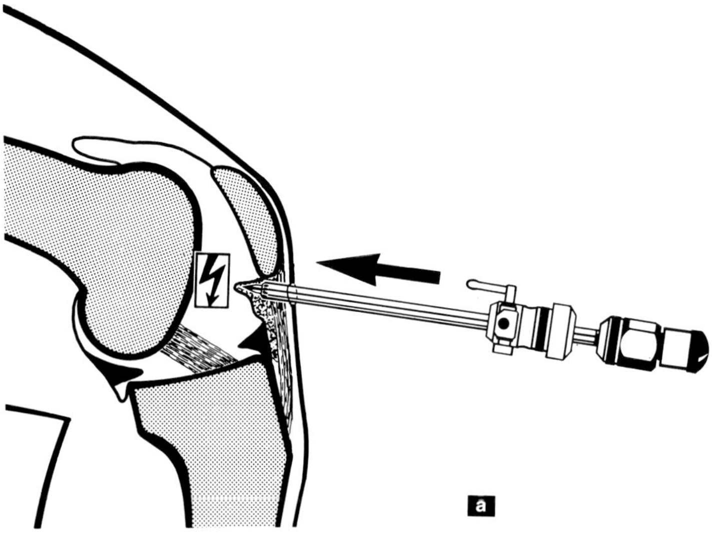

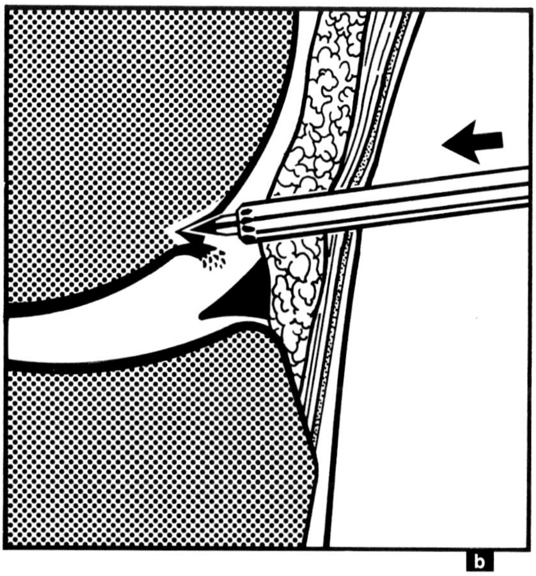

Abbildung 6-5:
Falsche Zielrichtung bei Anlage des Arthroskopzuganges.
a) Einstichrichtung zum medialen Femurkondylus;
b) Das direkte „wilde" Einführen ohne Rotationsbewegungen oder ein plötzliches Nachlassen des Widerstandes führt bei falscher Zielrichtung und gleichzeitig eingesetztem spitzen Trokar schnell zu tiefen Knorpelverletzungen.

ca. 2 cm von der Trokarspitze entfernt (Abb. 6-3). Läßt der individuell sehr unterschiedlich ausgeprägte Gewebswiderstand plötzlich nach, verhindert der aufliegende Zeigefinger als Notbremse das unkontrollierte Vorschießen der Trokarhülse mit eingesetztem stumpfem Trokar in die Gelenkhöhle.

Bei senkrecht zur Hautoberfläche aufgesetztem System schiebt man die Trokarhülse mit eingesetztem stumpfem Trokar unter *vorsichtigen rotierenden* Bewegungen in Richtung des vorderen Kreuzbandes (Abb. 6-4). Nach der Passage der fibrösen Kapselschicht bemerkt man einen nachlassenden Widerstand. Benutzt man trotz aller Warnungen zuerst den spitzen Trokar, wird er nun gegen den stumpfen Trokar ausgetauscht. Dabei bleibt die Trokarhülse angepreßt, damit sie nicht aus der fibrösen Kapsel herausrutscht.

Ein Einführen ohne Drehbewegungen bei gleichzeitig großem Kraftaufwand kann zum plötzlichen Vorschießen der Trokarhülse in das Gelenk und dort zu tiefgreifenden Knorpelläsionen führen, besonders dann, wenn der spitze Trokar eingesetzt ist (vgl. Abb. 12-4).

Es ist wichtig, in Richtung des vorderen Kreuzbandes zu zielen. Sollte trotz Rotation und aller Vorsicht der Gewebswiderstand plötzlich nachgeben, wird so lediglich der synoviale Überzug des vorderen Kreuzbandes verletzt. Bei Zielrichtung auf den medialen Gelenkspalt oder den medialen Femurkondylus führt der plötzlich nachlassende Gewebswiderstand nicht selten zu tiefen Knorpelläsionen an den Gelenkflächen (Abb. 6-5).

Zahlreiche Arthroskopiker sind dazu übergegangen, den spitzen Trokar nicht mehr zu benutzen. Weist die Trokarhülse bei eingesetztem stumpfen Trokar einen homogenen, relativ spitzen Übergang auf, reicht diese „Spitze" aus, Subkutangewebe und Kapsel zu passieren (Abb. 6-6). Wird bei der Hautinzision (Stichrichtung: vorderes Kreuzband) gleichzeitig die fibröse Kapsel etwas mitgeschlitzt, ist der intraartikuläre Raum leichter erreichbar. Dieses Vorgehen erspart nicht nur den Wechsel zwischen spitzem und stumpfem Trokar, sondern der Verzicht auf den spitzen Trokar ist auch eine zusätzliche Sicherheitsreserve. Tiefe Knorpelläsionen sind selbst dann unwahrscheinlich, wenn man plötzlich den Gelenkraum erreicht und mit dem Knorpel in Kontakt gerät.

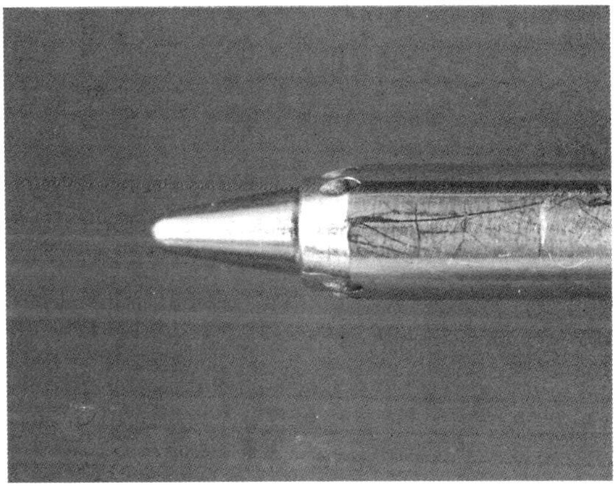

Abbildung 6-6:
Homogene „Spitze" der Trokarhülse bei eingesetztem stumpfen Trokar.

2. Schritt: Nach dem Austausch von spitzem gegen stumpfen Trokar, falls nötig, ist auf eine gute Verriegelung des stumpfen Obturators zu achten. Denn löst sich der stumpfe Trokar, kann man mit dem Trokarhülsenlumen Synoviagewebe, aber auch Knorpelgewebe ausstanzen oder abhobeln.

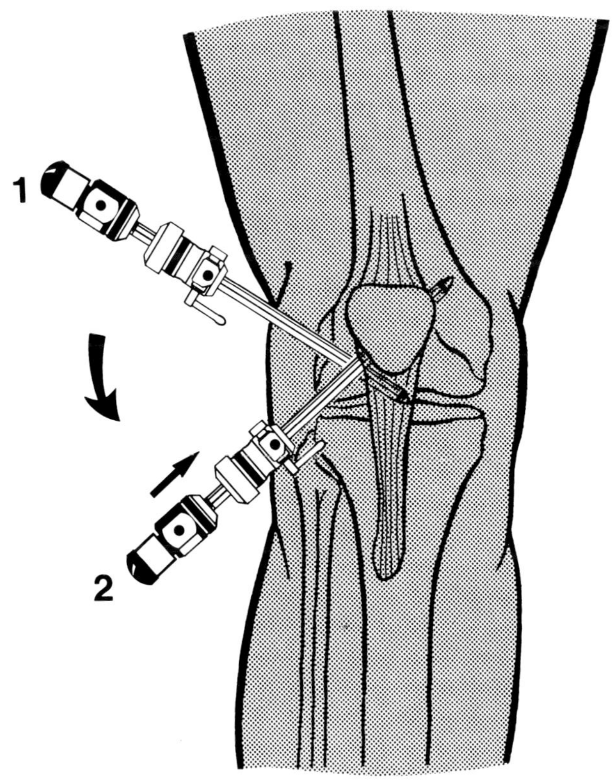

Abbildung 6-7:
Kombinationsbewegung beim Einführen der Trokarhülse.
Vorschieben der Trokarhülse in Richtung auf das vordere Kreuzband bei gebeugtem Kniegelenk (1). Bei gleichzeitiger Streckung weiteres Vorschieben in Richtung des oberen medialen Rezessus (2).

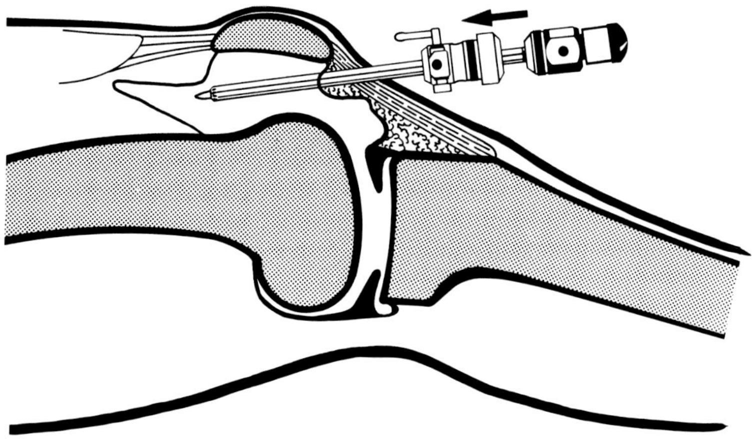

Abbildung 6-8: Trokarhülse mit eingesetztem stumpfen Trokar im oberen Rezessus plaziert.

Die Membrana synovialis wird mit gleichmäßig rotierenden Bewegungen perforiert und das Bein gleichzeitig gestreckt, um den femoropatellaren Raum, den die Trokarhülse passieren muß, maximal aufzuweiten. Die Stichrichtung zielt in den medialen Teil des oberen Rezessus (Abb. 6-7).

Die Stoßkraft kann bei Zielrichtung zum oberen medialen Patellapol und bei gestrecktem Kniegelenk im weiten oberen Rezessus auslaufen.

3. Schritt: Ein leichtes, widerstandsloses Schwenken der Trokarhülse nach medial und lateral zeigt an, daß der intraartikuläre Raum erreicht ist (Abb. 6-8).

4. Schritt: Der stumpfe Trokar wird entfernt und durch die arthroskopische Optik ersetzt. Nach Anschluß von Zulauf und Absaugung für die Spülflüssigkeit, dem Aufschrauben des Lichtkabels kann, sobald der intraartikuläre Raum aufgefüllt ist, mit der Arthroskopie begonnen werden.

Das Arthroskop wird zuerst langsam, unter vorsichtigen rotierenden Bewegungen zurückgezogen, das Lichtkabel zeigt nach unten (6-Uhr-Stellung) (s. Abschn. 7.1) (Abb. 6-9a). Ein abruptes Zurückziehen ist zu vermeiden. Das Arthroskop könnte dabei bis in das Subkutangewebe zurückgezogen werden (Abb. 6-9b); auf dem Monitor zeigt sich in diesem Fall das sog. „Yellow-out" (vgl. Abschn. 11.3). Bei geöffneter Spülflüssigkeitszufuhr wird das Subkutangewebe massiv aufgefüllt, das erneute Einführen des Arthroskopes gestaltet sich schwieriger.

6.1.2 Anterolateraler Zugang

Der anterolaterale Zugang wird in der Mitte des zu tastenden lateralen Dreiecks (siehe oben) angelegt. Es gilt gleiches wie für den beschriebenen hohen anterolateralen Standardzugang.

Vom typischen anterolateralen Zugang aus sind Interkondylärregion und Innenmeniskushinterhorn etwas schlechter einzusehen. Das knapp über dem Tibiaplateau eingeführte Arthroskop kann durch ein hohes Tuberculum intercondylare mediale, ein Tuberculum intercondylare tertium (inkonstant) oder durch Osteophyten abgedrängt werden. Außerdem wird der Hoffa-Fettkörper durchstochen. Daher verläßt man zunehmend diesen Zugang und benutzt als Standardzugang den beschriebenen hohen anterolateralen Zugang.

Ein tiefer anterolateraler Zugang ist dann indiziert, wenn eine arthroskopische laterale Kapselspaltung (lateral release) beabsichtigt ist. Nach Abschluß des diagnostischen Rundganges dient dieser Zugang dann als Instrumentenzugang, durch den das Schneideinstrument (z. B. Elektromesser) eingeführt wird. Das Arthro-

Abbildung 6-9:
Mit eingesetzter Optik, Lichtkabel zeigt nach unten (= Lichtkabelstellung 6 Uhr), langsames Zurückziehen unter rotierenden Bewegungen (**a**). Bei zu schnellem oder zu brüskem Zurückziehen des Arthroskops kann dieses bis in das Subkutangewebe geraten (Yellow-out). Eine Inspektion des Gelenkes ist dann nicht mehr möglich (**b**).

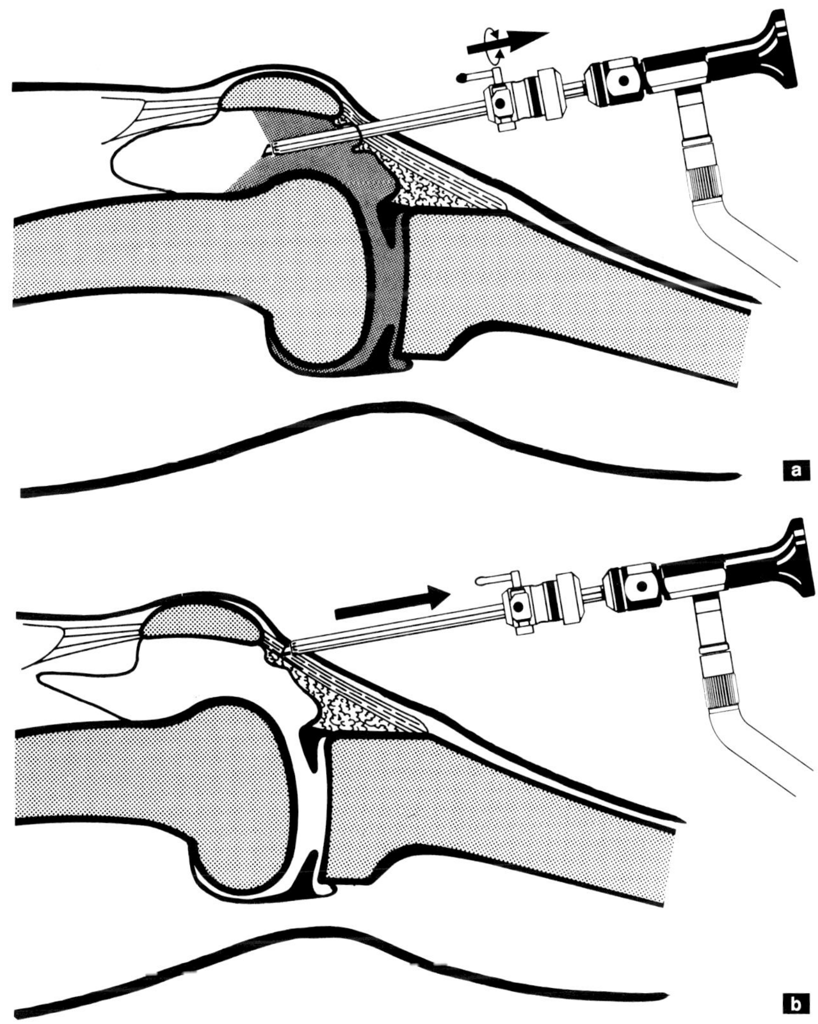

skop wird im medialen Zugang positioniert.

6.1.3
Transligamentärer Zugang (Gillquist-Zugang)

Gillquist beschrieb 1976 einen Arthroskopzugang ca. 1 cm unterhalb der Patellaspitze, direkt durch das Lig. patellae. Dieser Zugang erleichtert gegenüber dem anterolateralen Zugang die Darstellung des Interkondylärraumes und die Inspektion der dorsalen Gelenkabschnitte. Der laterale Rezessus mit dem Hiatus popliteus ist dagegen wesentlich schlechter beurteilbar.

Der zentrale transligamentäre Zugang wird insbesondere in den skandinavischen Ländern bevorzugt verwendet; wir sehen in ihm jedoch keinen wesentlichen Vorteil.

6.1.4
Mediopatellar-lateraler Zugang

Vom tiefen anterolateralen und vom transligamentären Zugang aus sind die Meniskusvorderhörner nur schwer einstellbar. Patel hat daher 1980 einen mediopatellar-lateralen Zugangsweg beschrieben, der im mittleren Drittel des lateralen Patellarandes positioniert wird. Von diesem Zugang aus ist das vordere Gelenkkompartment, besonders die Meniskusvorderhörner, besser zu überblikken. Dieser Zugang konnte sich aber nicht durchsetzen.

6.1.5
Schwierigkeiten bei der Anlage des Arthroskopzugangs

Zahlreiche Faktoren können das Einführen der Trokarhülse erschweren und behindern. Als wichtigste Grundregel vorab gilt:

> Der Zugang zum Gelenk darf nicht erzwungen werden!

- Streckdefizit:
  Bei einem Streckdefizit von mehr als 30°, resultierend z. B. aus Verwachsungen im oberen Rezessus oder einer Retropatellararthrose, wird der femoropatellare Raum auch durch eine forcierte Streckung nicht maximal entfaltet. Daher muß speziell bei der Anlage des Arthroskopzugangs besonders vorsichtig vorgegangen werden. Die Trokarhülse mit stumpfem Trokar wird langsam vorgeschoben. Bemerkt man einen Widerstand, sollte die Einführrichtung vorsichtig verändert werden. Manchmal ist es sogar notwendig, die Trokarhülse primär in Richtung des medialen Gelenkspaltes vorzuschieben, doch drohen hier vermehrt iatrogene Knorpelläsionen.
- Zu weit distaler Zugang:
  Wird der Zugang zu tief oder ist die Einführungsrichtung zu steil nach kaudal in Richtung des lateralen Tibiaplateaus gewählt, läßt sich das Arthroskop schwer vorschieben. Hierbei können das Vorderhorn des Außenmeniskus oder das laterale Tibiaplateau verletzt werden.
- Große Plica mediopatellaris:
  Eine hypertrophierte Plica mediopatellaris (Typ III) kann nicht nur in Flexion, sondern bereits in Extension mit dem medialen Femurkondylus in Kontakt stehen. Die Trokarhülse läßt sich schwerer in Richtung des oberen medialen Rezessus vorschieben, da die Plica die Passage des femoropatellaren Raumes behindert.
- Falsche Stichrichtung:
  Ein zu flacher Einführwinkel der Trokarhülse in Richtung des medialen Kniegelenkspaltes führt zum Auffädeln des Hoffa- Fettkörpers. Die Trokarhülse kann sogar im Fettkörper selbst stecken bleiben. Bei zu steiler Einführrichtung kann die Trokarhülse ferner leicht zwischen Lamina fibrosa und Lamina synovialis positioniert werden (Abb. 11-4). In beiden Fällen läßt sich die Trokarhülse kaum im Gelenkraum bewegen. Nach Einsetzen der Optik zeigt sich ein „Yellow-out“.
- Osteophyten:
  Arthrotische Randzacken am distalen Patellapol können das Einführen in Richtung des medialen oberen Rezessus verhindern. Die Stichrichtung muß modifiziert werden. Diese Randzacken können auch die Arthroskopbewegungen während der Untersuchung behindern.

6.2
Instrumentenzugang

Die bloße Inspektion des Gelenkraumes reicht nicht aus, um sämtliche pathologischen Veränderungen zu erfassen. Knorpel- und Meniskusläsionen können erst durch die gezielte Palpation mit dem Tasthaken eindeutig hinsichtlich Lokalisation, Tiefe und Ausdehnung beurteilt werden. Daher wird bei jeder Arthroskopie ein Tasthaken (s. Abschn. 3.6) durch einen separaten Instrumentenzugang zur Palpation eingeführt; über diesen Zugang werden aber auch die verschiedenen Operationsinstrumente eingeführt.

Jede Zielstruktur, z. B. der Innenmeniskus, soll ohne Knorpelkontakt erreicht werden können. Dies gilt für die Palpation mit dem Tasthaken, besonders aber für die Bearbeitung mit Instrumenten während einer arthroskopischen Operation.

Intraartikuläre Strukturen und Bandlaxizität sind individuell unterschiedlich ausgeprägt. In einem Falle ist der mediale

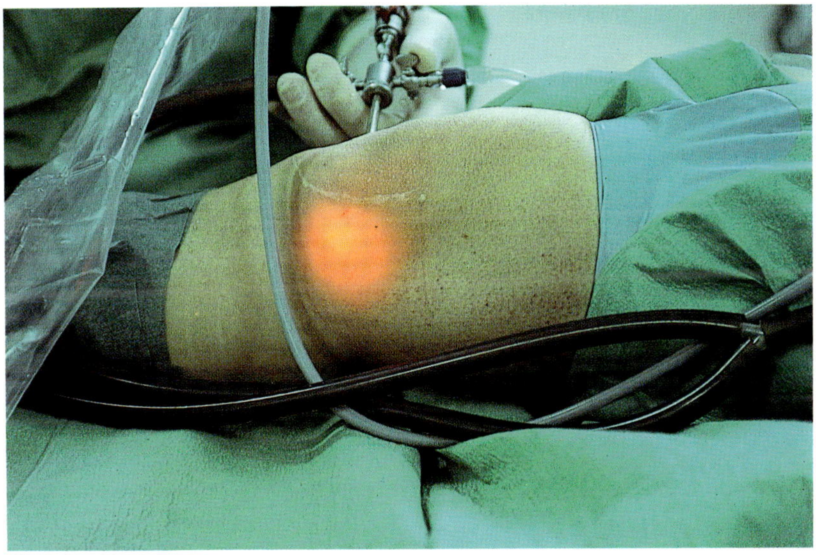

Abbildung 6-10: Translumination im Bereich des Zugangsweges als Groborientierung.

Gelenkspalt weit aufklappbar, in einem anderen Fall ist er dagegen selbst mit einem starken Valgusdruck fast überhaupt nicht aufzuklappen. Auch die pathologischen Befunde variieren in Lokalisation und Ausdehnung stark. Demnach existiert kein Standard-Instrumentenzugang, von dem aus sämtliche intraartikulären Strukturen optimal erreicht werden können.

Es gibt keinen instrumentellen Standardzugang.

Die Anlage des Instrumentenzuganges stellt den wesentlichen Unterschied zur herkömmlichen Extremitätenchirurgie dar. Bei dieser wird der Hautschnitt, falls der Zugang einmal nicht ausreicht, um einige Zentimeter verlängert. Bei der Arthroskopie träte nach der Erweiterung der Zugangswege das Auffüllmedium fulminant aus, der rapide intraartikuläre Druckverlust führte zum Gelenkkollaps. Wird im flüssigen Medium arthroskopiert, bekämen nicht nur der Operateur und sein Assistent nasse Füße, vor allem gingen die Vorteile der arthroskopischen Chirurgie – geringe Traumatisierung, keine Störung der Propriorezeption – verloren.

Im Unterschied zum Arthroskopzu-

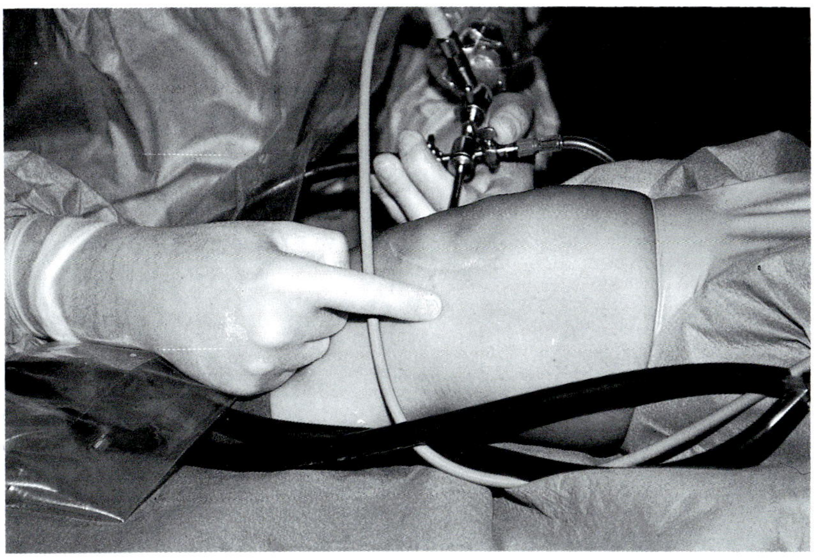

Abbildung 6-11: Palpation des Zugangsbereiches mit dem Finger.

gang, bei dessen Anlage keine optische Kontrolle vom Inneren des Gelenkes aus möglich ist, wird der Instrumentenzugang *immer* unter optischer Kontrolle mit der „Kanülentechnik“ angelegt.

6.2.1 Kanülentechnik

Die Anlage des Instrumentenzuganges gliedert sich in drei Schritte:

1. Schritt – Groborientierung: Mit dem Arthroskop wird der Kapselbereich, von dem aus man am einfachsten und sichersten die Zielstruktur, z. B. das Innenmeniskushinterhorn erreichen kann, eingestellt. Die Groborientierung erfolgt mit von intraartikulär durch die Haut scheinendem Lichtkegel der Optik (Translumination) (Abb. 6-10). In diesem Bereich palpiert der Untersucher dann die Gelenkkapsel, wobei arthroskopisch die vom tastenden Finger hervorgerufene Eindellung zu sehen ist (Abb. 6-11).

2. Schritt – Zielpunktion mit Kanüle: Mit einer Spinalkanüle oder einer Infusionskanüle (18 Charriere) wird in dem vom palpierenden Finger vorsondierten Bereich die Haut durchstochen (Abb. 6-12a), bis die Kanülenspitze auf dem Monitor sichtbar wird (Abb. 6-12b).

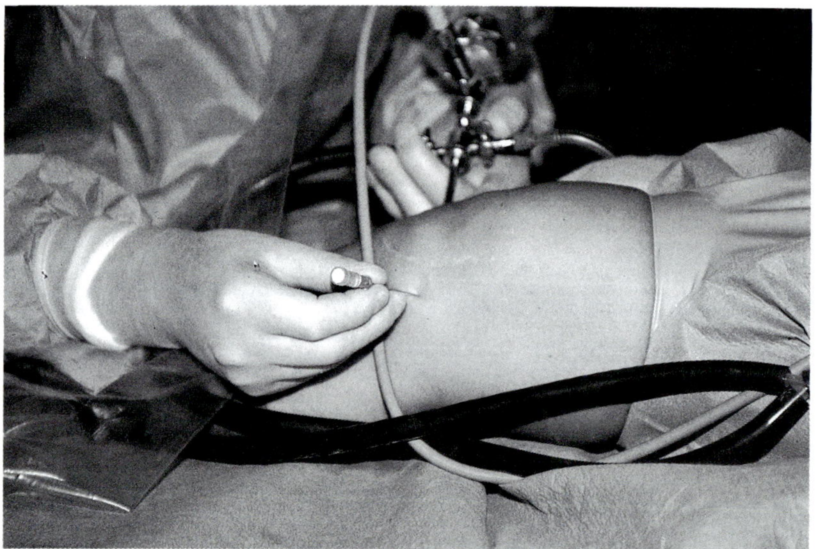

a

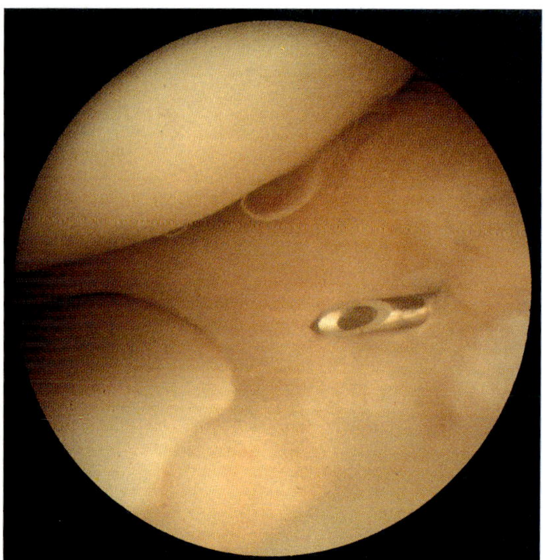

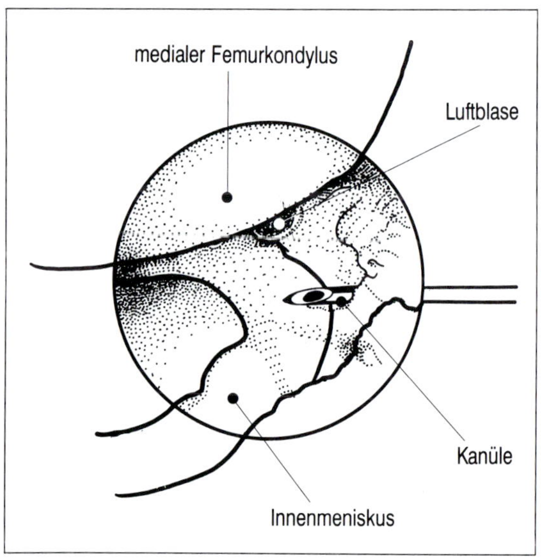

b

Abbildung 6-12: Genaue Positionierung des Instrumentenzuganges. Einstechen der Kanüle (**a**); Auf dem Monitor wird die Kanülenspitze sichtbar (**b**).

Mit der Kanüle wird versucht, die Zielstruktur zu erreichen (Abb. 6-13). Gelingt dies schon mit der dünnen Kanüle nur mühsam, ist es mit dem dickeren Tasthaken wesentlich schwieriger. Unmöglich oder nur mit dem hohen Risiko beträchtlicher iatrogener Knorpelläsionen behaftet gestaltet sich dann aber das Einführen von Instrumenten bei einer sich eventuell anschließenden arthroskopischen Operation.

Ist die Zielstruktur mit der Kanüle nicht optimal erreichbar, wird diese erneut eingestochen. Dabei sollte man versuchen, den Femurkondylus möglichst ohne Knorpelkontakt zu umgehen. Dieser stellt die größte Behinderung bei der Palpation der Meniskushinterhörner dar.

Ein mehrmaliges Neupositionieren der Kanüle ist nicht so traumatisierend wie ein ungünstiger, die Knorpelflächen gefährdender Zugang. Die meisten arthroskopischen Operationen werden durch einen günstig angelegten Zugang wesentlich einfacher, oft sogar überhaupt erst möglich.

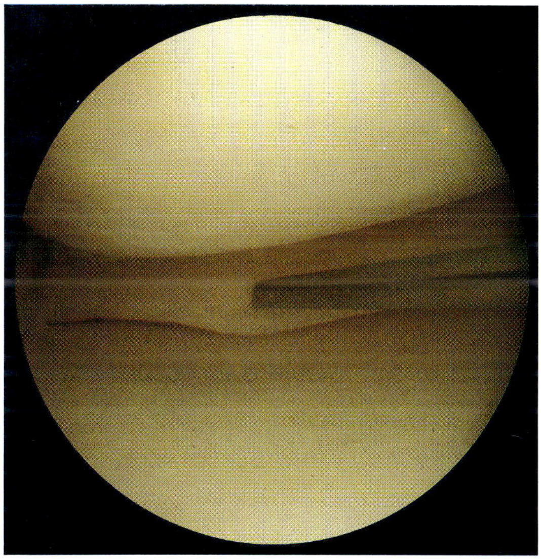

Abbildung 6-13:
Erreichen der Zielstruktur, hier das Innenmeniskus-Hinterhorn, mit der Kanüle.

3. Schritt – Schlitzung der Haut und der Kapsel: Ist die optimale Position gefunden, wird bei noch liegender Kanüle ein Skalpell (11er oder 15er-Klinge), das auf der Kanüle entlanggleitet, eingestochen. Oberflächliche Venen, die mit der Transillumination gut darstellbar sind, sollten geschont werden. Eine Venenverletzung kann zu Blutungen führen, welche die arthroskopische Sicht behindern. Da in Begleitung der Venen feine Hautnerven verlaufen, können als Durchtrennungsfolge Sensibilitätsstörungen oder gar ein schmerzhaftes Narbenneurom entstehen.

Die scharfe Klingenseite ist nach oben gerichtet, um bei einem versehentlichen Abrutschen die Meniskusbasis nicht zu verletzten (Abb. 6-14 und 6-15). Erst wenn die Klingenspitze auf der Kanüle „reitend" im Gelenk erscheint, wird die Kanüle zurückgezogen und entfernt.

Unter Sicht wird die Gelenkkapsel auf einer Länge von ca. 0,5 bis 0,8 cm längs und damit senkrecht zur Meniskusbasis geschlitzt, wobei das Messer mit kleinen, sägeartigen Bewegungen geführt wird. Die ulnare Handseite des Operateurs kann gleichzeitig auf das Knie oder den Unterschenkel aufgelegt werden, um großen unkontrollierten Messerbewegungen vorzubeugen; denn diese führen zu großen Kapselschlitzungen. Der unweigerlich folgende Austritt der Spülflüssigkeit in das Subkutangewebe oder nach außen behindert das weitere Vorgehen. Beim Schlitzvorgang ist darauf zu achten, daß Gelenkkapsel, Subkutangewebe und

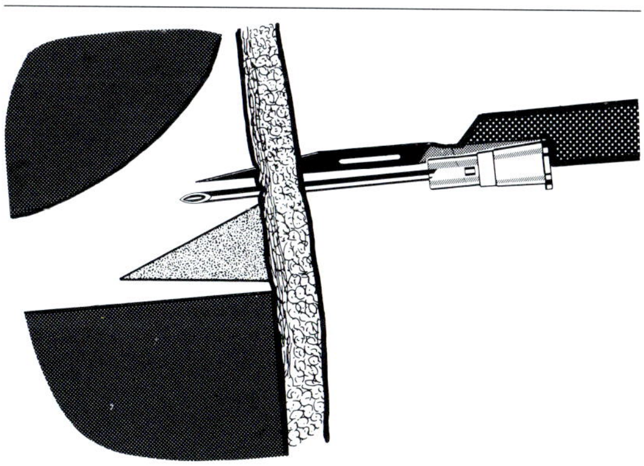

Abbildung 6-14:
Die Messerklinge gleitet beim Schlitzen der Kapsel auf der Kanüle und ist nach oben gerichtet.

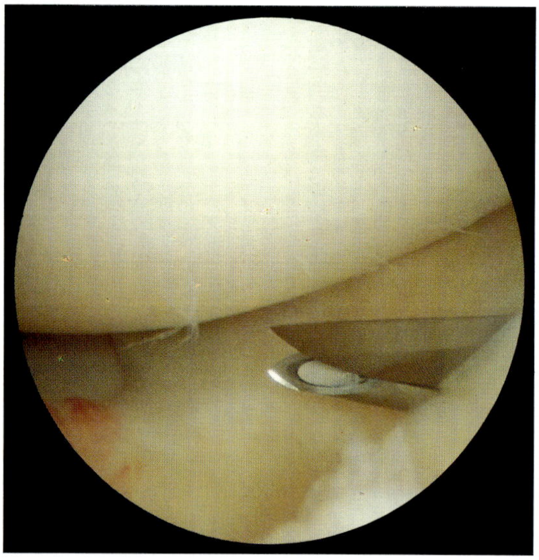

Abbildung 6-15:
Schlitzen der Kapsel unter Sichtkontrolle.

Haut gleich weit geschlitzt werden. Eine zu kleine Öffnung auf Gelenkkapselniveau im Vergleich zum Hautschlitz erschwert das Einführen von Tasthaken und Instrumenten. Ist die Kapsel dagegen zu weit, die Haut zu eng geschlitzt, fließt viel Spülflüssigkeit in das Subkutangewebe; diese subkutane Flüssigkeitsansammlung erschwert das weitere Vorgehen. Eine Positionsveränderung des Kniegelenkes, z. B. eine Flexionsbewegung beim Schlitzvorgang führt zu unterschiedlich großen Inzisionen in Haut, Subkutangewebe und Kapsel. Der Zugang sollte in derjenigen Gelenkposition angelegt werden, in der auch die Zielstruktur eingestellt wird. Schon kleine Stellungsänderungen nach dem Schlitzvorgang bewirken ein kulissenartiges Verschieben der Weichteile gegeneinander, was das weitere Einführen der Instrumente behindert.

Einführen des Tasthakens: Nach der Kapselschlitzung wird der Tasthaken eingeführt (Abb. 6-16). Vor dem Einführen größerer Operationsinstrumente kann es manchmal notwendig sein, den Instrumentenzugang vorsichtig z. B. mit einer Kocher-Klemme, zu weiten.

Vor größeren Positionsveränderungen des Kniegelenkes wird der Tasthaken in der ursprünglichen Gelenkstellung eingeführt und im Blickfeld eingestellt. Erst dann wird das Kniegelenk vorsichtig und langsam umgelagert, wobei der Tasthaken immer im arthroskopischen Bild eingestellt bleibt. Nach Beendigung der Umlagerung kann man dann mit dem Tasthaken versuchen, die jetzt sichtbaren Strukturen zu palpieren. Mit dem gleichen Vorgehen können auch Operationsinstrumente in eine schwierig erreichbare Zone hinein gesteuert werden.

Bei arthroskopischen Operationen erspart die günstige Anlage des Instrumentenzuganges die Anschaffung von einigen Instrumenten.

Die geschliffene Kanülenspitze dient bei arthroskopischen Operationen auch als Orientierungshilfe. Ist z. B. eine arthroskopische Knorpelglättung mit dem Shaver-System indiziert, wird mit Hilfe der zur Seite gerichteten Kanülenöffnung eine auf den Shaverkopf abgestimmte Positionierung des Zugangsweges möglich. Ist die Öffnung des Shaverkopfes z. B. um 45° oder 60° gegen den Shaverschaft abgewinkelt, kann mit der Kanülenöffnung, die ebenfalls etwa 60° gegen den Schaft abgewinkelt ist, ausprobiert werden, ob der vorhandene Shaverkopf die betroffene Knorpelstruktur überhaupt erreichen kann (Abb. 6-17).

6.2.2 Medialer suprameniskealer Zugang

Der mediale suprameniskeale Zugang ist der am häufigsten angelegte Instrumentenzugang. Er sollte knapp oberhalb der Meniskusbasis liegen, diese aber nicht durchstechen oder mit dem Messer zerteilen (Abb. 6-15 und 6-18).

Der mediale suprameniskeale Zugang wird zur Palpation der hinteren Meniskusanteile und des Meniskushinterhornes angelegt. Will man die dorsalen Meniskusanteile erreichen, empfiehlt sich die Anlage knapp ventral des medialen Sei-

Abbildung 6-16:
Einführen des Tasthakens durch den Instrumentenzugang (**a**) und Erreichen der Zielstruktur (Innenmeniskushinterhorn) (**b**). Bei der Palpation wölbt sich der freie Meniskusrand nach oben.

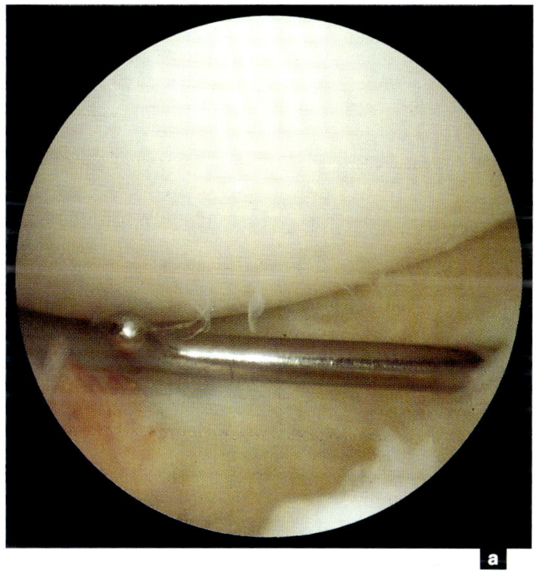

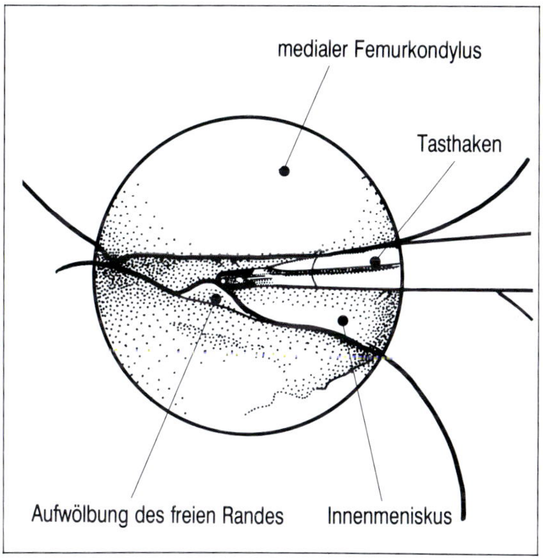

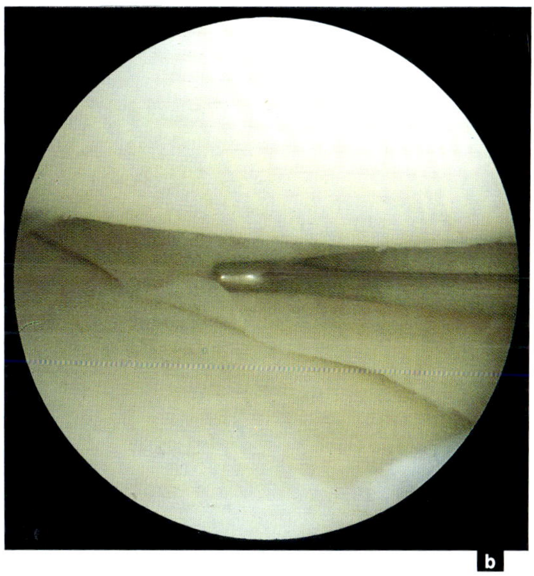

tenbandes. Dieses ist besonders dann wichtig, wenn sich der Gelenkspalt auch bei straffer Gelenkführung nicht weit aufklappen läßt. Dem „behindernden" medialen Femurkondylus muß ausgewichen werden. Läßt sich das Gelenk ausreichend weit aufklappen, kann die Positionierung weiter ventral erfolgen (Abb. 6-19 und 6-20a,b). Bei einem sehr weit aufklappbaren Gelenkspalt kann das Hinterhorn sogar von einem ventralen suprameniskealen Zugang aus erreicht werden (Abb. 6-20c). Man bedenke aber, daß bei diesem ventralen suprameniskealen Zugang der Hoffa-Fettkörper perforiert wird. Der direktere Zugang zum Innenmeniskushinterhorn ist der hohe mediale Zugang (s. Abschn. 6.2.3).

Das laterale Gelenkkompartment ist über den suprameniskealen Zugang nicht immer erreichbar. Für eine suffiziente Palpation und operative Maßnahmen ist daher ein zusätzlicher, hoher medialer Instrumentenzugang vorteilhaft.

Man kann aber zunächst vom suprameniskealen Zugang aus versuchen, das laterale Gelenkkompartment zu palpieren. Hierzu wird der Tasthaken durch den angelegten medialen Zugang einge-

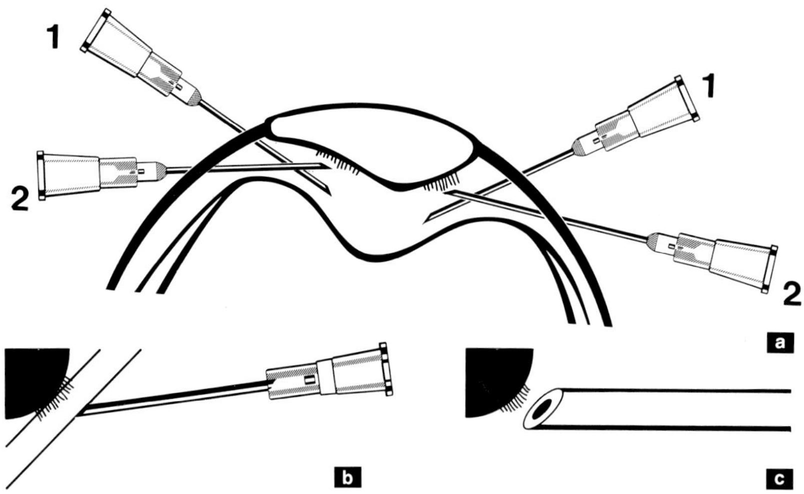

Abbildung 6-17:
Mit Hilfe der Kanülenöffnung wird bei der Anlage des Instrumentenzuganges auch der optimale Ansatzwinkel des motorisierten Instrumentariums (Shaver-System) z. B. am retropatellaren Knorpel nachvollzogen. Die Kanüle erreicht die zu glättenden retropatellaren Knorpelareale in einem zu flachen Winkel (1). Erst wenn die Kanüle in einem steileren Winkel die Patellarückfläche erreicht (2), ist mit dem Shaver eine Glättung des aufgefaserten Knorpels möglich (**a**). Bei der Anlage des Instrumentenzuganges ist es daher hilfreich, sich auch am Öffnungswinkel der Kanüle (**b**) und am Öffnungswinkel des Shaveransatzes (**c**) zu orientieren.

führt und auf dem Monitor im lateralen Dreieck – lateraler Femurkondylus, laterales Tibiaplateau, vorderes Kreuzband – eingestellt (Rendezvous-Technik, s. Abschn. 7.7). Mit dem im Bild sichtbaren Tasthaken wird das Bein vorsichtig in die Vierer-Position umgelagert (s. Abschn. 8.8). Nur bei einer flachen Eminentia intercondylaris und über einen eher ventromedialen, nicht direkt suprameniskeal angelegten Zugang ist das laterale Gelenkkompartment palpierbar. In vielen Fällen gleitet der Tasthaken auf der Eminentia wie auf einer Schanze nach oben und wird gegen den lateralen Femurkondylus gelenkt (Abb. 6-21). Dieser „Schanzeneffekt" macht die Anlage des hohen medialen Instrumentenzugangs zur gezielten Palpation des lateralen Gelenkanteiles notwendig.

6.2.3
Hoher medialer Zugang

Bei sehr straffer Gelenkführung gelingt es von medial oft nicht, das Innenmeniskushinterhorn direkt zu palpieren bzw. mit Operationsinstrumenten zu bearbeiten. Es empfiehlt sich dann die Anlage des hohen medialen paraligamentären Zuganges, über den das Innenmeniskushinterhorn direkt erreichbar ist. Auch dieser Zugang wird mit der Kanülentechnik (s. oben) angelegt. Die Punktion des Gelenkes mit der Kanüle erfolgt in gleicher Höhe wie beim hohen anterolateralen Arthroskopzugang, nur auf der anteromedialen Seite. Man sticht die Kanüle direkt neben dem Lig. patellae in Höhe der Patellaspitze ein und erreicht zwischen medialem Femurkondylus und hinterem Kreuzband direkt das Innenmeniskushinterhorn (Abb. 6-22).

Liegen ausgeprägte arthrotische Veränderungen mit großen Randausziehungen vor, kann dieser Zugang schwierig sein. Nicht selten sind dann mehrere Punktionsversuche notwendig.

Über den hohen medialen paraligamentären Zugang ist auch das laterale Gelenkkompartment gut zu erreichen. Diesen Zugang legt man erst dann an, wenn sich das Bein in der Vierer-Position befindet. Mit der Kanüle versucht man die Zielstruktur im lateralen Gelenkkompartment zu erreichen (Abb. 6-23). Die Palpation und gegebenenfalls sämtliche operativen

Abbildung 6-18:
Anlage des medialen suprameniskealen Instrumentenzuganges mit der Kanülentechnik. Bei zu weit kranialer Anlage des Zuganges wird das Instrument vom Femurkondylus abgedrängt (1). Die Palpation des Meniskus ist erschwert. Die direkt suprameniskeale Lage gewährt eine ausreichende Bewegungsfreiheit, vorderes Kreuzband und hintere Meniskusanteile sind erreichbar (2). Eine zu weit distale Position gefährdet den Meniskus (3).

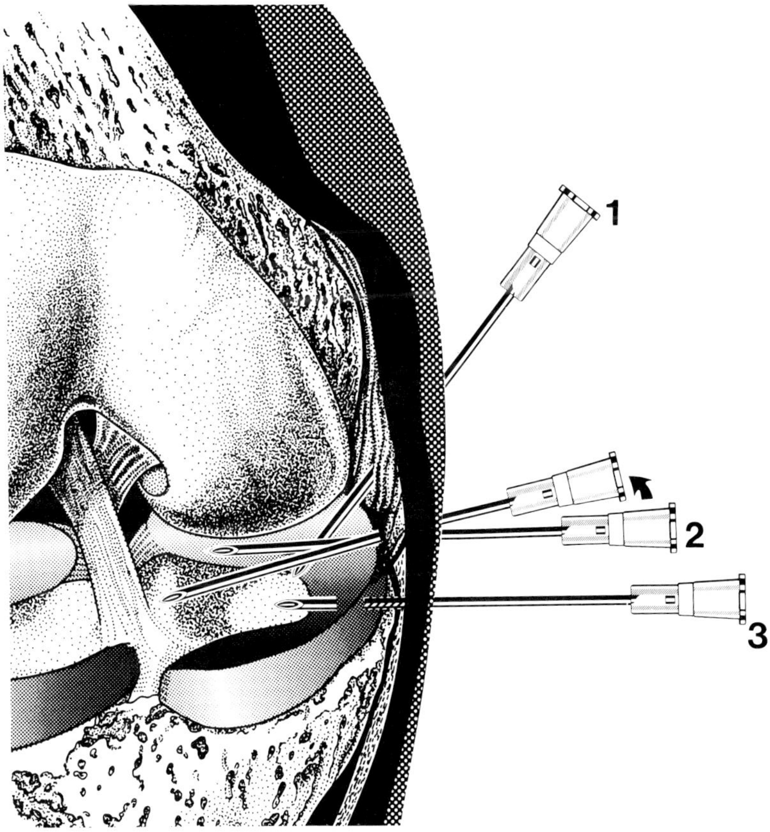

Maßnahmen erfolgen in dieser Gelenkstellung. Durch Zurücklegen des Beines in die gestreckte Ausgangsstellung verschieben sich die Weichteile kulissenartig so gegeneinander, daß eine Verwendung dieses Zugangsweges, z. B. zur Palpation des Innenmeniskushinterhornes, oft erst nach erneuter Schlitzung der Kapsel durch die gleiche Hautinzision möglich ist.

6.2.4 Obere Zugangswege

Die oberen Zugangswege können notwendig sein, um z. B. den retropatellaren Knorpel exakt zu palpieren bzw. zu bearbeiten, falls dies durch einen der unteren Zugangswege nicht möglich ist. Auch für die Entfernung großer freier Gelenkkörper aus dem oberen Rezessus oder bei der Synovektomie sind suprapatellare Zugangswege indiziert.

Abbildung 6-19:
Bei Anlage des suprameniskealen Zugangs ist ein „Anpunktieren“ des medialen Femurkondylus zu vermeiden.

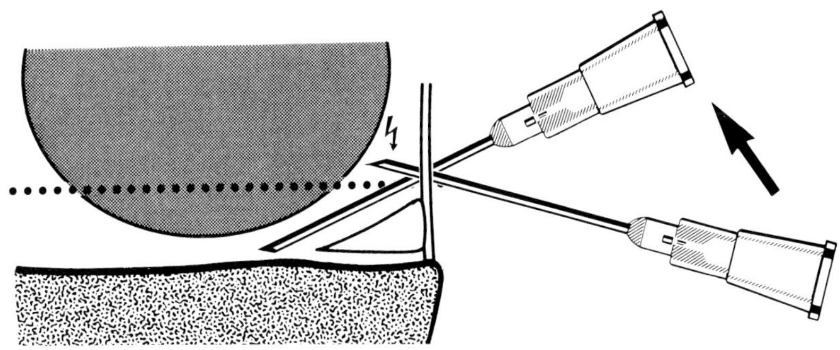

6-20

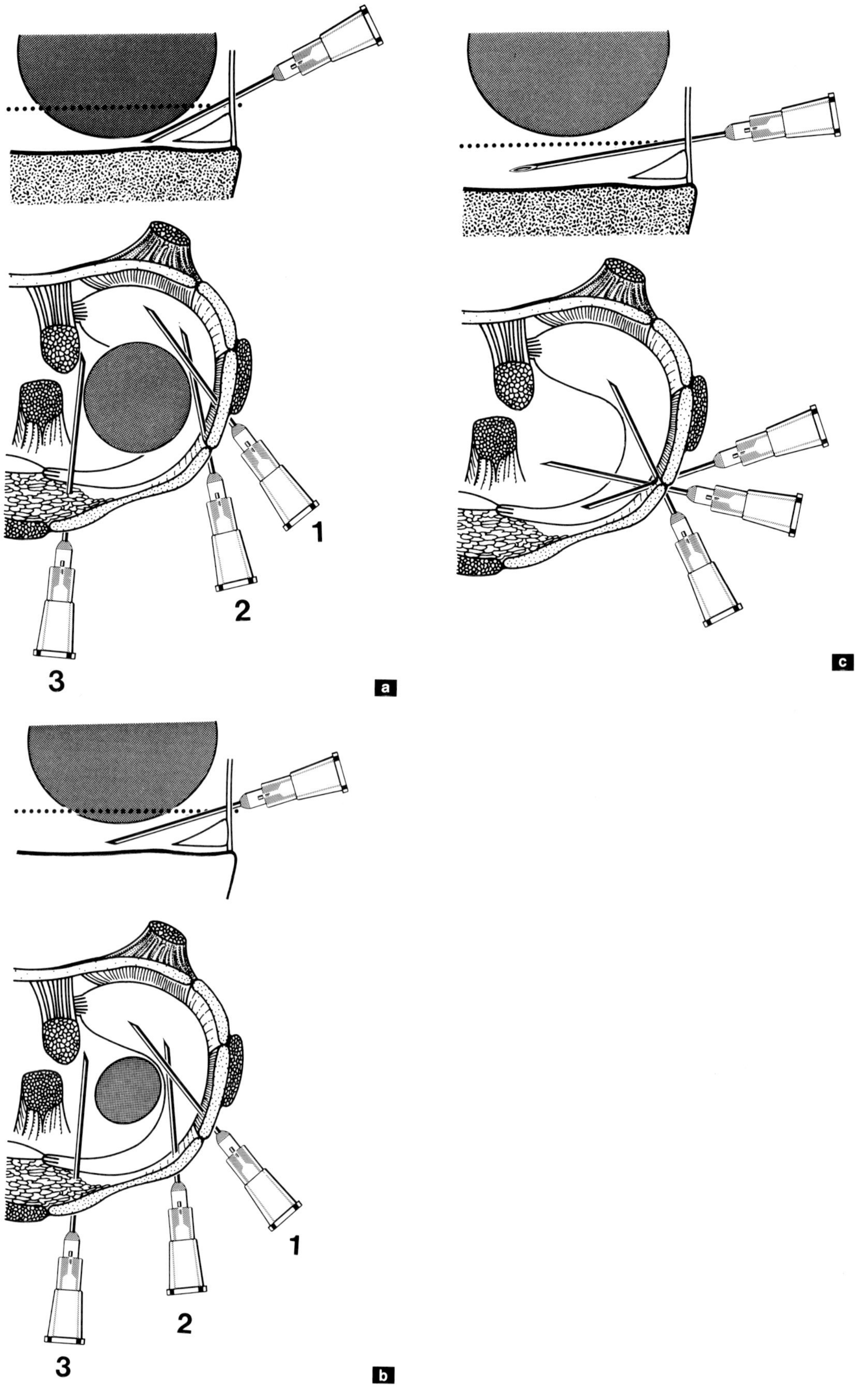

6-21

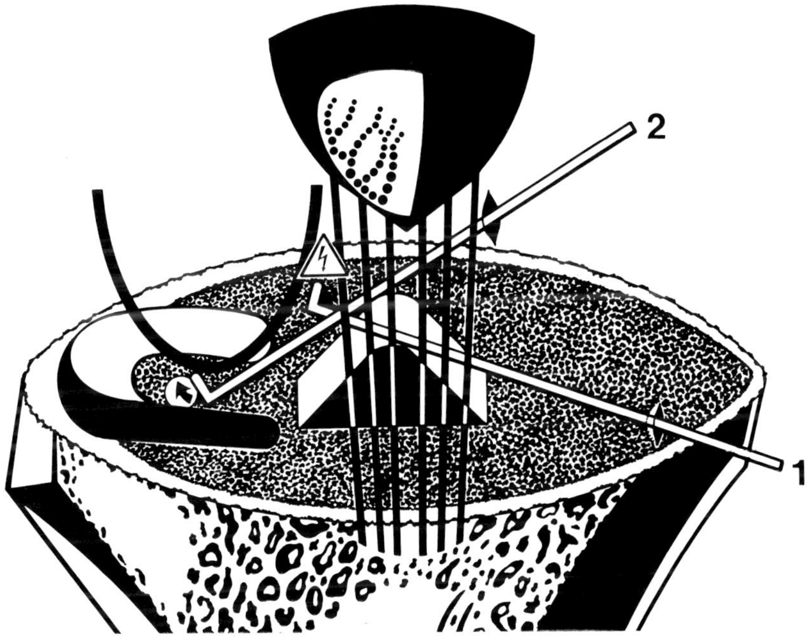

Abbildung 6-20 (S. 94):
Positionierung des suprameniskealen Zugangsweges in Abhängigkeit von der Aufklappung des medialen Gelenkspaltes.
a) Geringe Aufklappung bei straffer Bandführung: In der suprameniskealen Ebene (gepunktete Linie, oben) behindert der mediale Femurkondylus. Der Zugang erfolgt unmittelbar ventral des medialen Seitenbandes (1). Beim ventraler gelegenen Zugang wird die Kanüle vom Femurkondylus abgelenkt, die dorsalen Meniskusanteile sind nicht erreichbar (2). Der direkte Zugang zum Innenmeniskushinterhorn befindet sich medial des Lig. patellae in Höhe des hohen anterolateralen Arthroskopzuganges (3, s. Abschn. 6.2.2).
b) Normale Aufklappung:
Nur noch ein geringer Teil des medialen Femurkondylus liegt in der Eingangsebene (gepunktete Linie, oben). Die dorsalen Meniskusanteile sind über einen ventral des medialen Seitenbandes angelegten Zugang erreichbar (1). Wird der Zugang sehr weit anteromedial angelegt, drängt der Femurkondylus die Kanüle ab (2). Auch hierbei bietet der neben dem Lig. patellae positionierte Zugang den direkten Weg zum Hinterhorn (3).
c) Deutliche Aufklappung bei Hyperlaxizität oder medialer Kapselbandläsion:
Da der Femurkondylus nicht in der Ebene des Zuganges liegt (gepunktete Linie, oben), behindert er nicht. Die Wahl des Zugangsweges ist einfach. Von jedem suprameniskealen Punkt aus sind sämtliche Meniskusanteile zu erreichen.

Abbildung 6-21 (oben):
Schanzeneffekt.
Über einen suprameniskealen medialen Instrumentenzugang ist der laterale Gelenkanteil nicht immer erreichbar (1). Der Tasthaken wird oft vom „schanzenartigen“ Tuberculum intercondylare mediale gegen den lateralen Femurkondylus gelenkt. Erst durch den hohen medialen, direkt neben dem Lig. patellae angelegten Zugang ist die ungehinderte Palpation und Bearbeitung im lateralen Gelenkanteil möglich (2).

Eine großlumige Spülkanüle kann durch einen suprapatellaren Zugangsweg eingeführt werden. Der M. vastus medialis obliquus ist unbedingt zu schonen, daher bevorzugen wir den Zugang im Sehnenbereich des M. vastus medialis obliquus (s. Abschn. 3.5) (Abb. 3-28) oder besser einen suprapatellar-lateralen Zugang.

6.2.5
Dorsale Zugangswege

Ein dorsomedialer Instrumentenzugang wird benötigt, um freie Gelenkkörper zu lokalisieren oder eine in den dorsomedialen Rezessus hochgeschlagene Meniskuszunge zu erkennen. Das hintere Kreuzband ist dann direkt zu beurteilen, wenn eine zweite Trokarhülse unter Sicht über

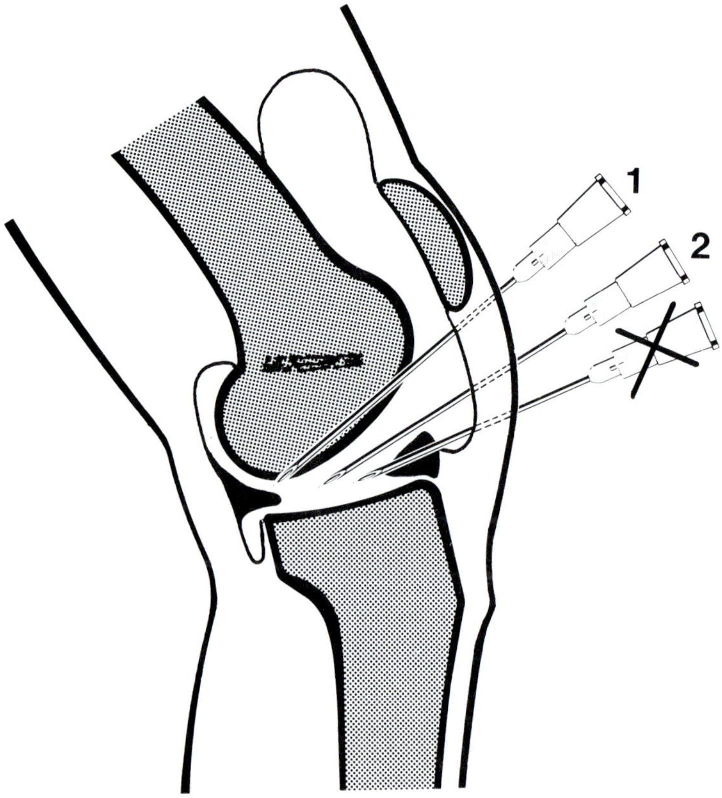

Abbildung 6-22:
Hoher medialer paraligamentärer Zugang direkt zum Innenmeniskushinterhorn. Der optimale Zugang für das Hinterhorn ist der hohe mediale Zugang (1). Bei deutlich aufklappbaren Gelenken ist das Hinterhorn auch über den suprameniskealen Zugang erreichbar (2). Ein Durchstechen und Schlitzen des Meniskusvorderhornes sollte vermieden werden (X).

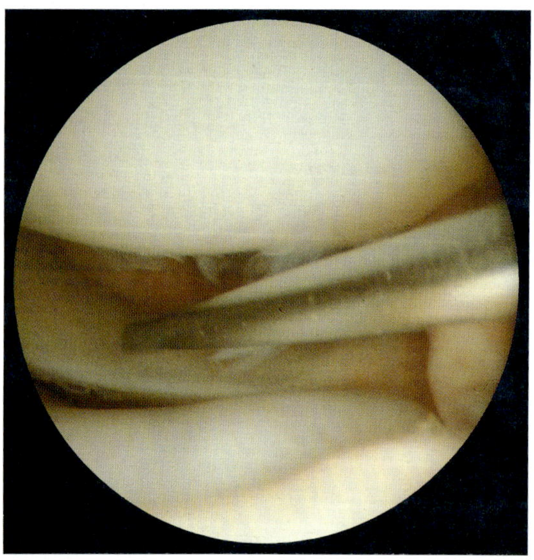

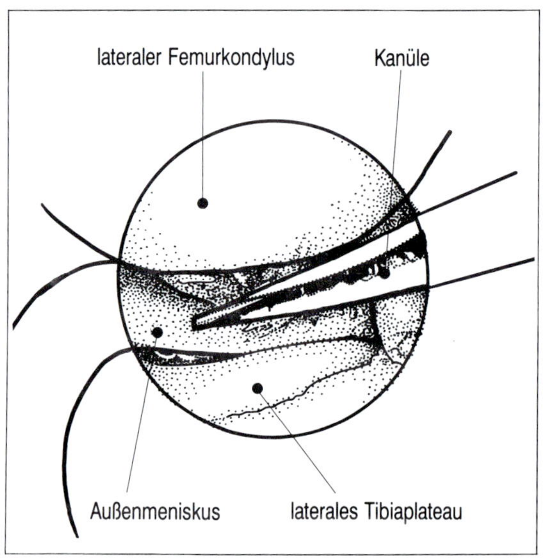

Abbildung 6-23:
Erreichen des Außenmeniskus in Vierer-Position des Beines mit der Kanüle zur Anlage des hohen medialen paraligamentären Zuganges.

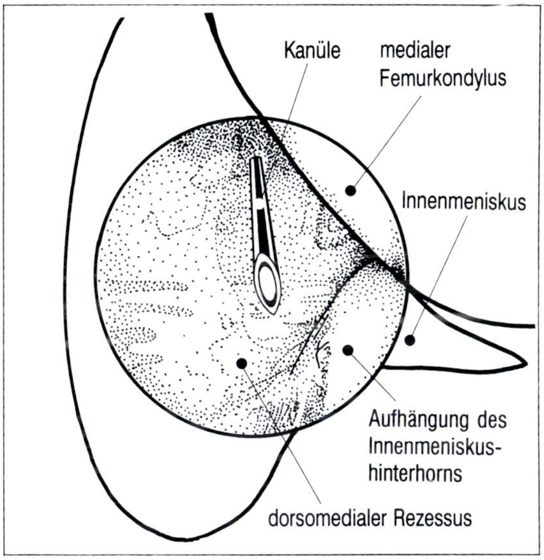

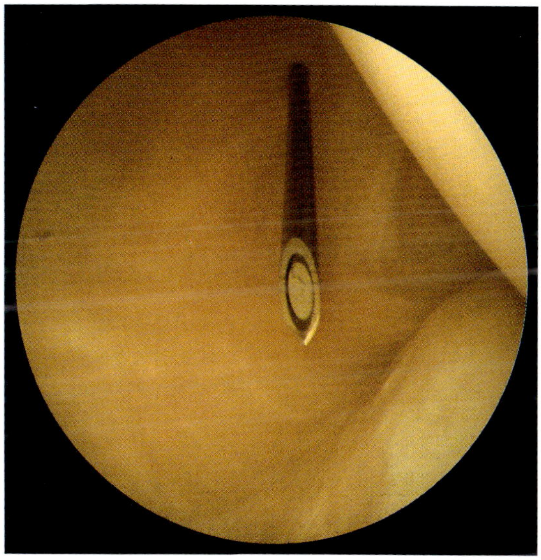

Abbildung 6-24:
Anlage des dorsomedialen Zuganges mit der Kanülentechnik. Punktion des dorsomedialen Rezessus.

einen dorsomedialen Zugang positioniert und die Optik in die dorsomedial eingeführte Trokarhülse umgesteckt wird.

Zur Anlage des dorsomedialen Zuganges unter Sicht wird zuerst der dorsomediale Rezessus mit dem von hoch anterolateral eingeführten und zwischen dem medialen Femurkondylus und dem vorderen Kreuzband hindurch geschobenen Arthroskop eingestellt. Der Kanal zur Passage der Area intercondylaris kann gut erkannt werden. Schiebt man das Arthroskop bei 45° bis 60° gebeugtem Knie sehr vorsichtig unter leichten rotierenden Bewegungen nach dorsal, gelangt man nach einem kurzfristigen „Yellow-out" in ein überraschend großes Cavum, den dorsomedialen Rezessus. Das Lichtkabel steht bei 8 Uhr (linkes Knie 4 Uhr). Die Blickrichtung ist somit zur dorsomedialen Kapsel hin eingestellt (s. Abschn. 7).

Das Knie wird auf 90° gebeugt, damit der dorsomediale Zugang oberhalb der Beugesehnen sowie der V. saphena magna und des N. saphenus angelegt werden kann. Die Flüssigkeitszufuhr ist angestellt, um den dorsomedialen Rezessus maximal aufzufüllen, was bei der in dieser Stellung entspannten dorsalen Kapsel leicht gelingt.

Auch der dorsomediale Zugang wird mit der Kanülentechnik angelegt (Abb. 6-24). Durch ihn können ein Tasthaken, ein Operationsinstrument, aber auch eine zweite Trokarhülse mit stumpfem Trokar unter Sicht eingeführt werden. Es gelingt so eine ausgezeichnete Beurteilung des dorsomedialen Rezessus und der dorsalen Aufhängung des Innenmeniskus.

Mit einer sachgerechten Technik bei der Anlage dieses Zuganges ist eine Verletzung des in der Fossa poplitea verlaufenden Gefäß-Nerven-Bündels nahezu ausgeschlossen. Bei der Punktion des dorsomedialen Rezessus mit der Kanüle besteht die Gefahr, mit ihr an der derben dorsalen Kapsel nach dorsal abzugleiten. Man sollte daher sowohl Kanüle und Messer als auch die Instrumente oder die Trokarhülse rechtwinkelig zur Hautoberfläche einführen. Instrumente, die am Kapseleintritt vorbei und nach dorsal gleiten, führen zu einer arthroskopisch sichtbaren Vorwölbung der dorsalen Kapsel.

Der dorsomediale Zugang sollte wegen seiner schwierigen Anlage dem Erfahrenen vorbehalten bleiben. Er ist notwendig bei arthroskopischen Operationen mit Synovektomie der hinteren Gelenkanteile.

Gerade im dorsomedialen Bereich sind die kulissenartigen Verschiebungen der Weichteile gegeneinander sehr ausgeprägt. Gleichzeitig müssen die Instrumente nach Passage der Hautinzision einen langen Weg im Subkutangewebe zurücklegen. Daher ist die Kapselinzision oft erst nach einigem Probieren zu passieren, um das Instrument in den dorsomedialen Gelenkanteil einzuführen. Bei Operationen über den dorsomedialen Zugang ist aus diesen Gründen die Verwendung einer Instrumentenschleuse mit Sperrventil, durch das die Operationsinstrumente gefahrlos ein- und ausgeführt werden können, zu empfehlen. Das ständige Neueinführen der Instrumente ohne Führung ist nicht nur schwierig und zeitaufwendig, sondern auch traumatisierend.

Der posterolaterale Zugang muß wegen der topographischen Nähe zum N. peronaeus bei stark gebeugtem Knie (ca. 110°) angelegt werden. Nach Umlagerung in die Vierer-Position wird das Arthroskop über das Außenmeniskushinterhorn weiter nach dorsal in den dorsolateralen Rezessus geschoben, der bei entsprechender Einstellung des Lichtkabels (Lichtkabelstellung 5 Uhr, linkes Knie 7 Uhr) ausreichend inspizierbar ist. Die Anlage des dorsolateralen Zuganges bleibt Ausnahmefällen – arthroskopische Synovektomie, Naht des Außenmeniskushinterhornes – vorbehalten. Für die Naht des Außenmeniskushinterhornes empfiehlt sich anstelle des dorsalen Zugangs eher die All-inside-Technik (s. Kap. 18.4.3). Bei dieser Technik wird der risikoreichere posterolaterale Instrumentenzugang nicht benötigt.

6.2.6
Schwierigkeiten am Instrumentenzugang

Kann der Tasthaken oder ein Operationsinstrument nach Anlage des Instrumentenzuganges nur schwer oder überhaupt nicht mehr eingeführt werden, sind hierfür verschiedene Ursachen möglich.

- Zu klein angelegter Zugang:
  Der Zugang, insbesondere die Kapsel, wird noch einmal mit dem Messer geschlitzt. Das Messer muß aus der gleichen Richtung wie bei der ersten Anlage eingesetzt werden. Die erneute Kapselschlitzung erfolgt unter arthroskopischer Kontrolle, damit nicht zwei nebeneinanderliegende Kapselperforationen entstehen, sondern die erste Kapselinzision erweitert wird.
- Veränderte Gelenkstellung:
  Jede Veränderung der Gelenkposition führt zu kulissenartiger Verschiebung von Kapsel, Subkutangewebe und Haut. Hautschnitt, Perforation des Subkutangewebes und Kapselschlitz liegen nicht mehr in einer Richtung, sondern sind gegeneinander versetzt. Man muß das Knie dann in die Gelenkstellung zurücklagern, in welcher der Instrumentenzugang angelegt wurde. Daher sollte jeder Instrumentenzugang genau in der Gelenkstellung angelegt werden, in der nachher auch die arthroskopische Operation erfolgt ist. Ist z. B. eine Bearbeitung des Innenmeniskushinterhornes notwendig, empfiehlt es sich, den Instrumentenzugang auch in leichter Beugung anzulegen.
  Generell ist festzustellen, daß bei einer großen Distanz zwischen Haut und Kapsel (z. B. bei Adipositas) eher mit einer kulissenartigen Verschiebung gerechnet werden muß. Besonders trifft dieses auf den dorsomedialen Zugang zu.
- Sichtbehinderung:
  Hypertrophien der Synovialmembran oder Osteophyten erschweren manchmal die arthroskopische Einstellung der perkutan eingestochenen Kanüle und das Einführen der Instrumente.

6.3 Wechsel von Arthroskop- und Instrumentenzugang

Bei einigen Operationen ist ein Wechsel von Arthroskop- und Instrumentenzugang notwendig, um das Gelenk von medial inspizieren und gleichzeitig das Operationsinstrument lateral einführen zu können. Ein typisches Beispiel ist die Spaltung des lateralen Retinakulums (Lateral release). Hierbei werden die arthroskopische Optik durch den medialen Instrumentenzugang eingeführt und das laterale Retinakulum auf dem Monitor dargestellt. Durch den anterolateralen Arthroskopzugang wird das Schneideinstrument, z.B. das HF-Messer, eingeführt.

Der Wechsel von Arthroskop- und Instrumentenzugang sollte möglichst atraumatisch und zeitsparend ohne erneute synoviale Perforation ablaufen. Dieses ist um so wichtiger bei Operationen, während denen ein mehrmaliger Wechsel von Arthroskop- und Instrumentenzugang notwendig ist (z.B.komplette Synovektomie).

Für den schonenden Wechsel empfiehlt sich unbedingt die Verwendung eines Wechselstabes. Dieser wird zunächst wie ein normales Operationsinstrument durch den Instrumentenzugang eingeführt, bis er auf dem Monitorbild erscheint. Im nächsten Schritt werden Arthroskop und Trokarhülse aus dem Gelenk entfernt, nachdem die Spülflüssigkeitszufuhr abgestellt ist. Der Wechselstab verbleibt intraartikulär. Über diesen wird dann zunächst die Trokarhülse ohne Optik in das Gelenk eingeschoben. Der Gelenkraum wird mit dieser Technik schnell und ohne neue Synoviaperforation erreicht. Ist die Hautinzision des primären Instrumentenzugangs zu sparsam angelegt worden, empfiehlt es sich, diesen vorsichtig mit dem feinen Skalpell nachzuinzidieren. Am Zurückfließen der Spülflüssigkeit über die Trokarhülse erkennt man, daß der Innenraum erreicht ist. Abschließend werden der Wechselstab entfernt und die Optik eingesetzt.

Eine ähnliche Technik empfiehlt sich auch zur Anlage des dorsomedialen Zugangs, wie er z.B. zur Naht einer Rampenläsion mit der Allinside-Technik notwendig ist. Nach Plazierung des dorsomedialen Zugangs (s. Abschn. 6.2.5) kann anstelle des Operationsinstrumentes auch ein Wechselstab eingeführt werden, über den dann ggf. eine Arbeitskanüle oder eine zweite Trokarhülse im intraartikulären Gelenkraum plaziert wird. Über diese kann dann das Operationsinstrument bzw. die Optik eingeführt werden, um z. B. den Innenmeniskus oder das hintere Kreuzband von dorsal genauer zu inspizieren.

7
Grundprinzipien der Arthroskopie

Das Geheimnis der erfolgreichen Arthroskopie liegt in erster Linie in der Beachtung der physikalischen, von der verwendeten arthroskopischen Optik vorgegebenen Gesetzmäßigkeiten und deren Anwendung auf den gekammerten Raum Kniegelenk. Ziel ist dabei, mit wenig Aufwand, möglichst rationell und ohne unnütze Arthroskopbewegungen den gesamten Gelenkraum zu inspizieren. Jede Arthroskopbewegung, mit der kein optischer Gewinn erzielt wird, ist ein zusätzliches, aber vermeidbares Risiko, den Knorpel zu verletzen.

Der Untersucher hat die Möglichkeit, das Arthroskop und/oder das Kniegelenk zu bewegen, um die verschiedenen Gelenkanteile im Blickfeld der Optik einzustellen. Der Untersucher selbst wie auch andere Personen, die das Geschehen auf dem Monitor mitverfolgen, sollten das Gefühl haben, als ginge man im Gelenk spazieren (Abb. 7-1). Erst mit ausreichender Routine und Erfahrung kann beim Untersucher durch eine ruhige und geordnete Arthroskopführung dieses „Spazierengehen-Gefühl" entstehen. Beim Unerfahrenen wirken die Arthroskopbewegungen abgehackt und unkoordiniert.

Erst der koordinierte und abgestimmte Ablauf von Kniegelenks- und Arthroskopbewegungen ermöglicht einen harmonischen Arthroskopieablauf. Das Verständnis hierzu ergibt sich aus der Analyse der einzelnen Bewegungskomponenten.

7.1
Arthroskopbewegungen

Die Faktoren, welche die freie Bewegung des Arthroskopes be- oder verhindern, sind einerseits die knöchernen, chondralen und ligamentären Strukturen, andererseits der vom Untersucher gewählte Arthroskopzugang. Da schon leichte Knorpelkontakte zu beträchtlichen Abschürfungen und Kontusionen führen können, der Knorpel gleichzeitig aber nur minimal regenerationsfähig ist, sollte jeder unnötige Arthroskop-Knorpel-Kontakt unbedingt vermieden werden.

Auf die Lage der intraartikulären Strukturen kann der Untersucher naturgemäß keinen direkten Einfluß nehmen. Der Arthroskopzugang wird dagegen allein vom Untersucher festgelegt. Daher ist das sichere Positionieren dieses Zuganges von essentieller Bedeutung für den reibungslosen Ablauf der Arthroskopie.

Die arthroskopische Optik kann, ist der Arthroskopzugang einmal angelegt, im Kniegelenk auf drei verschiedene Weisen bewegt werden:

— **Vorschieben und Zurückziehen**
— **Schwenken nach medial, lateral, oben oder unten**
— **Rotation.**

7.1.1
Vorschieben und Zurückziehen

Bewegungen parallel zur Schaftachse der Optik – Vorschieben und Zurückziehen – verändern die Größe des Blickfeldes. Beim Vorschieben des Arthroskopes wird der Bildausschnitt kleiner, beim Zurückziehen größer (Abb. 7-2). Man sollte primär bemüht sein, den Abstand zwischen Optikspitze und Zielstruktur (z. B. medialem Meniskus) möglichst groß zu halten, um eine ausreichende Übersicht zu erlangen (Abb. 7-3 und 7-4). Sind Einzelheiten nicht gut erkennbar, wird das Arthroskop wieder vorgeschoben.

Beim Vorschieben und Zurückziehen

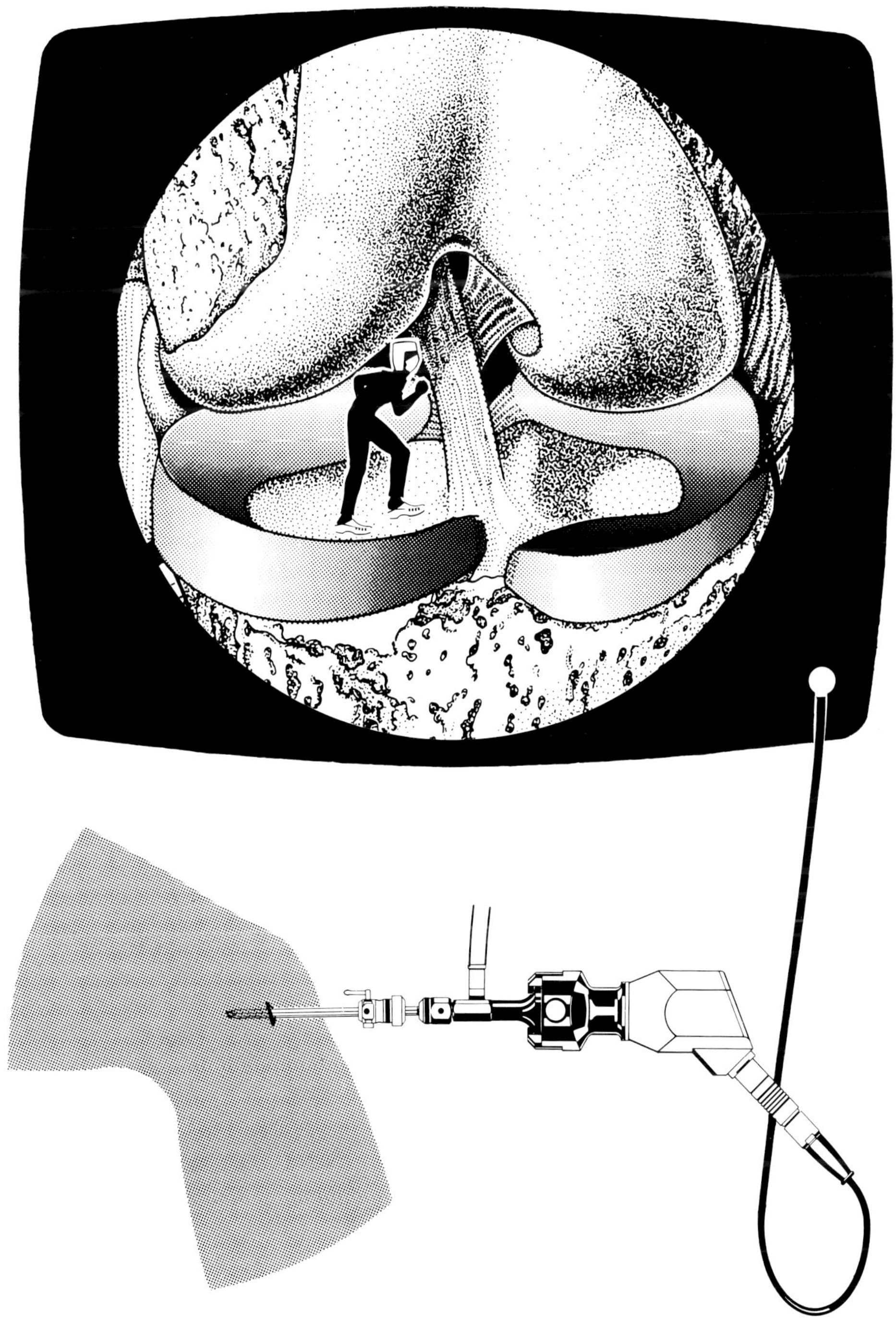

Abbildung 7-1:
Vorstellung des Untersuchers, als spaziere er durch das Gelenk (modifiziert nach JOHNSON 1986).

wird das Arthroskop gleichzeitig vorsichtig und langsam rotiert. Ein direktes kräftiges Vorschieben oder Zurückziehen führt zu „Zentimeterbewegungen". Diese äußern sich im plötzlichen Verlassen des intraartikulären Gelenkraumes oder im brüsken Knorpel-Arthroskop-Kontakt. Das Verlassen des Gelenkraumes führt bei angestelltem Zulauf zum Auffüllen des Subkutangewebes mit Spülflüssigkeit, der erneute Zugang ist erschwert. Der heftige Arthroskop-Knorpel-Kontakt kann tiefgreifende Knorpelläsionen und/oder Beschädigungen der Optik verursachen.

Liegt das Arthroskop unmittelbar dem Knorpel oder der Kapselwand an, erscheint auf dem Monitor nur ein homogenes gelblich-weißes Bild (Yellow-out, s. Abschn. 11.2). In dieser Situation reicht es meist, das Arthroskop etwas zurückzuziehen und zu rotieren, um eine ausreichende Übersicht und damit auch die Orientierung wiederzugewinnen (Lichtkabelstellung beachten!).

7.1.2 Schwenken

Das Arthroskop kann nach oben, unten, rechts oder links geschwenkt werden, wobei der Zugangsweg den Angelpunkt (Drehpunkt) vorgibt (Abb. 7-5). Man muß beachten, daß sich der intraartikuläre Teil der Optik genau entgegengesetzt bewegt wie der extraartikuläre Anteil. Dabei legen wir fest, daß die intraartikuläre Bewegung für die Bezeichnung des Schwenkvorganges maßgebend ist. Schwenkt man das Arthroskop nach oben, bewegt sich der intraartikuläre Arthroskopteil nach oben, der extraartikuläre nach unten. Schwenkt man das Arthroskop nach medial, wandert entsprechend der extraartikuläre Anteil nach lateral.

Abrupte und schnelle Bewegungen sind beim Schwenkvorgang zu vermeiden. Die intraartikulären Strukturen sollten hierbei im Blickfeld eingestellt bleiben, damit man das Gefühl bekommt, den Gelenkraum optisch abzufahren. Steht man plötzlich vor einer gelben oder weißen Wand, hilft das Zurückziehen des Arthroskopes und/oder die Änderung der Lichtkabelstellung.

Je weiter das Arthroskop intraartikulär eingeführt ist, um so schwieriger wird der Schwenkvorgang, da der lange Arthroskopanteil leichter mit dem Gelenkknorpel in Kontakt gerät. Ist das Arthroskop nur wenige Zentimeter tief eingeführt, besteht ein großer Abstand zwischen Optikspitze und Gelenkanteil. Die Übersicht ist wesentlich verbessert. Arthroskopbewegungen müssen immer vorsichtig und langsam durchgeführt werden, da schon Millimeterbewegungen des Arthroskopes zu großen Änderungen des Blickfeldes führen.

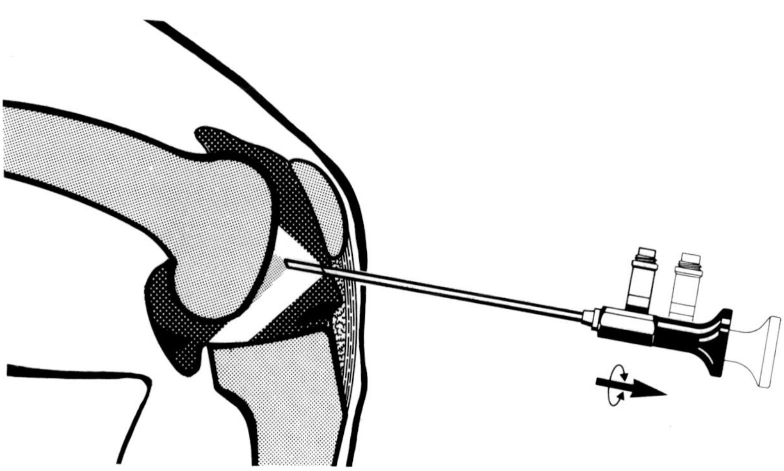

Abbildung 7-2: Vorschieben und Zurückziehen des Arthroskopes unter langsam rotierenden Bewegungen. Bei zurückgezogenem Arthroskop erhält man ein größeres Blickfeld.

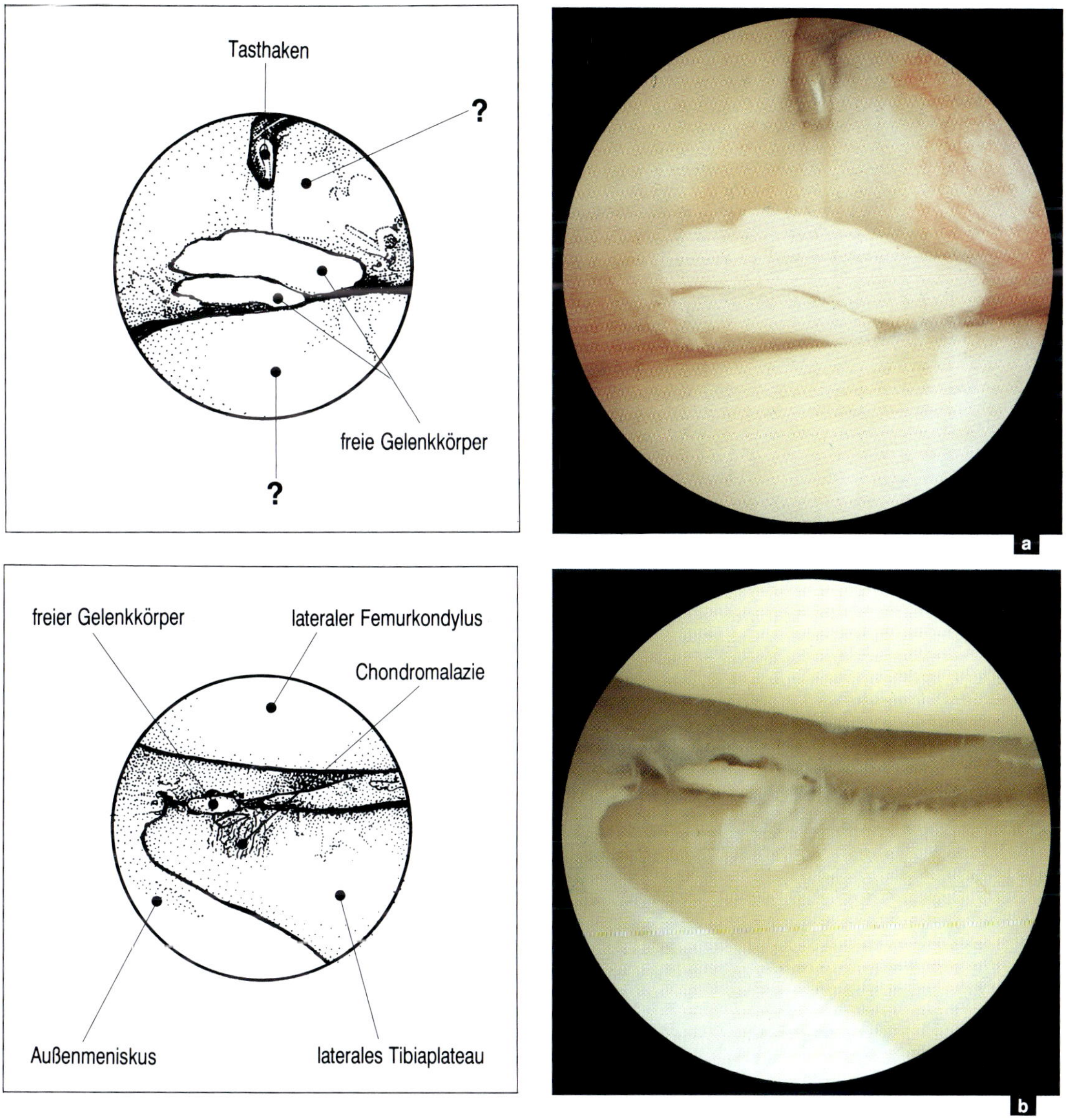

Abbildung 7-3:
Der kleine Abstand Optikspitze – Zielstruktur bietet keine Orientierung (**a**). Wo die beiden freien Knorpelstücke lokalisiert sind, ist nicht erkennbar. Nach Zurückziehen des Arthroskopes zeigt sich eine Übersicht über das laterale Gelenkkompartment. Die freien Knorpelteile liegen unter dem Außenmeniskus (**b**).

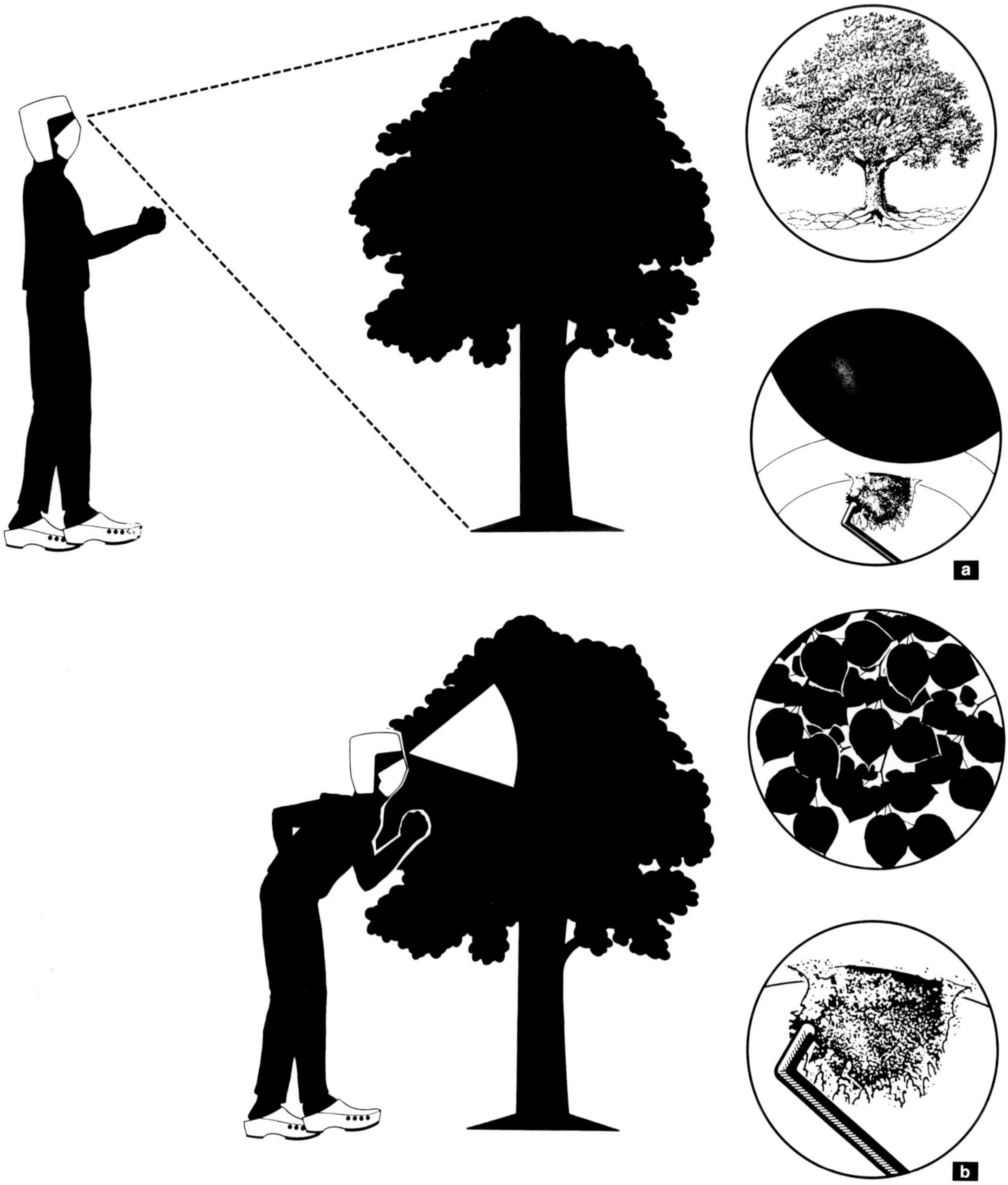

Abbildung 7-4:
Erst der ausreichende Abstand zwischen Arthroskop und Läsion ermöglicht eine gute Übersicht und komfortables Arbeiten (**a**). Wird der Abstand zu klein gewählt, sind Orientierung und Instrumentenführung wesentlich erschwert (**b**) (modifiziert nach JOHNSON 1986).

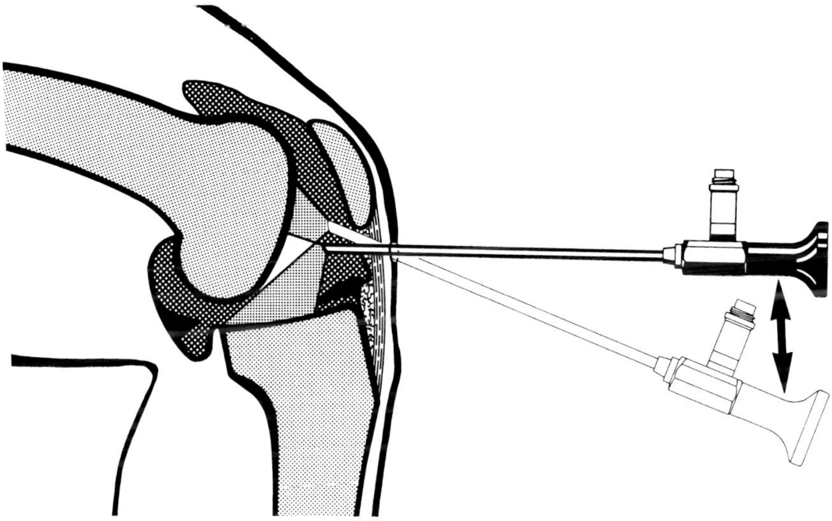

Abbildung 7-5:
Schwenkvorgang des Arthroskopes. Wird das Arthroskop nach unten geschwenkt, wandert das Blickfeld ebenfalls nach unten. Der extraartikuläre Arthroskopanteil muß dazu nach oben bewegt werden. Bei konstantem Abstand zwischen Zielstruktur und Optik verändert sich die Größe des Blickfeldes nicht.

Der große extraartikuläre Hebelarm ist zu beachten (Abb. 7-6). Er wird wesentlich vergrößert, wenn man eine Röhrenkamera verwendet und gleichzeitig das Arthroskop nicht an der Trokarhülse auf Höhe der Anschlußhähne anfaßt, sondern am Ende der Kamera. Durch den langen extraartikulären Hebel (= großes Drehmoment) wirken große Kräfte auf den kurzen intraartikulären Arthroskopanteil ein. Abrupte Bewegungen können zu Verbiegungen von Optik und Trokarhülse und/oder tiefgreifenden Knorpelläsionen führen (Abb. 7-7).

Daher kann nicht oft genug gefordert werden, das Arthroskop vorsichtig, langsam und wohldosiert im Gelenkraum zu bewegen. Plötzliche Widerstände oder Hindernisse beim Schwenkvorgang dürfen nicht mit Brachialgewalt überwunden werden. Vielmehr sollte das Arthroskop unter vorsichtigen, rotierenden Bewegungen etwas zurückgezogen werden, um das Gesichtsfeld zu vergrößern, das Hindernis zu erkennen und zu umgehen. Manchmal hilft eine Stellungsänderung des Kniegelenkes, z. B. eine Streckung, um dem Hindernis auszuweichen.

Ein zu langer Hebelarm läßt sich durch die richtige Arthroskopführung

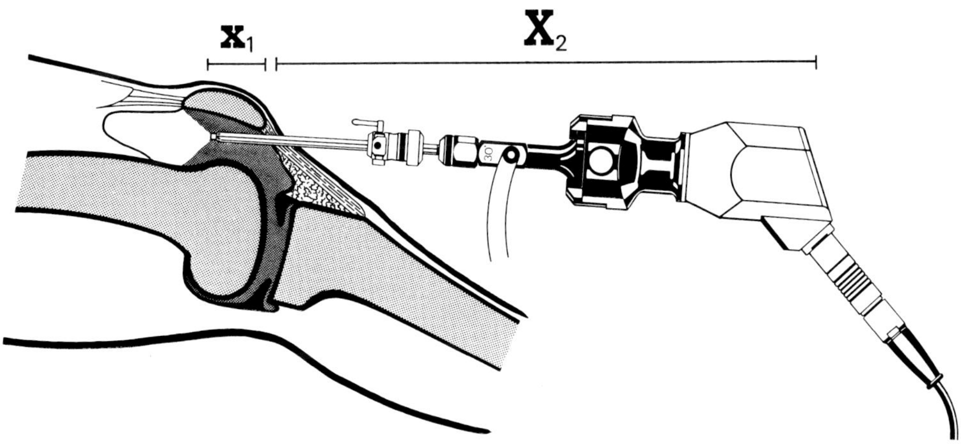

Abbildung 7-6:
Kurzer intra- (X_1) und langer extraartikulärer (X_2) Hebelarm bei der Videoarthroskopie, wenn der Untersucher das Arthroskop in Höhe der Videokamera faßt.

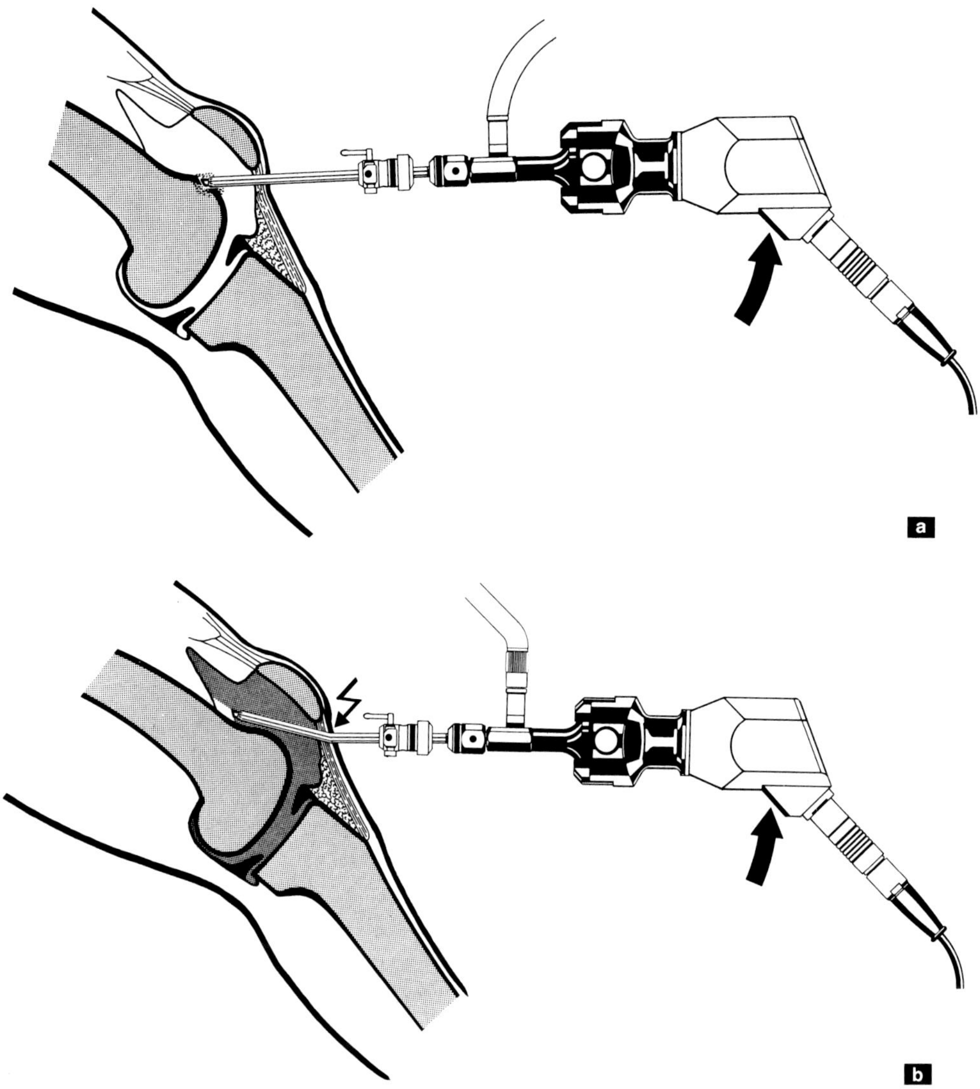

Abbildung 7-7:
Beim Führen des Arthroskopes in Kamerahöhe (Pfeil) können tiefgreifende Knorpelschädigungen (**a**) oder sogar ein Verbiegen von Optik und Trokarhülse (**b**) resultieren.

verhindern. Die führende Hand (Arthroskop-Hand) umfaßt die Trokarhülse in Höhe der Anschlußhähne (vgl. Abb. 3-3).

7.1.3 Rotation

Wie schon beschrieben, würde die Rotation einer 0°-Geradeaus-Optik zu keiner Änderung des Gesichtsfeldes führen, ähnlich einer Stabtaschenlampe, die man rechts- oder linksherum um ihre Achse drehen würde.

Mit einer 30°-Weitwinkeloptik ist dagegen durch Rotation eine wesentliche Erweiterung des überblickbaren Gelenkanteiles möglich (vgl. Abb. 3-12).

Die Optik wird in der Trokarhülse im Uhrzeigersinn oder diesem entgegen gedreht bzw. rotiert.

Das Blickfeld liegt immer auf der dem Austritt des Lichtkabels gegenüberliegenden Seite.

Das heißt, steht das Lichtkabel oben, blickt man nach unten, steht das Lichtkabel links, blickt man nach rechts.

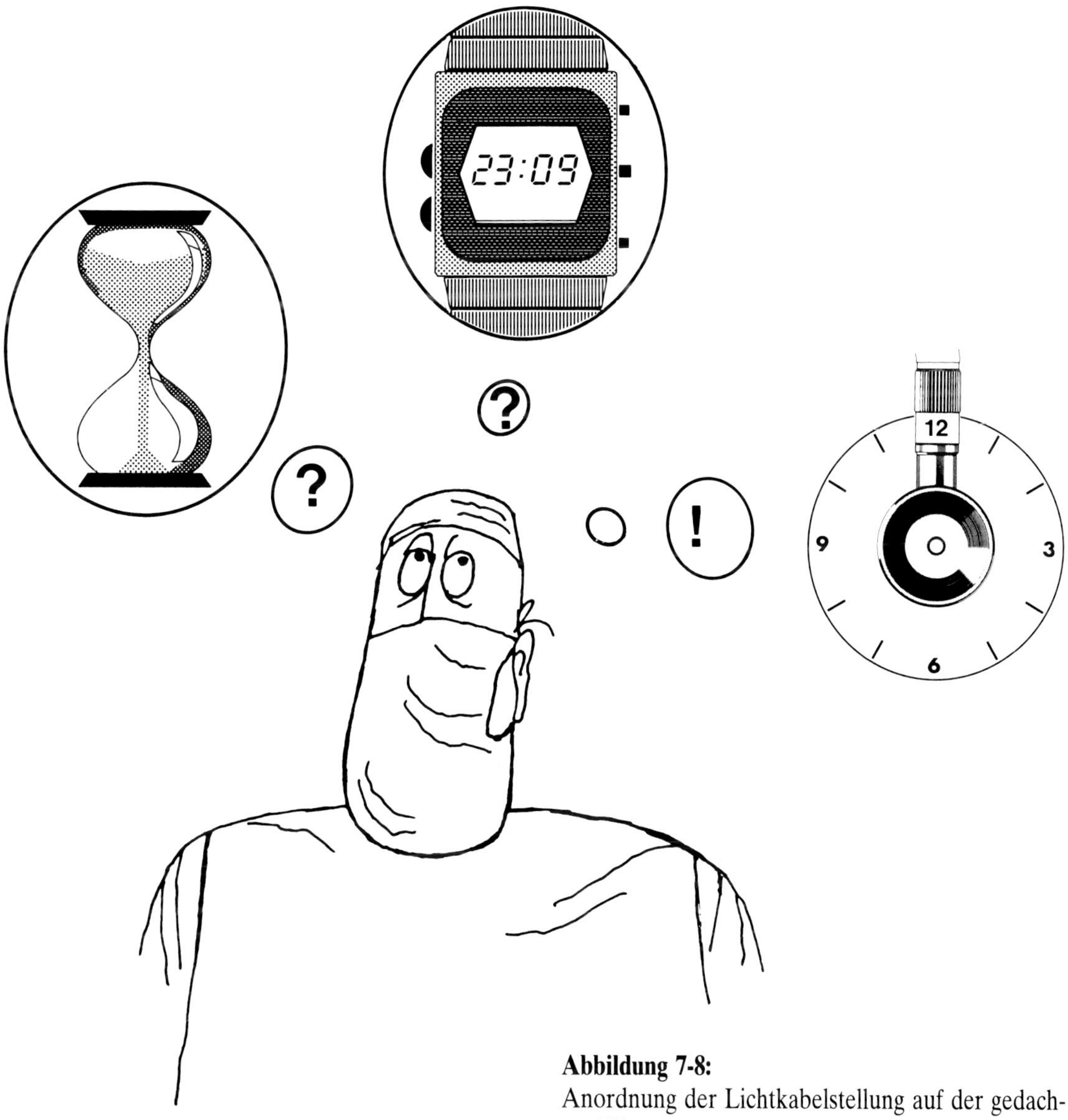

Abbildung 7-8:
Anordnung der Lichtkabelstellung auf der gedachten Uhr.

7.2 Stellung des Lichtkabels

Zur Vereinfachung und zum besseren gegenseitigen Verständnis projizieren wir „in Gedanken“ die Stellung des Anschlußes des Lichtkabels – kurz Lichtkabelstellung genannt – auf das Zifferblatt einer Uhr, die das Okular der Optik umgibt (Abb. 7-8). Hierbei steht die Ziffer 12 oben, unabhängig davon, in welche Richtung oder in welchem Gelenkanteil das Arthroskop eingestellt ist. Die Stellung des Lichtkabels kann daher mit „Das Lichtkabel steht bei 3 Uhr“ oder „Lichtkabelstellung 6 Uhr“ angegeben werden (Abb. 7-9).

Bei Verwendung der 30°-Weitwinkeloptik mit einem Blickfeld von 90° kann demnach genau der dem Lichtkabel gegenüberliegende Bereich eingesehen werden (Abb. 7-9). Da das Lichtkabel bei der Arthroskopie extraartikulär liegt, stellt seine Position auch die wichtigste Orientierungshilfe dar.

Die Lichtkabelstellung ist eine wichtige Orientierungshilfe!

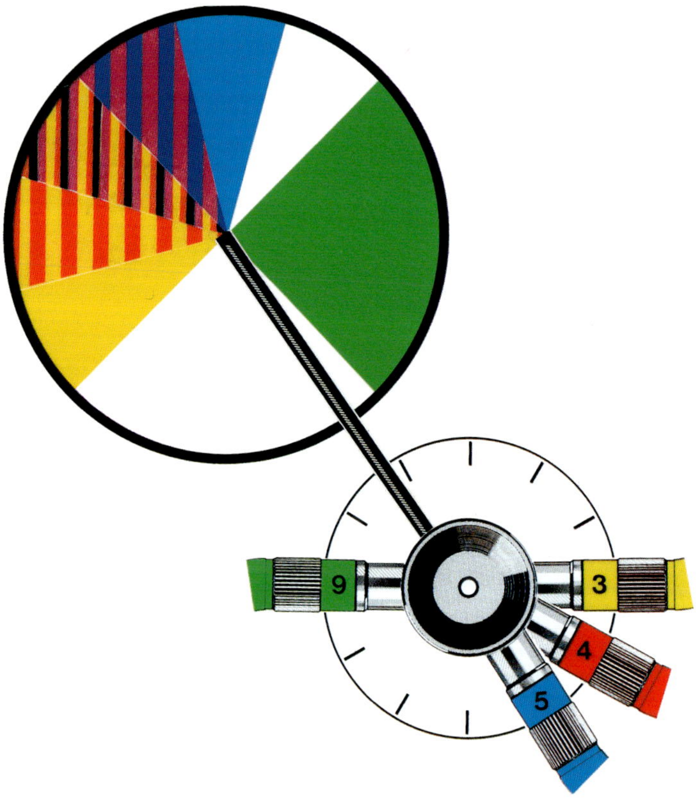

Abbildung 7-9:
Rotation des Lichtkabels. Lichtkabelstellung bei 3 Uhr. Im Blickfeld wird der Bereich von 7:30 bis 10:30 Uhr (gelb) eingesehen. Steht das Lichtkabel bei 4 Uhr, wird der Bereich zwischen 8:30 und 11:30 Uhr (rot), steht es bei 5 Uhr, wird der Bereich zwischen 9:30 und 12:30 (blau) eingesehen. Mit Hilfe der Lichtkabelstellung kann man leicht die genaue intraartikuläre Blickrichtung bestimmen.

Um das Prinzip der Grundbewegungen (Rotation, Schwenken, Vor- und Zurückziehen) zu verdeutlichen, stelle man sich vor, daß man sich mit der Arthroskopspitze in einem T-förmigen Schachtsystem genau am Treffpunkt von zwei Spalten befindet. Um die Spalten mit der 30°-Winkeloptik einsehen zu können, muß das Arthroskop gezielt eingestellt werden.

Der untere Teil des senkrechten Schachtes kann eingesehen werden, wenn das Blickfeld genau nach unten ausgerichtet ist, d. h. das Lichtkabel muß bei 12 Uhr stehen (Abb. 7-10a). Liegt man mit der Optik in Wandnähe und richtet das Blickfeld gleichzeitig gegen die Wand (Lichtkabelstellung 9 Uhr), ergibt sich ein wesentlich kleineres Blickfeld (Abb. 7-10b). Dieses wäre zu vergrößern, wenn man das Arthroskop in den horizontalen Schacht nach links schwenkt.

Wird das Lichtkabel bei 5 Uhr eingestellt, ermöglicht dies die Einsicht in einen Teil des oberen und des horizontalen Schachtes (Abb. 7-10c). Kein Schacht ist komplett einsehbar, dafür aber der Eingang in den horizontalen Schacht. Durch weitere Rotation des Lichtkabels auf 3 Uhr wird der horizontale Spalt einsehbar (Abb. 7-10d). Zur Inspektion des horizontalen Schachtes muß man mit der Optik in den Schacht hineinschwenken. Die optimale Darstellung des Einganges des horizontalen Schachtes ist nur mit der Lichtkabelstellung bei 3 Uhr möglich (Abb. 7-10d).

Will man den horizontalen Spalt inspizieren, muß die Optik genau auf Höhe des Spaltes positioniert werden. Schon kleine Abweichungen von dieser Einstellung führen, trotz richtiger Lichtkabelstellung bei 3 Uhr, zu einer wesentlichen Einschränkung des Blickfeldes (Abb. 7-10e). Der Spalteneingang wird nur unzureichend dargestellt.

Ist die Optik in Höhe des Spaltes mit Lichtkabelstellung 3 Uhr positioniert (Abb. 7-10d), schwenkt man mit der Optik in den horizontalen Spalt. Beim

Abbildung 7-10 (S. 109/110)**:** Inspektion eines Schachtsystems.
a) Inspektion des unteren Anteiles des senkrechten Schachtes mit Lichtkabelstellung 12 Uhr;
b) Sehr kleineres Blickfeld bei Lichtkabeleinstellung 9 Uhr. Der Blick ist gegen die Wand gerichtet;
c) Inspektion des oberen senkrechten und horizontalen Schachtes. Kein Schacht ist komplett einzusehen (Lichtkabelstellung 5 Uhr);

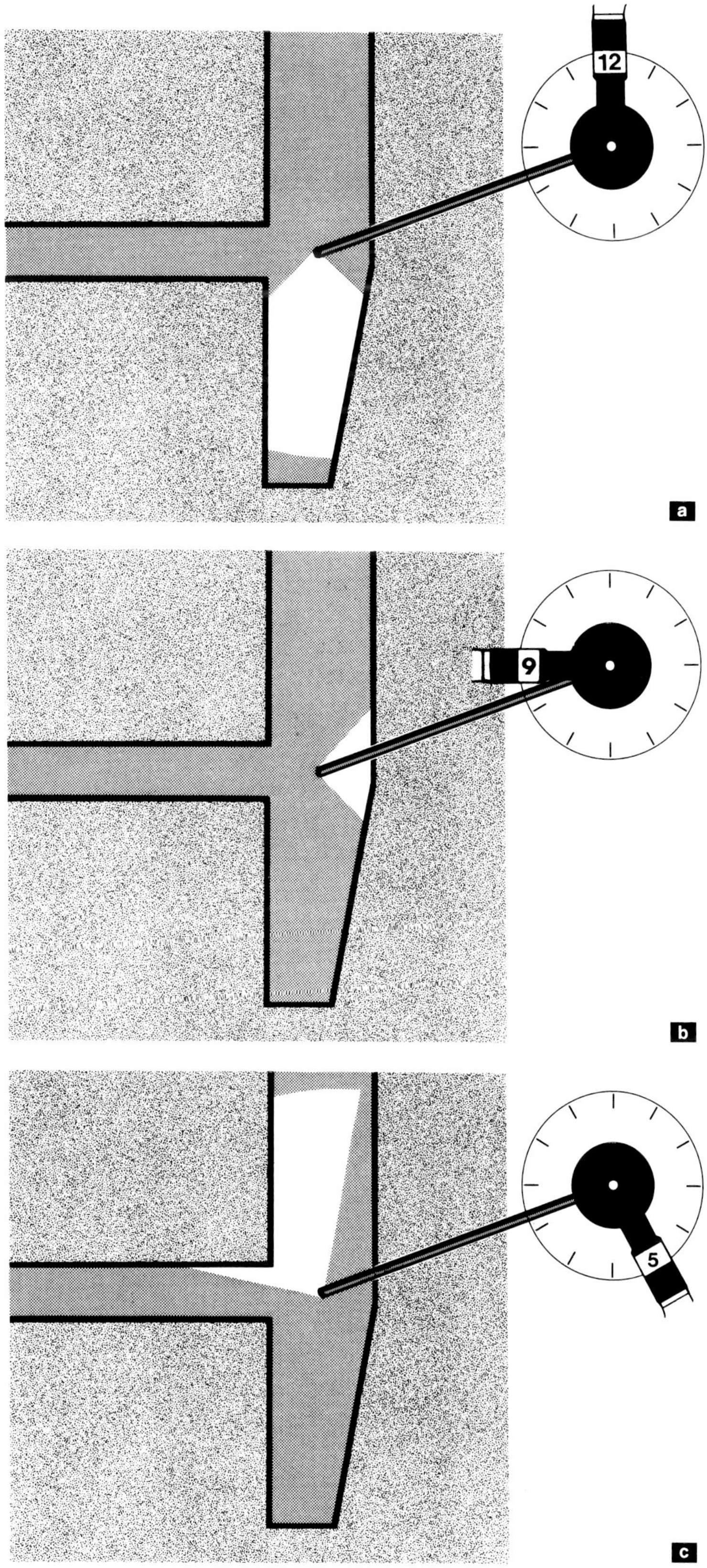

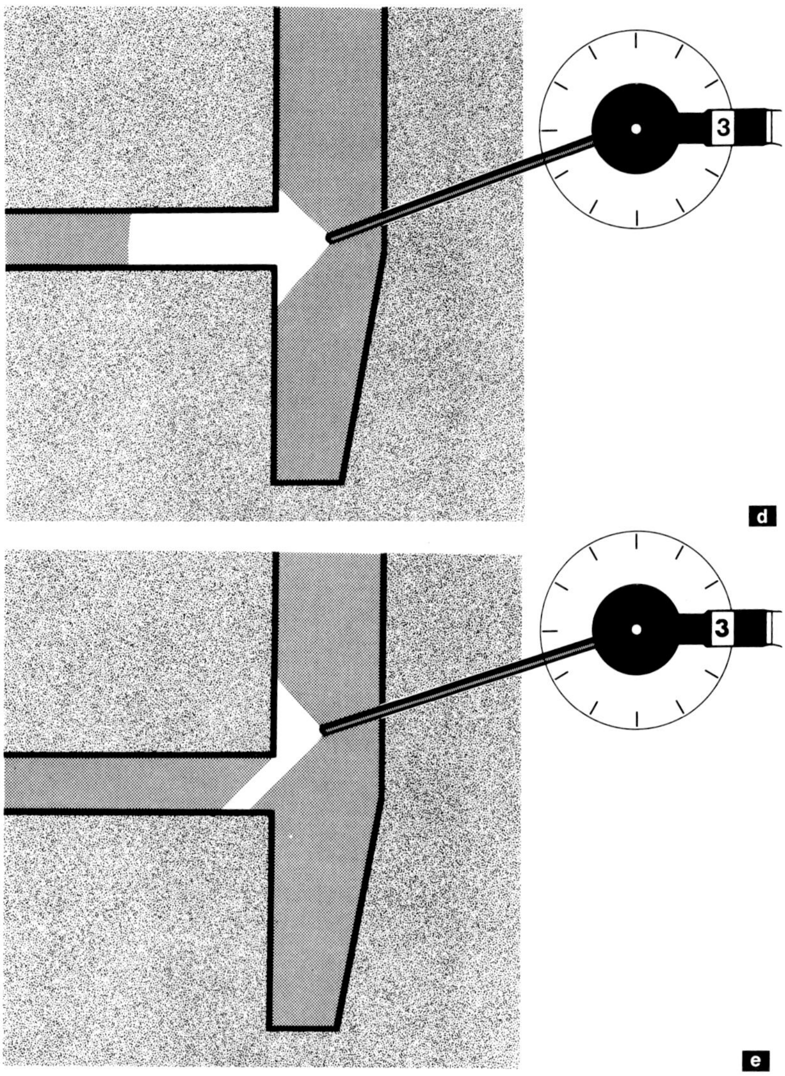

Abbildung 7-10 (Fortsetzung):
d) Der Eingang des horizontalen Schachtes wird bei der Lichtkabelstellung 3 Uhr inspiziert;
e) Steht die Optik trotz richtiger Lichtkabelstellung 3 Uhr nicht in Höhe des horizontalen Spaltes, ist dieser nur inkomplett einzusehen.

Schwenkvorgang kann es leicht passieren, daß die eingestellte Lichtkabelstellung verlorengeht. Schon kleine Abweichungen von der optimalen Position verkleinern deutlich das Blickfeld (Abb. 7-11a). Die Schachtbegrenzung wird direkt angeschaut. Bei der Arthroskopie würde sich ein gelb- weißliches homogenes Bild (Yellow-out) zeigen. Je enger der Spalt ist, um so mehr muß man bemüht sein, die optimale Lichtkabelstellung beizubehalten. Erst nach Rotation des Lichtkabels in die „optimale" 3-Uhr-Stellung ist der weitere Spaltverlauf erkennbar (Abb. 7-11b).

Der kaudale Anteil des senkrecht verlaufenden Spaltes ist durch Schwenken des Arthroskops nach unten inspizierbar (Lichtkabelstellung 12 Uhr; Abb. 7-12).

Je schmaler der zu inspizierende Spalt ist, um so exakter müssen Lichtkabel und Arthroskop eingestellt werden.

Dieses theoretische Beispiel in einem geometrischen Schachtsystem kann auf die anatomischen Gegebenheiten im Kniegelenk übertragen werden. Will man in größere Schächte, im Knie entsprechend oberer, lateraler und medialer Rezessus, einblicken, empfiehlt sich die Einstellung des Lichtkabels genau parallel zur Schachtachse. Blickt man von oben in den lateralen Rezessus, sollte das Licht-

Abbildung 7-11:
Inspektion des horizontalen Spaltes.
a) Abweichungen von der optimalen Einstellposition (z. B. Lichtkabel bei 1 Uhr) führen zu einem winzigen Gesichtsfeld;
b) Erst bei optimaler Lichtkabelstellung (3 Uhr) kann der Spalt wieder eingesehen werden.

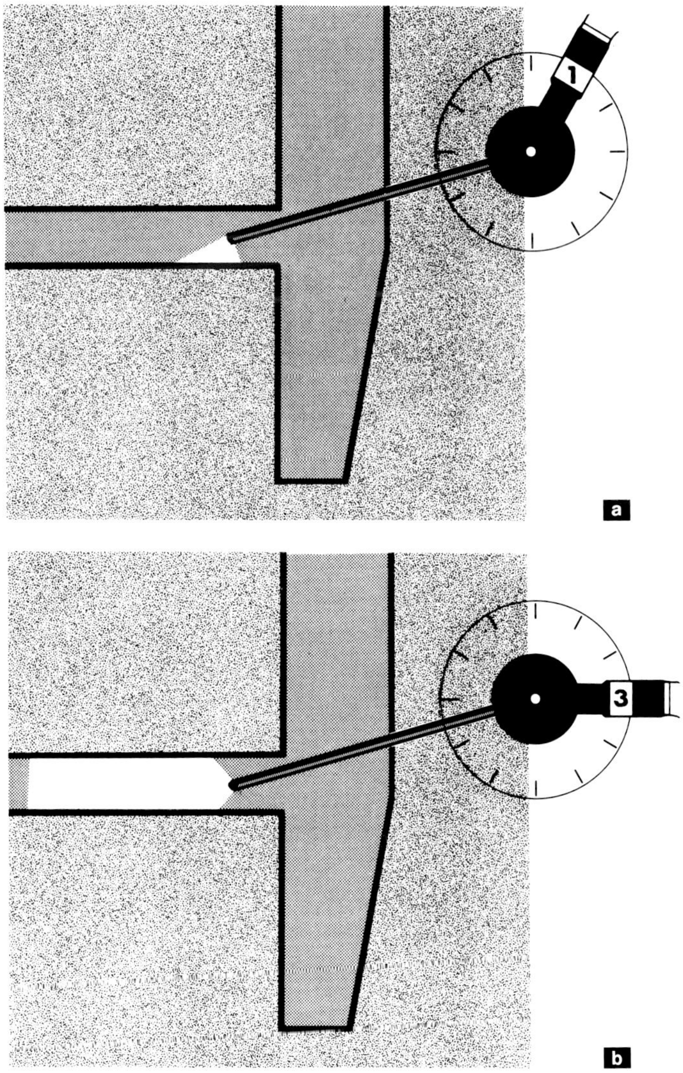

Abbildung 7-12:
Zur Inspektion des unteren Schachtanteils wird die Optik unter Beibehaltung der Lichtkabelstellung 12 Uhr nach unten geschwenkt.

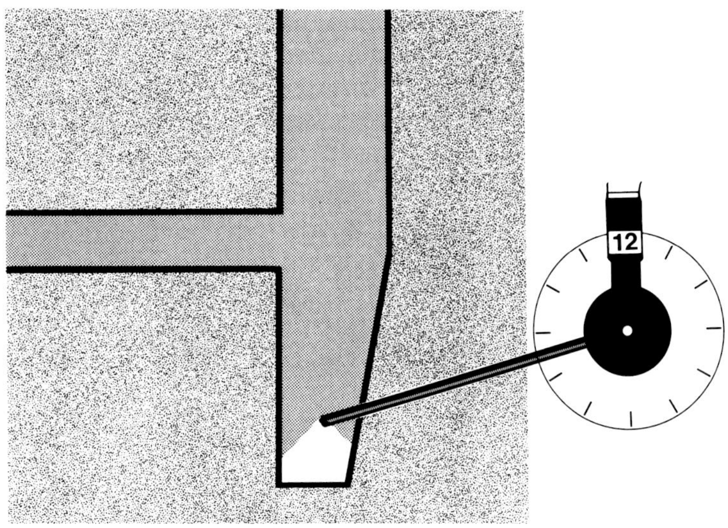

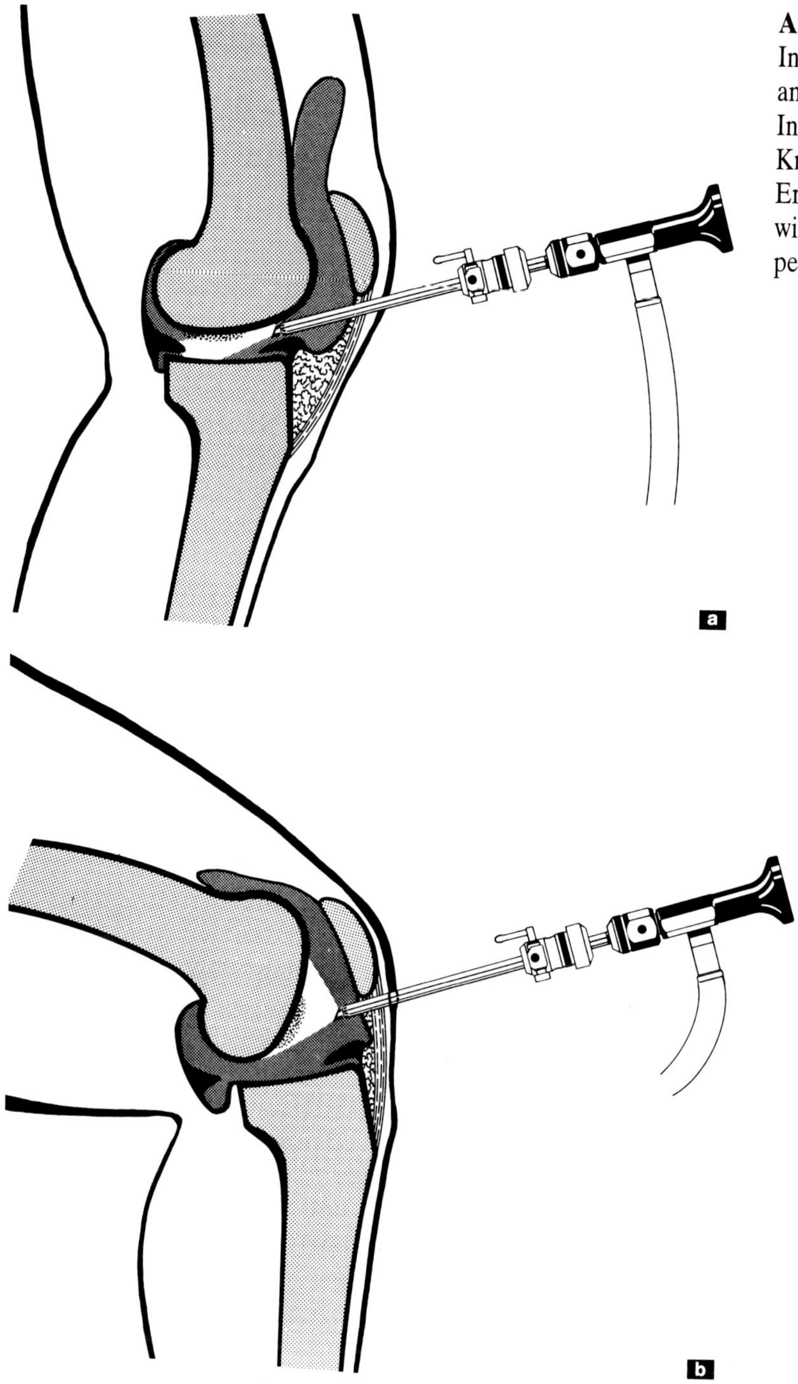

Abbildung 7-14:
Inspektion einer Knorpelläsion am Femurkondylus.
In Extension ist nur eine kleine Knorpelläsion erkennbar (**a**). Erst mit zunehmender Flexion wird die Ausdehnung des Knorpelschadens sichtbar (**b**).

Tibiaplateau bzw. den Meniskuszustand beurteilen zu können, ist die Aufweitung des Gelenkspaltes notwendig. Hierzu wird ein Valgus- oder Varusstreß ausgeübt. Es ist notwendig, daß der Oberschenkel sowohl nach lateral als auch nach medial abgestützt bzw. fixiert wird. Dies wird bei der Lagerung mit hängendem Unterschenkel durch den Beinhalter (s. Abschn. 4.2.2) gewährleistet.

Bei der Lagerung mit gestrecktem Bein dient die lateralseitig in Höhe des distalen Oberschenkeldrittels angebrachte Gegenstütze als Widerlager für die aufklappende Kraft. Eine abrupte massive Krafteinwirkung ist zu vermeiden, da sonst Verletzungen des Kapselbandapparates oder Femurfrakturen, insbesondere bei älteren Patienten, resultieren können. Auch die Überführung von partiellen in komplette Bandrupturen ist möglich. Bei der medialen Aufklappung zur Darstellung des medialen Gelenkspaltes reicht es oft schon aus, den Unterschenkel seitlich neben dem Tisch zu lagern. Die laterale Aufklappung des Gelenkspaltes wird durch Umlagerung in die Vierer-Position (s. Abschn. 8.8) erreicht.

Für die Einstellung des Innenmeniskushinterhornes sind mehrere Einstellparameter zu beachten. Unter leichter Beugung (maximal 10°), gleichzeitigem Val-

Abbildung 7-15:
Arthroskopischer Lachman-Test
Vorgeschichte: 27jähriger Patient, vor 2 Jahren Rotationstrauma beim Fußballspielen mit folgendem Hämarthros. Daraufhin Arthroskopie mit Nachweis einer proximalen Ruptur des vorderen Kreuzbandes, das mit transkondylären Nähten refixiert wurde. Jetzt seit 4 Monaten zunehmendes Instabilitätsgefühl. Lachman-Test positiv mit weichem Anschlag, Pivot-shift-Test nur in Narkose positiv;
Arthroskopischer Befund: Inspektorisch gute Kreuzbandstruktur (**a**), aber beim arthroskopischen Lachman-Test deutliche Elongation als Hinweis auf die insuffiziente Kreuzbandfunktion (**b**)
Procedere: Rekonstruktion des vorderen Kreuzbandes

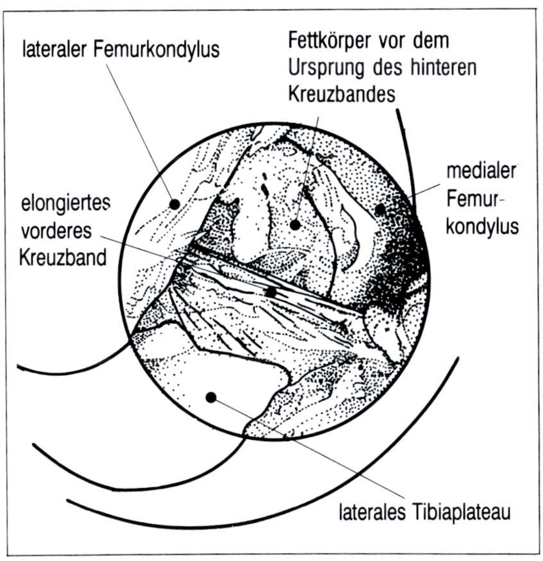

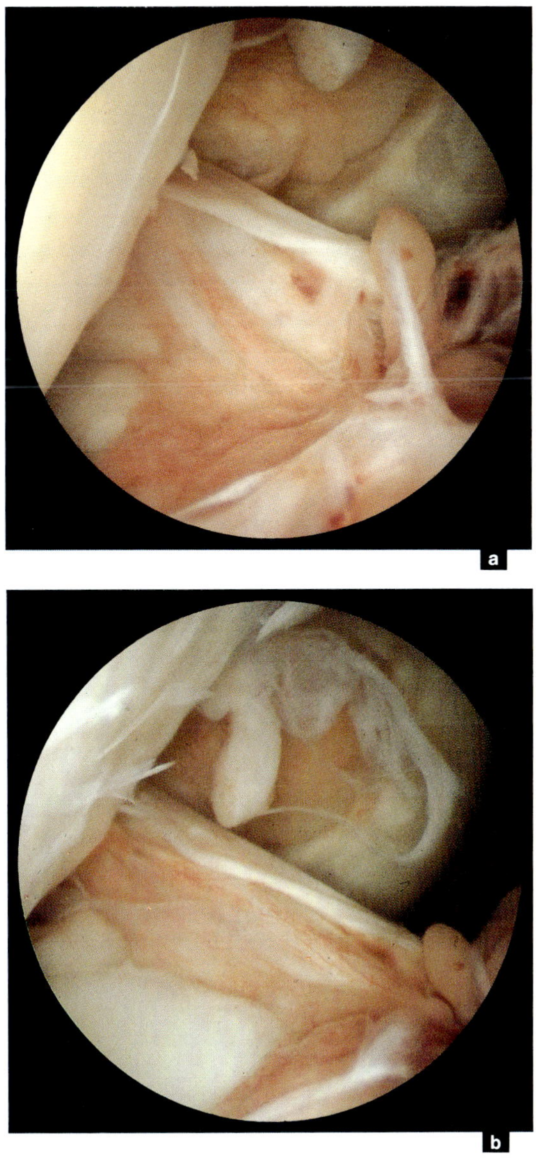

gusstreß zur Aufklappung des Gelenkspaltes und Außenrotation des Unterschenkels ist der Innenmeniskus meist ausreichend darstellbar. Voraussetzung sind richtig gewählter Zugangsweg und Arthroskopeinstellung: Optikspitze im Gelenkspalt, Lichtkabel 3 Uhr (rechtes Knie) bzw. 9 Uhr (linkes Knie) (Näheres s. Abschn. 11.8).

7.3.4 Vordere und hintere Schubladenbewegung

Wie bei der klinischen Untersuchung werden auch intraoperativ die vordere und die hintere Schublade sowie die extensionsnahe Schublade (Lachman-Test) unter arthroskopischer Sicht geprüft. Häufig sind die pathologischen Bewegungen erkennbar und deren morphologische Grundlage, z. B. eine Insuffizienz des vorderen Kreuzbandes, festzustellen. Andererseits können pathomechanische Folgen, die durch die gestörte Mechanik entstanden sind – z. B. Innenmeniskushinterhornschäden, Knorpelschäden – eindeutig verifiziert werden.

Während der Arthroskopie kann der Lachman-Test unter arthroskopischer Kontrolle geprüft werden und dabei gleichzeitig das vordere Kreuzband bzw. der noch vorhandene Anteil des vorderen Kreuzbandes untersucht werden (Abb. 7-15). Die Schubladenbewegung wird vom Assistenten ausgeführt, der mit einer Hand den Oberschenkel von ventral fixiert, mit der anderen den proximalen Tibiaanteil nach ventral zieht.

7.4 Direkte manuelle Manöver

Bei den manuellen Manövern übt der Untersucher direkt einen Druck auf die anatomischen Strukturen des Kniegelenkes aus, um diese zu lokalisieren, zu untersuchen oder um sich die Orientierung auf dem Monitor zu erleichtern (Näheres s. Abschn. 7.5).

Drückt man mit dem Finger auf die Patella, läßt sich auf dem Monitor die Patellabewegung beobachten. Der Patellaknorpel nähert sich dem gegenüberliegenden Femurknorpel. Vor der Anlage eines instrumentellen Zuganges zum medialen oder lateralen Rezessus hilft das Eindrükken der Kapsel von außen, um Kapselwand und Kondylenwange zu differenzieren. Die durch den Fingerdruck entstehende Beule wird auf dem Monitorbild sichtbar. Die räumliche Zuordnung der Beule zu dem auf dem Monitor sichtbaren Bild macht die Korrektur der Kamerastellung notwendig oder bestätigt die richtige Einstellung.

Zur besseren Darstellung des Innenmeniskus kann ein direkter manueller Druck in der Kniekehle, in Höhe des Gelenkspaltes, auf den Meniskus ausgeübt werden, um ihn nach ventral in Richtung Gelenkbinnenraum zu drücken (vgl. Abb. 11-10).

7.5 Orientierung

7.5.1 Grundregeln

Beim bloßen Zuschauen ist es immer wieder faszinierend, wie der gesamte Gelenkbinnenraum vom erfahrenen Arthroskopiker eingestellt wird und mit welcher Selbstverständlichkeit die gewünschten Strukturen auf dem Monitor erscheinen. Beginnt man selbst mit seinen ersten „arthroskopischen Schritten“, treten überall Probleme auf. Oft wissen weder der Operateur noch die übrigen Betrachter, wo man sich gerade im Gelenk befindet. Alles erscheint gelblich-weiß, steht auf dem Kopf oder ist seitenverkehrt dargestellt – eine verzweifelte Situation.

Daher sollten einige Grundregeln zur Orientierung beachtet werden. Schließlich dient das Monitorbild als Bezugspunkt für Arthroskopiker, Assistent und Schwester, eventuell auch für Patient und sonstige Anwesende.

Ein Innenmeniskus des rechten Kniegelenkes wird rechts auf dem Bildschirm eingestellt, der Meniskus verläuft dem

Als Grundregel gilt: Das Gelenk wird auf dem Bildschirm so eingestellt, als sähe man von ventral in das Gelenk hinein.
Die Strukturen werden wie folgt eingestellt:
1 Gelenkspalt horizontal
2 Patella oben, Femur unten
3 Medialer und lateraler Rezessus jeweils senkrecht
4.1 Rechtes Kniegelenk:
Mediale Strukturen rechts,
laterale Strukturen links auf dem Monitor
4.2 Linkes Kniegelenk:
Mediale Strukturen links,
laterale Strukturen rechts auf dem Monitor.

Gelenkspalt entsprechend horizontal. Wird der Inhalt des Monitorbildes von der Arthroskopstellung vorgegeben, bestimmt die Stellung der Videokamera zur Optik dessen Ausrichtung (Abb. 7-16).

Die Grundregeln der Monitoreinstellung sind *unabhängig* von der Knieposition oder der Arthroskopeinstellung. Gelegentlich sieht man Arthroskopiker, die den Gelenkspalt immer senkrecht oder diagonal auf dem Monitor einstellen. Dies stammt aus der Zeit, als Videoketten noch nicht verfügbar waren. Dieses Vorgehen sollte nicht mehr praktiziert werden, da es Orientierungsschwierigkeiten und/oder Probleme mit der Halswirbelsäule wegen der permanenten Kopfschräghaltung zur Folge hat.

Gelenkspalt immer horizontal!

Die Oberseite der Videokamera, meist am Firmenschild erkennbar, sollte immer nach oben zeigen. Hierdurch ist schon die grobe Eichung vorgegeben. Die Ausrichtung des Monitorbildes erfolgt durch leichte Rotation der Kamera gegen das Arthroskop (Abb. 7-16).

7.5.2 Intraartikuläre Orientierung

Ist das Arthroskop intraartikulär positioniert, schiebt man es in den oberen medialen Rezessus. Das Lichtkabel wird nach unten eingestellt (Lichtkabel nach 6 Uhr) und das Arthroskop langsam unter vorsichtigen rotierenden Bewegungen zurückgezogen. Auf dem Monitor erscheint zuerst eine weißliche homogene Struktur, die dem retropatellaren Knorpel entspricht. Dieser kann auf dem Monitor aber rechts oder links lokalisiert sein. Um ihn oben auf dem Monitor einzustellen, muß die Videokamera gegen das Arthroskop gedreht werden (vgl. Abb. 7-16).

Ob der zuerst erkennbare weißliche Bezirk wirklich dem retropatellaren Knorpel entspricht, wird durch manuellen Druck von außen auf die Patella geprüft. Auf dem Monitor bewegt sich der retropatellare Knorpel entsprechend dem manuellen Druck (Abb. 7-17).

Beim weiteren Untersuchungsablauf muß das Monitorbild immer wieder durch Rotation der Videokamera gegen die Optik nachkorrigiert werden.

Nach Eichung des Monitorbildes sollte die Orientierung nicht mehr verlorengehen. Allerdings führen Arthroskop- und Kniebewegungen immer zu einem sich verändernden Monitorbild. Daher muß man besonders bei Rotationsbewegungen des Arthroskopes versuchen, die Videokamera in konstanter Position zu halten, d. h. die Kamera nicht mitzudrehen. Bei einigen Kameratypen ist dazu das Lösen der Kamera-Optik-Verbindung notwendig, was zur Diskonnektion von Optik und Kamera führen kann.

Verliert man die Orientierung, aus welchem Grunde auch immer, kann anhand von leicht aufzufindenden Orientierungspunkten eine Neuorientierung bzw. Neueichung erfolgen. Ein Gelenk ohne Orientierung zu untersuchen, ist nicht nur gefährlich – das Risiko iatrogener Knorpelverletzungen ist erhöht –, sondern auch für Untersucher und Zuschauer unbefriedigend. Die Neuorientierung kann relativ einfach beseitigt werden. Voraussetzung ist die Kenntnis der möglichen Störungen und Fehler, die im jeweiligen Gelenkbereich auftreten können. Mehrere Lösungsmöglichkeiten und operationstechnische Hinweise werden jeweils angegeben.

8.1 Retropatellarraum

Lagerung:
Das Kniegelenk ist komplett gestreckt. Schon eine leichte Beugung führt zur Verkleinerung des retropatellaren Raumes.

Einstellung:
Das Lichtkabel steht bei 6 Uhr (Abb. 8-1).

Das Arthroskop wird nach medial und lateral geschwenkt und dabei langsam zurückgezogen, um beide Patellafacetten zu inspizieren. Die größere laterale Facette ist leichter zu beurteilen, wenn die Patella manuell nach medial geschoben und nach medial verkippt, sowie das Lichtkabel bei 4 Uhr eingestellt wird (Abb. 8-2). Auch der Übergangsbereich von lateraler Patellafacette zum Retinakulum ist aus dieser Position zu beurteilen.

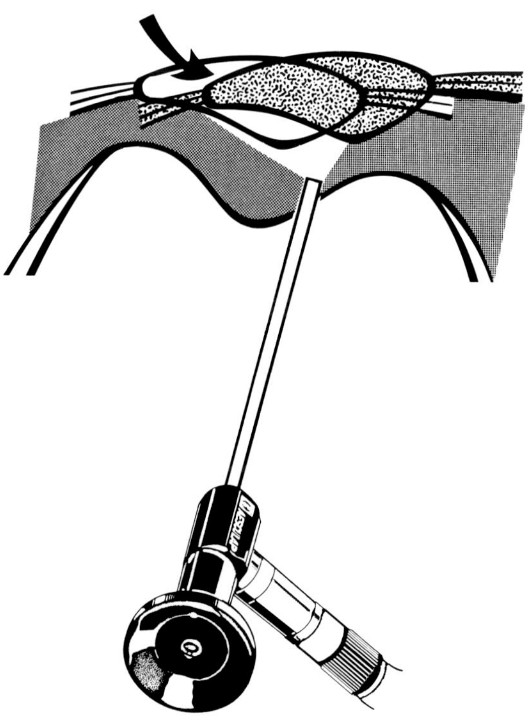

Abbildung 8-2:
Manuelle Medialisierung der Patella zur besseren Einstellung der lateralen Patellafacette. Lichtkabelstellung 4 Uhr (linkes Knie 8 Uhr).

Normalbefund:
Der retropatellare Knorpel ist glatt, prallelastisch und gelblich-weiß. Zur Palpation wird der Tasthaken meist durch einen suprameniskealen Zugang eingeführt.

Bei der Untersuchung darf der Knorpel des femoralen Anteiles des femoropatellaren Gleitlagers nicht vergessen werden. Er wird bei der Einstellung des femoropatellaren Kontaktes untersucht (s. Abschn. 8.4).

Pathologische Befunde:
Retropatellare Knorpelveränderungen gehören zu den häufigsten arthroskopisch feststellbaren pathologischen Veränderungen (Abb. 8-3). In diesem Zusammenhang sei darauf hingewiesen, daß arthroskopisch nachgewiesene retropatellare Knorpelveränderungen oft nicht mit dem klinischen Befund übereinstimmen. Einerseits werden immer wieder ausgedehnte Knorpelläsionen bei Patienten gefunden, die keinerlei retropatellare Symptomatik aufweisen. Andererseits sind arthroskopisch häufig völlig intakte Knorpelverhältnisse oder nur lokale Erweichungen feststellbar, obwohl die Patienten über sehr starke retropatellare Schmerzen klagen. In derartigen Fällen darf man sich keinesfalls mit der Verlegenheitsdiagnose „Chondropathie“ zufriedengeben (s. Abschn. 9.2.1). Besonders bei jungen Patienten sind häufig Knorpelerweichungen (Chondromalazie I. Grades) palpierbar, die aber nicht voreilig für die Gesamtbeschwerden verantwortlich gemacht werden dürfen.

Bei über 50jährigen Patienten sind nahezu immer pathologische Veränderungen des retropatellaren Knorpels, der sämtliche Grade der traumatischen und

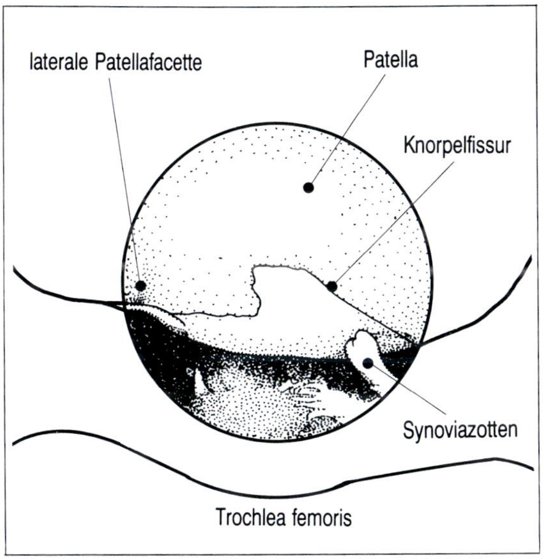

8-3

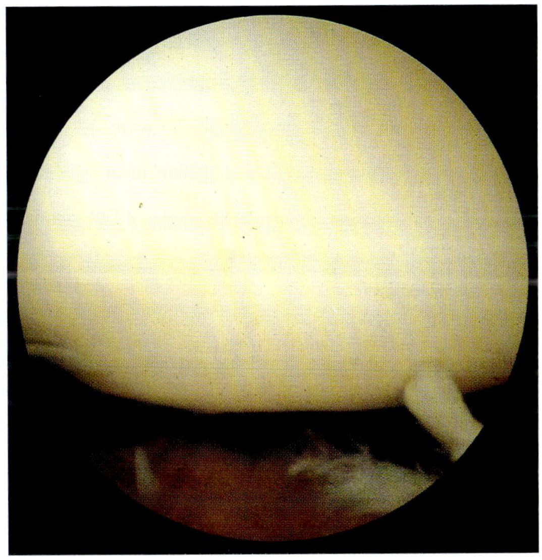

Abbildung 8-3:
Inspektorisch zeigen sich feine Fissuren des retropatellaren Knorpels. Die genaue Beurteilung ist nur durch Palpation mit dem Tasthaken möglich.

Abbildung 8-4:
Auffransung des retropatellaren Knorpels. Ob die Läsion bis zum Knochen reicht, ist durch Palpation mit dem Tasthaken feststellbar.

Abbildung 8-5:
Einriß und Unterblutung des medialen Retinakulums nach Patellaluxation.

8-4

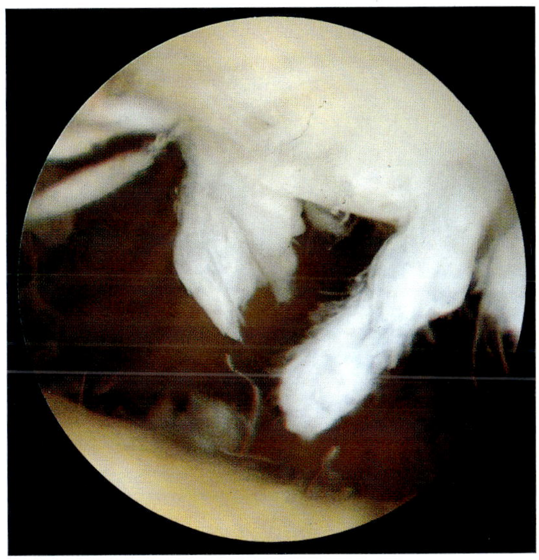

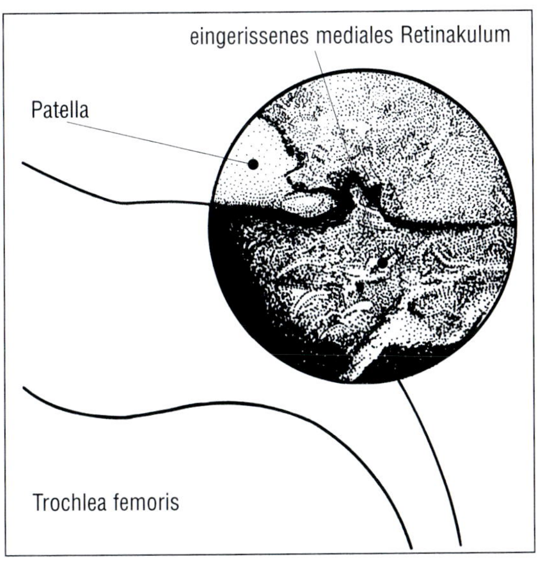

8-5

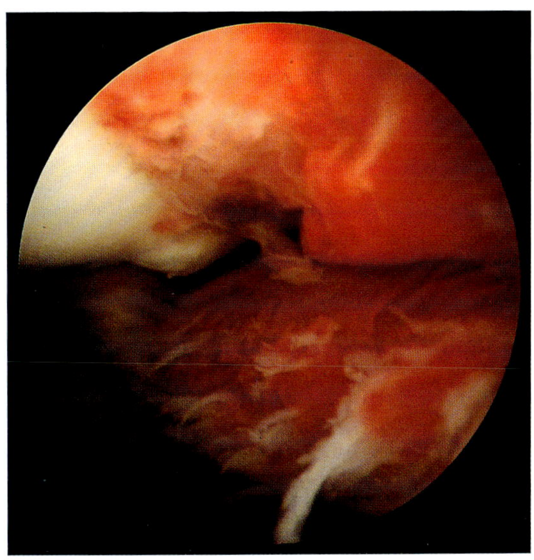

degenerativen Veränderungen zeigen kann, feststellbar (Abb. 8-4, s. Kap. 9).

An der medialen Patellafacette finden sich nach einer Patellaluxation Kontusionsmarken, blutige Imbibitionen, chondrale oder osteochondrale Absprengungen. In einigen Fällen ist sogar die gesamte mediale Facette mit Firstanteilen ausgesprengt. Die osteochondralen Fragmente finden sich entweder im oberen oder im lateralen Rezessus. Das mediodistale Retinakulum ist nach einer Patellaluxation meistens unterblutet oder eingerissen (Abb. 8-5); es ist bei der Einstellung des femoropatellaren Kontaktes ebenfalls zu inspizieren (s. Abschn. 8.4).

An der medialen Patellafacette finden sich häufig auch nichttraumatische Knorpelveränderungen, wie eine Chondromalazie I. bis III. Grades, oder auch wasserkissenartige Knorpelödeme. Diese Knorpelveränderungen sind bisweilen auch dann zu finden, wenn eine laterale Hyperpression bei kontraktem lateralen Retinakulum vorliegt. Ursache dieser Knorpelveränderungen ist die fehlende Belastung (fehlende Knorpelmassage) der medialen Patellafacette. Auch bei hyperlaxen Kniegelenken finden sich im Bereich der medialen Patellafacette Knorpelschäden, die aus den plötzlichen unkoordinierten Kontakten der medialen Patellafacette mit der medialen Wange der Trochlea femoris resultieren. Die Knorpeltherapie sollte äußerst zurückhaltend erfolgen. Das Hauptaugenmerk sollte vielmehr auf die ursächlichen Störungen, die oft funktioneller Natur sind, gelenkt werden.

Probleme:
Inspektion und Palpation des retropatellaren Knorpels gestalten sich schwierig, wenn der patellofemorale Raum eingeengt ist. Mögliche Ursachen sind:

- Inkomplette Kniestreckung
  Schon eine leichte Beugung verringert den Abstand von Patella und Femur signifikant. Bei nicht komplett streckbaren Kniegelenken – z. B. bei Einklemmung eines Meniskus oder eines freien Gelenkkörpers, bei Kontrakturen der Gelenkkapsel, knöchernen Fehlstellungen und ähnlichem – erweitert sich der retropatellare Raum erst dann, wenn die Ursache des Streckdefizites beseitigt ist. Bei eingeklemmten freien Gelenkkörpern sind forcierte Bewegungen zu vermeiden (Gefahr von iatrogenen Knorpelläsionen).
  Die Beurteilung der Patella kann aber auch über einen lateralen oder medialen suprapatellaren Zugang erfolgen.
- Ungenügende Auffüllung mit Spülflüssigkeit
  Der Spülflüssigkeitsvorrat kann erschöpft, der Druck der Spülflüssigkeit zu gering oder auch der Spülflüssigkeitszulauf unterbrochen sein (verschlossener Zulauf, abgestellter Zulaufhahn, abgeknickter Zulaufschlauch, Fehllage der Zulaufkanüle). Man kann nach Kontrolle des Zulaufweges durch Erhöhung des Flüssigkeitsdruckes versuchen, den Gelenkraum zu erweitern (Höherhängen der Flüssigkeitsbeutel).
- Verwachsungen
  Bei Verwachsungen im oberen Gelenkanteil erweitert sich der femoropatellare Raum erst nach Durchtrennung der Verwachsungsbriden.
- Keine Entfaltung des oberen Rezessus wegen eines Septum suprapatellare (s. oben unter „Verwachsungen“).
- Gelblich-weißes Bild (Yellow-out)
  Die Arthroskopspitze liegt dem Knorpel oder der Synovialmembran nah an. Zuerst Kontrolle der Lichtkabelstellung (6 Uhr). Das Arthroskop wird dann vorsichtig zurückgezogen und nach unten in Richtung Femurvorderseite (Boden des oberen Rezessus) geschwenkt, um Distanz zur Patella zu gewinnen.
- Osteophyt an der Patellaspitze
  Findet sich an der Patellaspitze ein Osteophyt, kann dieser nicht nur zu Knorpelschäden im Bereich der Trochlea femoris führen, sondern die

Einstellung des retropatellaren Knorpels behindern oder sogar unmöglich machen. Zunächst sollte man versuchen, von der Area intercondylaris aus den femoropatellaren Kontakt darzustellen. Hierzu wird das Arthroskop zurückgezogen und versucht, den oberen Gelenkanteil über den lateralen Rezessus zu erreichen. Ist es hiernach nicht möglich, den oberen Rezessus und den retropatellaren Knorpel zu überblicken, sollte zunächst mit der Inspektion des übrigen Gelenkes fortgefahren werden. Bei entsprechender klinischer Symptomatik und nachweisbaren Knorpelläsionen im Bereich der Trochlea femoris sollte der Osteophyt entfernt werden.

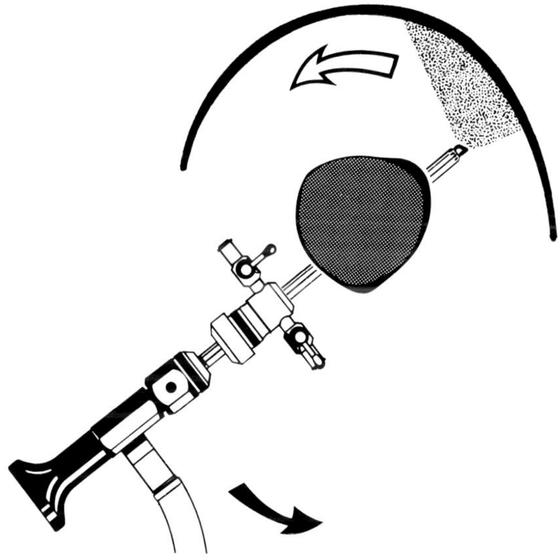

Abbildung 8-6:
Inspektion des oberen Rezessus, Lichtkabelstellung 3 Uhr (linkes Kniegelenk 9 Uhr). Schwenken des Arthroskopes von medial nach lateral.

8.2 Oberer Rezessus

Lagerung:
Das Kniegelenk ist maximal gestreckt.

Einstellung:
Lichtkabelstellung 3 Uhr (linkes Knie 9 Uhr).

Vom retropatellaren Knorpel aus wird das Arthroskop in das Gelenk nach proximal medial vorgeschoben und zur Inspektion des oberen Rezessus von medial nach lateral geschwenkt (Abb. 8-6).

Normalbefund:
Der obere Rezessus stellt sich als sackartige Ausstülpung des Gelenkraumes nach proximal dar. Die Sehne und die Muskelfasern des M. quadriceps femoris bilden das weißliche Dach des Rezessus. Häufig scheinen Faserzüge in den medialen und lateralen Anteilen des oberen Rezessus, aber auch Muskelareale dunkelrot durch; diese dürfen nicht mit Hämatom- oder Hämarthrosresten verwechselt werden. Den Boden bildet die Ventralseite des Femur, dessen starke Konvexität nach medial und lateral mit Fett- und Bindegewebe ausgeglichen wird. Auf dem Boden des oberen Rezessus sieht man fetthaltige Synoviazotten, die bei Vorliegen eines chronischen intraartikulären Reizes z. B. einer Meniskusläsion gerne hypertrophieren (s. Kap. 10).

Der Eingang („Porta“) in den oberen Rezessus wird medial- und lateralseitig von den Varianten der Plica superior vorgegeben. (S. unter Abschn. 8.2.1)

Pathologische Befunde:
Von klinischer Bedeutung sind Inhalt und Ausdehnung des oberen Rezessus. In ihm können sich freie Gelenkkörper – osteochondrale Fragmente, z. B. nach Patellaluxation, Meniskusanteile, Knorpelflakes – befinden, die entfernt bzw., wenn möglich, refixiert werden. Ist ein Gelenkkörper im oberen Rezessus lokalisiert, wird er perkutan mit einer Kanüle angestochen und damit fixiert. Ein Entweichen würde eine erneute, meist zeitaufwendige Suche nach sich ziehen. Der instrumentelle Zugang kann bei fixiertem Gelenkkörper genau positioniert werden, um ein Faßinstrument ungehindert heranführen zu können. Der obere Rezessus ist nach einem frischen Hämarthros mit Blutkoageln, nach einem länger bestehenden mit Fibringerinnseln ausgefüllt (Abb. 8-7).

8-7

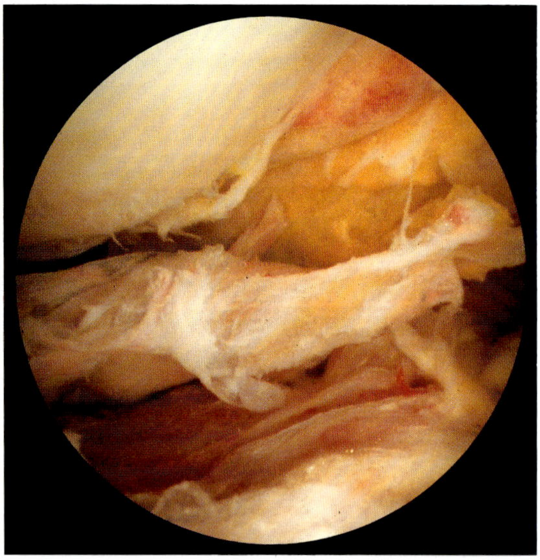

Abbildung 8-7:
Auffüllung des oberen Rezessus mit Fibringerinnseln nach Hämarthros.

Abbildung 8-8:
Verwachsungen im oberen Rezessus.

Abbildung 8-9:
Septum suprapatellare mit querovaler Öffnung (Porta) (Typ II).

8-8

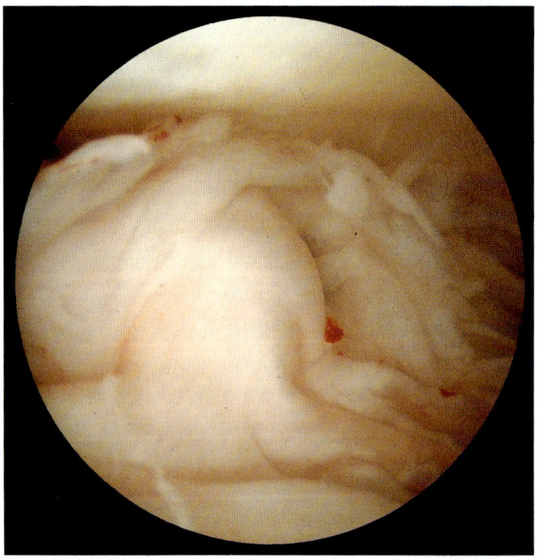

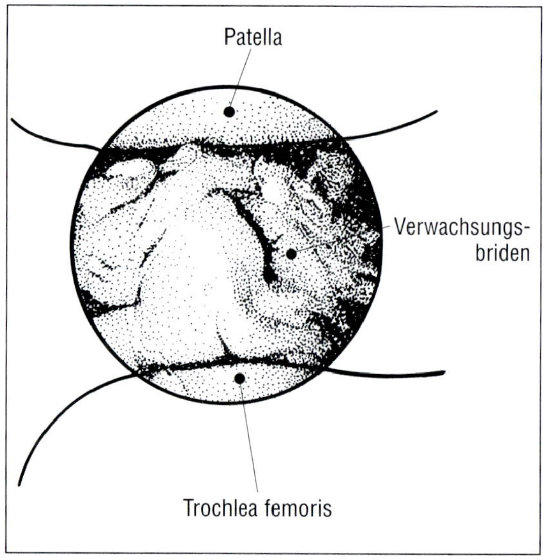

8-9

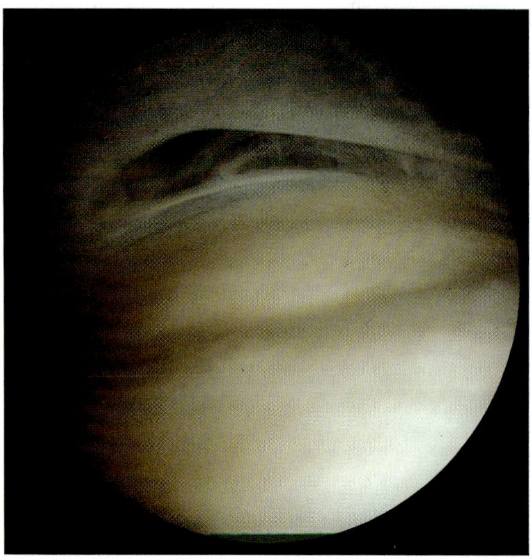

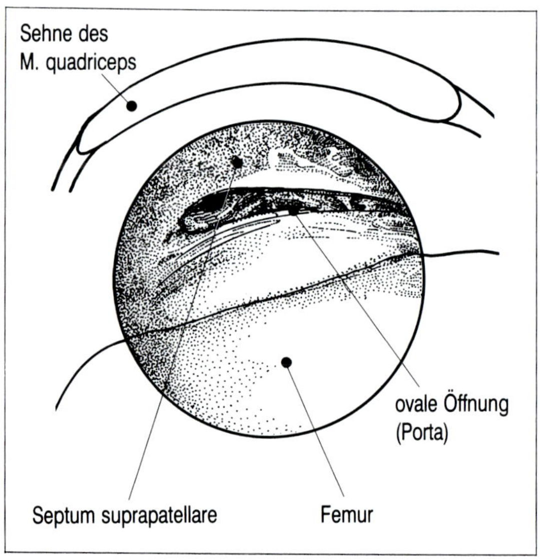

Bei einer Synovitis können hypertrophierte Synoviazotten die Inspektion behindern. Blutkoagel und Fibringerinnsel werden über eine großlumige Spülkanüle abgesaugt, besser und schneller aber mit dem motorisierten Instrumentarium (Synoviaresektor) gleichzeitig zerkleinert und abgesaugt. Große Fibrinkissen werden mit einer Faßzange oder Klemme extrahiert.

Endet der Gelenkraum unmittelbar proximal der Patellabasis, liegt entweder ein Septum suprapatellare (s. Abschn. 8.2.1) oder eine komplette Verlötung des oberen Rezessus vor (Abb. 8-8).

Nach einem Hämarthros oder einer Knieoperation mit anschließender langandauernder Immobilisation treten gehäuft komplette oder partielle Verklebungen des oberen Rezessus auf. Oft findet man multiple, aber auch einzelne strangartige Verwachsungsbriden. Ihre klinische Bedeutung liegt in der gestörten Mechanik des Femoropatellargelenkes.

Viele Patienten mit verklebtem oberen Rezessus klagen über ein Druck- und Spannungsgefühl im vorderen oder gesamten Kniegelenksbereich. Das Bewegungsausmaß ist häufig eingeschränkt. Die arthroskopische Durchtrennung und Abtragung der Verwachsungen mit anschließender intensiver Bewegungstherapie (PDA-Verweilkatheter, Bewegungsschiene) ist in solchen Fällen die Therapie der Wahl.

Probleme:

- Monitorbild dunkel
  Da reflektierende Knorpelflächen fehlen, erfordert die Ausleuchtung des oberen Rezessus eine leistungsfähige Lichtquelle (maximale Lichtstärke einstellen). Optik und Lichtkabel dürfen nicht beschädigt oder trüb sein. Das Arthroskop wird so weit in den oberen Rezessus vorgeschoben, bis die proximale Begrenzung erkennbar ist. Beim Hämarthros ist die Synovialis mit Blutresten belegt und schluckt somit zusätzlich Licht. Eine bessere Ausleuchtung wird erst nach intensivem Durchspülen des Gelenkes erzielt.
- Kein Rezessus vorhanden
  Verwachsungen oder ein Septum suprapatellare lassen den Gelenkraum unmittelbar proximal der Patellabasis enden. Die Durchtrennung der Verwachsungen – oft findet sich eine fast transversale Wand – gibt den Blick in den Restrezessus frei.
- Kniegelenk nicht komplett streckbar
  Wie der retropatellare Knorpel so kann auch der obere Rezessus bei einem Streckdefizit oder bei Verwachsungen nicht inspiziert werden.
- Patella infera
  Bei einer tiefstehenden Patella kann die Inspektion des oberen Rezessus schwierig sein, da die Passage des femoropatellaren Gelenkes erschwert ist. In diesen Fällen sollte versucht werden, das Arthroskop über den lateralen Rezessus in den oberen Rezessus vorzuschieben.

8.2.1
Plica suprapatellaris

Die Plica suprapatellaris (synonym: Plica synovialis superior) erstreckt sich zwischen der Umschlagfalte der Trochlea femoris am Boden des oberen Rezessus und der Patellabasis. Die Plica superior ist in jedem Kniegelenk vorhanden und sehr variantenreich ausgebildet. Mal imponiert sie als kleine medial und lateral gelegene Falte, mal als komplettes Septum suprapatellare. Kenji (1928) beschrieb bereits drei Grundtypen der Plica superior. Hempfling (1987) teilt die Plica superior, modifiziert nach Watanabe, in fünf Typen ein (Tab. 8-2, Abb. 8-9 bis 8-11).

Differenziertere Einteilungen sind zwar bekannt (Watanabe unterscheidet 9 Typen), in Anbetracht der fehlenden klinischen Bedeutung sind sie aber nicht sinnvoll.

Typische pathologische Veränderungen dieser Synovialfalten sind im Gegensatz zur Plica mediopatellaris (siehe unten) selten. Denkbar ist, daß bei persistie-

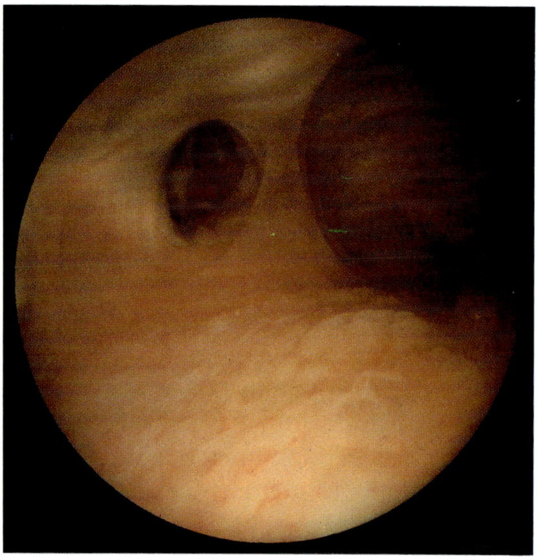

Abbildung 8-10:
Septum suprapatellare mit 2 Öffnungen (Typ IV). Die Unterscheidung von Verwachsungsbriden ist nicht immer einfach.

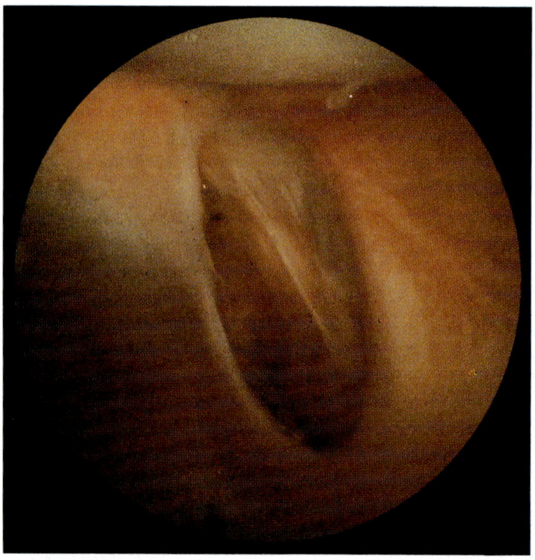

Abbildung 8-11:
Plica superior (Typ III).

rendem oder vernarbtem Septum suprapatellare die Patellamobilität reduziert ist und damit der Gleitvorgang im femoropatellaren Gelenk negativ beeinflußt wird. Eine Durchtrennung des Septum suprapatellare (Septum superius) erfolgt nur, wenn bei einem femoropatellaren Schmerzsyndrom eine intensive Aufdeh-

Tabelle 8-2:
Einteilung der Plica superior nach Hempfling (1987)

Typ I:	Septum suprapatellare komplett erhalten. Bursa suprapatellaris vom Femoropatellargelenk getrennt
Typ II:	Zentrale Perforation (Porta) ohne weiteres Septum in der Bursa suprapatellaris (häufigste Form)
Typ III:	Laterale Perforation im Septum suprapatellare
Typ IV:	Mediale und laterale Perforation
Typ V:	Weitgehende Rückbildung. Nur noch medialseitig variabel, ausgeprägte randständige Plica oder Synovialfalte.

nungstherapie des M. quadriceps nicht zur Beschwerdebesserung geführt hat und gleichzeitig eine Verdickung des Septums vorliegt. In einigen Fällen kann dieses Septum mehrere Millimeter stark sein. Liegen medial und lateral segelartige Septen vor, können proximal von diesen freie Gelenkkörper verborgen sein. Beim Verdacht auf freie Gelenkkörper sollte daher das Arthroskop weit in den oberen Rezessus vorgeschoben werden und das Lichtkabel zur Inspektion der Rückseite des medialen Plicaanteiles nach 9 Uhr (linkes Knie 3 Uhr), zur Inspektion des lateralen Plicaanteiles nach 3 Uhr (linkes Knie 9 Uhr) eingestellt werden.

Alternativ kann mit einem arthroskopischen Spiegel, der durch den medialen Instumentenzugang eingeführt wird, die Rückseite der Plica inspiziert werden. Freie Gelenkkörper können hierdurch sicher ausgeschlossen werden.

Bei einigen Gelenken findet sich im medialen Anteil der Plica superior oder eines großen medialen Septumanteiles eine runde kleine Perforation als physiologische Septumvariante (Abb. 8-9 und 8-10). Eine lochförmige Perforation kann aber auch durch ein brüskes Einführen der Trokarhülse bedingt sein.

8.3
Lateraler Rezessus

Lagerung:
Leichte Flexion und leichte Valgisierung des Kniegelenkes zur Entspannung der lateralen Kapsel.

Einstellung:
Lichtkabelstellung 12 Uhr.

Kurz bevor die Arthroskopspitze nach der Inspektion des oberen Rezessus die laterale Kapselwand erreicht, wird das Lichtkabel auf 12 Uhr gestellt, das Arthroskop wird langsam zurückgezogen, steil gestellt und nach unten geschwenkt (Abb. 8-12 und 8-13).

Normalbefund:
Zur Inspektion des lateralen Rezessus wird das Arthroskop nach unten geschwenkt, wobei eine zwischen lateralem Femurkondylus und lateraler Kapsel verlaufende Umschlagfalte passiert werden muß. Diese variabel ausgeprägte Falte ist meist zweistufig angelegt. Pathologische Veränderungen dieser Falte sind nicht bekannt (Abb. 8-14).

Die Synovialmembran ist im gesamten lateralen Rezessus glatt und fast transparent. Eine feine Gefäßzeichnung ist zu erkennen.

Der laterale Femurkondylenanteil (laterale Kondylenwange) und die laterale Kapsel werden inspiziert. Von außen kann man mit dem Finger die laterale Kapsel eindrücken und sich so eine weitere Orientierungshilfe schaffen.

Pathologische Befunde:
Blutkoagel, Fibringerinnsel, freie bzw. fixierte Gelenkkörper, Synoviahypertrophien und/oder osteophytäre Ausziehungen können im lateralen Rezessus bzw. am lateralen Femurkondylus gefunden werden (Abb. 8-15 bis 8-18).

Probleme:
- Yellow-out
  Bei zu weit vorgeschobenem Arthroskop verhindert die querverlaufende Synoviaduplikatur (Abb. 8-14) das reibungslose Nachuntenschwenken. Auf dem Monitor erscheint ein Yellow-out. Das vorsichtige Zurückziehen unter gleichzeitigen dosierten Rotationsbewegungen führt zu einer besseren Übersicht.

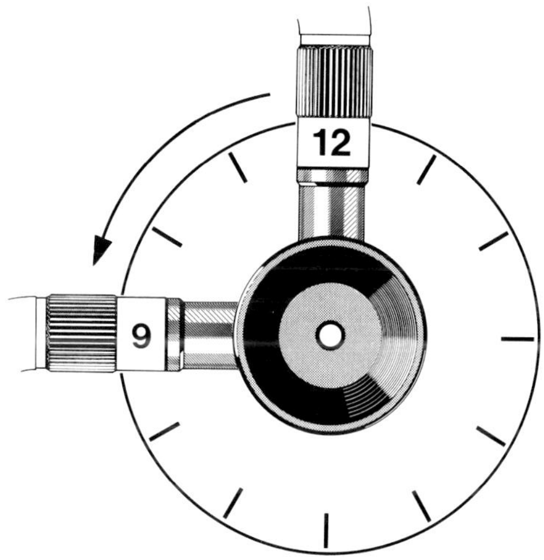

Abbildung 8-12:
Lichtkabelstellung 12 Uhr zur Einstellung des lateralen Rezessus. Zur Inspektion des Hiatus popliteus wird das Lichtkabel von 11 Uhr nach 9 Uhr gedreht (linkes Knie: von 12 Uhr über 1 Uhr nach 3 Uhr).

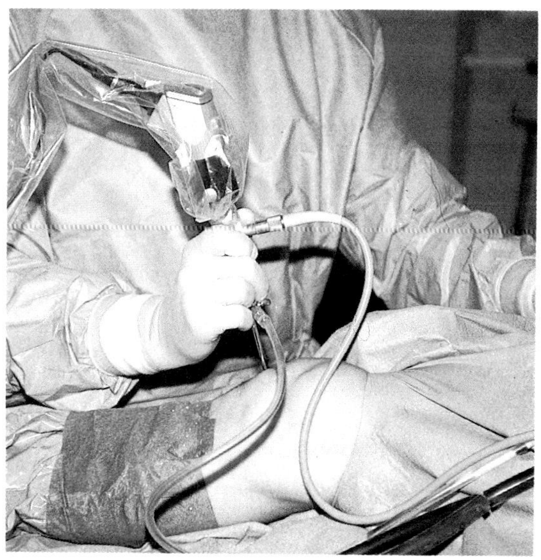

Abbildung 8-13:
Einstellung des lateralen Rezessus (Lichtkabelstellung 12 Uhr). (Ansicht von medial)

8-14

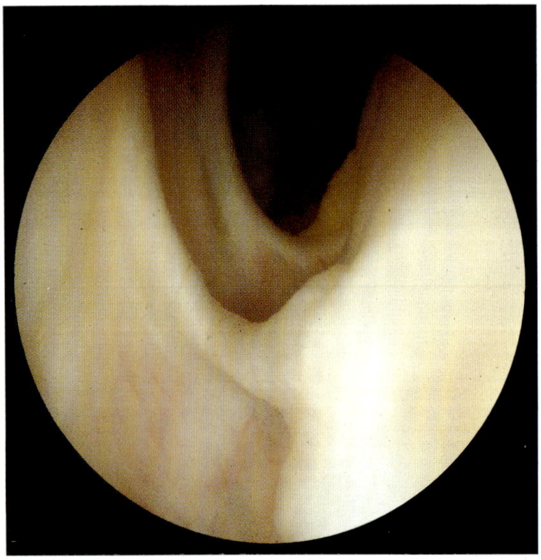

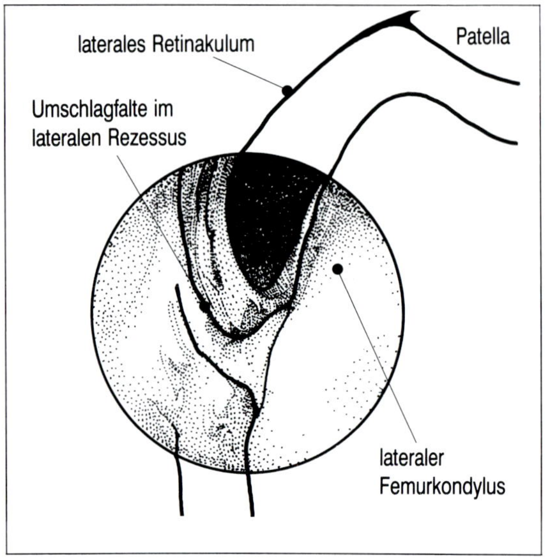

8-15

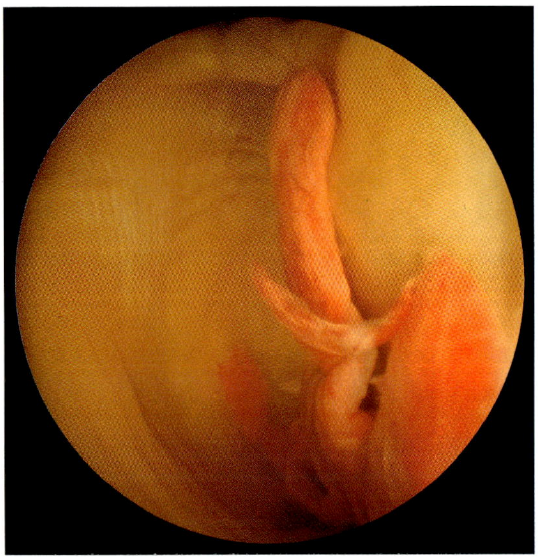

Abbildung 8-14:
Querverlaufende, meist zweistufig angelegte Umschlagfalte im lateralen Rezessus.

Abbildung 8-15:
Fibringerinnsel im lateralen Rezessus nach Hämarthros.

- Extraartikuläre Position des Arthroskops
  Bei ruckhaften Bewegungen kann das Arthroskop bis in das Subkutangewebe zurückgezogen werden. Bei angestellter Flüssigkeitszufuhr wird das Subkutangewebe aufgefüllt und das weitere Vorgehen erschwert. Der Unerfahrene sollte daher den Zulauf vor dem Zurückziehen des Arthroskopes abstellen.
- Ungünstige Position des Arthroskopzuganges
  Ein sehr weit medial angelegter Arthroskopzugang und eine straffe, nicht geschlitzte anterolaterale Kapsel

Abbildung 8-16:
Freier Gelenkkörper im lateralen Rezessus, pendelartig festgewachsen (osteochondrales Fragment aus der medialen Patellafacette nach Patellaluxation). Die Ränder des Fragmentes sind abgerundet (länger zurückliegende Verletzung).

Abbildung 8-17:
Großes frisches osteochondrales Fragment im lateralen Rezessus nach Patellaluxation. Ursprungsort: lateraler Femurkondylus oder mediale Patellafacette.

Abbildung 8-18:
Großer Osteophyt am lateralen Femurkondylus.

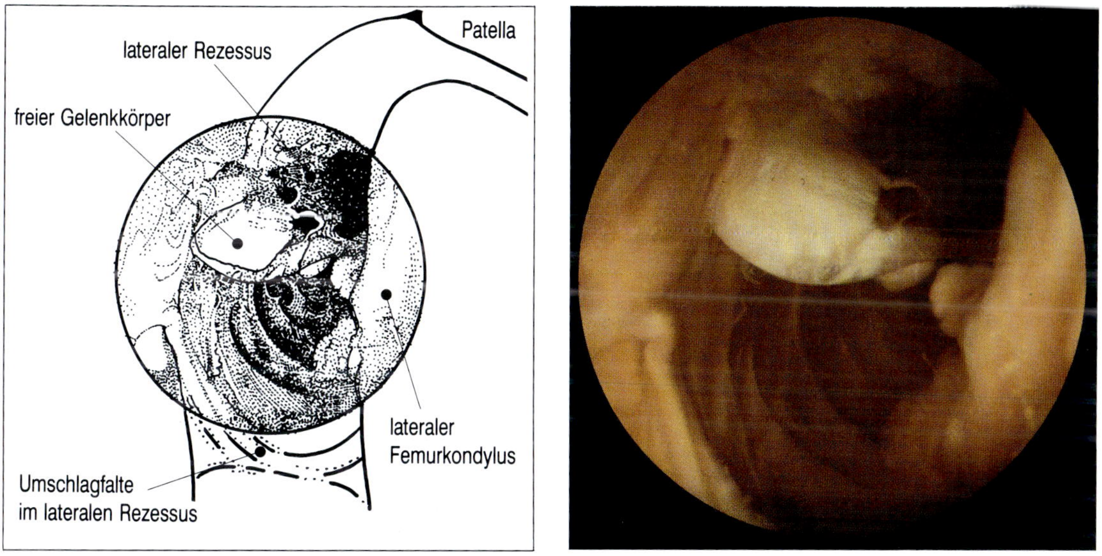
Patella
lateraler Rezessus
freier Gelenkkörper
lateraler
Femurkondylus
Umschlagfalte
im lateralen Rezessus

8 16

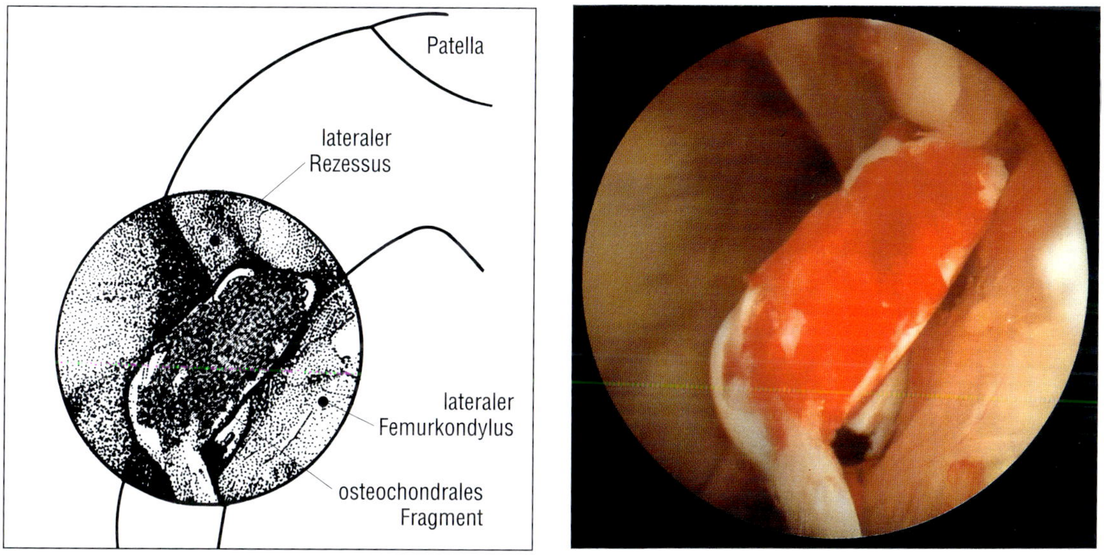
Patella
lateraler
Rezessus
lateraler
Femurkondylus
osteochondrales
Fragment

8-17

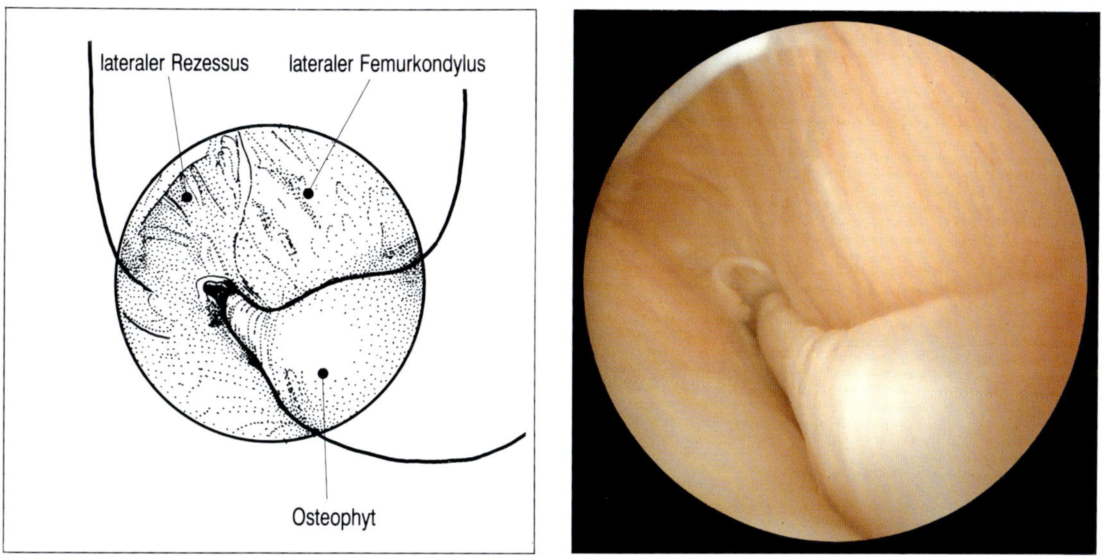
lateraler Rezessus
lateraler Femurkondylus
Osteophyt

8-18

können die Inspektion des lateralen Rezessus verhindern. Eine erzwungene Inspektion zeigt sich auch im ovalen und randunscharfen Monitorbild.

- Verminderte Mobilität des Arthroskops
  Bei einem breiten Lig. patellae kann dieses bei gleichzeitig sehr weit medial angelegtem Instrumentenzugang die Beweglichkeit des Arthroskopes behindern. Gleiches gilt bei Vorliegen einer Patella infera. In diesen Fällen wird durch die eingeschränkte Patellamobilität auch die Mobilität des Arthroskops im Arthroskopzugang eingeschränkt.

8.3.1 Lateralseite des Außenmeniskus

Das Arthroskop wird weiter nach unten geschwenkt und das Lichtkabel nach 11 Uhr gedreht (Abb. 8-13).

Kaudal des lateralen Femurkondylus erscheint eine weiße Struktur, die fälschlicherweise leicht als laterales Tibiaplateau identifiziert wird. Es handelt sich aber um die Außenseite des Außenmeniskus. Unter leichtem Valgusstreß kann man auch von lateral in den lateralen Gelenkspalt einblicken (Lichtkabelstellung 10 Uhr). Bei degenerativen Veränderungen behindern nicht selten Osteophyten und Synoviahypertrophien die Sicht (Abb. 8-18).

8.3.2 Sehne des M. popliteus, Popliteusschlitz

Im distalen dorsalen Bereich des lateralen Rezessus erkennt man eine von Synovia überzogene Vorwölbung, die der Sehne des M. popliteus entspricht und nicht mit dem lateralen Meniskus in Verbindung steht. Die Sehne entspringt vom unteren Anteil des lateralen Femurkondylus knapp ventral dem Ursprung des lateralen Seitenbandes. Arthroskopisch kann die Popliteussehne bis auf die Dorsalseite der Tibia verfolgt werden. Das Lichtkabel wird von 11 Uhr über 10 Uhr nach 9 Uhr gestellt (Abb. 8-12). Die synoviale Verbindung zwischen Tibia und lateralem Meniskus sowie der Verlauf der Popli-

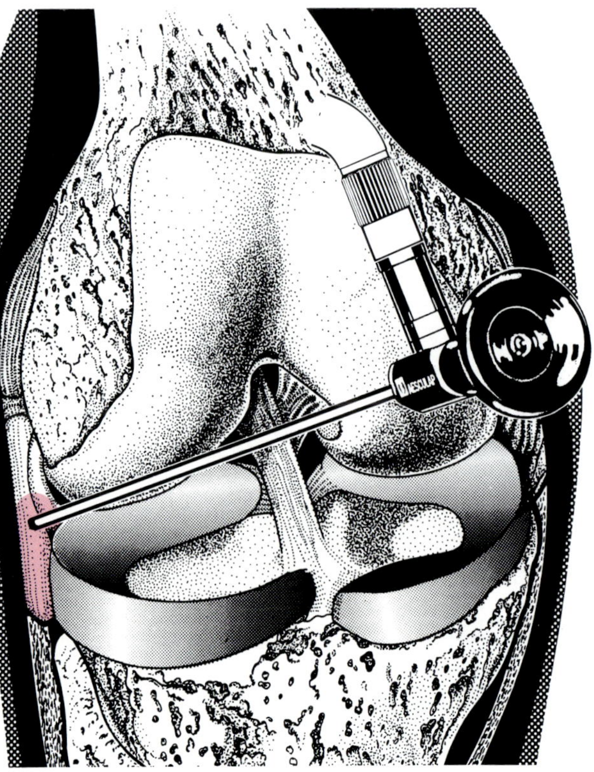

Abbildung 8-19:
Einstellung der Außenseite des lateralen Meniskus und des Hiatus popliteus bei Lichtkabelstellung 11 Uhr und 10 Uhr (linkes Knie 1 Uhr und 2 Uhr).

Abbildung 8-20:
Ursprungsareal am lateralen Femurkondylus (**a**) und Verlauf der Sehne des M. popliteus nach dorsal (**b**).

Abbildung 8-21:
Der Verlauf der Popliteussehne kann bis weit nach dorsal verfolgt werden (Lichtkabelstellung 10 und 9 Uhr).

8-20

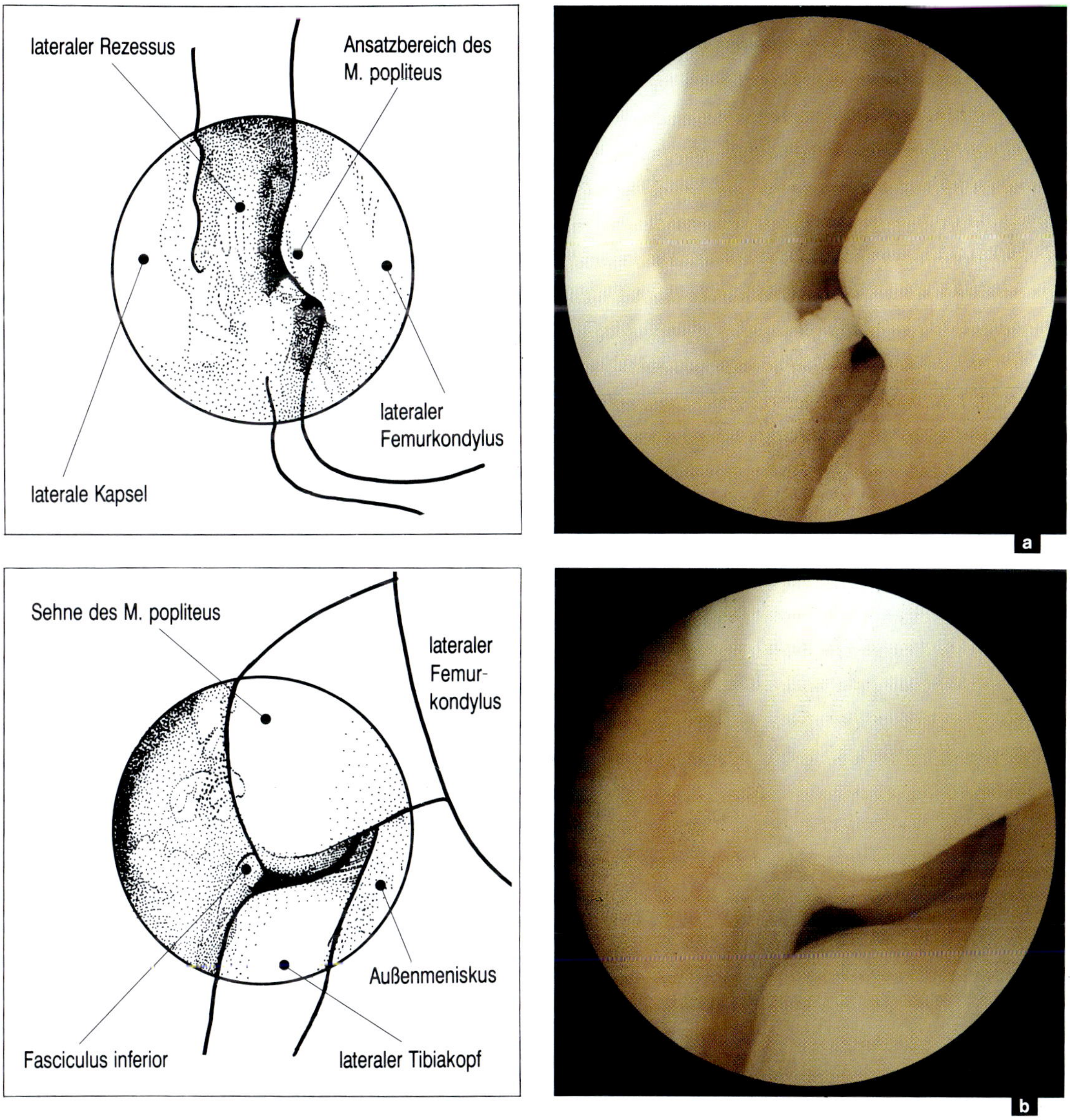
lateraler Rezessus
Ansatzbereich des M. popliteus
lateraler Femurkondylus
laterale Kapsel
a
Sehne des M. popliteus
lateraler Femur-kondylus
Außenmeniskus
Fasciculus inferior
lateraler Tibiakopf
b

8-21

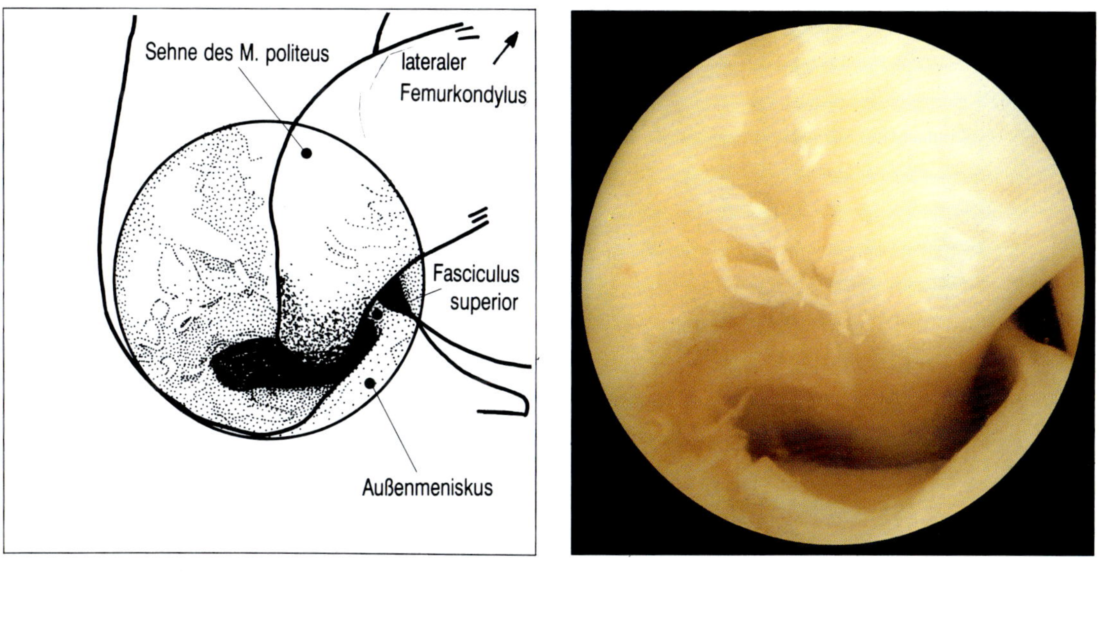
Sehne des M. politeus
lateraler Femurkondylus
Fasciculus superior
Außenmeniskus

8-22

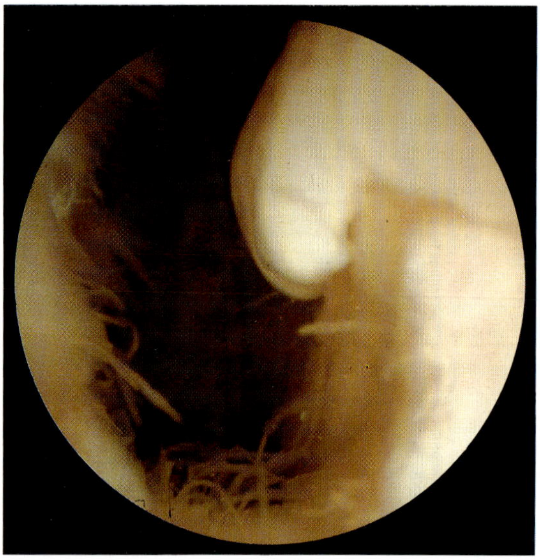

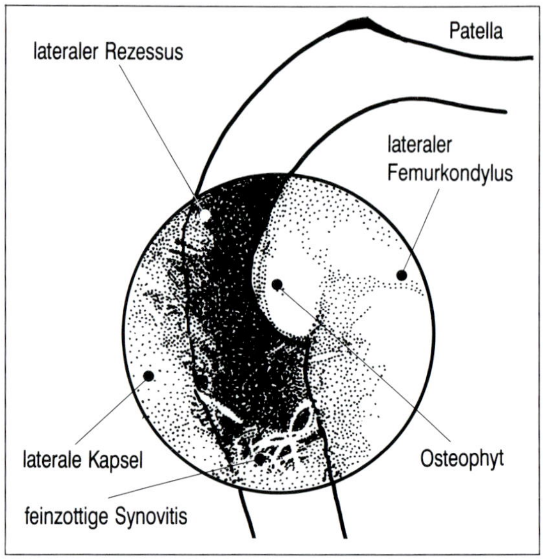

8-23

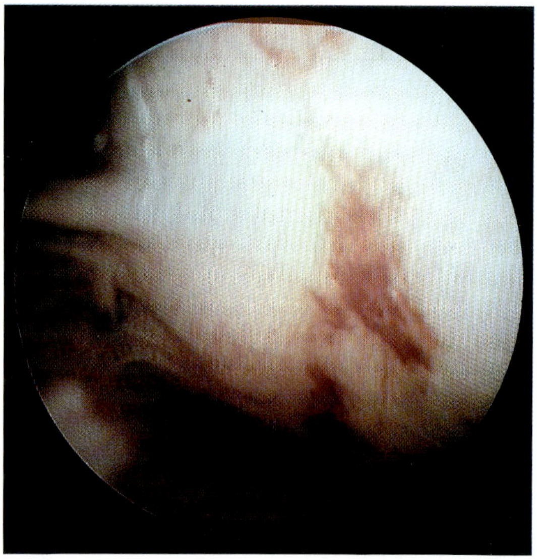

Abbildung 8-22:
Osteophyt am lateralen Femurkondylus (Outerbridge-Kante).

Abbildung 8-23:
Kontusionsmarken an der lateralen Kondylenwange nach Patellaluxation (Monitorbild).

Abbildung 8-24:
Eintauchen in das Femoropatellargelenk von lateral. In Extension erscheint die Patella immer etwas lateralisiert.

8-24

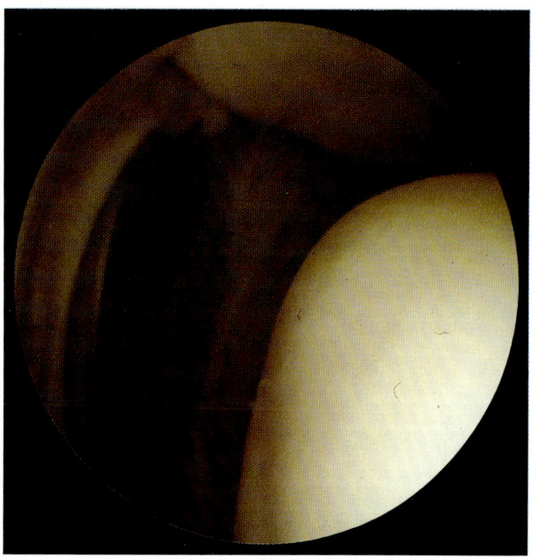

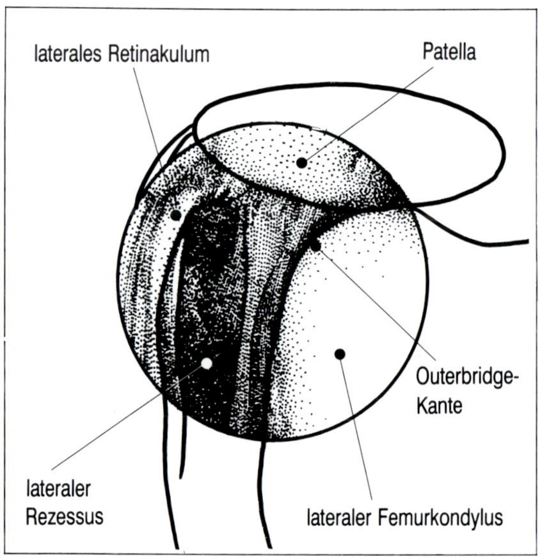

teussehne werden sichtbar (Abb. 8-19 und 8-20). Die Sehne verschwindet weiter dorsal im kaudalen Anteil des Popliteusschlitzes, dessen Begrenzungen ebenfalls inspiziert werden können (Abb. 8-21).

Synoviahypertrophien und freie Gelenkkörper sind die am häufigsten festgestellten pathologischen Befunde. Finden sich im Popliteusschlitz kleine freie Gelenkkörper, können diese über die Trokarhülse abgesaugt werden (vgl. Abb. 3-6). Manuelles Beklopfen und Ausmassieren von distal nach proximal helfen beim Nachweis freier Gelenkkörper. Selten ist die Sehne des M. popliteus isoliert verletzt oder unterblutet.

8.3.3 Outerbridge-Kante

Bevor man das femoropatellare Gelenk untersucht, werden die laterale Kondylenwange und die Outerbridge-Kante (lateraler Knochen-Knorpel-Übergang am lateralen Femurkondylus) inspiziert. Das Arthroskop wird nach oben geschwenkt und in die 10-Uhr-Stellung gestellt. Dort finden sich bei degenerativen Veränderungen häufig osteophytäre Ausziehungen (Abb. 8-22).

Nach einer Patellaluxation sind an der lateralen Kante des lateralen Femurkondylus Knorpelunterblutungen, Knorpelabschilferungen oder gar ausgedehnte chondrale und osteochondrale Aussprengungen zu finden (Abb. 8-23). Da die Patella immer nach lateral luxiert und fast immer spontan in die Normalstellung zurückkehrt, kann die Diagnose einer Patellaluxation in vielen Fällen nur klinisch (positiver Apprehension-Test nach FAIRBANK) oder arthroskopisch gestellt werden.

Arthroskopische Hinweise auf eine abgelaufene Patellaluxation sind:
- Unterblutungen an der Lateralseite des lateralen Femurkondylus
- Chondrale oder osteochondrale Absprengungen im Bereich der Outerbridge-Kante
- Knorpelabsprengungen oder Unterblutungen im Bereich der medialen Patellafacette
- Einrisse und/oder Einblutungen des medialen Retinakulums oder nur der Synovialmembran

8.4 Femoropatellargelenk

Lagerung:
Kniegelenk gestreckt. Zur Funktionsprüfung des femoropatellaren Kontaktes werden abwechselnd Flexions- und Extensionsbewegungen ausgeführt

Einstellung:
Der laterale Gleitlageranteil wird mit der 10-Uhr-Lichtkabelstellung inspiziert. Das Arthroskop ist wie zur Inspektion des lateralen Rezessus parallel zur Beinachse ausgerichtet und befindet sich im Bereich des lateralen Rezessus.

Zur Beurteilung der Patellazentrierung wird das Arthroskop nach medial über den lateralen Femurkondylus geschwenkt und ventral des Hoffa-Fettkörpers positioniert. Rotation des Lichtkabels in die 5-Uhr-Stellung. Zuerst erscheint der laterale Anteil des femoropatellaren Gelenkes (Abb. 8-25 und 8-26).

Durch Vorschieben des Arthroskopes in Richtung der medialen Kapsel wird das

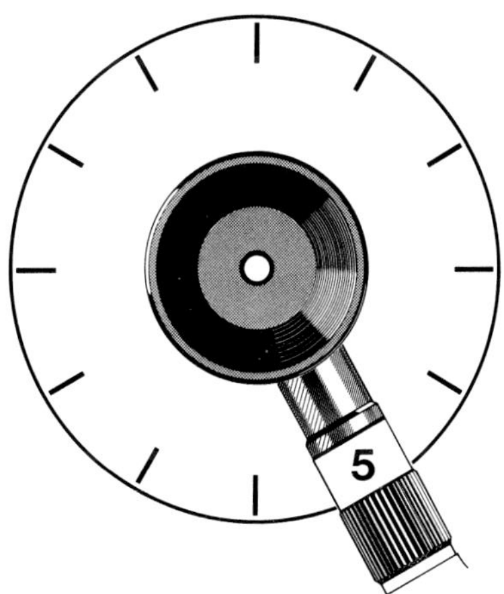

Abbildung 8-25:
Lichtkabelstellung 5 Uhr (linkes Knie 7 Uhr) zur Einstellung des femoropatellaren Gelenkes.

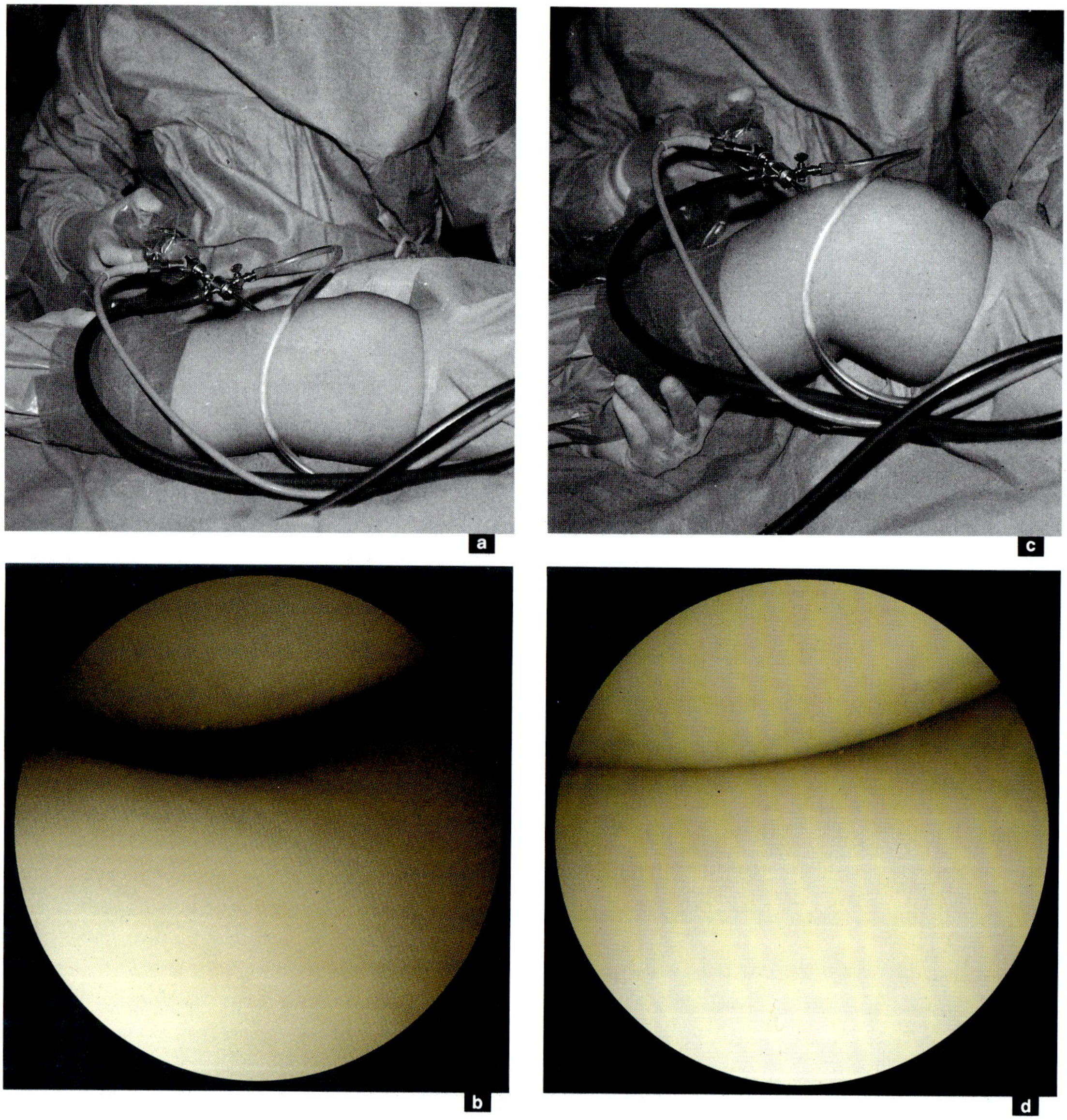

Abbildung 8-26:
Funktionsprüfung des Femoropatellargelenkes. In gestrecktem Zustand und leichter Flexion noch erkennbarer femoropatellarer Raum (**a, b**). Mit zunehmender Flexion auf 45° zentrales Aufsetzen der Patella (**c, d**)

gesamte Femoropatellargelenk beurteilbar. Von dieser Position aus läßt sich auch die Trochlea femoris hervorragend überblicken. Bei Beugung kann zudem der Aufsetzpunkt der Patella mit evtl. vorliegenden Knorpelläsionen korreliert werden. Man muß jedoch konstatieren, daß sich das Kniegelenk in einem distendierten Zustand befindet, der deutlich vom „Normalzustand" abweicht.

8.4.1 Zentrierung der Patella, Lateralisation

Mit keinem Untersuchungsverfahren sind funktionelle und morphologische Veränderungen des Femoropatellargelenkes so exakt zu diagnostizieren wie mit der Arthroskopie. Nicht nur der Knorpelzustand der Gelenkpartner (s. Kap. 9), sondern auch die Mechanik werden erfaßt.

Das Kniegelenk wird nach Einstellung des femoropatellaren Raumes abwechselnd gestreckt und gebeugt. Die

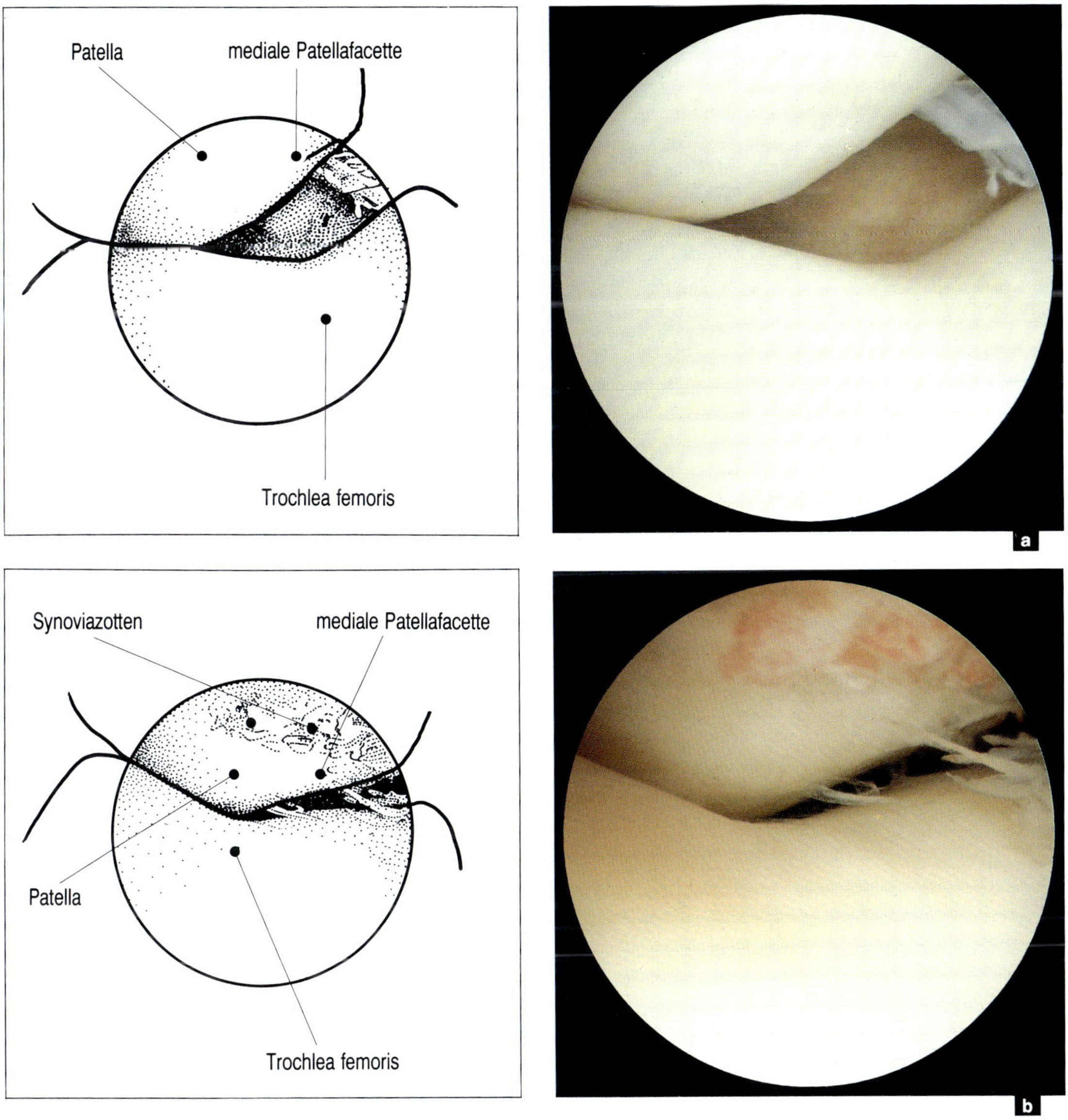

Abbildung 8-27:
Patellasubluxation. Die Patella zentriert sich nicht bei 45°- (**a**), sondern erst bei 80°-Flexion (**b**).

Einsattelung der Trochlea femoris wird in die Mitte des Monitors eingestellt. Sowohl die Patella – oben auf dem Monitor – als auch die Trochlea femoris – unten auf dem Monitor – sollten gleichzeitig sichtbar sein. Flexionsabhängige Lageabweichungen und Verkippungen der Patella sind während des Streck- und Beugevorganges beurteilbar (Abb. 8-26).

Normalbefund: Der Aufsetzpunkt der Patella – der Patellaanteil, mit dem die Patella zuerst aufsetzt (First, mediale oder laterale Facette) – und der Flexionsgrad, bei dem die Patella aufsetzt, werden bestimmt. Im Normalzustand steht die Patella in gestrecktem Zustand ein wenig lateral des lateralen Femurkondylus (Abb. 8-24) und wandert mit zunehmender Beugung nach medial und distal. Sie setzt zuerst mit der lateralen Facette auf dem lateralen Femurkondylus auf. Bei 45°-Flexion zentriert sich die Patella in der zentralen Einsattelung der Trochlea femoris.

8-28

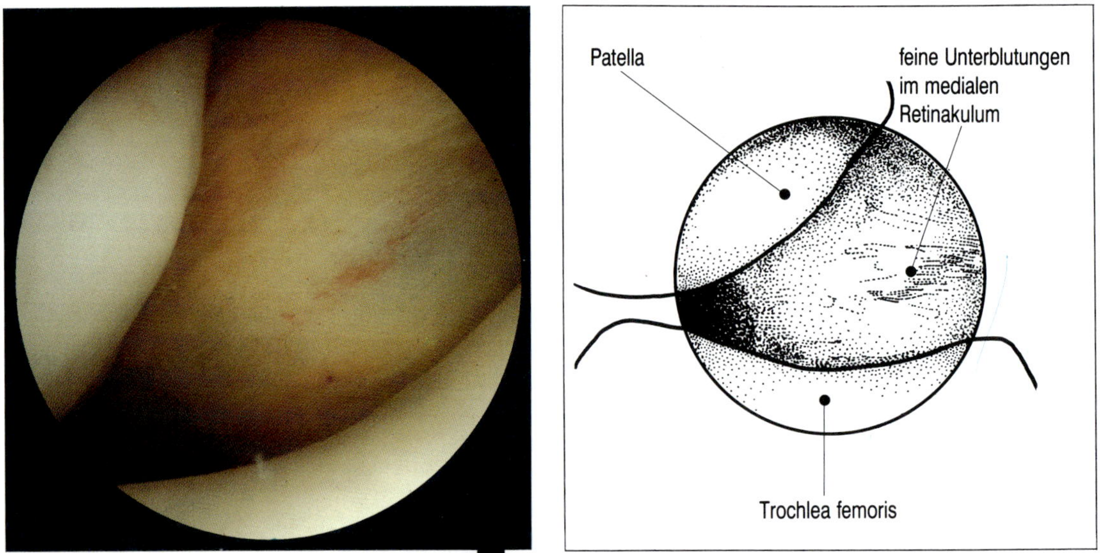
Patella
feine Unterblutungen
im medialen
Retinakulum
Trochlea femoris

a

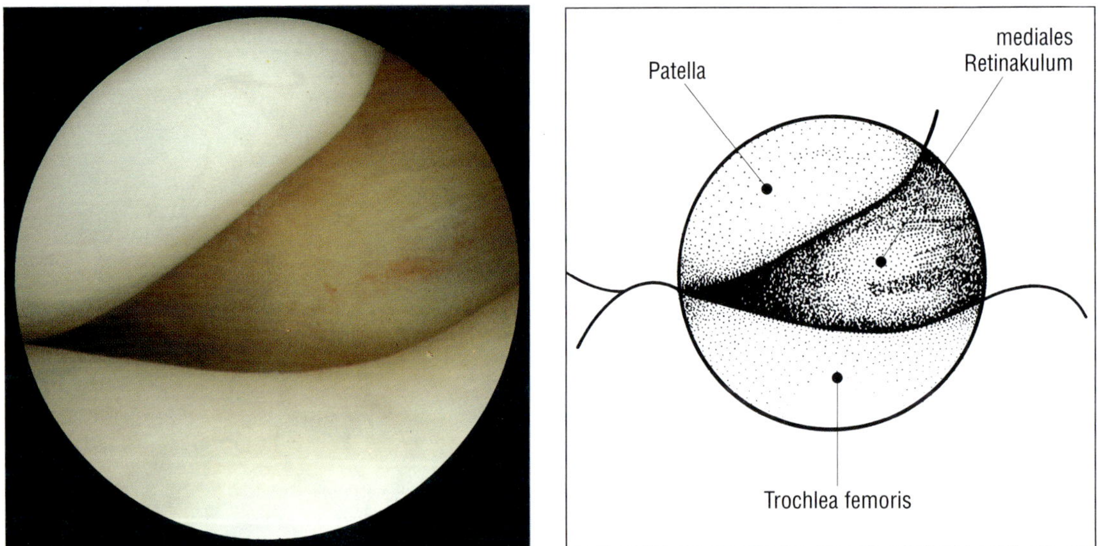
Patella
mediales
Retinakulum
Trochlea femoris

b

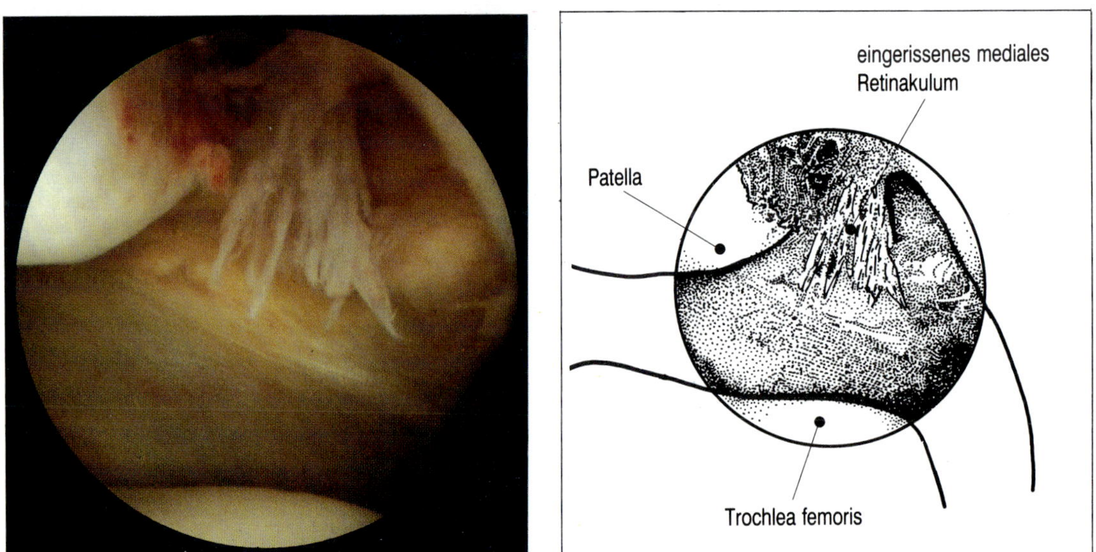
eingerissenes mediales
Retinakulum
Patella
Trochlea femoris

c

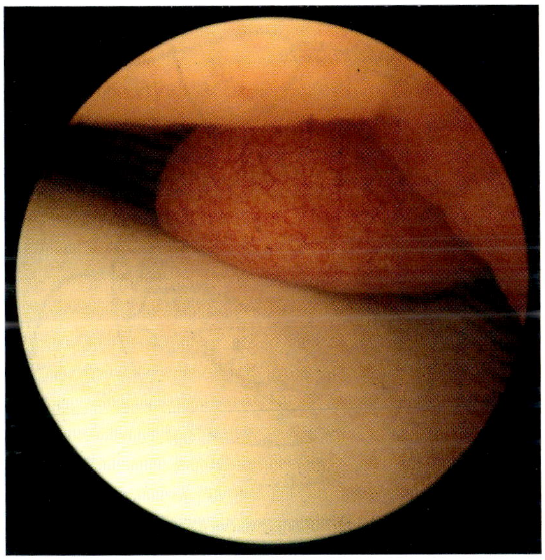

Abbildung 8-29:
Einklemmung einer hypertrophierten Synoviazotte des Hoffa-Fettkörpers im femoropatellaren Gelenk. Die ausgeprägte Synovitis ist auch unter Blutleerebedingungen gut darzustellen.

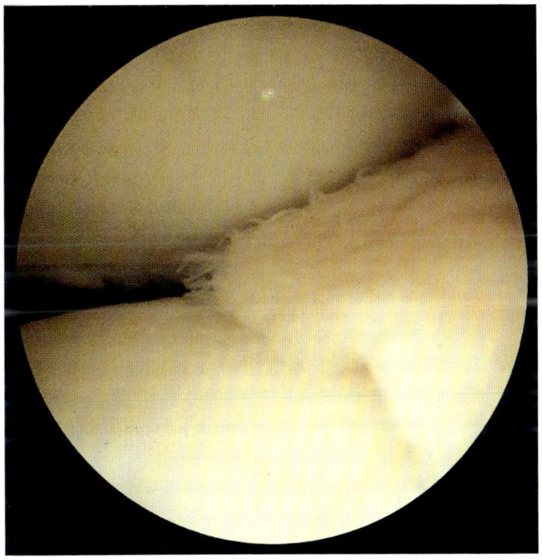

Abbildung 8-30:
Impingement einer hypertrophierten Hoffa-Zotte im femoropatellaren Gelenk.

Abbildung 8-28 (Seite 140):
Patellaluxation
Vorgeschichte: 15jähriges Mädchen, am linken Knie bereits 4mal Patellaluxationen, zuletzt vor 4 Tagen. Knieimmobilisation im Gipstutor. Beim Gehen mit Unterarmgehstützen jetzt erstmalige Patellaluxation rechts mit prallem Hämarthros. Der Insall-Salvati-Index liegt mit 0,8 im unteren Normbereich. Deutliches Genu valgum beidseits.
Arthroskopischer Befund: Mediale Patellafacette dysplastisch, den Hauptteil der Patella bildet die laterale Facette. Ausgeprägte Lateralisationstendenz und Verkippung in Extension (**a**) und bei 45°-Flexion (**b**). Einriß und Unterblutung des medialen Retinakulums (**c**).
Procedere: Arthroskopische Naht des medialen Retinakulums und evtl. Spaltung des lateralen Retinakulums. Alternativmöglichkeit: Keine arthroskopische Therapie mit Ausnahme einer Gelenkspülung. Immobilisation des Beines für 5 Wochen nach postoperativer Mobilisation bis 90° (Prophylaxe von intraartikulären Verklebungen). Arthroskopische Spaltung des lateralen Retinakulums in zweiter Sitzung.

Pathologische Befunde:
Unklare Beschwerden im vorderen Kniebereich mit Giving-way-Episoden werden häufig bei Patellasubluxationen beobachtet. Die Subluxation läßt sich arthroskopisch nachweisen. Die Patella zentriert sich nicht bei 45°-Flexion, sondern erst in höheren Beugungsgraden. In manchen Fällen ist sie auch deutlich lateralisiert und zusätzlich noch nach lateral verkippt (Abb. 8-27 und 8-28).

Bei der Funktionsprüfung ist auch auf eine Einklemmung vergrößerter Zotten des Hoffa-Fettkörpers oder der Plica mediopatellaris zu achten. Wölbt sich eine Struktur in den femoropatellaren Raum vor, können die Einklemmungserscheinungen bei mit hohem Flüssigkeitsdruck gefülltem Gelenk nicht in Erscheinung treten. Bei entsprechendem Verdacht wird der Gelenkbinnendruck gesenkt (Flüssigkeitszufuhr stoppen bzw. Flüssigkeit absaugen) und der Beuge-/Streckvorgang erneut, ggf. mehrfach wiederholt (Abb. 8-29 und 8-30).

Schwenkt man das Arthroskop nach lateral, erscheint der laterale Anteil,

die Symptomatik im femoropatellaren Gelenk verantwortlich. Um die Ausdehnung der Knorpelveränderungen zu bestimmen, ist die Palpation mit dem Tasthaken obligatorisch (Instrumentenzugang suprameniskeal-medial oder hoch-medial) (Abb. 8-33 und 8-34). Hilfreich sind Beuge- und Streckbewegungen, damit auch proximal und distal gelegene Knorpelareale palpiert werden können. Behindert eine Hoffa-Zotte die Sicht, wird sie mit dem Tasthaken zur Seite gehalten oder mit einer Faßzange entfernt.

8.5 Anteromediale Kapselwand

Lagerung: Das Kniegelenk ist gestreckt.

Einstellung: Wie zur Inspektion des Femoropatellargelenkes steht das Lichtkabel bei 5 Uhr. Aus dieser Stellung überblickt man den proximalen Anteil der medialen Kapsel, und wenn man das Arthroskop nach ventral schwenkt, den medialen Anteil der Plica mediopatellaris. Anschließend wird das Lichtkabel in die 10-Uhr-Stellung gedreht, um die ventralen, zum Hoffa-Fettkörper ziehenden Plicaanteile darzustellen.

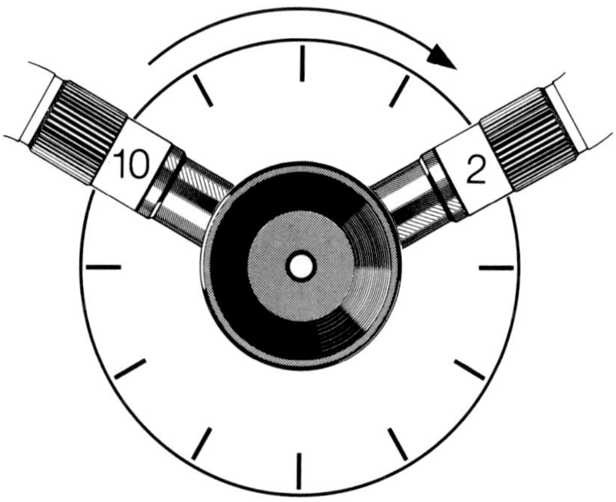

Abbildung 8-35:
Lichtkabelstellung 10 Uhr zur Einstellung der anteromedialen Kapselwand (linkes Knie 2 Uhr), dann Rotation nach 2 Uhr (linkes Knie 10 Uhr) und nach unten Schwenken, um den Innenmeniskus (Pars intermedia) darzustellen.

Danach wird das Arthroskop vorgeschoben und in den medialen Rezessus geschwenkt, wobei der mediale Anteil der Trochlea femoris überwunden werden muß.
Dieses gelingt leichter bei gestrecktem Kniegelenk und durch ein vorsichtiges Nachobenschwenken des Arthroskopes. Abrupte oder erzwungene Bewegungen können zu Knorpelschäden an der Trochlea femoris führen. Das Lichtkabel wird von 10 Uhr über 12 Uhr nach 2 Uhr gedreht, wobei gleichzeitig der mediale Rezessus inspiziert wird (Abb. 8-35 und 8-36).

Normalbefund: Medial wird der mediale Rezessus vom medialen Kapselbandapparat, lateral von der medialen Kondylenwange begrenzt (Abb. 8-36). Die Synovialmembran ist transparent und glatt. Manchmal zeigt sich eine dezente Vorwölbung des ventralen Randes des medialen Seitenbandes.

Pathologische Befunde: Neben der Plica mediopatellaris (s. unten) finden sich an der anteromedialen Kapselwand Synoviahypertrophien, nach Verletzungen vereinzelte Unterblutungen, partielle Einrisse oder komplette Rupturen des medialen Kapselbandapparates (Abb. 8-36).

Flottieren Bandanteile im Gelenk, sollte die Arthroskopie möglichst zügig durchgeführt werden, um die Menge der in das Subkutangewebe austretenden Flüssigkeit begrenzt zu halten. Manchmal sind die Bandanteile auch in den medialen Gelenkspalt eingeschlagen (vgl. Abb. 8-44). Die Kondylenwange des medialen Femurkondylus wird ebenfalls inspiziert. Das Arthroskop wird hierzu in Richtung des medialen Gelenkspaltes geschwenkt und das Lichtkabel nach 1 Uhr und 2 Uhr gedreht bis der meniskosynoviale Übergang zu erkennen ist (Abb. 8-36b). Osteophyten können das Eintauchen in das mediale Gelenkkompartment behindern.

Abbildung 8-36:
Medialer Rezessus mit streifenförmiger Unterblutung der medialen Kapsel als Hinweis auf eine frische mediale Kapselbandverletzung (**a**). Auch im distalen Bereich des medialen Rezessus sind häufig Unterblutungen anzutreffen. Der meniskosynoviale Übergang wird ebenfalls inspiziert (**b**).

Abbildung 8-37:
Plica mediopatellaris mit zentraler großer ovaler Perforation.

8-36

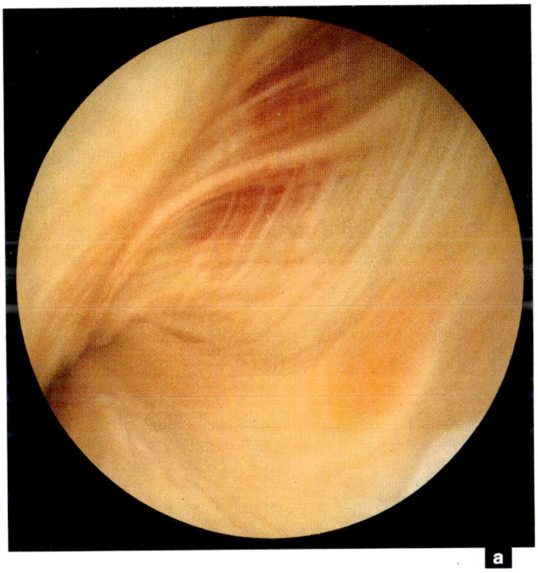

a

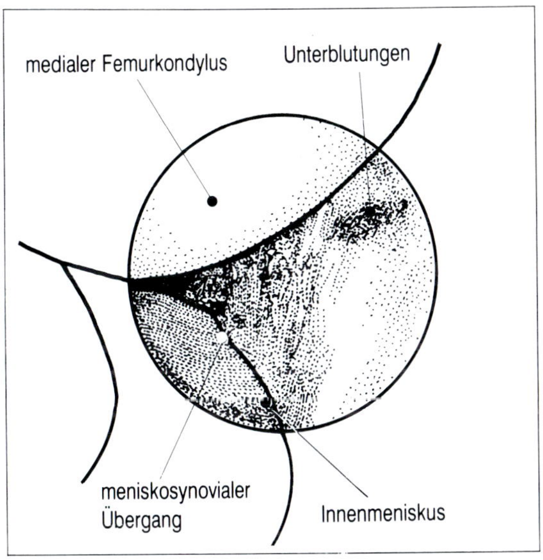

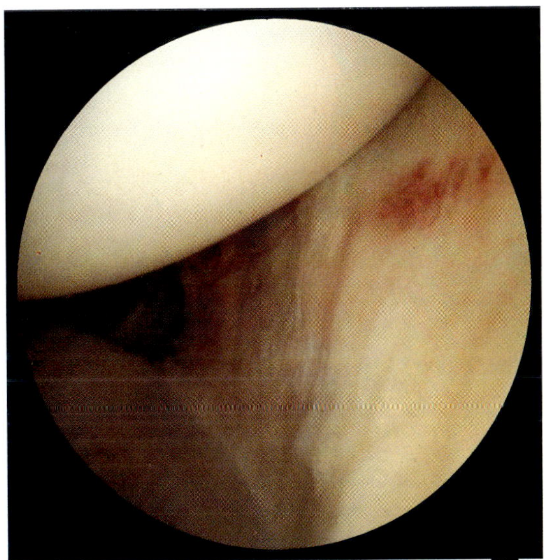

b

8-37

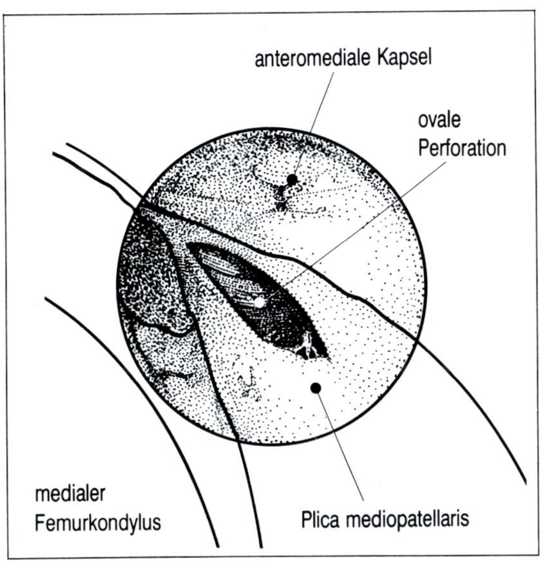

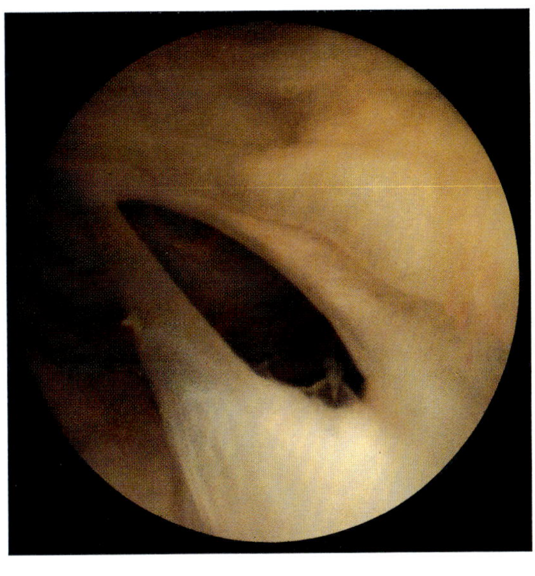

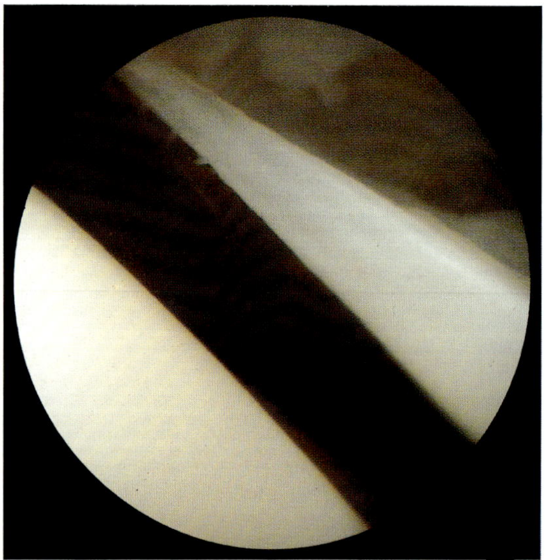
a

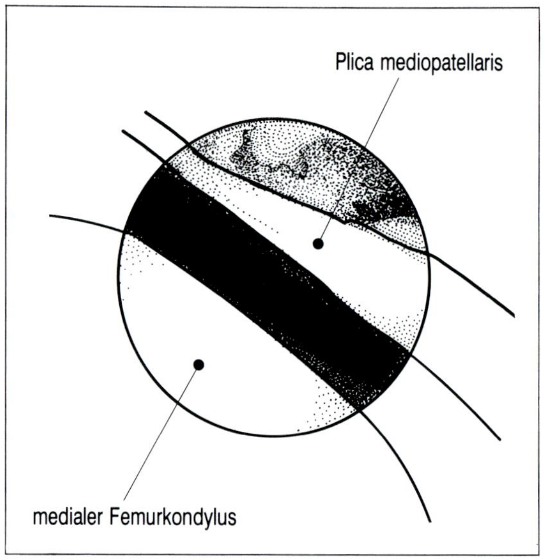

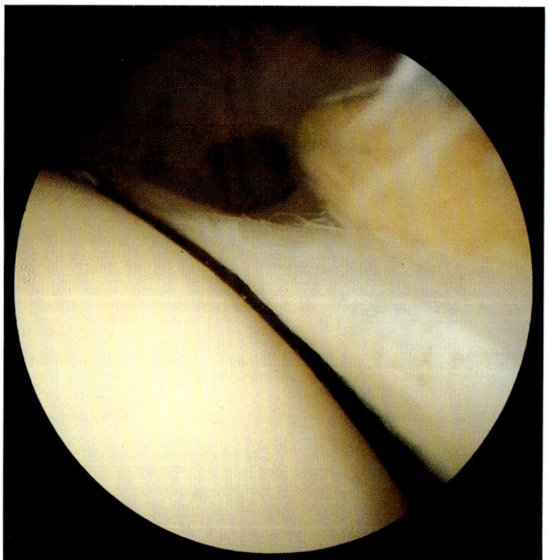
b

Abbildung 8-38:
Plica mediopatellaris Typ II. Die Funktionsprüfung zeigt in Extension (**a**) und in Flexion (**b**) keinen Kontakt mit dem medialen Femurkondylus. Keine Knorpelveränderungen am medialen Femurkondylus.

8.5.1
Plica mediopatellaris

Lagerung:
Das Kniegelenk ist gestreckt. Zur Prüfung des Kontaktes der Plica mediopatellaris mit dem medialen Femurkondylus oder der Patella wird das Knie mehrmals gebeugt.

Einstellung:
Der mediale Teil der Plica mediopatellaris wird zuerst aus der Arthroskopstellung, in der man den femoropatellaren Kontakt prüft, inspiziert. Das Arthroskop wird in Richtung der medialen Kapsel vorgeschoben. Der ventrale, mit dem Hoffa-Fettkörper in Verbindung stehende Teil ist nach Rotation des Lichtkabels in die 10-Uhr-Stellung sichtbar.

Normalbefund:
Für die Plica mediopatellaris sind eine Vielzahl von synonymen Bezeichnungen gebräuchlich: Plica synovialis mediopatellaris, intraartikuläres mediales Band, Ilinos-Band, Medial shelf und Corda synovialis. Nach Literaturangaben ist die Plica mediopatellaris mit einer Häufigkeit von 19–60 % vorhanden. Sie erstreckt sich

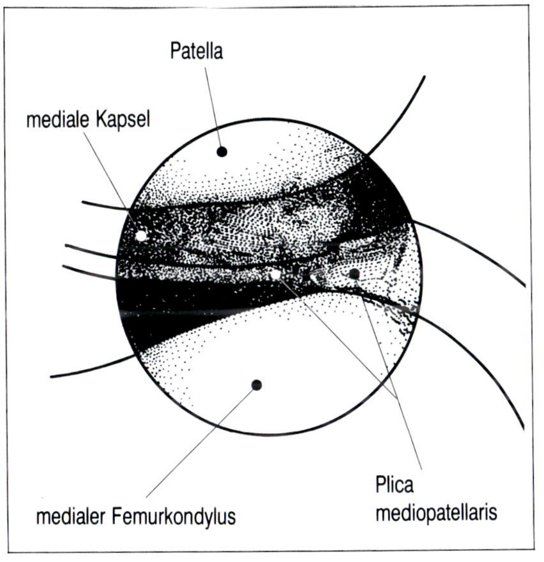

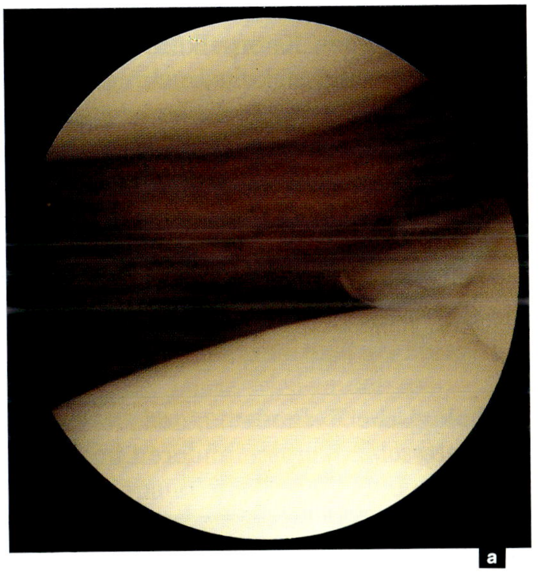

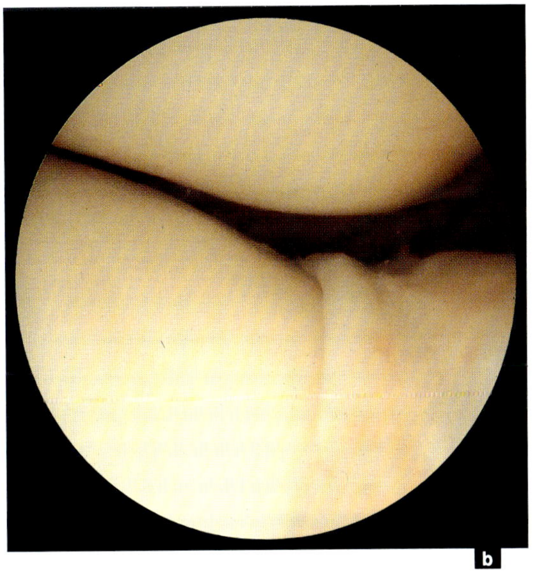

Abbildung 8-39:
Plica mediopatellaris Typ III. Schon in Extension steht die Plica mit dem medialen Femurkondylus in Kontakt (**a**). Bei weiterer Beugung rollt sich der freie Plicarand auf dem medialen Femurkondylus ab, um einer Einklemmung im femoropatellaren Gelenk zu entgehen (**b**). Die Knorpelflächen zeigen noch keine pathologische Veränderung.

entlang der medialen Kapselwand zwischen Hoffa-Fettkörper und medialer Kapsel. Fast wie ein Regal oder Segel teilt sie die mediale Kapselwand in einen oberen und unteren Anteil. Sie ist variabel ausgeprägt, kann sogar zwei- oder dreifach (sehr selten) angelegt sein. Drei Typen lassen sich unterscheiden:

Typ I: Rudimentär angelegter Streifen an der anteromedialen Kapselwand.

Typ II: Band- oder strangartige Plica, bei Flexion kein Kontakt mit medialem Femurkondylus und/oder medialer Patellafacette.

Typ III: Band- oder segelartige Plica, bei Flexion Kontakt mit medialem Femurkondylus und/oder Patella.

Ob die Plica mediopatellaris als homogener Strang verläuft oder eine Perforation (Abb. 8-37) aufweist, ist für die Typisierung nicht von Bedeutung. Entscheidend ist, ob sie bei Flexion mit dem medialen Femurkondylus in Kontakt gerät und ob an der Kontaktstelle Knorpelveränderungen vorliegen.

Wir prüfen daher, ob die Plica mediopatellaris bei Flexion mit dem medialen Femurkondylus und/oder der Patella in Kontakt gerät (Abb. 8-38).

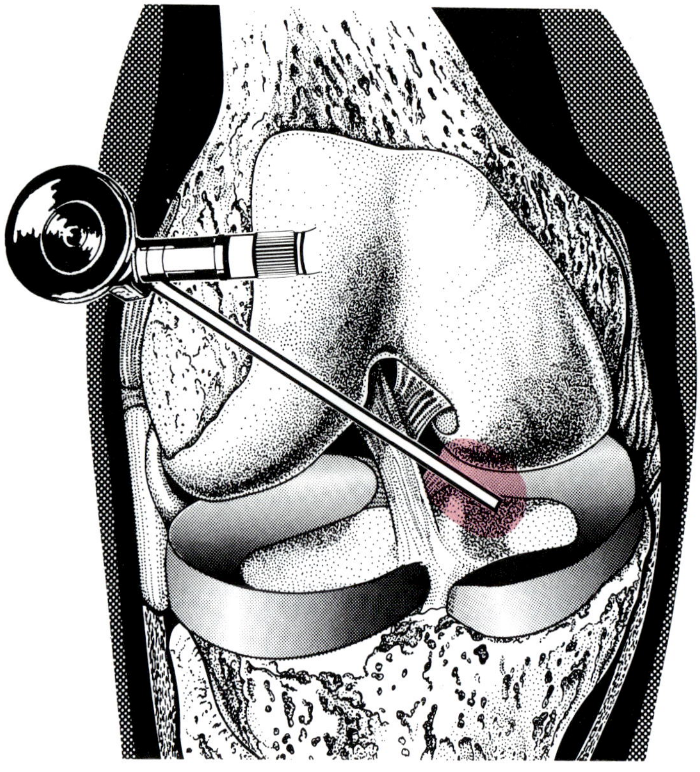

Abbildung 8-43:
Einstellung des Innenmeniskushinterhornes, Lichtkabelstellung 3 Uhr (linkes Knie 9 Uhr) bei gleichzeitiger medialer Aufklappung des Gelenkspaltes und Außenrotation des Unterschenkels.

3. **Äußere Zone:**
   Gefäßreiche Radiärzone mit Übergang in das umgebende Synovial- und Kapselgewebe.

Diese Zoneneinteilung ist sinnvoll, da Rupturen der Zone 3 mit einer Refixation oder kleinere Rupturen mit Ruhigstellung ausheilen können. Eine Heilung nach Refixation bei Rupturen in den gefäßärmeren Zonen ist dagegen umstritten.

Pathologische Befunde:
Wurde in früheren Jahren der Meniskus fast als überflüssig angesehen und arthrotomisch häufig radikal entfernt – die entfernten Menisken glichen regelrechten „Jagdtrophäen“ –, schreibt man dem Meniskus heute wichtige stabilisierende und propriorezeptive Funktionen zu. Eine meniskuserhaltende Therapie ist daher unbedingt anzustreben. Die arthroskopische Meniskusrefixation hat sich als gängiges Verfahren etabliert. Ist ein Meniskus nicht zu erhalten, d. h. nicht zu refixieren, wird nur der Teil des Meniskus entfernt,

Abbildung 8-44:
Deutliche Aufklappung des medialen Gelenkspaltes. Eine rötliche Struktur ist in den Gelenkspalt eingeschlagen. Am Meniskus zeigt sich eine verstärkte Undulation sowie eine hintere Längsruptur. Der Meniskus bleibt bei der Aufklappung auf dem Tibiaplateau liegen, was als Hinweis auf eine Ruptur der medialen und dorsomedialen meniskofemoralen Bandanteile zu werten ist (**a**). Palpatorisch lassen sich Anteile des medialen und dorsomedialen Bandapparates hervorluxieren (**b**).

Abbildung 8-45:
Inspektion des Innenmeniskushinterhornes unter leichter Knieflexion, medialer Aufklappung und gleichzeitiger Außenrotation des Unterschenkels. Das Innenmeniskushinterhorn stellt sich komplett dar. Am medialen Femurkondylus findet sich eine iatrogene oberflächliche Knorpelabschilferung.

8-44

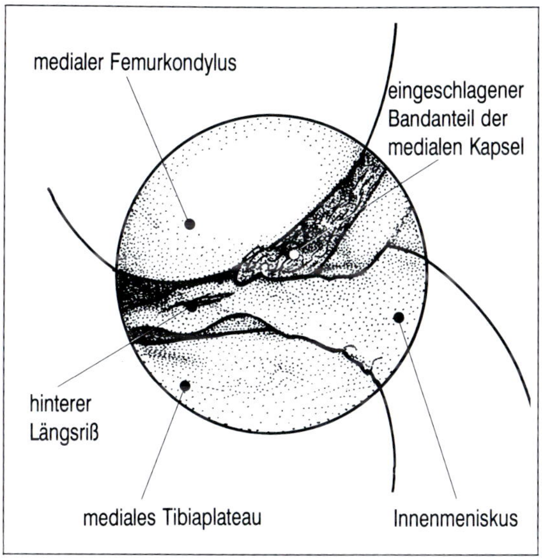
medialer Femurkondylus
eingeschlagener Bandanteil der medialen Kapsel
hinterer Längsriß
mediales Tibiaplateau
Innenmeniskus

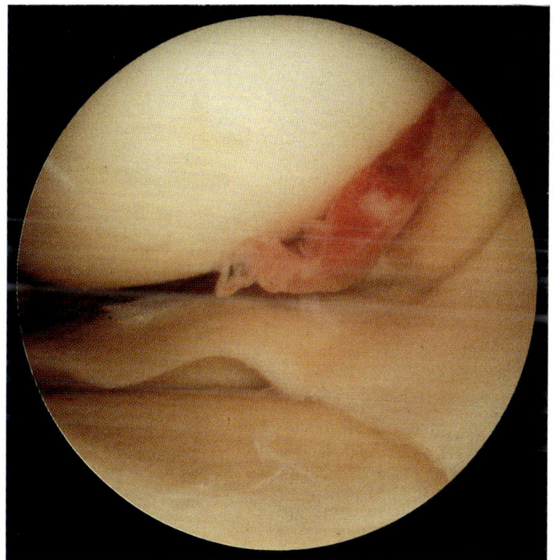

a

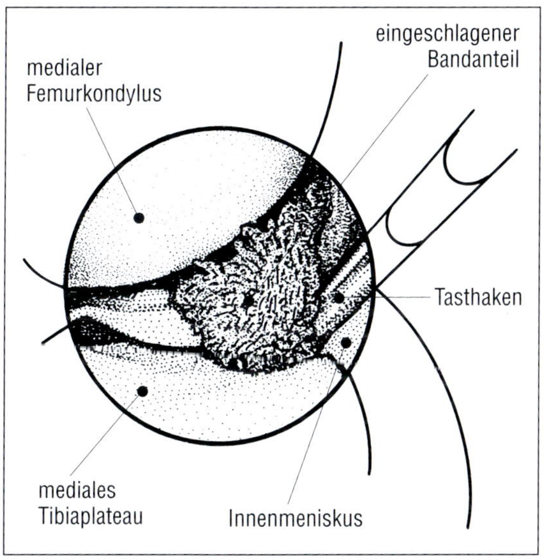
eingeschlagener Bandanteil
medialer Femurkondylus
Tasthaken
mediales Tibiaplateau
Innenmeniskus

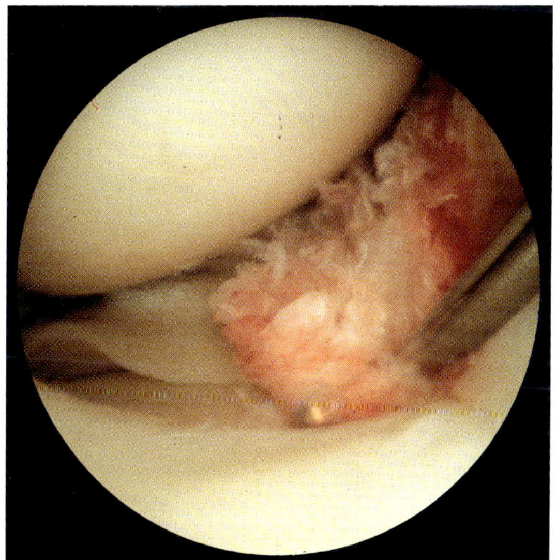

b

8-45

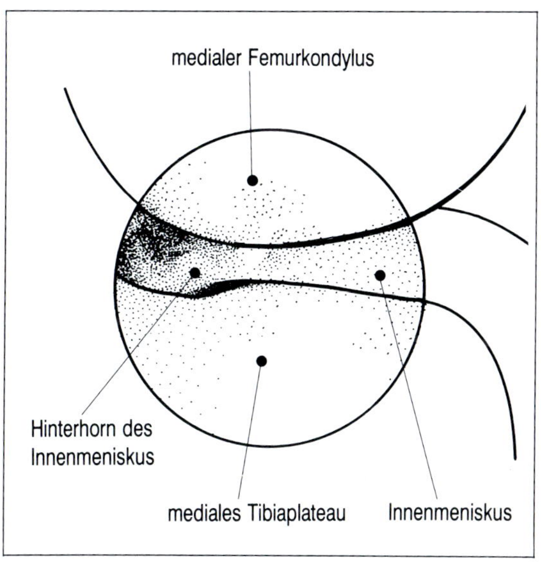
medialer Femurkondylus
Hinterhorn des Innenmeniskus
mediales Tibiaplateau
Innenmeniskus

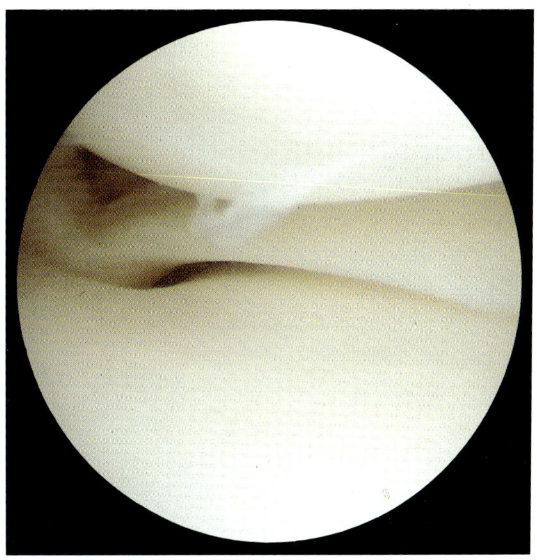

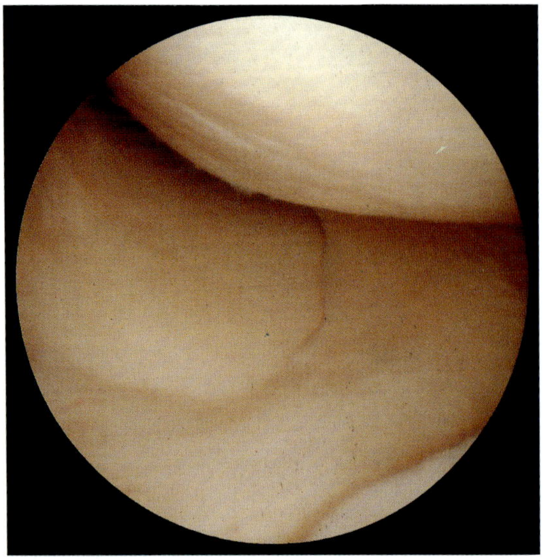

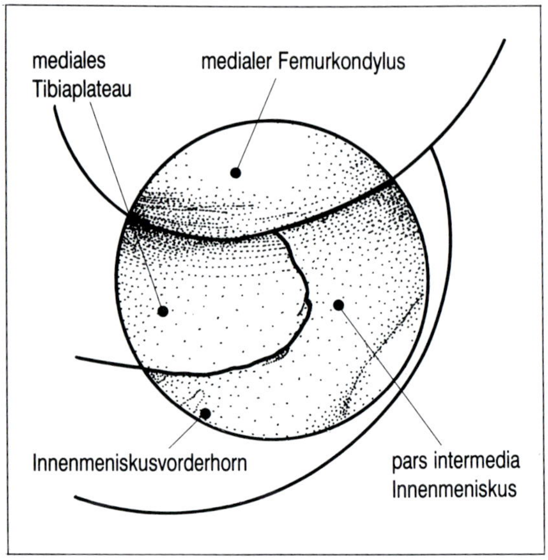

der pathologisch verändert ist. Bei einer Meniskusresektion sollte man nach GLINZ **„so wenig wie möglich und so viel wie nötig"** entfernen. Eine totale oder subtotale Meniskektomie ist lediglich bei völliger Zerstörung des gesamten Meniskusgewebes angezeigt.

Von entscheidender Bedeutung bei der arthroskopischen Meniskusdiagnostik ist die Abgrenzung von Normal- und pathologischem Befund. KLEIN (1980) betont, daß zwischen arthroskopischem Aspekt und histologischem Befund einerseits und subjektivem Beschwerdebild und klinischem Befund andererseits erhebliche Divergenzen bestehen können. Daher muß zur vorsichtigen Interpretation des arthroskopischen Befundes geraten werden. Nicht nur im Hinblick auf das weitere Vorgehen, sondern auch aus Gründen des Unfallzusammenhanges sollte zwischen frischen und veralteten Meniskusläsionen unterschieden werden.

Frische Meniskusläsionen sind gekennzeichnet durch:

- blutigen Erguß (nicht obligat),
- Unterblutungen der Meniskusbasis und/oder angrenzender Kapselanteile,
- scharfkantige, glatte und/oder prallelastische abgerissene Meniskusteile,

Abbildung 8-46:
Vorderhorn und Pars intermedia des Innenmeniskus (Knie leicht gebeugt, Lichtkabelstellung 1 Uhr).

Abbildung 8-47:
Undulation des freien Meniskusrandes.

Abbildung 8-48:
Hinterer Längsriß des medialen Meniskus.
Vorgeschichte: 17jähriger Patient, vor 4 Wochen Rotationstrauma beim Fußballspielen. Seitdem Schnappgefühl im Kniegelenk, die weitere Anamnese ergab ein weiteres Knietrauma ein Jahr zuvor. Positiver Lachman-Test mit weichem Anschlag. Kein intraartikulärer Erguß.
Arthroskopischer Befund: Bei oberflächlicher Betrachtung zeigt sich nur eine Unregelmäßigkeit des freien Meniskusrandes (**a**), fast ähnlich einer Undulation (vgl. Abbildung 8–47). Die Palpation zeigt einen teilweise umgeschlagenen hinteren Längsriß mit degenerativen Veränderungen (deutlich erkennbare Faserstruktur im Meniskusgewebe) (**b**). Darüber hinaus fand sich eine alte Ruptur des vorderen Kreuzbandes.
Procedere: Wegen der degenerativen Veränderungen und Auswalzung des hinteren Meniskusanteiles ist eine Refixation erfolgversprechend, daher arthroskopische Resektion. Rekonstruktion des vorderen Kreuzbandes empfohlen.

8-47

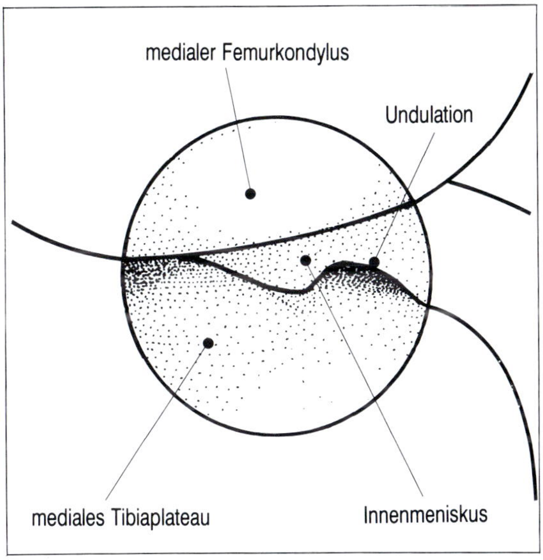
medialer Femurkondylus
Undulation
mediales Tibiaplateau
Innenmeniskus

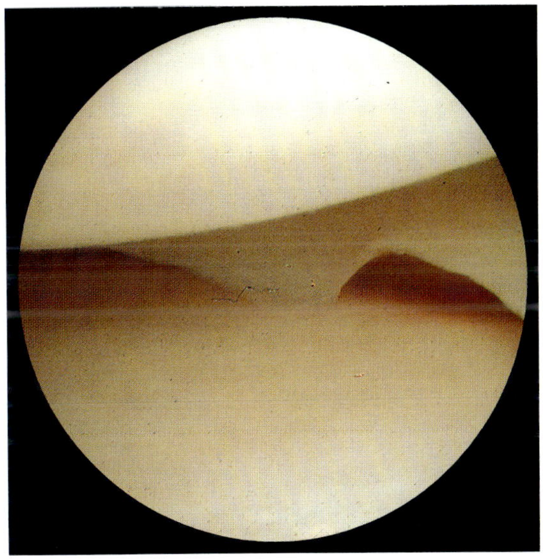

8-48

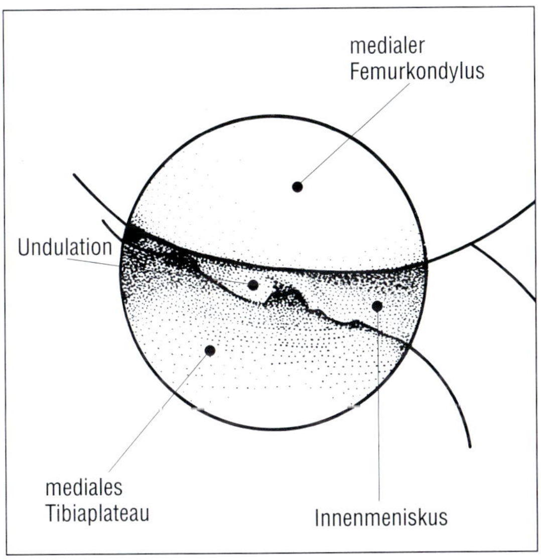
medialer
Femurkondylus
Undulation
mediales
Tibiaplateau
Innenmeniskus

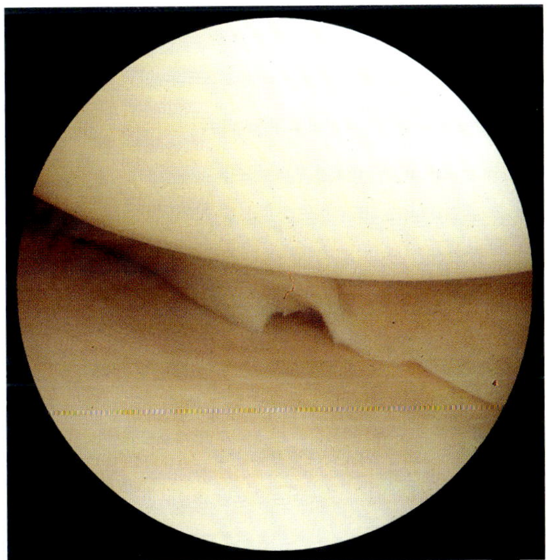

a

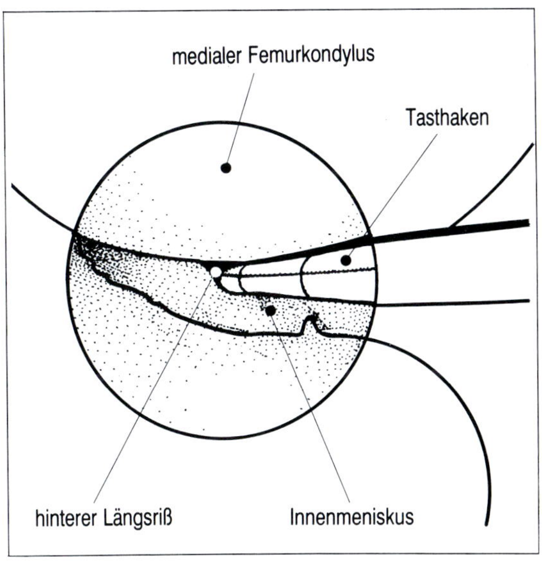
medialer Femurkondylus
Tasthaken
hinterer Längsriß
Innenmeniskus

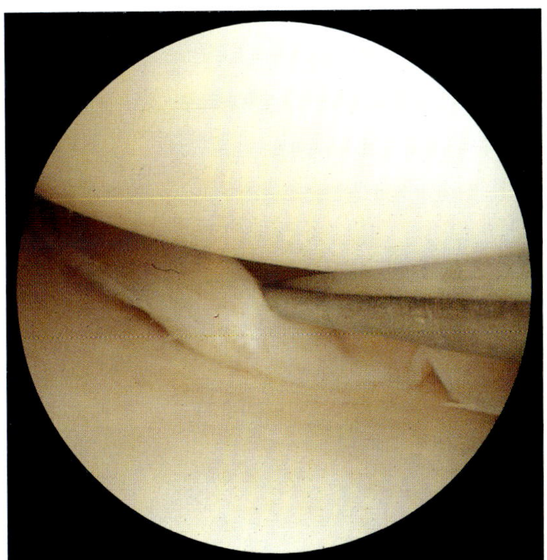

b

8-49

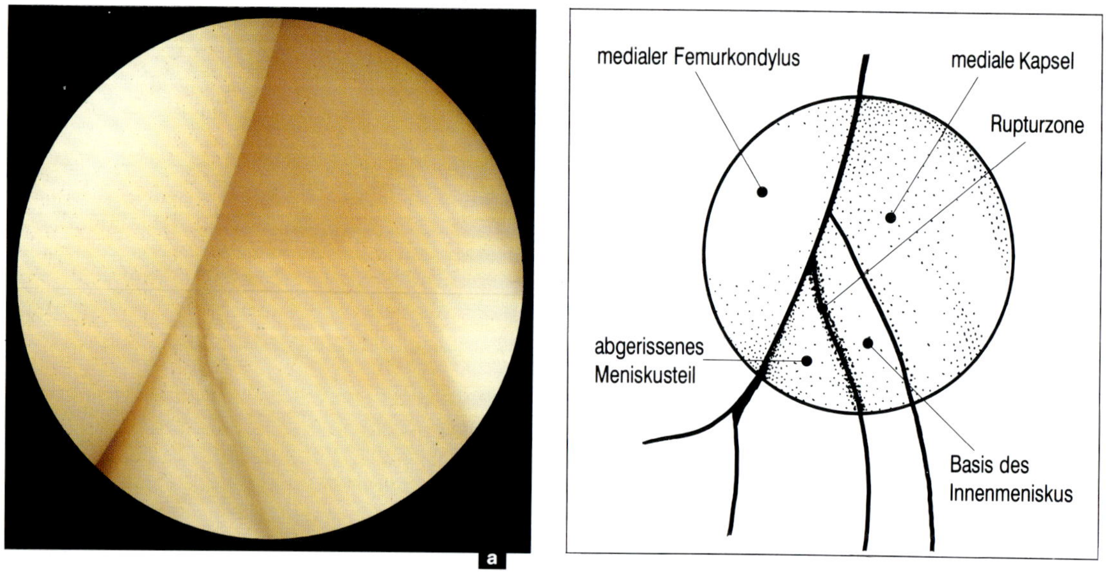
medialer Femurkondylus
mediale Kapsel
Rupturzone
abgerissenes
Meniskusteil
Basis des
Innenmeniskus

a

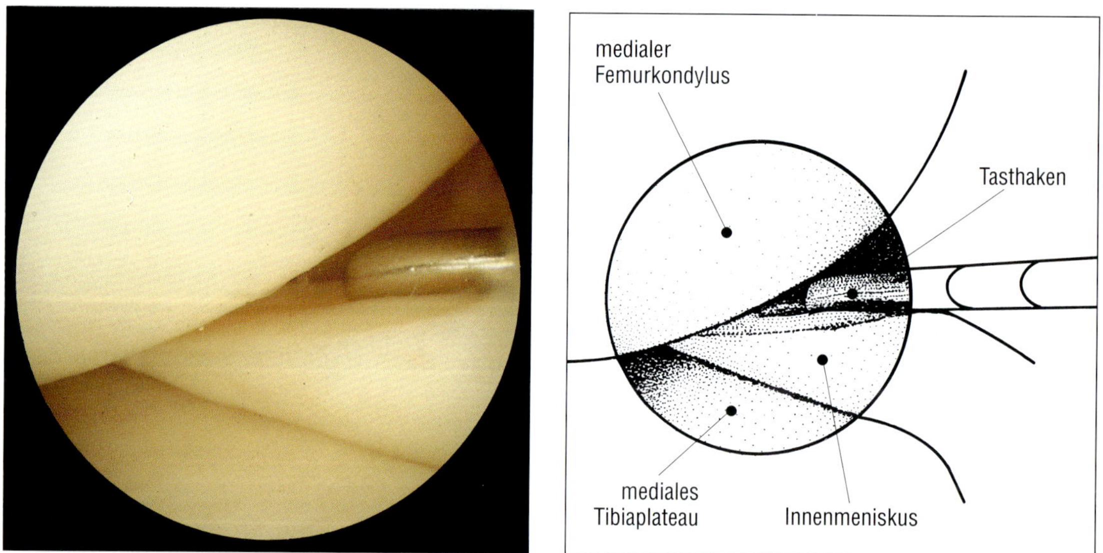
medialer
Femurkondylus
Tasthaken
mediales
Tibiaplateau
Innenmeniskus

b

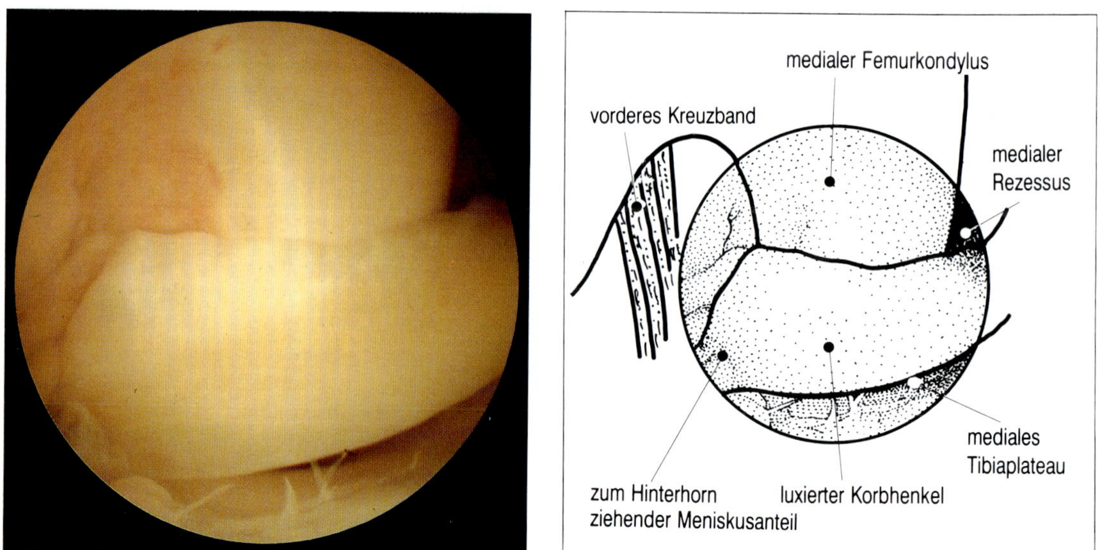
medialer Femurkondylus
vorderes Kreuzband
medialer
Rezessus
mediales
Tibiaplateau
zum Hinterhorn
ziehender Meniskusanteil
luxierter Korbhenkel

c

- frische ligamentäre Begleitläsion (Kreuzbandruptur, mediale Seitenbandruptur),
- Knorpelveränderungen sind selten. Bei komplexen Traumen sind Knorpelkontusionen oder osteochondrale bzw. chondrale Absprengungen möglich.

Von veralteten Meniskusläsionen kann man ausgehen bei:
- serösem Erguß
- abgerundeter oder zerfaserter Meniskusbasis, häufig mit Horizontalrupturen,
- abgerundetem, eingerissenem oder faserig derbem abgerissenen Meniskusanteil,
- alten Begleitläsionen (Ruptur des vorderen Kreuzbandes, degenerative Knorpelläsionen).

Nicht jede Meniskusläsion bedarf einer ausgiebigen Meniskusteilresektion. Insbesondere bei Läsionen, die als Nebenbefund, ohne klinische Symptomatik, erhoben werden, z. B. Horizontalrisse oder Auffransungen des freien Randes, sollte bestenfalls nur eine minimale Resektion

Abbildung 8-49:
Korbhenkelläsion des medialen Meniskus.
Vorgeschichte: 24jährige Handballspielerin, vor 4 Jahren erstmals Knietrauma mit Einklemmungserscheinung und intraartikulärem Erguß. Konservative Behandlung. Seitdem immer wieder rezidivierende Einklemmungserscheinungen, die zur Aufgabe des Sportes führten. Keine Instabilität, kein Meniskuszeichen.
Arthroskopischer Befund: Basisnaher Riß, der bis in die vorderen Meniskusanteile zieht (**a**). Mit dem Tasthaken kann der Meniskus (**b**) in die Fossa intercondylaris luxiert werden (**c**). Dieses Luxationsmanöver beweist die Diagnose der Korbhenkelläsion. Im luxierten Zustand des Korbhenkels ist die Übersicht solange reduziert, wie das Arthroskop noch im medialen Gelenkanteil liegt. Wird es zurückgezogen, verbessert sich die Übersicht (**c**).
Procedere: Arthroskopische Resektion des Korbhenkels.

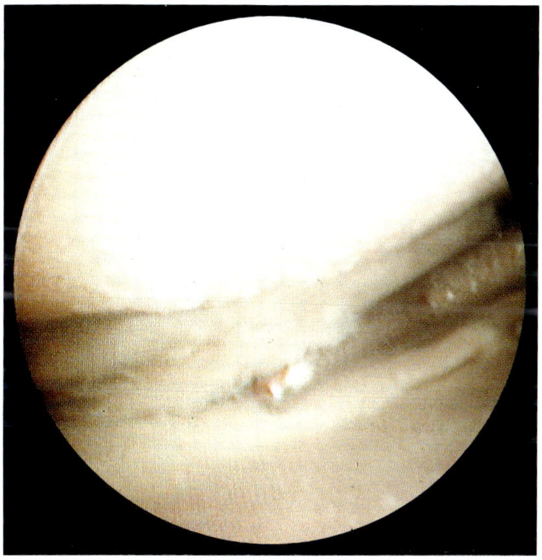

Abbildung 8-50:
Horizontalruptur degenerativer Genese. Die Ausdehnung der Ruptur in Richtung Meniskusbasis wird durch Palpation mit dem Tasthaken bestimmt (Monitorbild).

(„Trimming") angestrebt werden. Bei einem Horizontalriß gewährleistet auch der lädierte Meniskus noch eine stabilisierende Restfunktion.

Da der Innenmeniskuslängsriß bei gleichzeitig vorliegender Läsion des vorderen Kreuzbandes als instabilitätsbedingter Schaden angesehen werden muß, ist dem Patienten unbedingt zu einer Rekonstruktion des vorderen Kreuzbandes zu raten, um weiteren Läsionen aus gleicher Ursache vorzubeugen.

Alte Meniskusläsionen oder primär nicht sichtbare Rupturen führen oft zu Sekundärveränderungen („mirror images"), die als Suchhilfe dienen. Aufwerfungen und/oder siderotische Verfärbungen der Synovialmembran in der Meniskusumgebung, Knorpelveränderungen der benachbarten Areale oder Kapselverdickungen zählen zu diesen wichtigen Sekundärveränderungen.

Auch wo auf den ersten Blick kein pathologischer Befund oder keine Sekundärveränderung zu erkennen ist, zeigt erst die gezielte Palpation mit dem Tasthaken, ob wirklich intakte Verhältnisse vorliegen. Gerade im schlecht einzusehenden Hinterhornbereich sind Meniskusläsionen häufig erst palpatorisch zu sichern oder auszuschließen (vgl. Abb. 3-32). Ein stumpfer Obturator ist hier als Palpationsinstrument nicht geeignet (s. Abschn. 3.6).

Die Palpation mit dem Tasthaken erübrigt sich auch dann nicht, wenn ein pathologischer Meniskusbefund inspektorisch erhoben wurde. Erst durch die gezielte Palpation können sowohl genaues Ausmaß und Ort der Läsion als auch der Zustand der Restbasis sicher beurteilt werden. Vom Inspektions- und Palpationsbefund hängt im wesentlichen das weitere Vorgehen ab, z. B. ob der Meniskus reseziert werden muß oder refixiert werden kann.

Nach wie vor stellt die sogenannte stabile Restbasis den Operateur vor Probleme. Sehr häufig findet man nach Resektionen von Längsrissen oder degenerativen Veränderungen eine Restbasis, die noch deutlich sichtbar degenerative Veränderungen aufweist. In diesen Fällen muß entschieden werden, ob diese degenerativen Veränderungen in der nächsten Zeit wiederum zu Beschwerden, z.B. durch Bildung einer neuen Meniskuszunge, führen können oder ob sie so stabil sind, daß mit einer weiteren Läsion in naher Zukunft nicht zu rechnen ist. Bei älteren Patienten oder bei Patienten, die sich eine erneute Operation aus beruflichen oder sportlichen Gründen nicht leisten können, sollte daher bei degenerativen Veränderungen eher eine etwas großzügigere Resektion erfolgen, um Rearthroskopien vorzubeugen. Dieses gilt insbesondere für den Bereich des Innenmeniskushinterhornes.

Ist wegen eines Meniskusschadens eine arthroskopische Meniskustherapie nicht möglich (defektes oder abhanden gekommenes Instrumentarium) oder ist die arthroskopische Meniskuschirurgie noch nicht eingeführt, sollte unbedingt vorab eine Arthroskopie des Kniegelenkes erfolgen. Bei der klinischen Meniskusdiagnostik kann die Seitenlokalisation falsch positiv sein (bis zu 15 %). Eine Arthrotomie der falschen Gelenkseite wird durch die vorangehende Arthroskopie dann sicher vermieden.

Es werden folgende Läsionstypen unterschieden:

Längsriß: Der Längsriß, meist im hinteren Meniskusanteil gelegen, ist der häufigste Läsionstyp. In vielen Fällen ist die grobe Inspektion ohne pathologischen Befund oder es zeigen sich nur leichte Unregelmäßigkeiten des freien Randes. Erst die Palpation zeigt, ob eine Meniskusläsion vorliegt (Abb. 8-48 und Abb. 3-32). Der Meniskus sollte von der Oberfläche *und* der Unterfläche aus palpiert werden. Zahlreiche Läsionen stellen sich in ihrer Ausdehnung deutlicher dar, wenn der Meniskus vom Tibiaplateau abgehoben wird (vgl. Abb. 3-32d und 8-87c).

Abbildung 8-51:
Hinterhornzunge medialer Meniskus.
Vorgeschichte: 48jähriger Patient, seit mehreren Monaten rezidivierende Schmerzen im medialen Gelenkanteil. Seit 6 Wochen deutliche Schmerzzunahme. Kein Unfallereignis erinnerlich.
Arthroskopischer Befund: Auffaserung des freien Meniskusrandes (**a**). Mit dem Tasthaken wird eine große Meniskuszunge hervorluxiert (**b**). Femorale und tibiale Knorpelflächen sind bereits chondromalazisch verändert.
Procedere: Arthroskopische Resektion, hierbei Aufsuchen des Zungenstieles und subtotale Durchtrennung bis auf kleine Gewebebrücke. Extraktion der Meniskuszunge mit der Faßzange unter Zerreißen der kleinen Gewebsbrücke.

Abbildung 8-52:
Degenerative Auffaserung des freien Meniskusrandes. (a) Kristalline Auflagerungen (Uratkristalle) und Zerfaserung des freien Meniskusrandes nach Innenmeniskusresektion vor 20 Jahren bei Hyperurikämie. (b)

8-51

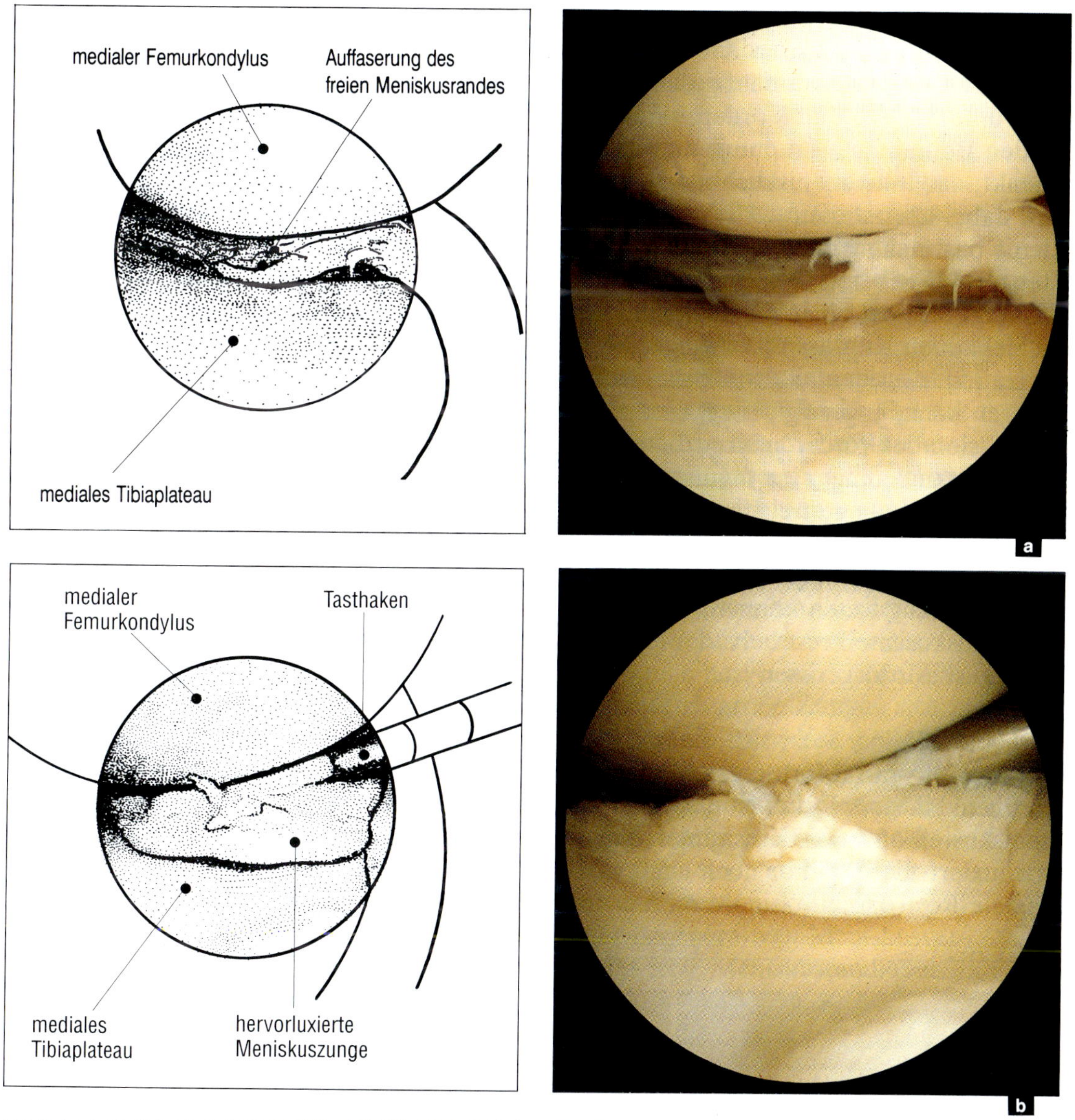
medialer Femurkondylus
Auffaserung des freien Meniskusrandes
mediales Tibiaplateau
a
medialer Femurkondylus
Tasthaken
mediales Tibiaplateau
hervorluxierte Meniskuszunge
b

8-52

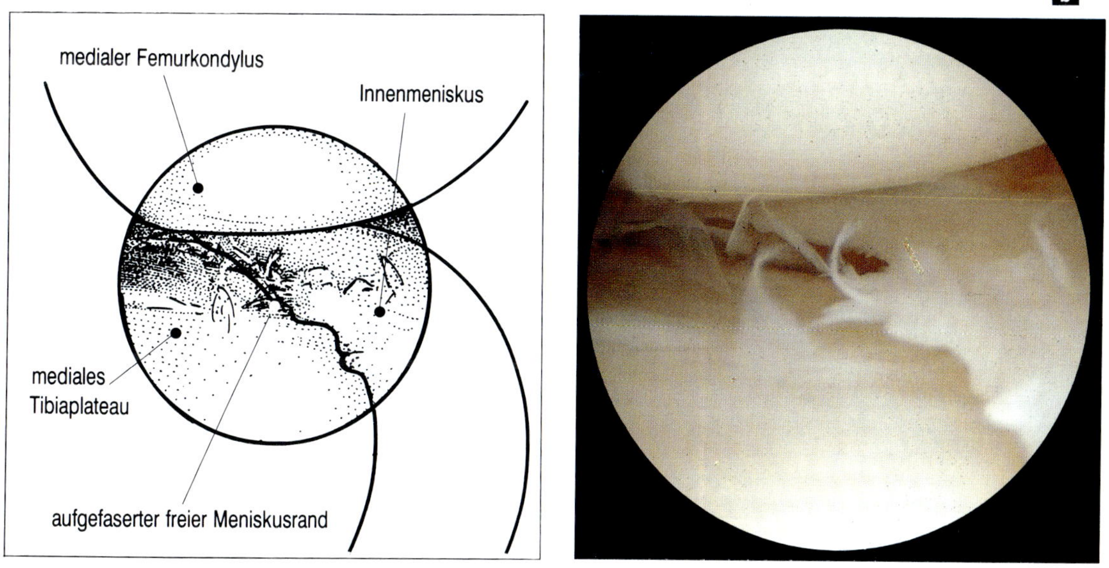
medialer Femurkondylus
Innenmeniskus
mediales Tibiaplateau
aufgefaserter freier Meniskusrand

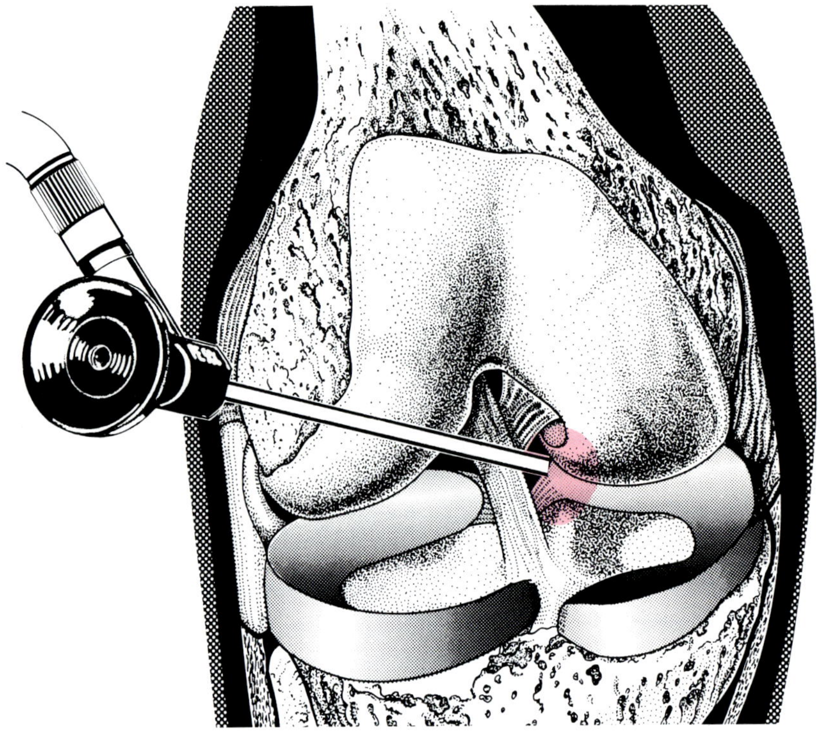

Abbildung 8-57:
Einstellung des Innenmeniskushinterhornes nach Passage der Area intercondylaris (Lichtkabelstellung 11 Uhr) (linkes Knie 1 Uhr).

den dorsomedialen Rezessus vorgeschoben.

Zur Inspektion des dorsomedialen Rezessus wird das Kniegelenk bis auf ca. 90° bis 100° gebeugt. Der Zufluß über die Trokarhülse bleibt angestellt, damit sich die durch Flexion entspannte dorsale Kapsel entfaltet. In der 10-Uhr-Lichtkabelstellung wird der Boden, nach weiterer Rotation des Lichtkabels in die 9-Uhr-, 8-Uhr- und 7-Uhr-Stellung werden die Ausdehnung und das Dach des dorsomedialen Rezessus inspiziert (Abb. 8-60). In diesen Arthroskop- und Gelenkeinstellungen wird, falls indiziert, mit der Kanülentechnik ein dorsomedialer Instrumentenzugang angelegt (vgl. Abb. 6-24).

Gilt es, den Zustand des hinteren Kreuzbandes zu beurteilen, ist dies vom dorsomedialen Rezessus aus nach Rotation der Optik (Lichtkabelstellung 2, 3 und 4 Uhr) bedingt möglich (Abb. 8-61). Anschließend stellt man das Lichtkabel in die 1-Uhr- und 2-Uhr-Stellung. Nunmehr blickt man auf die medialen Faseranteile des hinteren Kreuzbandes und in den Schlitz, durch den das hintere Kreuzband seine Insertion auf der Tibiarückseite erreicht (Abb. 8-62).

Bei allen Rotationsmanövern des Lichtkabels muß die Videokamera in unveränderter Position bleiben. Gerade in den engen und schlecht einsehbaren dorsalen Gelenkanteilen geht sonst leicht die Orientierung verloren.

Abbildung 8-58:
Einstellung des Passageweges zum Innenmeniskushinterhorn, der vom medialen Femurkondylus, medialem Gelenkspalt und medialem Tibiaplateau begrenzt wird. Lateralseitig liegt das hintere Kreuzband (**a**). Direkte Aufsicht auf das Hinterhorn des Innenmeniskus (**b**).

Abbildung 8-59:
Überblick über den Hinterhornbereich des Innenmeniskus nach vorsichtigem Zurückziehen des Arthroskopes aus dem dorsomedialen Rezessus.

8-58

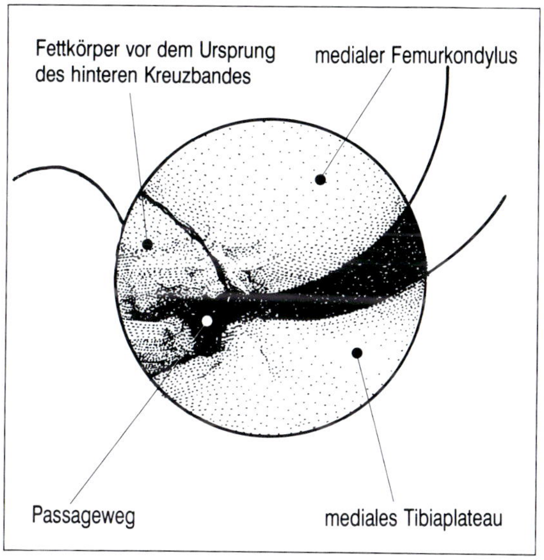
Fettkörper vor dem Ursprung
des hinteren Kreuzbandes
medialer Femurkondylus
Passageweg
mediales Tibiaplateau

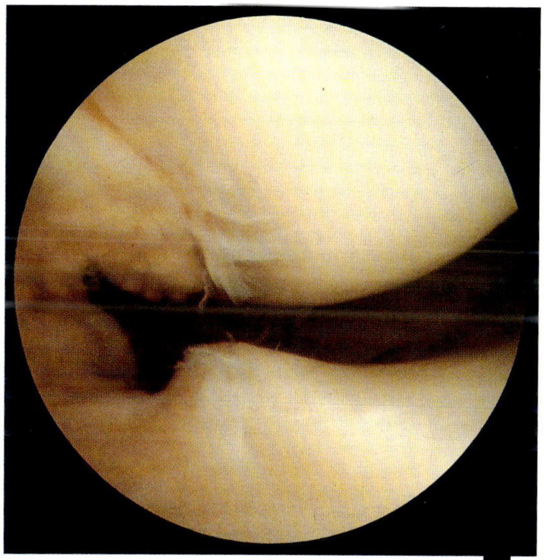

a

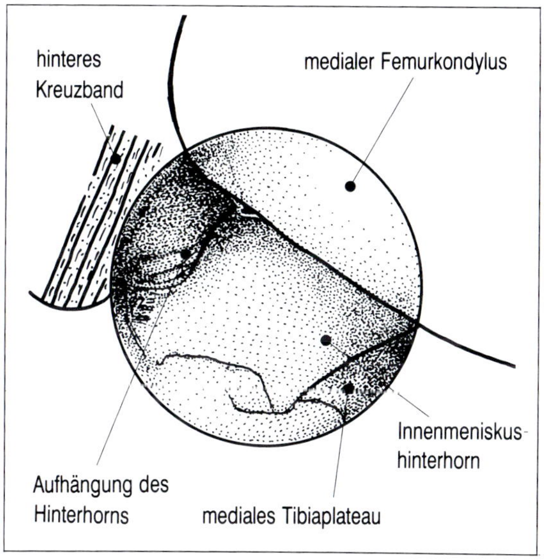
hinteres
Kreuzband
medialer Femurkondylus
Innenmeniskus-
hinterhorn
Aufhängung des
Hinterhorns
mediales Tibiaplateau

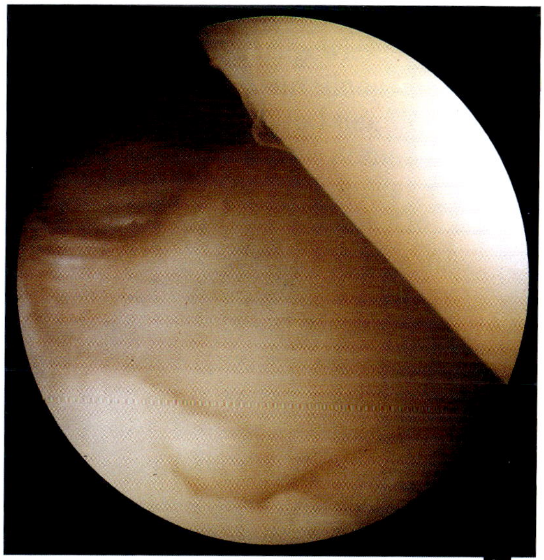

b

8-59

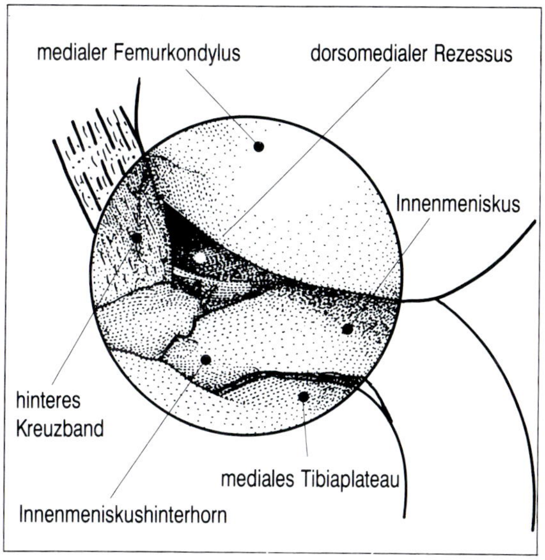
medialer Femurkondylus
dorsomedialer Rezessus
Innenmeniskus
hinteres
Kreuzband
mediales Tibiaplateau
Innenmeniskushinterhorn

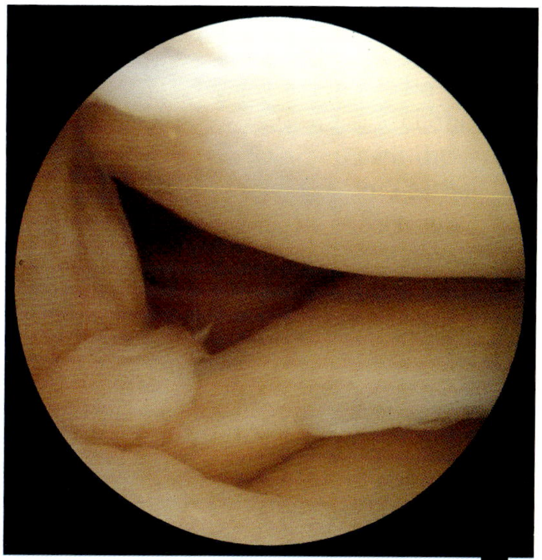

a

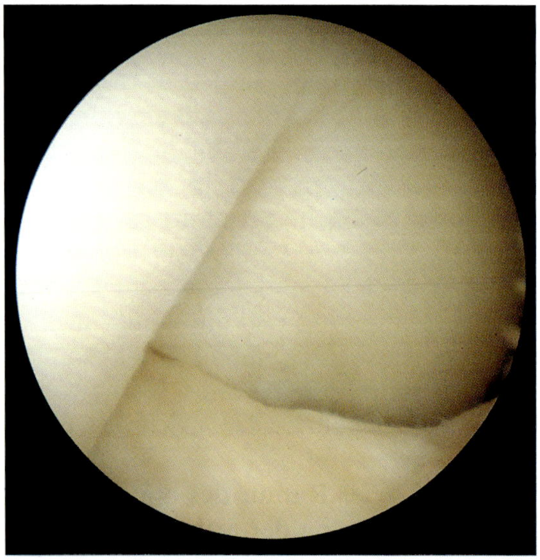

Abbildung 8-63:
Fehlende Plica infrapatellaris. Das vordere Kreuzband liegt direkt einsehbar in der Area intercondylaris anterior.

die Diagnose einfach. Wesentlich häufiger hat aber nach der Ruptur des hinteren Kreuzbandes eine Narbenbildung stattgefunden, die wiederum einen relativ homogenen weißlichen Strang, der leicht als intaktes hinteres Kreuzband beurteilt wird, erscheinen läßt. Da sich das Kniegelenk bei einer chronischen Insuffizienz des hinteren Kreuzbandes aber in einer spontanen hinteren Schublade befindet, erscheint das vordere Kreuzband deutlich gelockert. Daher wird das weitere therapeutische Augenmerk vielfach fälschlicherweise bevorzugt auf das elongierte und scheinbar insuffiziente vordere Kreuzband gelenkt, zumal wenn sich ein homogener straffer dorsaler Strang, der als hinteres Kreuzband angesehen wird, darstellt.

Eine deutlich bessere Information über den Zustand des hinteren Kreuzbandes bietet die arthroskopische Funktionsprüfung durch Auslösung einer hinteren und vorderen Schublade. Bei über 50 % der von uns versorgten Patienten mit einer Ruptur des hinteren Kreuzbandes fand sich ein paradoxer Effekt des Restes bzw. der Narbe des hinteren Kreuzbandes. Bei Prüfung der vorderen Schublade zeigt sich eine Anspannung dieses Kreuzbandrestes, bei Auslösung der hinteren Schublade spannten sich dagegen, trotz Zug mit dem Tasthaken, keine Bandreste an. Wesentlich sinnvoller als die arthroskopische Diagnostik erscheint gerade bei den chronischen Läsionen des hinteren Kreuzbandes die gehaltene Röntgenaufnahme (hintere Schublade in 90° Flexion).

Will man das hintere Kreuzband direkt inspizieren, kann nach Einstellung der dorsomedialen Kapsel eine zweite Trokarhülse unter Sicht über den dorsomedialen Zugang in das Gelenk eingeführt werden. Hierzu wird zunächst der Wechselstab (s. Kap. 6.3) als Schiene für die Trokarhülse in das Gelenk eingeführt. Das hintere Kreuzband ist dann in seiner dorsomedialen Zirkumferenz zu erkennen.

Probleme:
Ursachen einer Passagebehinderung können sein:

- Sichtbehinderung
  Während der Passage der Engstelle werden häufig Knorpelanteile und Synoviagewebsfetzen abgeschürft. Hierdurch wird nicht selten die gesamte Sicht verlegt. Zumindest tritt ein kurzzeitiges Yellow-out auf, welches sich nach Erreichen des dorsalen Gelenkanteiles von selbst auflöst. Auch nach der Passage können diese Gewebsfetzen noch die Sicht behin-

Abbildung 8-64:
Septumartige Plica infrapatellaris (Typ III). Das vordere Kreuzband ist nicht erkennbar.

Abbildung 8-65:
Plica infrapatellaris (Typ I) und vorderes Kreuzband sind leicht zu unterscheiden.

Abbildung 8-66:
Kräftige bandartige Plica infrapatellaris (Typ I). Das vordere Kreuzband ist im Hintergrund zu erkennen.

8-64

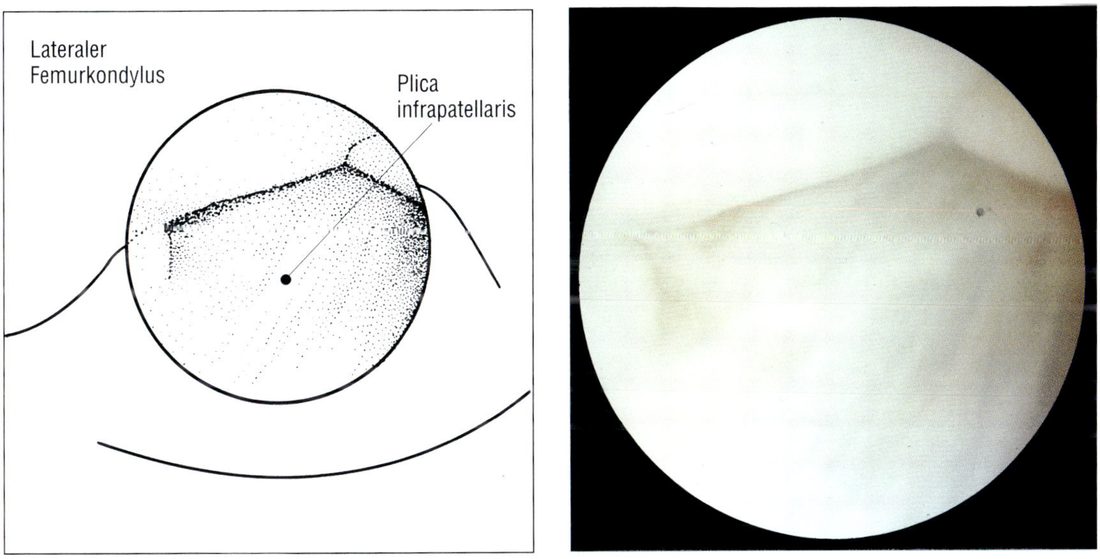
Lateraler
Femurkondylus
Plica
infrapatellaris

8-65

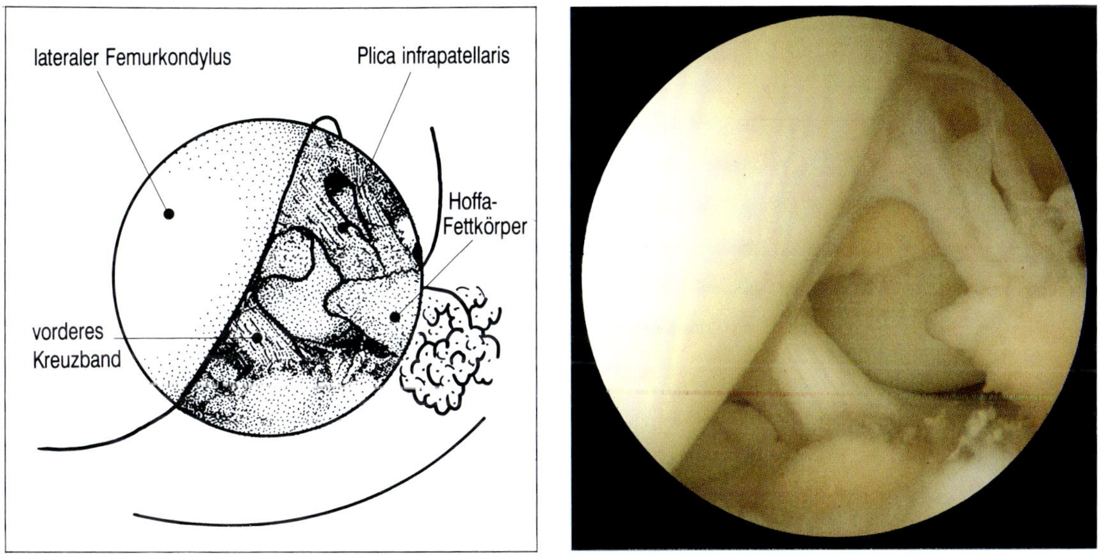
lateraler Femurkondylus
Plica infrapatellaris
Hoffa-
Fettkörper
vorderes
Kreuzband

8-66

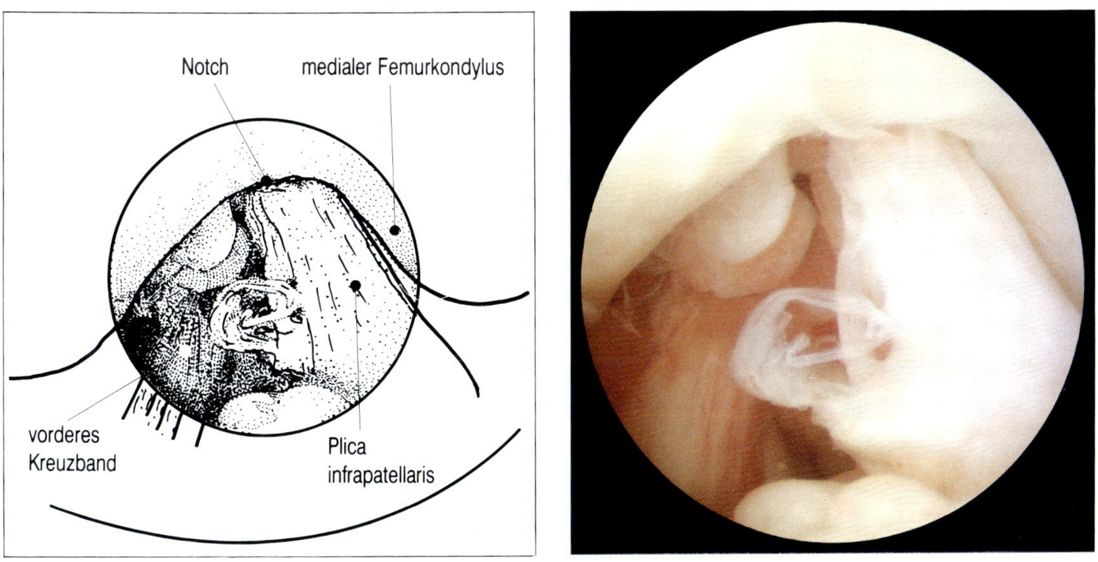
Notch
medialer Femurkondylus
vorderes
Kreuzband
Plica
infrapatellaris

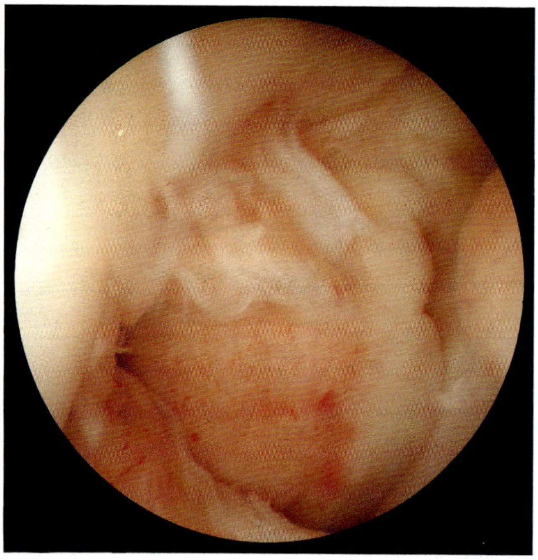

Abbildung 8-67:
Isolierter Riß der Plica infrapatellaris als Ursache eines Hämarthros.

dern (vgl. Abb. 11-2). Sie sind wegen der in dieser Position eingeschränkten Arthroskopbeweglichkeit nicht an der Gelenkkapsel abstreifbar. Man löst daher vorsichtig die Verbindung von Optik und Trokarhülse bei gleichzeitig noch geöffnetem Zulauf, um die Flusen in die dorsalen Gelenkanteile zu spülen. Eine komplette Entfernung der Optik aus der Trokarhülse ist meistens nicht notwendig.

- Osteophyten
  Störende Osteophyten können arthroskopisch abgetragen werden. Einfacher und schneller ist es, die Passage in einem anderen Beugungsgrad, z. B. in maximaler Streckung oder in höheren Flexionsgraden, zu versuchen. Manchmal wird sie auch durch eine veränderte Rotationsstellung des Unterschenkels erleichert.
- Synoviahypertrophie
  Beim „blinden Vorschieben" ist größte Vorsicht geboten. Es empfiehlt sich, eine Synoviahypertrophie vorher mit dem motorisierten Instrumentarium (Shaver-System) zu beseitigen, wobei die Kreuzbänder geschont werden müssen.
- Ungünstig angelegter Arthroskopzugang (häufiges Problem!)
  Wird der Arthroskopzugang sehr weit lateral angelegt, steht die Arthroskopachse zu steil auf dem von ventral nach dorsal verlaufenden Passageweg. Nur ein neuer Arthroskopzugang oder die Verwendung eines vorher direkt neben dem Lig. patellae angelegten medialen Instrumentenzuganges als Arthroskopzugang ermöglicht die Passage der Area intercondylaris.
  Bei einem zu tiefen anterolateralen, d. h. unmittelbar in Gelenkspalthöhe angelegten Arthroskopzugang wird das Arthroskop durch das Tuberculum intercondylare mediale gehindert, eine sagittale Richtung anzunehmen. Es wird gegen den medialen Femurkondylus gelenkt.

8.7.2 Plica infrapatellaris

Lagerung:
Gestreckt, leicht gebeugt oder 60°-Flexion.

Einstellung:
Lichtkabelstellung 2 Uhr.

Normalbefund:
Ventral des vorderen Kreuzbandes befindet sich die variabel ausgeprägte Plica infrapatellaris. Sie ist ein Relikt des Lig. mucosum, welches im Embryonalstadium in sagittaler Richtung den medialen vom lateralen Gelenkanteil trennt. Beim Erwachsenen ist diese „Trennwand" unterschiedlich weit zurückgebildet. Sie kann sogar fehlen, so daß der direkte Blick auf das vordere Kreuzband freigegeben ist (Abb. 8-63).

Wegen der geringen pathologischen Bedeutung der Plica infrapatellaris erübrigt sich eine differenzierte Typisierung ihrer vielfältigen Erscheinungsformen. Die Einteilung in drei Typen reicht aus, ihren Zustand, falls sie vorhanden ist, ausreichend zu beschreiben:

Typ I: Isoliert vom vorderen Kreuzband verlaufende, bandartige Plica

Typ II: Bandartige, jedoch noch Verbindung zum vorderen Kreuzband aufweisende Plica. Hierbei kann die Beurteilung des vorderen Kreuzbandes erschwert sein.

Typ III: Septumartige Plica, die den vorderen Gelenkanteil in einen medialen und einen lateralen Bereich trennt.

In seltenen Fällen ist die Plica infrapatellaris noch komplett septumartig erhalten (Abb. 8-64) und erschwert dann Einstellung und Identifizierung des vorderen Kreuzbandes. Meist liegt sie jedoch isoliert vor, d. h. sie steht nicht mehr mit dem vorderen Kreuzband in Verbindung. (Abb. 8-65 und 8-66).

Die Plica infrapatellaris ist sehr variantenreich angelegt, in manchen Fällen ist sie fast bandartig ausgebildet, so daß sie vom unerfahrenen Untersucher leicht mit dem vorderen Kreuzband verwechselt werden kann (Abb. 8-66).

Zur Einstellung der Plica infrapatellaris bzw. zu ihrer Unterscheidung vom vorderen Kreuzband stellt man das Lichtkabel nach 5 Uhr (linkes Knie 7 Uhr), um den Ursprung des vermeintlichen vorderen Kreuzbandes darzustellen. Läßt sich der Ursprung ventral am Dach der Fossa intercondylaris lokalisieren, muß es sich um die Plica infrapatellaris handeln. Um das vordere Kreuzband darzustellen, zieht man das Arthroskop etwas zurück, um die Optik lateral der Plica zu positionieren. Das vordere Kreuzband liegt weiter dorsal und verläuft flacher, als man denkt. Wird das Kniegelenk auf 90° gebeugt, verläuft das vordere Kreuzband sehr weit dorsal, fast parallel zum Tibiaplateau, während die Plica infrapatellaris nahezu säulenartig den ventralen Dachbereich der Fossa intercondylaris („Notch") mit dem Hoffa-Fettkörper verbindet (Abb. 8-66).

Pathologische Befunde:
Pathologische Veränderungen der Plica infrapatellaris, die zu klinischen Symptomen führen, sind im Unterschied zur Plica mediopatellaris (s. Abschn. 8.5.1) nicht

Abbildung 8-68: Einstellung des vorderen Kreuzbandes. Inspektion des Ursprungsareals (Lichtkabelstellung 5 Uhr) und des Ansatzbereiches in der Area intercondylaris anterior (Lichtkabelstellung 1 Uhr) (linkes Knie 7 bzw. 11 Uhr).

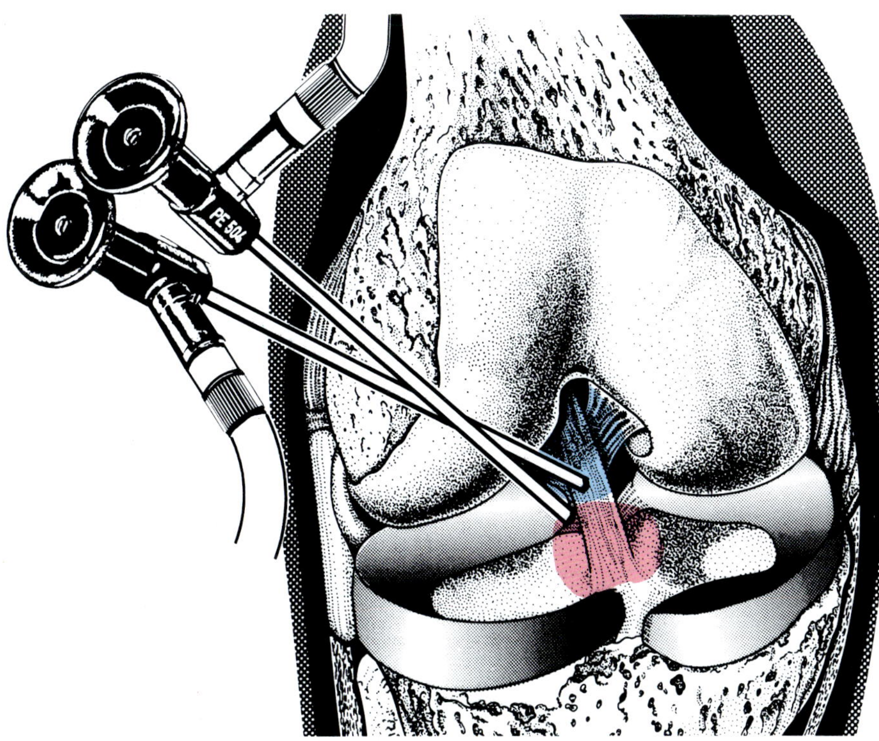

8-69

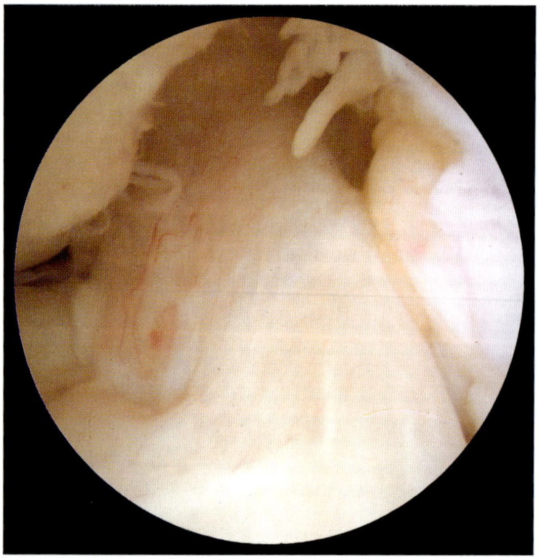

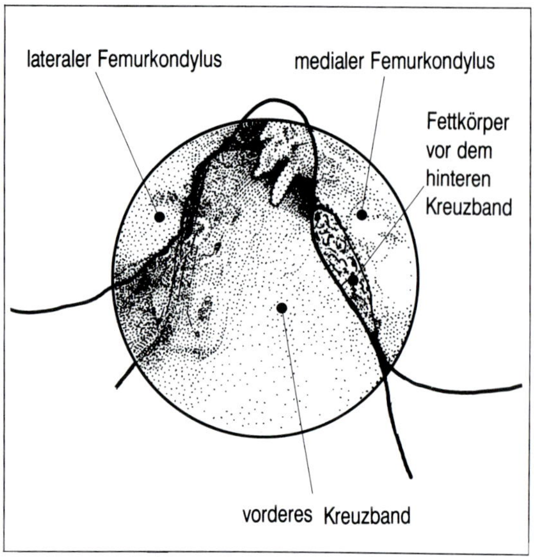
lateraler Femurkondylus
medialer Femurkondylus
Fettkörper
vor dem
hinteren
Kreuzband
vorderes Kreuzband

8-70

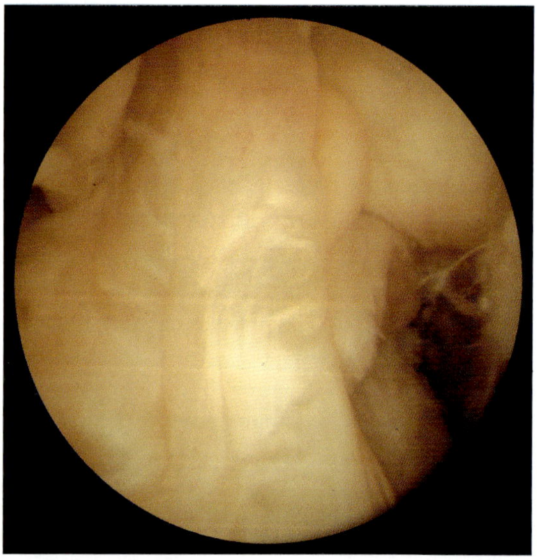

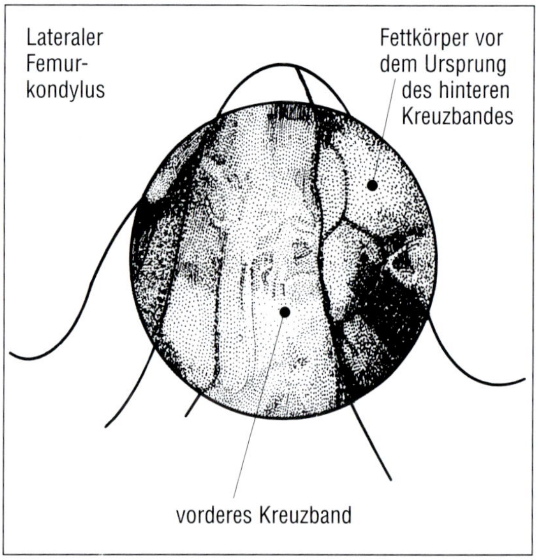
Lateraler
Femur-
kondylus
Fettkörper vor
dem Ursprung
des hinteren
Kreuzbandes
vorderes Kreuzband

8-71

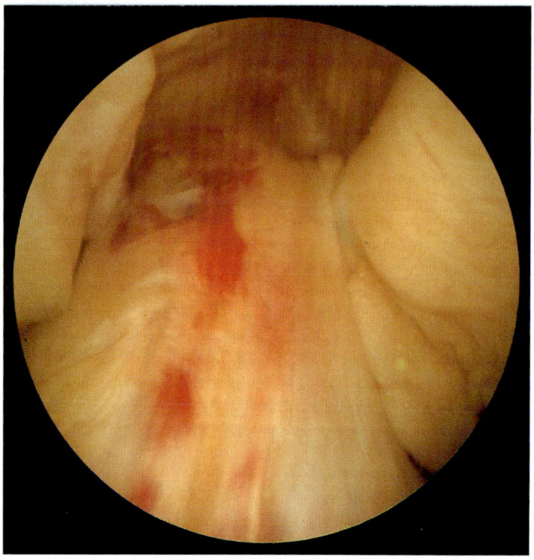

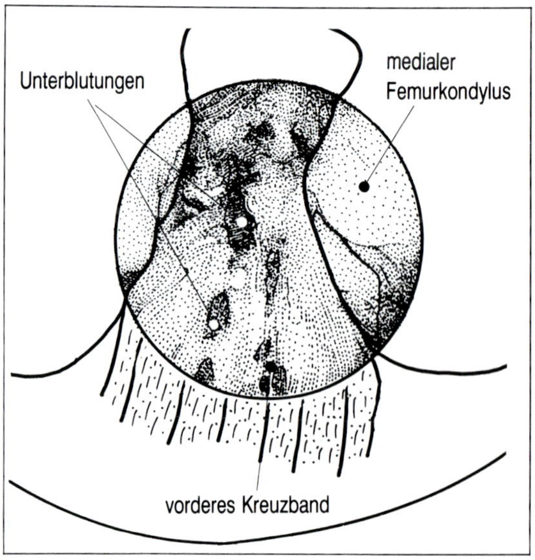
Unterblutungen
medialer
Femurkondylus
vorderes Kreuzband

bekannt. Sie kann aber isoliert zerreißen und zu einem Hämarthros führen (Abb. 8-67). In seltenen Fällen kann eine fibrosierte Plica infrapatellaris zu einem anterioren Impingement mit leichtem Streckdefizit führen. In diesem Fall sollte die Plica reseziert werden.

Probleme:
Behindert die Plica infrapatellaris die Inspektion des vorderen Kreuzbandes, helfen folgende Maßnahmen:

- Anlage eines medialen Instrumentenzuganges, um die Plica mit dem Tasthaken nach medial zu ziehen.
- Einstellen des Arthroskopes lateralseitig und vorsichtiges Vorschieben in Richtung auf das vordere Kreuzband. Indem man das Arthroskop langsam nach medial schwenkt, lädt man die Plica sozusagen auf die Trokarhülse auf und verdrängt sie nach anteromedial.
- Entfernung der Plica infrapatellaris. Im Zweifelsfall ist der sicheren Beurteilung des vorderen Kreuzbandes ein höherer Stellenwert einzuräumen als der Schonung der Plica infrapatellaris. Bei gleichzeitig vorliegenden Synoviahypertrophien in der Area intercondylaris anterior und der diagnostischen Indikation zur Beurteilung des vorderen Kreuzbandes sind sowohl die Synovektomie in der Area intercondylaris anterior als auch die Plicaentfernung indiziert. Behindert die Plica die Einstellung oder die Erreichbarkeit des lateralen Gelenkkompartments beim arthroskopischen Operieren, wird sie partiell oder total entfernt. Bei arthroskopischen Kreuzbandrekonstruktionen oder bei arthroskopischer Refixation eines hinteren Außenmeniskuslängsrisses mit der Allinside-Technik wird sie zwecks besserer Übersicht ebenfalls entfernt.

Abbildung 8-69:
Intaktes vorderes Kreuzband, von transparenter Synovialmembran überzogen.

Abbildung 8-70:
Faserverlauf des vorderen Kreuzbandes (intakter Zustand).

Abbildung 8-71:
Blutige Imbibierung der Synovialmembran des vorderen Kreuzbandes nach Hyperextensionstrauma.

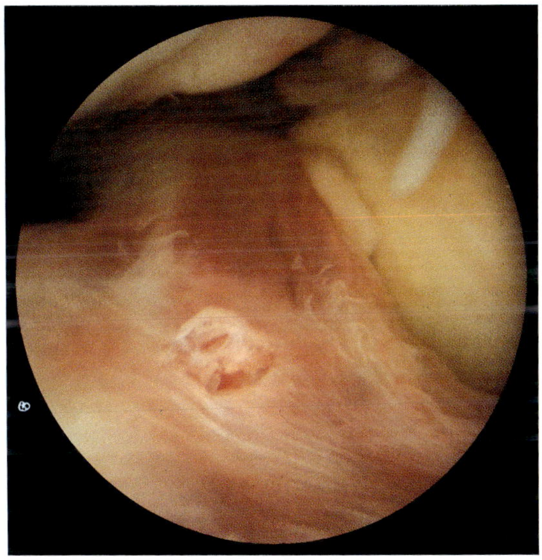

Abbildung 8-72:
Diffuse Unterblutungen des tibialen Ansatzbereiches (Lichtkabelstellung 1 Uhr) mit Perforation der Synovia.

8.7.3 Vorderes Kreuzband

Die extensionsnah stabilisierende Funktion des vorderen Kreuzbandes ist für das Kniegelenk von eminent wichtiger Bedeutung. Da das vordere Kreuzband zudem häufig komplett oder teilweise rupturiert, kommt seiner differenzierten Befundung besonderes Gewicht zu.

Bereits mit der klinischen Untersuchung ist eine Aussage über die Intaktheit oder Ruptur – Lachman-Test positiv, fester oder weicher Anschlag – möglich. Arthroskopisch lassen sich aber auch Teilrupturen, Unterblutungen und das ungefähre Alter der Ruptur bestimmen. Das unklare Hämarthros ist eine der häufigsten Indikationen zur Arthroskopie

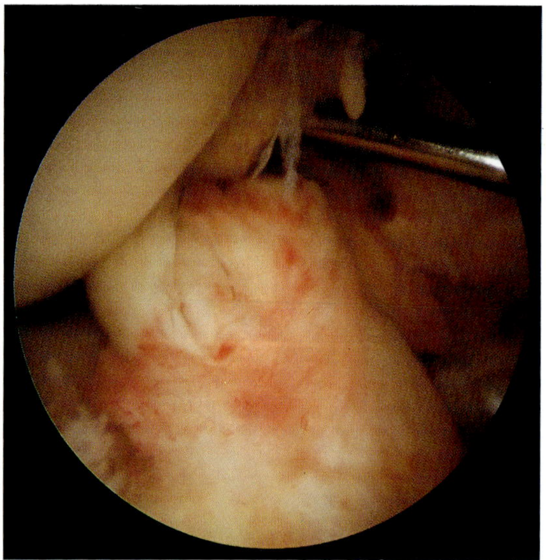

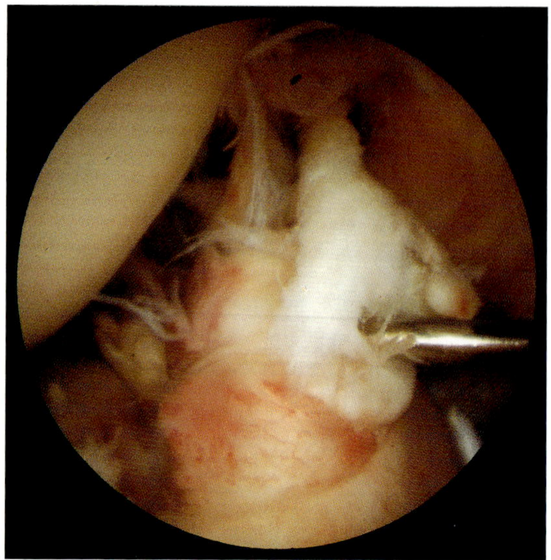

Abbildung 8-73:
Die Inspektion zeigt ein scheinbar intaktes vorderes Kreuzband (**a**). Palpatorisch läßt sich jedoch ein Bandanteil mit dem Tasthaken nach ventral luxieren; es handelt sich um eine Teilruptur des vorderen Kreuzbandes (**b**).

und zeigt in über 60% der Fälle eine Verletzung des vorderen Kreuzbandes.
Da heute die Ruptur des vorderen Kreuzbandes eine Domäne der verzögert primären Versorgung sind, ist die Indikation zur Arthroskopie bei klinisch gesicherter Ruptur des vorderen Kreuzbandes differenziert abzuwägen (s. Kap. 2.1.1).

Lagerung:
Kniegelenk leicht gebeugt. Der Ursprungsbereich des vorderen Kreuzbandes wird dagegen in stärkerer Beugung (ca. 60°) inspiziert. Bei der Lagerung mit hängendem Unterschenkel wird das Knie meist stärker gebeugt. Das Kreuzband verläuft dann weiter dorsal und flacher. Bei der heute favorisierten verzögert primären Versorgung einer Ruptur des vorderen Kreuzbandes haben sich häufig Narben in Richtung des lateralen Femurkondylus gebildet. Aber auch bei Teilrupturen oder nach Rekonstruktionen ist die Inspektion des Ursprungbereiches sehr wichtig. Am leichtesten läßt sich der Ur-

Abbildung 8-74:
Distaler knöcherner Ausriß des vorderen Kreuzbandes.

Abbildung 8-75:
Pferdeschwanzartige Auffaserung des proximalen Bandstumpfes nach 3 Tage alter kompletter Ruptur des vorderen Kreuzbandes.

Abbildung 8-76:
Alte Ruptur des vorderen Kreuzbandes.
Vorgeschichte: 18jährige Patientin, vor 5 Wochen Rotationstrauma beim Fußballspielen, seitdem intermittierende Einklemmungserscheinungen und Schmerzen. Leichte Giving way-Symptomatik.
Arthroskopischer Befund: Subtotale Ruptur des vorderen Kreuzbandes (anteromediales Bündel). Teile des posterolateralen Bündels sind noch intakt. In der Area intercondylaris anterior findet sich eine stummelige Struktur, die einen feinen Blutbelag aufweist. Hierbei handelt es sich nicht um einen „Tumor“, sondern um das kolbenförmig aufgetriebene anteromediale Bündel des vorderen Kreuzbandes. Der Blutbelag entsteht durch die rezidivierenden Einklemmungen und erklärt die Symptomatik der Patientin (meniskusähnliche Einklemmungserscheinungen).
Procedere: Arthroskopische Entfernung des Kreuzbandstummels. Bei weiterbestehendem Unsicherheitsgefühl Rekonstruktion des vorderen Kreuzbandes.

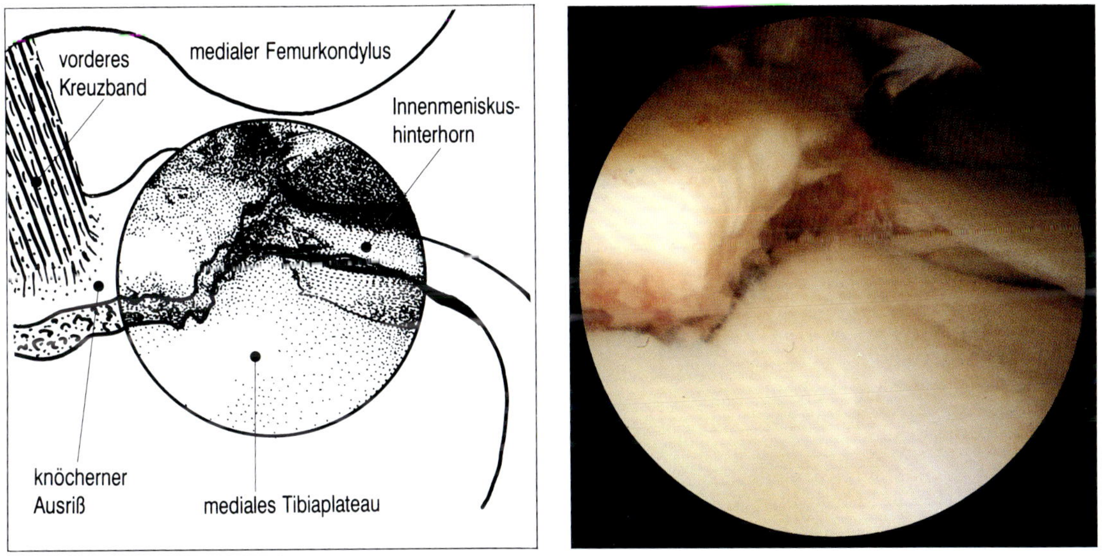
vorderes Kreuzband
medialer Femurkondylus
Innenmeniskus-hinterhorn
knöcherner Ausriß
mediales Tibiaplateau
8-74

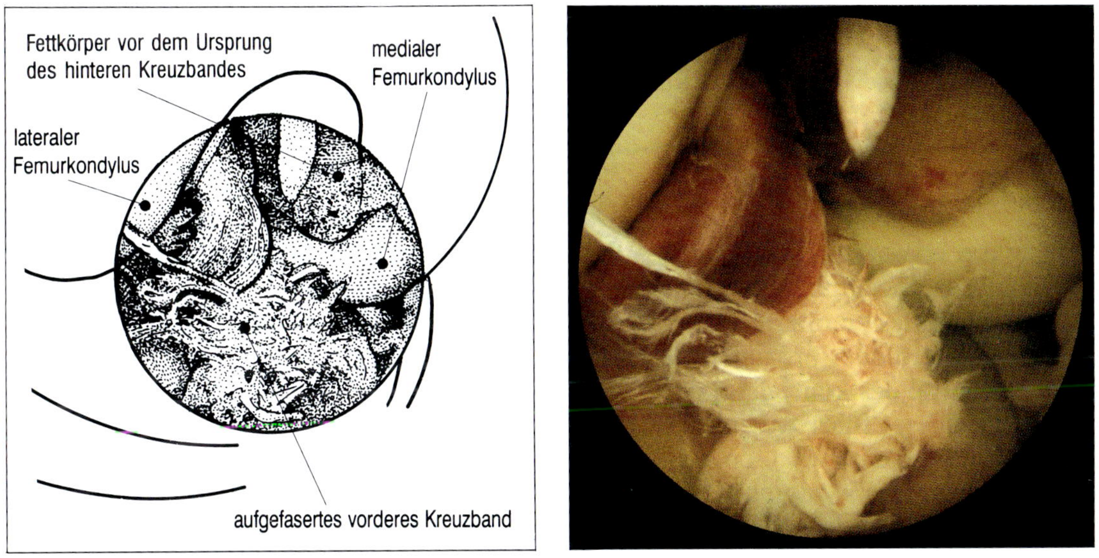
Fettkörper vor dem Ursprung des hinteren Kreuzbandes
medialer Femurkondylus
lateraler Femurkondylus
aufgefasertes vorderes Kreuzband
8-75

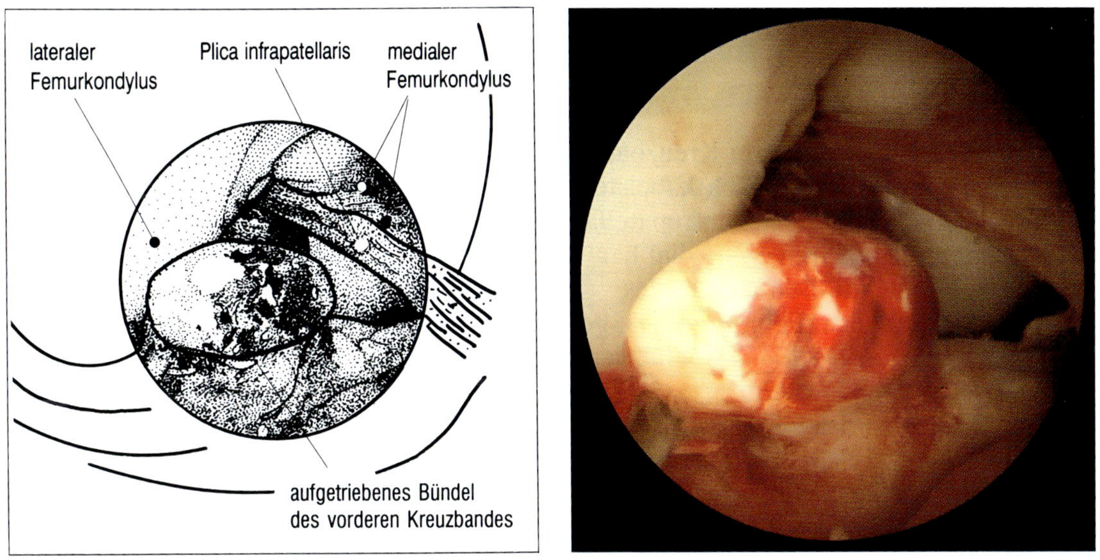
lateraler Femurkondylus
Plica infrapatellaris
medialer Femurkondylus
aufgetriebenes Bündel des vorderen Kreuzbandes
8-76

8-82

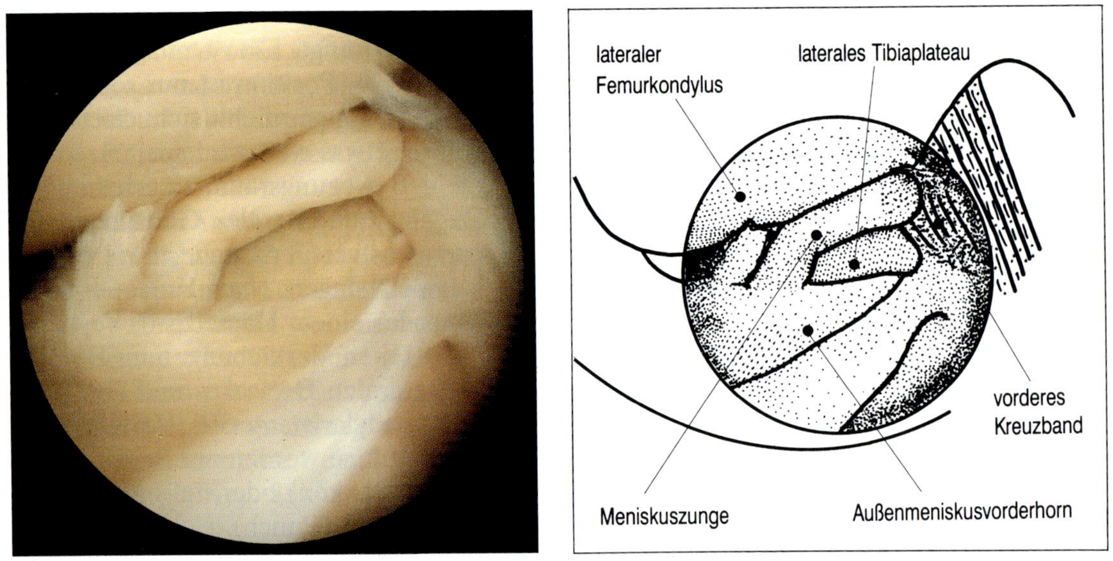
lateraler Femurkondylus
laterales Tibiaplateau
vorderes Kreuzband
Meniskuszunge
Außenmeniskusvorderhorn

8-83

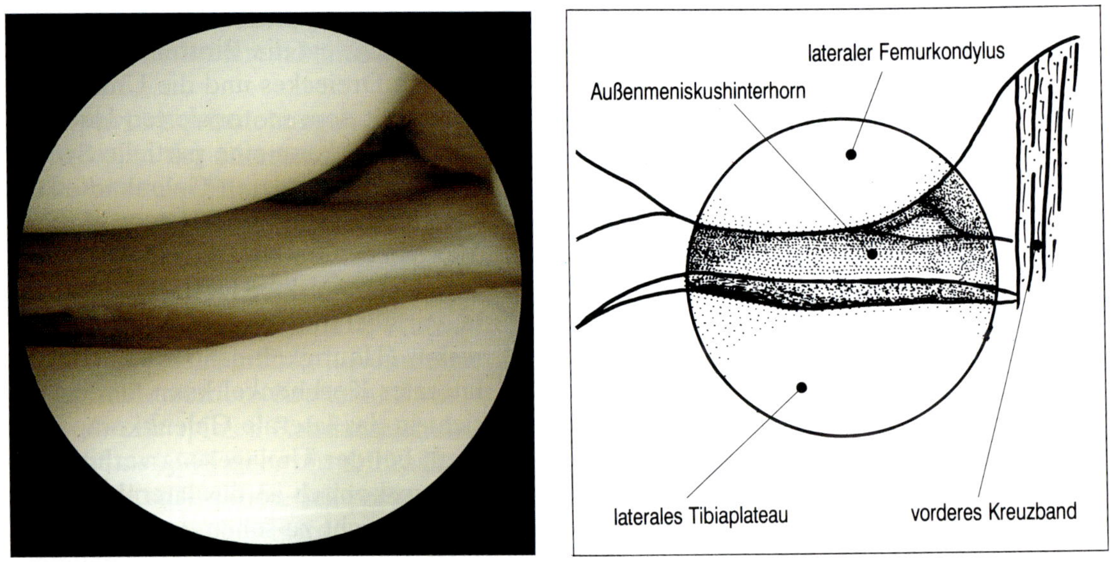
lateraler Femurkondylus
Außenmeniskushinterhorn
laterales Tibiaplateau
vorderes Kreuzband

8-84

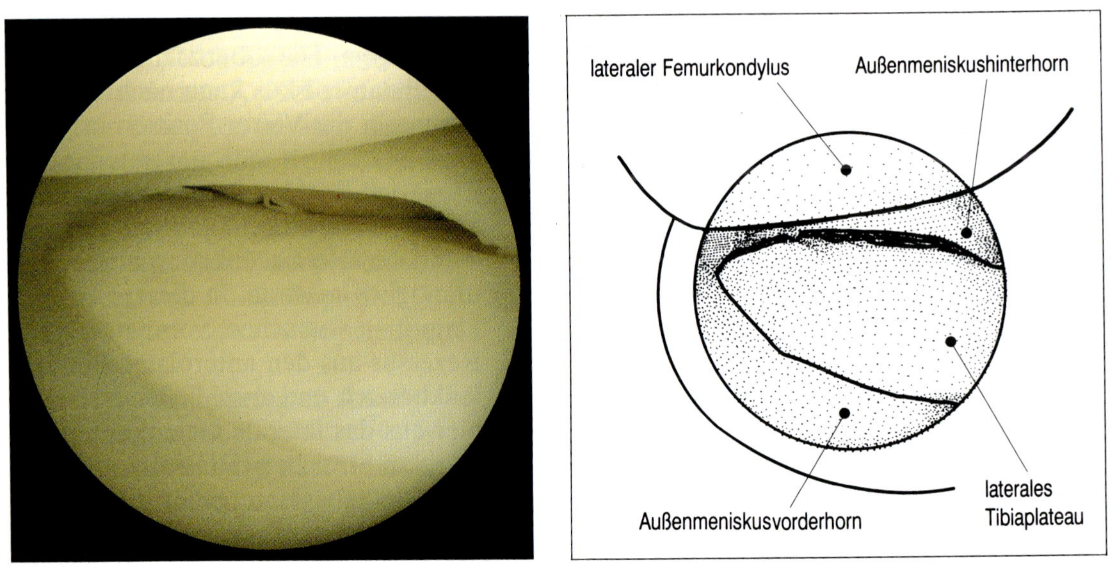
lateraler Femurkondylus
Außenmeniskushinterhorn
Außenmeniskusvorderhorn
laterales Tibiaplateau

Abbildung 8-82:
In das laterale Dreieck eingeschlagene abgerundete Meniskuszunge.

Abbildung 8-83:
Direkte Sicht auf das Außenmeniskushinterhorn nach Erreichen der Vierer-Position.

Abbildung 8-84:
Übersicht über lateralen Meniskus (Lichtkabelstellung 1 Uhr) (linkes Knie 11 Uhr).

Findet sich ein sehr kleiner Meniskus mit aufgefasertem Rand, muß an eine derartige Läsion gedacht werden.

— Große Plica infrapatellaris: Eine große Plica infrapatellaris, die den Zugang zum lateralen Gelenkkompartment behindert, wird mit dem Tasthaken beiseitegehalten oder, falls nötig, durchtrennt. Meist behindert die Plica infrapatellaris die Umlagerung aber nicht.
— In die Area intercondylaris anterior luxierte Meniskuszunge oder Kreuzbandbündel: Selten liegt eine Meniskuszunge (Abb. 8-82) oder ein rupturiertes Kreuzbandbündel (Abb. 8-76) im lateralen Dreieck. Bei der Umlagerung können sich diese Strukturen vor die Optik legen. Eine Meniskuszunge läßt sich meist entweder mit dem Arthroskop umgehen oder ist mit dem Tasthaken in das laterale Gelenkkompartment hineinzuschieben.

- Insuffizienz des vorderen Kreuzbandes
  Aus der Insuffizienz des vorderen Kreuzbandes resultiert eine vermehrte Mobilität des lateralen Gelenkanteiles. Diese äußert sich beim Umlagern in die Vierer-Position. Beide Gelenkpartner vertwisten miteinander, d. h. der laterale Gelenkraum erscheint wesentlich enger. Vom Assistenten oder der OP-Schwester sollte der Fuß angehoben werden, um das laterale Gelenkkompartment mehr zu distrahieren. Hierdurch wird das laterale Kompartment meist besser inspizierbar. Alternativ fixiert der Assistent den Unterschenkel, um ein Verdrehen der Gelenkpartner zu verhindern, und zieht ihn gleichzeitig nach ventral (vordere Schubladenbewegung).

8.9 Laterales Gelenkkompartment

Das Vorderhorn des Außenmeniskus wird in der Ausgangsstellung (gestrecktes Bein), Pars intermedia und Hinterhorn werden in der Vierer-Position untersucht. Die ventralen Anteile des lateralen Femurkondylus werden ebenfalls in der Ausgangsstellung (Lichtkabel 4 Uhr) und abwechselnd in Beuge- und Streckbewegungen sowie in der Vierer-Position beurteilt.

8.9.1 Außenmeniskus

Lagerung:
Vierer-Position.

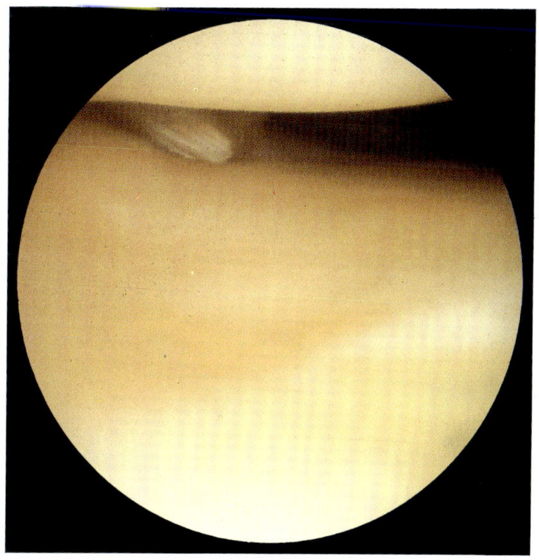

Abbildung 8-85:
Kompletter Scheibenmeniskus. Das laterale Tibiaplateau wird völlig verdeckt. Im Hintergrund erkennt man die Sehne des M. popliteus.

8-86

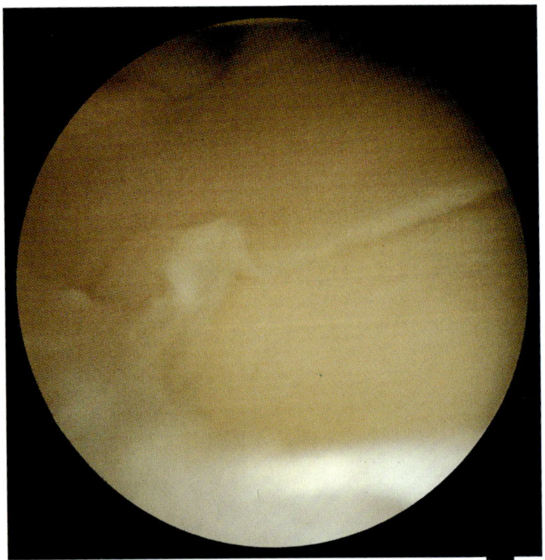

a

Abbildung 8-86:
Radiärruptur des Außenmeniskus. Inspektorisch zeigt sich eine verstärkte Undulation des freien Meniskusrandes (**a**). Palpatorisch ist ein Radiärriß in dieser Zone nachzuweisen (**b**).

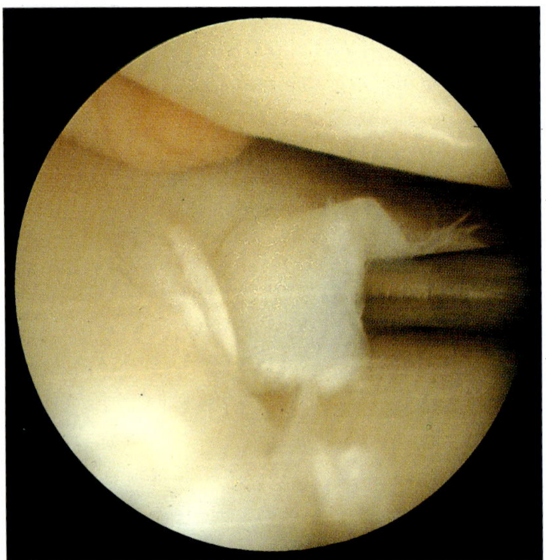

b

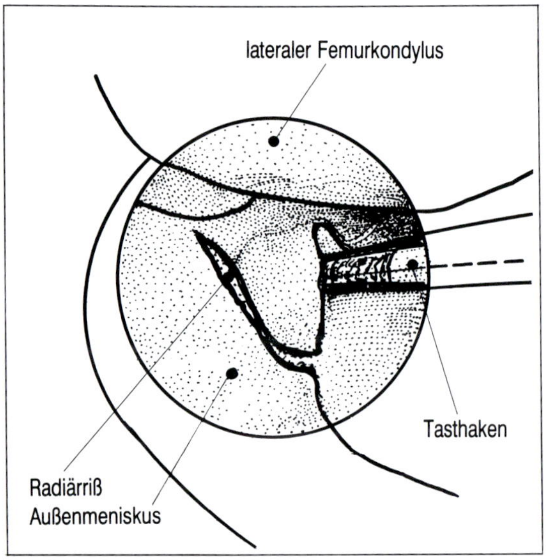

Abbildung 8-87:
Längsruptur des Außenmeniskus
Vorgeschichte: 21jähriger Patient, vor 2 Tagen Rotationstrauma mit nachfolgendem Hämarthros. Positiver Lachman-Test mit weichem Anschlag.
Arthroskopischer Befund: Längsriß am Übergang vom mittleren zum dorsalen Drittel (**a**). Die Ausdehnung ist nur durch Palpation mit dem Tasthaken von oben (**b**), besser von submeniskeal (**c**) zu beurteilen. Die gleichzeitig vorliegende proximale Ruptur des vorderen Kreuzbandes erschwerte die Untersuchung des lateralen Gelenkanteiles. In derartigen Fällen empfiehlt es sich, den Meniskus von oben und unten zu palpieren. Erst bei der submeniskealen Palpation zeigt sich die genaue Ausdehnung der Längsruptur. Sie steht mit dem Popliteusschlitz nicht in Kontakt.
Procedere: Rekonstruktion des vorderen Kreuzbandes. Konservatives Vorgehen am Außenmeniskus, evtl. auch Refixation (All-inside-Technik). Sekundäre Teilresektion des Außenmeniskus, wenn nach Ausheilung der Bandruptur und Vollbelastung eine entsprechende Symptomatik auftreten sollte.

8-87

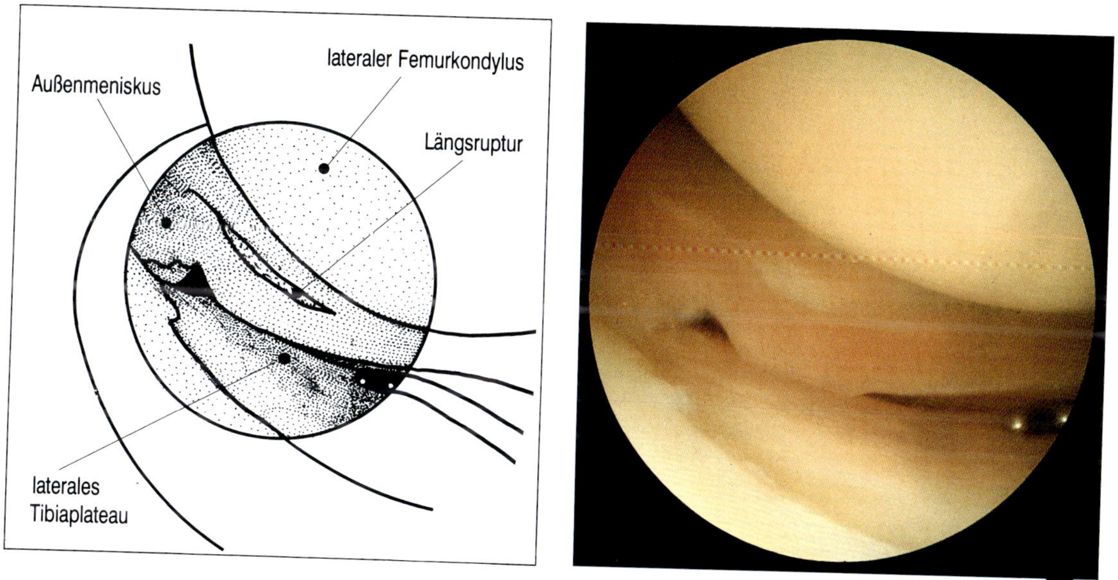
Außenmeniskus
lateraler Femurkondylus
Längsruptur
laterales Tibiaplateau

a

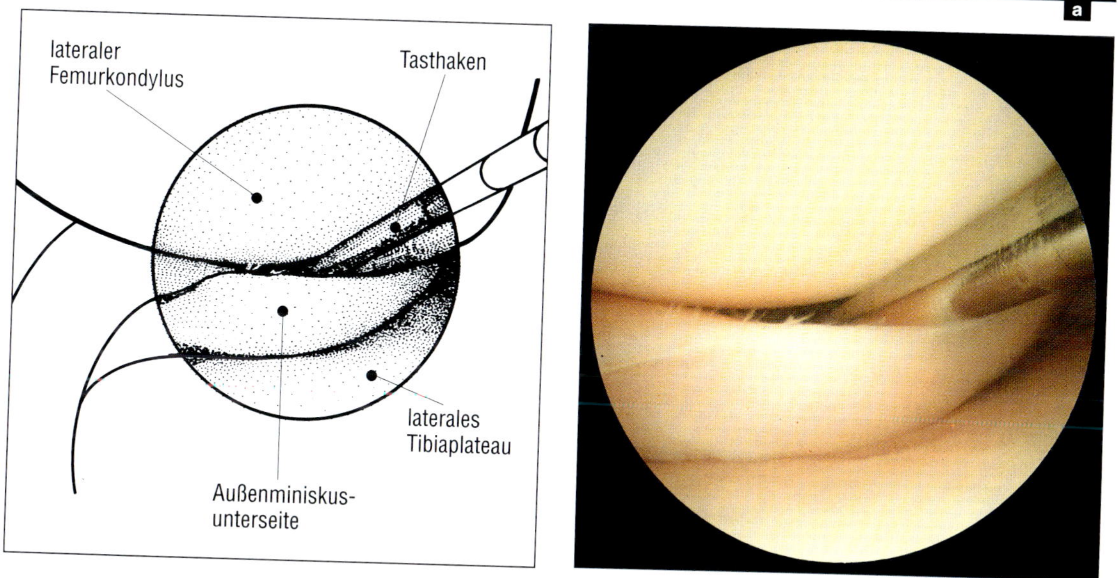
lateraler Femurkondylus
Tasthaken
laterales Tibiaplateau
Außenminiskus-unterseite

b

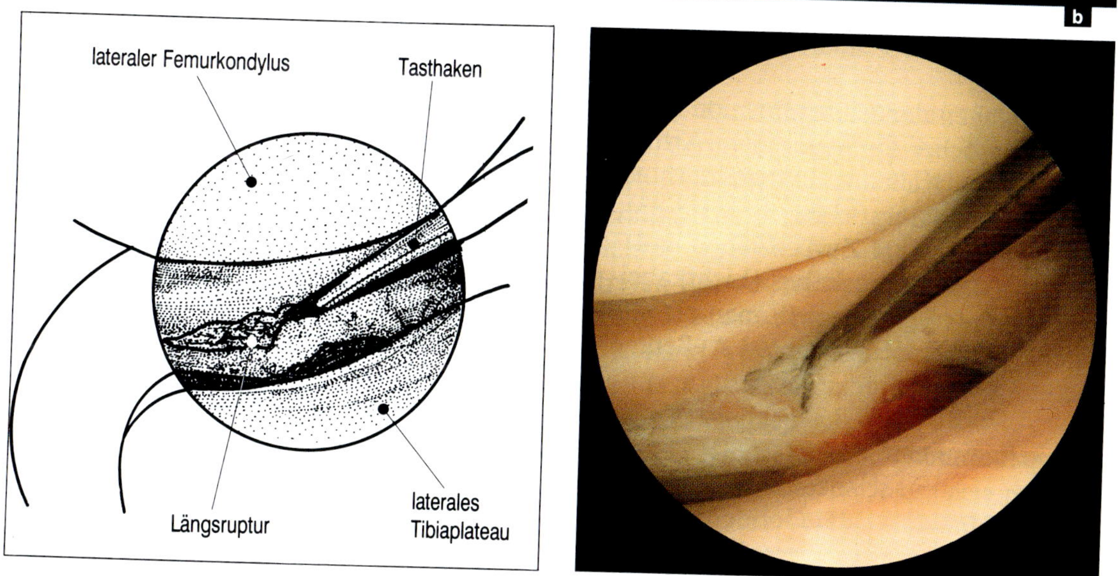
lateraler Femurkondylus
Tasthaken
Längsruptur
laterales Tibiaplateau

c

8-8 8-91

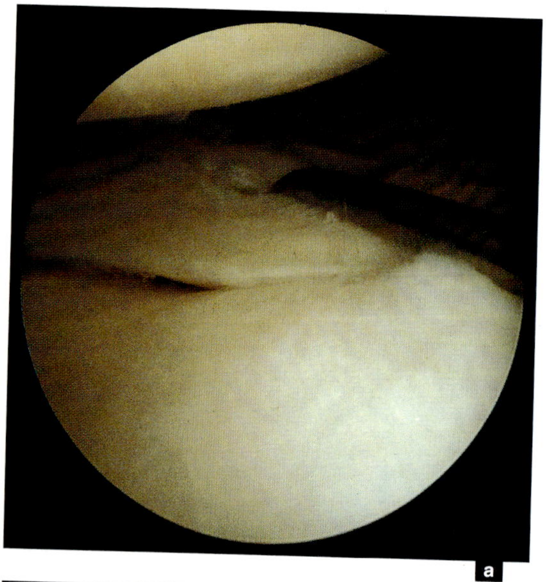

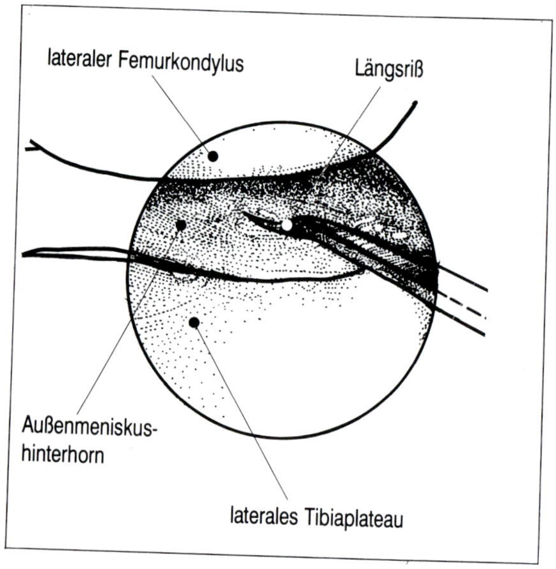
lateraler Femurkondylus
Längsriß
Außenmeniskus-
hinterhorn
laterales Tibiaplateau

8-

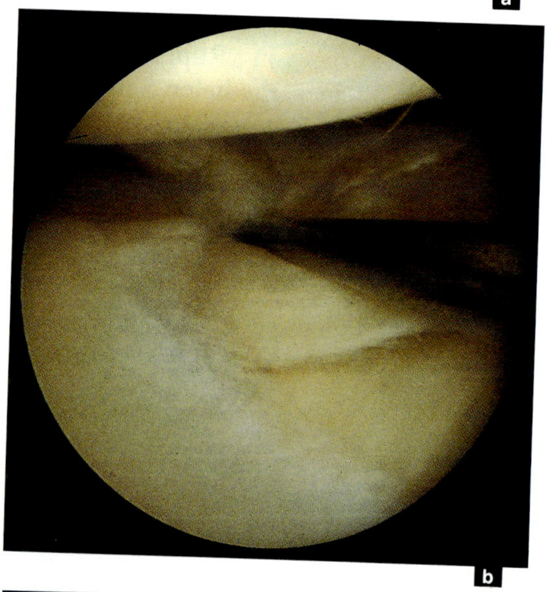

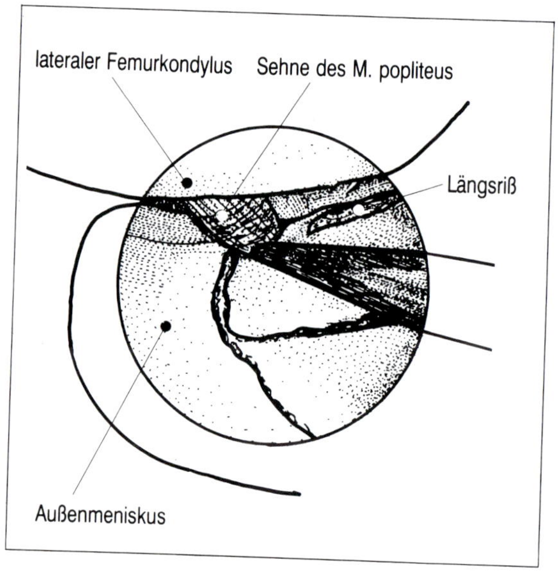
lateraler Femurkondylus
Sehne des M. popliteus
Längsriß
Außenmeniskus

8-92

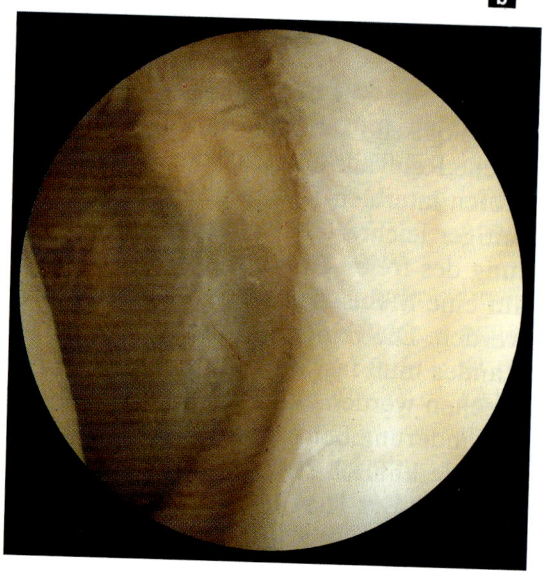

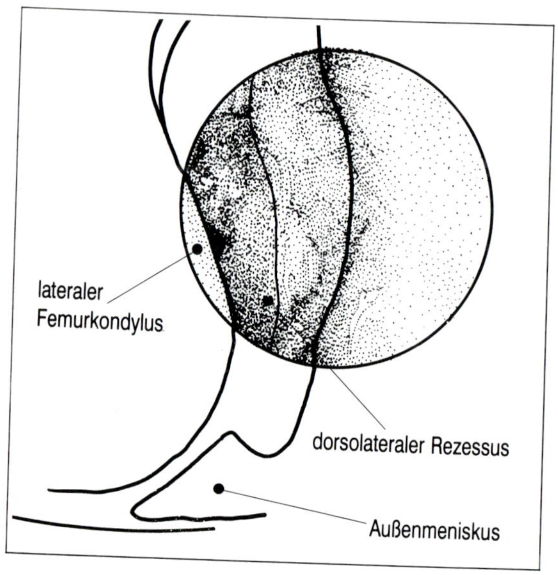
lateraler
Femurkondylus
dorsolateraler Rezessus
Außenmeniskus

Abbildung 8-91:
Palpation des Außenmeniskushinterhornes. Hier zeigt sich ein Längsriß (**a**). Für das weitere Vorgehen ist es von Bedeutung, ob die Rupturzone mit dem Hiatus popliteus in Verbindung steht. Daher wird der Hiatus gezielt palpiert (**b**).

Abbildung 8-92:
Dorsolateraler Rezessus.

sehr „fleischig" ist. Für lateral und anterolateral lokalisierte Schmerzen sind viel häufiger Insertionstendopathien des Tractus iliotibialis, des M. biceps femoris oder femoropatellare Schmerzsyndrome verantwortlich. Daher sollten Außenmeniskusläsionen, die nicht zu Gelenkblockierungen führen, zunächst nicht operativ therapiert werden (Näheres s. Kap. 18).

8.9.2 Laterales Femorotibialgelenk

Im lateralen Gelenkanteil sind Knorpelveränderungen jeglicher Ausprägung zu finden (Näheres s. Kap. 9). Abgesehen von Tibiakopffrakturen werden traumatische Verletzungen am lateralen Tibiaplateau selten angetroffen. Häufiger lassen sich sekundäre degenerative Läsionen in Kombination mit Verletzungen von Nachbarstrukturen, aber auch iatrogene Traumatisierungen nachweisen (Abb. 8-89, 12-1, 12-2, 12-3 und 12-4).

Im Unterschied zum lateralen Tibiaplateau finden sich am lateralen Femurkondylus häufiger traumatische chondrale und osteochondrale Frakturen. Patellaluxationen stellen hier die häufigste Ursache dar (s. Abschn. 9.4.3). Degenerative Veränderungen findet man im Vergleich zur medialen Seite seltener.

Auch freie Gelenkkörper können im lateralen Gelenkkompartment lokalisiert sein. Die Umlagerung in die Viererposition muß dann besonders vorsichtig erfolgen, um keine zusätzlichen Knorpelläsionen hervorzurufen. Manchmal verbergen sie sich auch unter dem Außenmeniskushinterhorn (Abb. 7-3). Durch Massage des dorsolateralen Gelenkbereiches oder mit dem Tasthaken kann man sie manchmal ins Gesichtsfeld bringen.

8.9.3 Hiatus popliteus

Im dorsolateralen Meniskusanteil besteht eine ca. 1 cm breite Lücke zwischen Meniskusbasis und Kapsel. Durch diese Lücke zieht von ventrolateral nach dorsomedial, als weißlicher Strang erkennbar, die Sehne des M. popliteus (Abb. 8-90). Bei der Untersuchung des Außenmeniskus darf die Palpation des Hiatus popliteus nicht fehlen. Er wird auf seine Ausdehnung hin untersucht (Abb. 8-90 und 8-91). In einigen Fällen ist er traumabedingt verlängert oder in eine Längsruptur einbezogen. Unterblutungen der Popliteussehne und des meniskosynovialen Überganges weisen auf frische Läsionen hin.

8.9.4 Dorsolateraler Rezessus

Zuerst wird das Außenmeniskushinterhorn eingestellt und das Arthroskop in dorsaler Richtung über das Außenmeniskushinterhorn hinweg in den dorsolateralen Rezessus vorgeschoben (Abb. 8-92). Das Lichtkabel wird auf 5 Uhr gestellt (linkes Knie 7 Uhr).

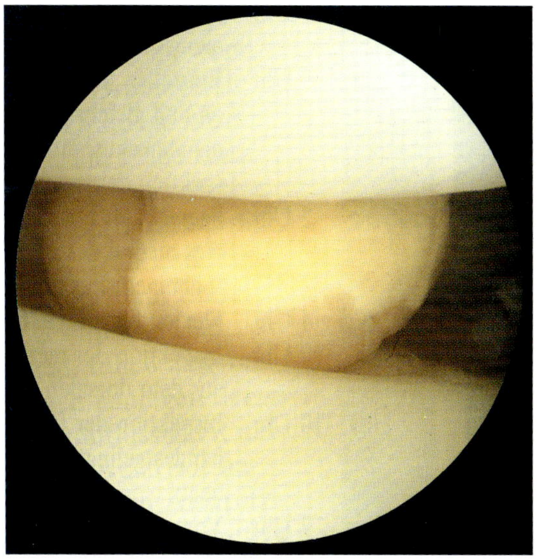

Abbildung 8-93:
Freier Gelenkkörper aus dem dorsolateralen Rezessus in den lateralen Gelenkspalt vorgeschoben.

postoperativen Nachblutungen, die als Hämarthos imponieren, wird damit reduziert. Nach spätestens 24 Stunden ist die verbliebene intraartikuläre Spülflüssigkeit resorbiert.

Arthroskop- und Instrumentenzugang werden je mit einer Einzelknopfnaht verschlossen. Dies ist zwar wegen der kleinen Wunden nicht unbedingt erforderlich, der Patient ist aber somit gezwungen, sich nach ca. 6 bis 8 Tagen seinem Hausarzt oder dem behandelnden Arzt zur Fädenentfernung vorzustellen. Das Therapieergebnis kann zu diesem Zeitpunkt kontrolliert werden. Bei evtl. eingetretenen Komplikationen können geeignete Gegenmaßnahmen eingeleitet werden (s. Kap. 12).

Abschließend wird ein elastokompressiver Verband angelegt. Es ist zu beachten, daß der Verband vom Fuß bis zum Oberschenkel gewickelt wird. Ansonsten besteht die Gefahr von ausgedehnten venösen Rückflußstörungen im Unterschenkelbereich, wenn der Patient sein Kniegelenk beugt. Das Entstehen einer Thrombose kann hierdurch begünstigt werden.

9
Knorpel – normale und pathologische Befunde

Knorpelläsionen sind der häufigste pathologische Befund bei der Arthroskopie. In den Zeiten, als die Arthroskopie noch nicht so verbreitet war, basierte die Knorpeldiagnostik auf der klinischen und radiologischen Untersuchung. Die Erkennung von Knorpelschäden war daher oft nur unzureichend möglich. Knorpelläsionen sind hinsichtlich ihrer Lokalisation und Ausdehnung durch kein anderes Verfahren besser zu beurteilen als durch die Arthroskopie. Obwohl mit der MR-Tomographie die Knorpeldicke quantitativ zu bestimmen ist, vermag dieses Untersuchungsverfahren keinesfalls die Arthroskopie zu ersetzen (Abb. 9-1). Ein routinemäßiger Einsatz der MR-Tomographie bei Knorpelläsionen ist nicht nur aus Kostengründen weder möglich noch sinnvoll.

Bei der Arthroskopie werden die Knorpelveränderungen beschrieben nach:

1. **Lokalisation** (z. B. retropatellar, medialer Femurkondylus),
2. **Art** (z. B. Chondromalazie 2. Grades, Osteochondrose, traumatische Knorpelläsion),
3. **Ausdehnung** (Größenangabe in cm, als Vergleich dient der Tasthaken),
4. **Genese,** (z. B. traumatisch, posttraumatisch, degenerativ, Beurteilung nicht möglich, vor allem bei Patienten über 40 Jahren mit hoher sportlicher Aktivität. Eine besondere Problematik ergibt sich hierbei zunehmend im gutachterlichen Bereich).

Der arthroskopische Knorpelbefund, z. B. einer Osteochondralfraktur, sollte nicht lauten: „Osteochondralfraktur Patella“, sondern z. B. „Osteochondralfraktur aus medialer Patellafacette (Durchmesser: 1,5 cm)“. So wird auch der nichtarthroskopierende Kollege möglichst genau informiert. Viel zu häufig findet man als Diagnose nur „Chondromalazie“ oder „Chondropathie“.

9.1
Normalbefund

Der intakte Knorpel erscheint arthroskopisch weißlich-gelb und ist bei der Palpation mit dem Tasthaken prall-elastisch. Die häufigen chronischen Knorpelläsionen müssen von den selteneren frischen Schäden unterschieden werden. Am retropatellaren Knorpel liegen häufig Veränderungen jeglicher Art und jeden Ausmaßes vor.

9.2
Chondromalazie

Zur Klassifikation der reinen chondralen Veränderung (Chondromalaziestadien) sind mehrere verschiedene Einteilungen gebräuchlich (Tab. 9-1 und 9-2) (Abb. 9-2 bis 9-7).

Das Spektrum der Knorpelläsion nach frischen Verletzungen reicht von chondralen Unterblutungen bis zu großen osteochondralen Fragmenten.

Tabelle 9-1:
Klassifikation der Chondromalacia patellae nach Outerbridge (1961)

Grad I:	Erweichung und Schwellung des Knorpels
Grad II:	Fragmentation mit Fissuren, kleiner als 1,25 cm
Grad III:	Fragmentation und Fissuren, größer als 1,25 cm
Grad IV:	Knorpelerosion bis zum Knochen

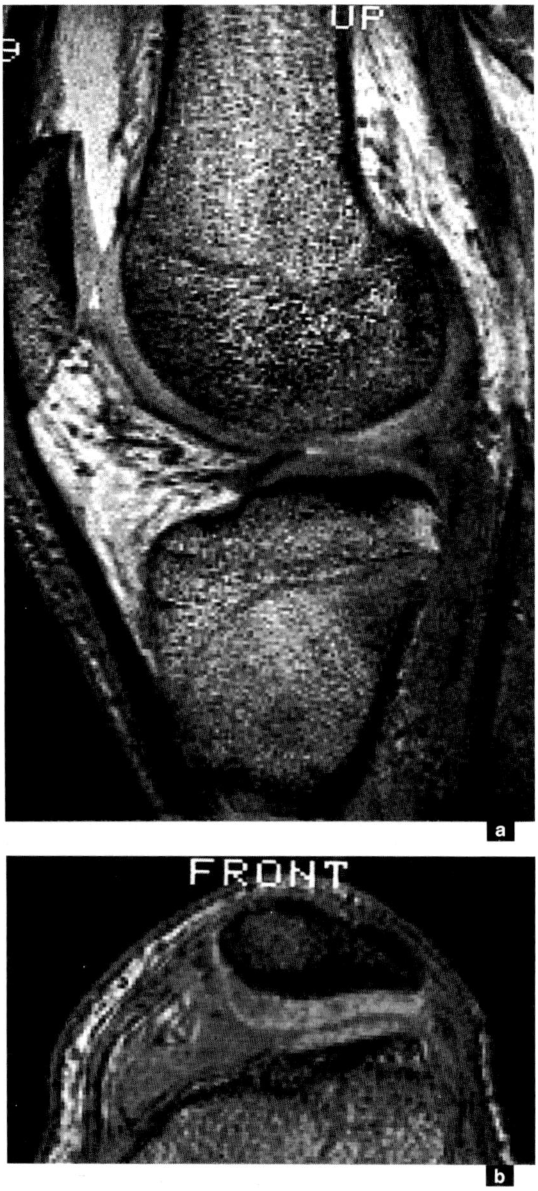

Abbildung 9-1:
MR-Tomographie zur Beurteilung des Knorpelzustandes. Intakte Knorpelverhältnisse in der sagittalen (**a**) und transversalen (**b**) Schnittebene.

Die oben genannten Einteilungen reichen aber nicht aus, die gesamte Vielfalt der Knorpelläsionen wiederzugeben. Insbesondere degenerative Knorpelschäden haben eine sehr variantenreiche Ausprägung. Es können Knorpelfransen, Knorpelusuren, Knorpelfissuren, Knorpelgeschwüre und Knorpelschuppen vorliegen. Oft trifft man eine Kombination verschiedener Erscheinungsformen an.

Tabelle 9-2:
Modifizierte Outerbridge-Klassifikation nach Lindberg mit spezieller Berücksichtigung der arthroskopischen Knorpeldiagnostik

Grad I:	Oberflächliche Fissuren und/oder Erweichung
Grad II:	Läsion inspektorisch zu sehen, der subchondrale Knochen wird noch nicht erreicht; Knorpelfragmentation, tiefe Fissuren
Grad III:	Knorpelläsion erreicht den subchondralen Knochen

Knorpelveränderungen finden sich aber nicht nur retropatellar, sondern auch am femoralen und tibialen Knorpel. Dabei sind der mediale Femurkondylus in seinem infrazentralen Anteil und das mediale Tibiaplateau in der dorsalen Hälfte besonders betroffen.

Kristalline Auflagerungen, die sich auf der Knorpeloberfläche, den Menisken und auch der Synovia befinden, ergeben den Verdacht auf eine Hyperurikämie. Die Auflagerungen können stumpf, z. B. mit dem Tasthaken abgeschabt und zur chemischen Untersuchung eingesendet werden. Der Pathologe freut sich, wenn das Präparat bei einer Kristallopathie in Alkohol und nicht in Formaldehyd fixiert wird (Abb. 9-8).

Wird ausschließlich der Knorpel von kristallinen Strukturen durchsetzt, handelt es sich meist um eine Chondrokalzinose (Pseudogicht). Die chemische Untersuchung des abgeschabten Materials ergibt Kalzium-Pyrophosphat.

Bei Überwucherung des Knorpels mit Synoviagewebe sollte man eine Probeexzision der Synovia (Synovia-PE) entnehmen und zur histopathologischen Untersuchung einsenden (vgl. Abb. 10-7). In diesem Falle liegt der Verdacht auf eine rheumatische Erkrankung nahe. Bei der Belegung der Gelenkfläche mit kleinen Knorpelstückchen wird ebenfalls eine Synovia-PE entnommen, da in derartigen Fällen der Verdacht einer Chondromatose besteht.

Abbildung 9-2:
Chondromalazie I. Grades, retropatellar. Die Palpation mit dem Tasthaken zeigt eine Erweichung des Knorpels. (Häufigster arthroskopischer Befund!!). Die Interpretation als pathologischer Befund erscheint fraglich. Wenn sich die Delle sofort elastisch zurückverformt, liegt ein Normalbefund vor. Bleibt sie jedoch bestehen oder sinkt der Knorpel auf einer größeren Fläche weich und widerstandslos ein („Wasserbett“), so kann von einem pathologischen Zustand gesprochen werden. Eine operative Therapie ist aber nicht indiziert.

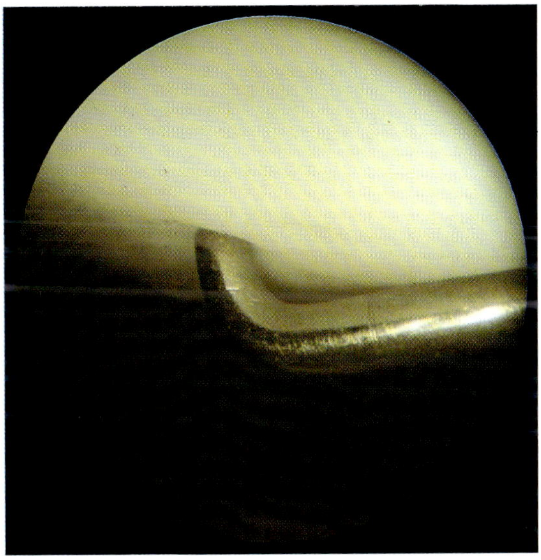

9-2

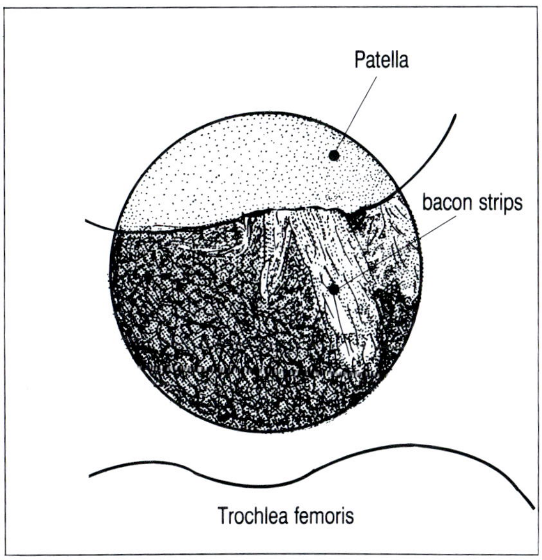

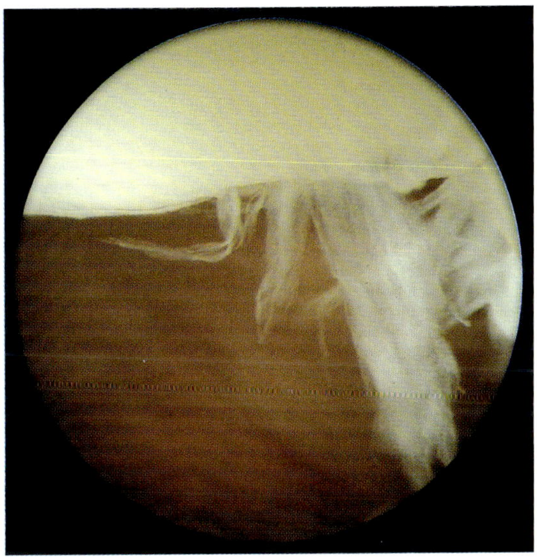

9-3

Abbildung 9-3:
Transparente folienartige Abschilferung der retropatellaren Knorpeloberfläche („bacon strip“) ohne pathologische Bedeutung. Bei Sichtbehinderung wird die Knorpellamelle beiseite gehalten oder entfernt.

9-4

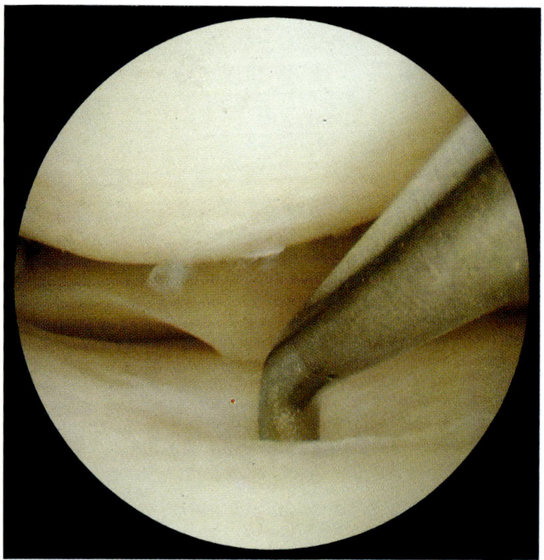

a

Abbildung 9-4:
Chondromalazie I. Grades mediales Tibiaplateau. Bei der Palpation zeigt sich ein Delle (**a**), die nach Zurückziehen des Tasthakens bestehenbleibt (**b**).

Abbildung 9-5:
Chondromalazie II. Grades retropatellar. Erst mit dem Tasthaken ist beurteilbar, ob die Läsion bis zum Knochen reicht.

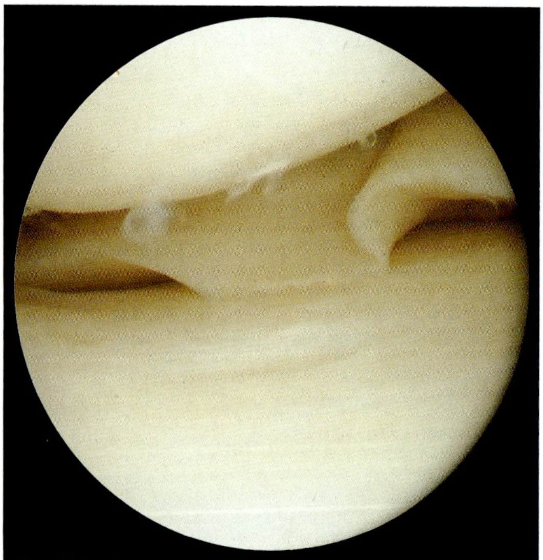

b

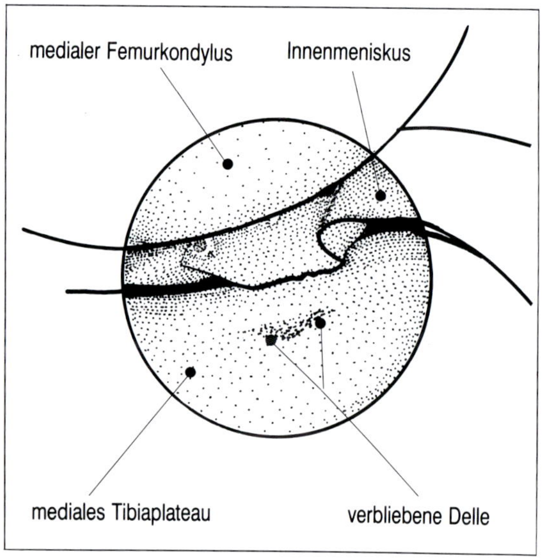

9-5

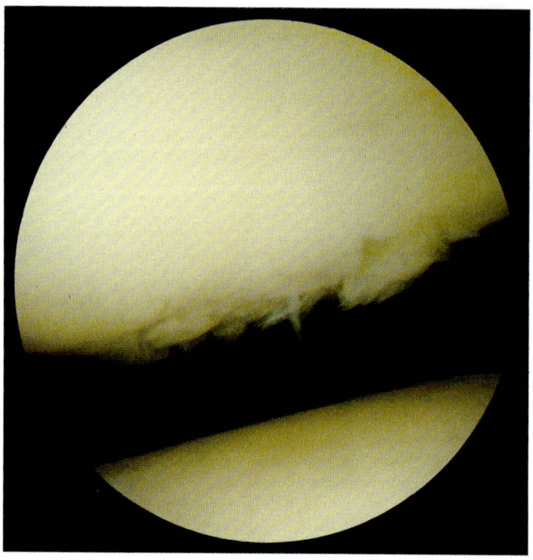

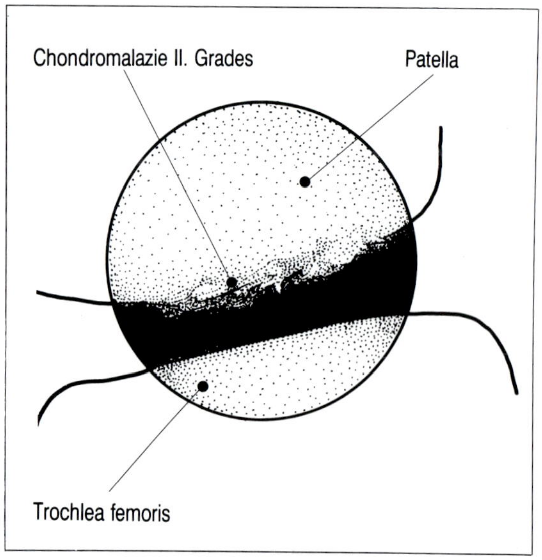

Im Fallc cines unklaren Befundes mit anschließender histologischer Untersuchung ist der Pathologe auch auf die Schilderung der Krankheitsgeschichte angewiesen.

9.2.1 Das Krankheitsbild der sogenannten „Chondropathie"

Bei unklaren Beschwerden, insbesondere im vorderen Kniegelenksanteil, wird oft leichtfertig die Diagnose „Chondropathie" gestellt. In diesem Zusammenhang ist von klinischer und therapeutischer Bedeutung, daß zwar häufig ausgeprägte retropatellare Knorpelveränderungen vorliegen, gleichzeitig aber eine klinische Symptomatik nicht oder fast nicht zu verzeichnen ist. Selbst großflächige Knochenglatzen werden manchmal als Zufallsbefund erhoben. Andererseits klagen Patienten, insbesondere Jugendliche, manchmal über stärkste retropatellare Schmerzen, woraufhin nach oberflächlicher klinischer Untersuchung die Indikation zur Arthroskopie gestellt wird. Arthroskopisch läßt sich häufig kein adäquater, das Beschwerdebild erklärender Befund feststellen. Findet sich eine Chondromalazie I., seltener II. Grades, wird schnell die gefundene Knorpelveränderung als Ursache der Beschwerden angesehen.

Die Diagnostik und die therapeutische Sichtweise darf aber keinesfalls auf den Knorpelaspekt beschränkt werden, was die Bezeichnung des Krankheitsbildes mit „Chondropathie" suggeriert. Dieses schmerzhafte Krankheitsbild – meist sind jüngere Patienten betroffen – sollte vielmehr als „ femoropatellares Schmerzsyndrom" („anterior knee pain") bezeichnet werden. Die von den Patienten geschilderten Beschwerden – stärkste Schmerzen, oft schon in Ruhe, besonders aber bei Treppenauf- und -absteigen, nach längerem Sitzen – und die klinischen Untersuchungsbefunde wie Druckschmerz der Patellafacetten und positiver Zohlen-Test lassen leicht den Eindruck entstehen, es entwickelte sich eine Femoropatellararthrose. Dementsprechend finden sich in der Literatur zahlreiche konservative (Physiotherapie, Medikamente, Patella-Braces, Schonung) und aggressive operative Therapieformen (Abrasion, Pridie-Bohrungen, Spaltung des lateralen Retinakulums, Versetzung der Tuberositas tibiae, Patellaosteotomien, Patellazügelungsoperationen). Die operativen Therapien verfehlen häufig das Ziel der eigentlichen Ursachenbeseitigung. Zudem traumatisieren einige ausgedehnte operative Maßnahmen das Gelenk derart, daß sowohl die Propriorezeption als auch der normale Gleitvorgang der Patella nicht nur nicht normalisiert, sondern noch mehr gestört werden. Aus diesen heroischen operativen Maßnahmen rekrutieren sich die Patienten, die postoperativ erhebliche Störungen der Patellagleitfunktion mit gleichzeitig ausgeprägten retropatellaren Schmerzzuständen aufweisen. Da die Schmerzursache des femoropatellaren Schmerzsyndroms aber nach wie vor nicht geklärt ist, und eine arthroskopisch gefundene Chondromalazie oft nicht mit dem klinischen Beschwerdebild korreliert bzw. in ihrer Relevanz nicht sicher eingeordnet werden kann, sind ausgedehnte operative Maßnahmen unserer Meinung nach nicht indiziert. Vielmehr sollten mögliche Ursachen des erhöhten retropatellaren Druckes, wie ligamentäre und muskuläre Insuffizienzen erkannt und therapiert werden. Dazu gehören eine Insuffizienz des vorderen Kreuzbandes, eine Quadrizepsverkürzung oder Muskelimbalancen.

Die Arthroskopie ist beim femoropatellaren Schmerzsyndrom zum Ausschluß von anderen pathologischen Veränderungen indiziert, die zu einer ähnlichen Symptomatik führen können (z. B. Plica-Syndrom, vordere Kreuzbandruptur, Meniskusverletzung). Manchmal ist die Beschwerdesymptomatik auch nach der rein diagnostischen Arthroskopie rückläufig. Manchmal bildet sie sich nach einigen Wochen oder Monaten auch spontan zurück.

9-6

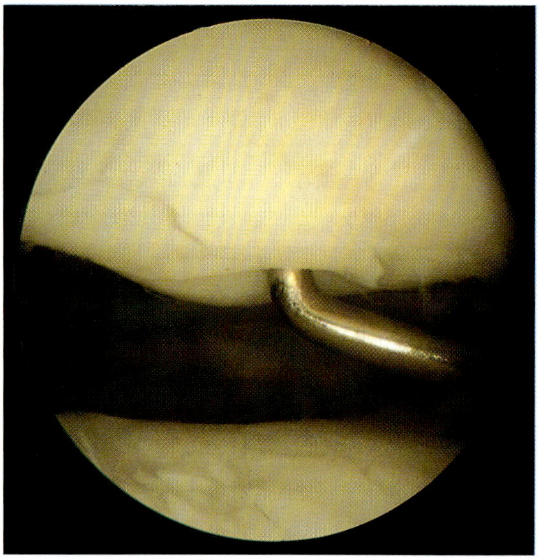

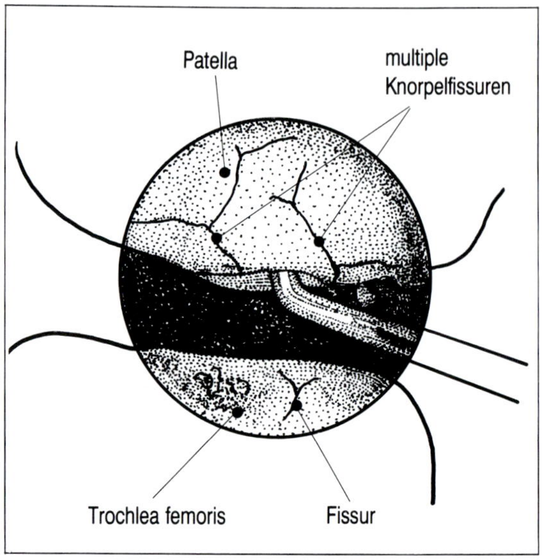
Patella
multiple
Knorpelfissuren
Trochlea femoris
Fissur

9-7

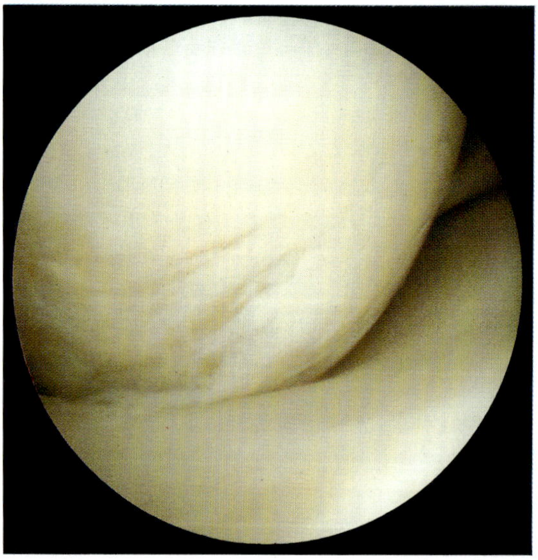

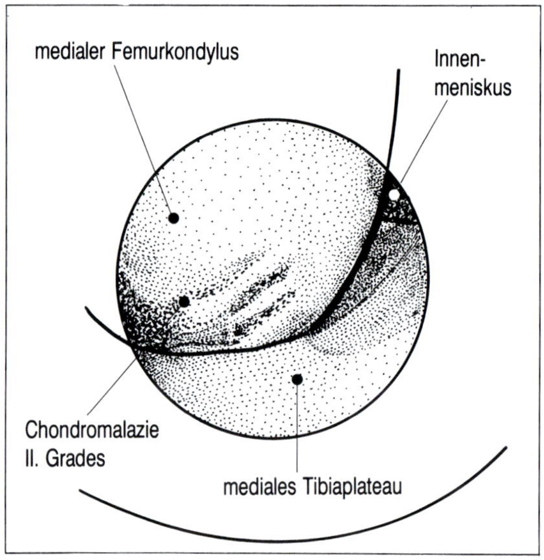
medialer Femurkondylus
Innen-
meniskus
Chondromalazie
II. Grades
mediales Tibiaplateau

9-8

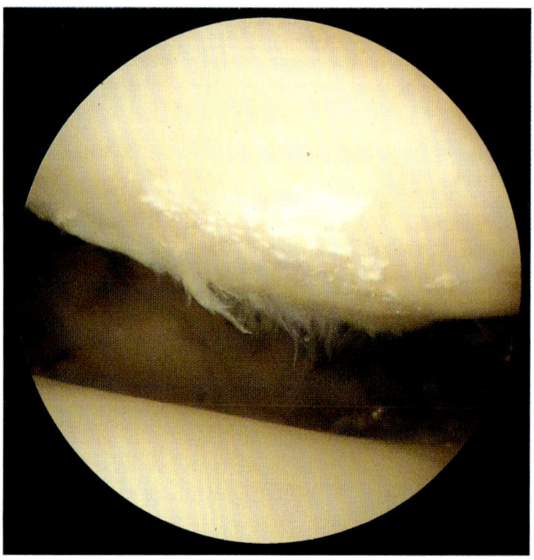

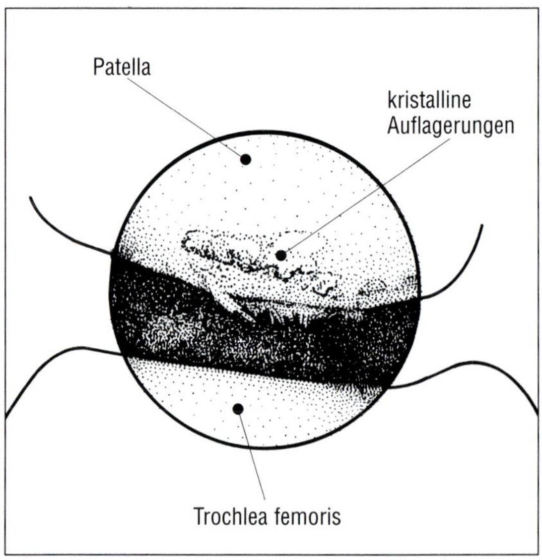
Patella
kristalline
Auflagerungen
Trochlea femoris

Der Begriff „Chondromalazie“ ist nur die Beschreibung eines morphologischen Zustandes. Ihm kann daher nicht zwingend ein Krankheitsbild zugeordnet werden.

Die unspezifische Bezeichnung „Chondropathie“ sollte man vermeiden.

9.3 Degenerative Veränderungen

Fortgeschrittene Knorpelzerstörungen mit knöchernen Reaktionen kennzeichnen die arthrotischen Gelenkveränderungen. Röntgenologisch zeigen sich Osteophyten, subchondrale Sklerosierungen, Geröllzysten und eine Gelenkspaltverschmälerung. Arthroskopisch finden sich ossäre und chondrale Läsionen.

Die Knorpelschäden erreichen meist den subchondralen Knochen, teilweise ist überhaupt kein Knorpel mehr vorhanden (Knochenglatze) (Abb. 8-31, 8-34, 8-55, 8-89). Obwohl sämtliche Gelenkareale betroffen sein können, treten arthrotische Veränderungen bevorzugt im Femoropatellargelenk und im medialen Gelenkkompartment auf.

Therapeutisch stehen mehrere Vorgehensweisen zur Wahl. Eine arthroskopische Gelenkspülung allein führt oft schon zur Schmerzlinderung, da mit der Spüllösung auch Enzyme, Sauerstoffradikale und Zelldetritus, die den synovialen Reizzustand unterhalten, aus dem Gelenk entfernt werden. Bei einer fortgeschrittenen Synovitis kann eine Synovektomie erforderlich sein. Die Faserknorpelbildung kann bei kleinen Defekten (Durchmesser bis ca. 1,5 cm) durch eine subchondrale Abrasionschondroplastik oder durch Pridie-Bohrungen provoziert werden (näheres s. Kap. 19). Von grundlegender Bedeutung ist aber die Korrektur einer vorliegenden Achsenfehlstellung, auch in Kombination mit den beschriebenen Verfahren.

9.4 Traumatische Knorpelläsionen

Traumatische Knorpelläsionen lassen sich durch die klinische Untersuchung nicht eindeutig nachweisen oder ausschließen. Durch die gezielte Erhebung der Anamnese können traumatische Knorpelschäden lediglich vermutet werden. Röntgenologisch ist ein Knorpelschaden nur dann nachweisbar, wenn gleichzeitig auch ein ossärer Anteil ausgesprengt ist. Mit der MR-Tomographie sind zwar Knorpelläsionen nachzuweisen, wenn die Fragestellung gezielt darauf gerichtet wird. Bei der Arthroskopie findet man frische Knorpelläsionen oft als Zufallsbefund.

Frische Knorpelläsionen treten bevorzugt an den konvexen Gelenkflächen auf.

Abbildung 9-6:
Chondromalazie II. Grades retropatellar mit deutlichen Fissuren und beginnender Fragmentierung eines größeren Knorpelanteils. Knochen wird noch nicht erreicht. Die korrespondierende Gelenkfläche (Trochlea femoris) zeigt inkomplette Knorpeldefekte.

Abbildung 9-7:
Chondromalazie II. Grades des medialen Femurkondylus. Die Läsion ist an typischer Stelle in der Hauptbelastungszone, nahe der Eminentia intercondylaris lokalisiert.

Abbildung 9-8:
Gichtarthritis
Vorgeschichte: 48jähriger Patient, vor 2 Wochen direktes Valgustrauma beim Fußballspielen. Seitdem mehrmalige Punktionen (trüb-gelbliche Flüssigkeit) beim Hausarzt. Außenmeniskussymptomatik.
Arthroskopischer Befund: Kristalline Auflagerungen am retropatellaren Knorpel. Außenmeniskus unauffällig.
Procedere: Abtragen der kristallinen Auflagerungen (histologische Untersuchung). Partielle Synovektomie. Ausgiebige Lavage.
Postoperativ gab der Patient an, unregelmäßig Gichtmittel eingenommen zu haben. Harnsäurespiegel 11,3 mg%.

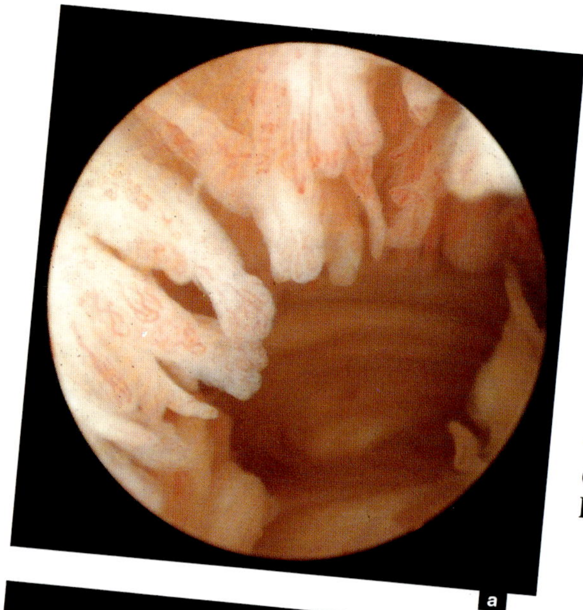

Abbildung 10-6:
Grobzottige Synovitis.
Vorgeschichte: 41jähriger Patient, vor 5 Jahren Arthroskopie wegen lateralseitiger Schmerzen, Diagnose eines eingerissenen diskoiden Außenmeniskus, der anschließend offen partiell reseziert wurde. In der Folgezeit nie völlig beschwerdefrei. Jetzt seit mehreren Monaten zunehmende Ergußneigung (serös).
Arthroskopischer Befund: Grobzottige villöse Synovitis in sämtlichen Gelenkbereichen (**a**). Auch oberhalb und unterhalb des Außenmeniskusrestes quillt Synovialgewebe hervor (**b**).
Procedere: Arthroskopische Teilsynovektomie.

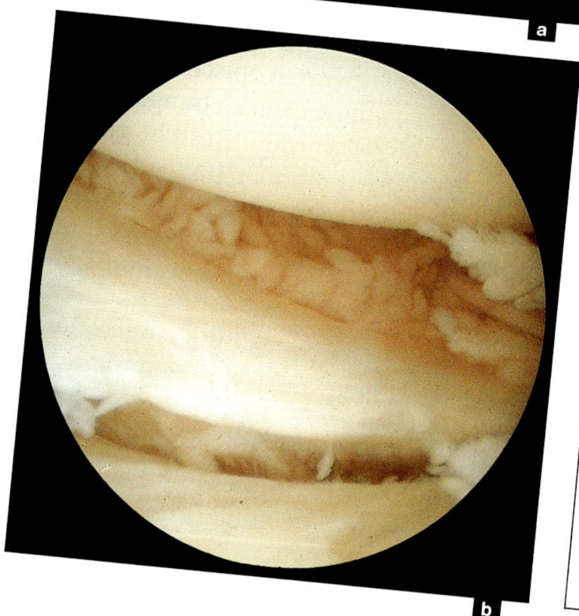

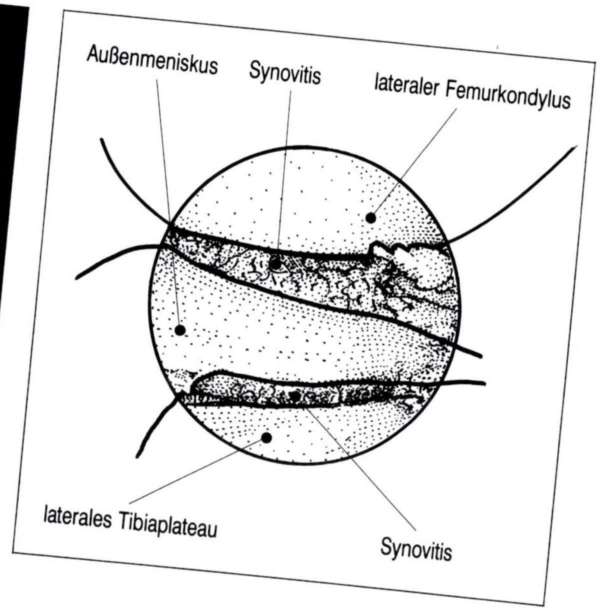

oder eine Arthritis urica. In diesen Fällen gilt es auch, Infektionen (Streptokokken, Staphylokokken, Salmonellen, Pneumokokken und Meningokokken), virusbedingte Erkrankungen (Hepatitiden), Vaskulitiden und Kollagenosen auszuschließen (Klein 1980). Für die weitere Differentialdiagnostik ist eine enge Kooperation mit Internisten, Rheumatologen und Immunologen wünschenswert.

10.3 Rheumatisch bedingte Synoviaveränderungen

Die Diagnostik der rheumatoiden Arthritis beruht in erster Linie auf der klinischen Symptomatik, den in den Anfangsstadien noch diskret ausgebildeten radiologischen Befunden und serologischen Laborparametern. Wie weit aber der Gelenkschaden hinsichtlich Synoviaveränderung, Pannusbildung und Knorpelzerstörung fortgeschritten ist, läßt sich eindeutig nur arthroskopisch bestimmen. Nach Klein und Huth (1980) kann die kombinierte arthroskopisch-histologische Untersuchung Aufschluß über die Aggressivität der synovialen Proliferationen geben und eine wichtige Entscheidungshilfe zur Frühsynovektomie sein, die arthroskopisch schonend durchführbar ist (Abb. 10-7).

Ältere rheumatisch bedingte Arthritiden führen zur Bildung großer plumper Zotten, die den gesamten Gelenkraum austamponieren können. Liegt gleichzeitig ein trüber Erguß vor, ist eine ausgiebige Gelenklavage indiziert. Diese Maßnahme bewirkt die Entfernung aggressiver Enzyme aus dem Gelenkraum und die Normalisierung des ph-Wertes. Hierdurch ist häufig, zumindest vorübergehend, eine Besserung des Beschwerdebildes zu erzielen.

10.4 Pigmentierte villonoduläre Synovitis

Eine ausgeprägte Hyperplasie der Synovialmembran erklärt die vielfältigen klinischen Symptome – Schmerzen, Schwellung, Ergußbildung, Einklemmungserscheinungen, Blockierungen –, die bei der pigmentierten villo-nodulären Synovitis auftreten können. Wegen der Ausfüllung des Gelenkes mit Synoviazotten können sich das Einführen des Arthroskopes, die Orientierung und das weitere arthroskopische Vorgehen schwierig gestalten. Die Diagnose ist dagegen anhand des charakteristischen arthroskopischen Bildes – es zeigen sich intensiv braune Synoviazotten und – falten, die im Gelenkraum „seetangartig“ flottieren –, leicht zu stellen (Klein 1980) (Abb. 10-8). Die präarthroskopische Diagnosestellung ist wegen der oben genannten uncharakteristischen klinischen Symptomatik selten möglich.

10.5 Gicht und Chondrokalzinose

Sowohl bei der Gicht (Uratarthropathie) als auch bei der sogenannten Pseudogicht (Chondrokalzinose, Pyrophosphatarthropathie) finden sich kristalline Ablagerungen in der entzündlich veränderten Synovia, manchmal auch im und auf dem Knorpel (Abb. 10-9 und 10-10).

Die polarisationsoptische Untersuchung des Gelenkpunktates bzw. der Auflagerungen zeigt die für die Pseudogicht (Chondrokalzinose) typischen stäbchenförmigen doppellichtbrechenden Kristalle. Oft sind im Frühstadium röntgeno-

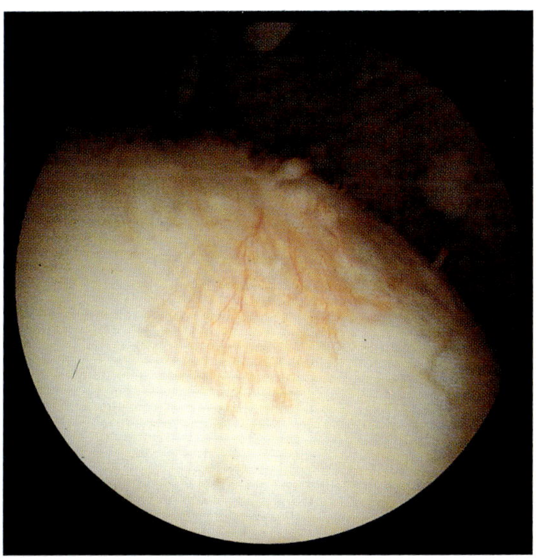

Abbildung 10-7:
Pannöse Überwucherung des medialen Femurkondylus. Es liegt der Verdacht auf eine rheumatische Erkrankung vor.

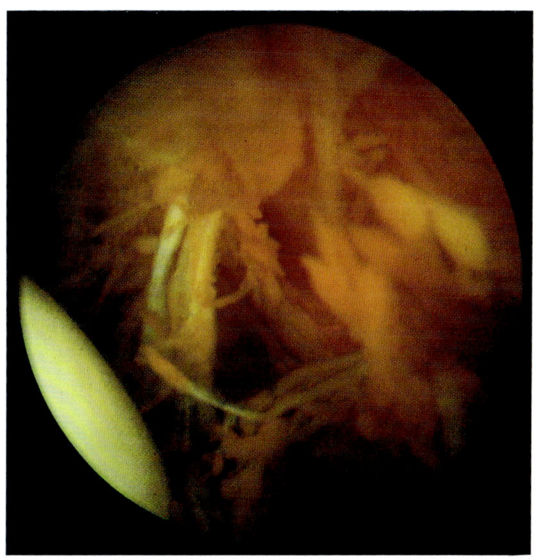

Abbildung 10-8:
Villonoduläre Synovitis (Foto: W. Klein)

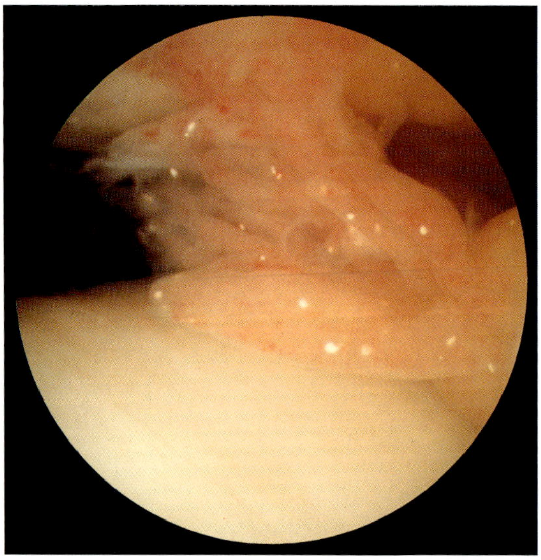

Abbildung 10-9:
Kristalline Auflagerungen (Uratkristalle) bei Hyperurikämie (vgl. Abbildung 9–8).

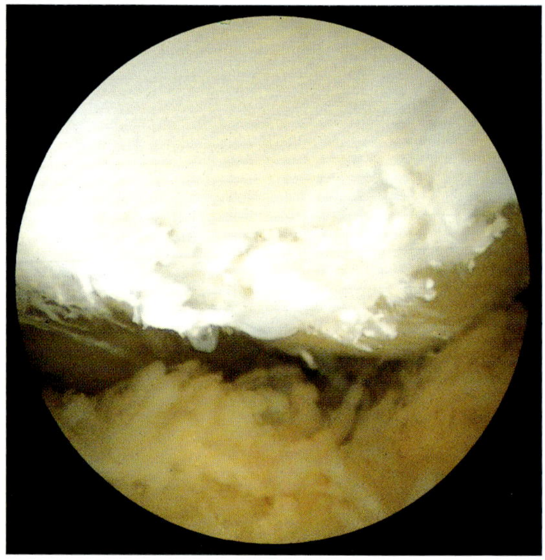

Abbildung 10-10:
Chondrokalzinose. Massive kristalline Auf- und Einlagerungen am retropatellaren Knorpel. Synovitis.

logisch noch keine Veränderungen zu finden. Arthroskopisch zeigen sich aber schon die typischen Verkalkungen der Synoviazottenspitzen.

KLEIN und HUTH (1980) weisen darauf hin, daß die Unterscheidung von Gicht und Pseudogicht auch arthroskopisch möglich ist. Bei der Pseudogicht zeigen sich eine etwas fleckigere Verteilung der Pyrophosphatkristalle als bei der Gicht und mehr verkalkte Zottenspitzen. Die Uratkristalle bei einer Gicht liegen meist in unregelmäßig verteilten, ausgesprochen hell aufleuchtenden Nestern und ihre Lichtreflexe sind intensiver als bei der Pseudogicht. Bei beiden Gichtformen ist im fortgeschrittenen Stadium oft eine Meniskusbeteiligung feststellbar.

10.6 Synovitis bei Psoriasis

Bei der Psoriasis steht in einigen Fällen die Gelenksymptomatik im Vordergrund der Beschwerden (Abb. 10-11).

10.7 Arthrotomiefolgen und Reaktionen auf Implantate

Liegt eine Arthrotomie einige Monate oder auch Jahre zurück, finden sich häufig intraartikuläre Verwachsungen, einzelne, das Gelenk durchziehende Verwachsungsbriden oder auf der Synovia in Narbenrichtung verlaufende Stränge (Abb. 10-12).

Eine unmittelbare pathologische Bedeutung haben Verwachsungsbriden nur dann, wenn sie die Gelenkbeweglichkeit und/oder die Patellamobilität einschränken. Sekundäre Veränderungen nach ausgedehnten Arthrotomien und längerer Immobilisation sind am Knorpel, hier besonders retropatellar, zu finden. Sind bei einer Arthrotomie z. B. mit dem Ziel, das vordere Kreuzband zu nähen oder zu re-

Abbildung 10-11:
Synovitis bei Psoriasis vulgaris.
Vorgeschichte: 37jähriger Patient, seit 9 Monaten ohne Unfallereignis Auftreten einer Meniskussymptomatik (Hinterhorn) und eines Beugedefizits von 15°, Ergußneigung.
Arthroskopischer Befund: Unauffälliger Innenmeniskus, kein pathologischer Knorpelbefund. Ausgeprägte grobzottige Synovitis im gesamten ventralen Gelenkbereich mit Übergreifen auf das vordere Kreuzband.
Anamnestisch gab der Patient an, wegen einer blanden Psoriasis der Kopfhaut in dermatologischer Behandlung zu stehen.
Procedere: Synoviabiopsie, Medikamentöse Therapie.

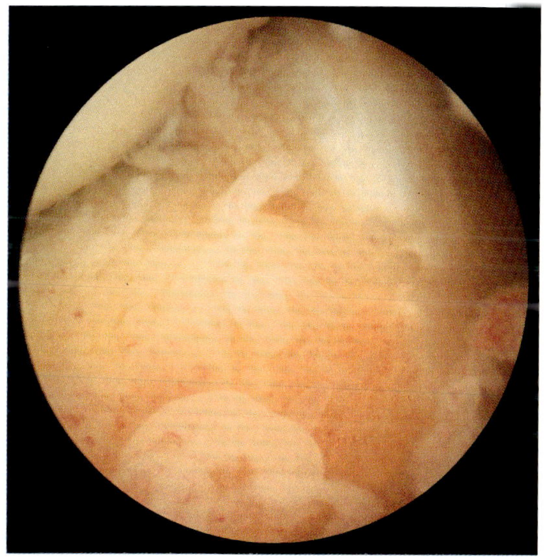

10-11

Abbildung 10-12:
Längsverlaufender Strang in der Synovialmembran nach lateraler Arthrotomie vor 4 Jahren.

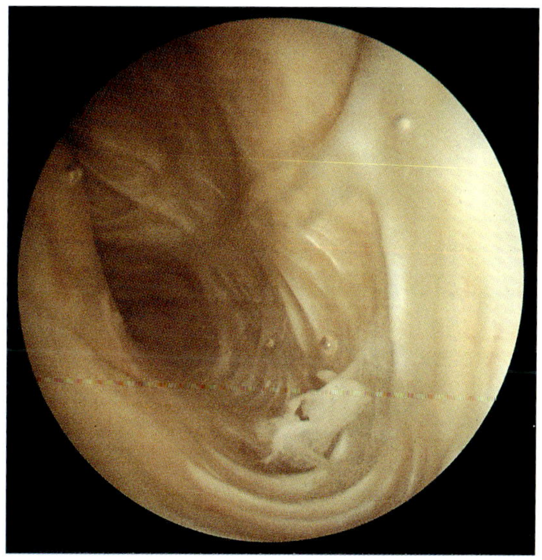

10-12

Abbildung 10-13:
Braun-orange samtartige Synovitis mit vereinzelten plumpen Zotten im gesamten Gelenk nach alloplastischem Bandersatz des hinteren Kreuzbandes mit einer Dacronprothese (Dacronsynovitis). Kleines freies Knorpelfragment.

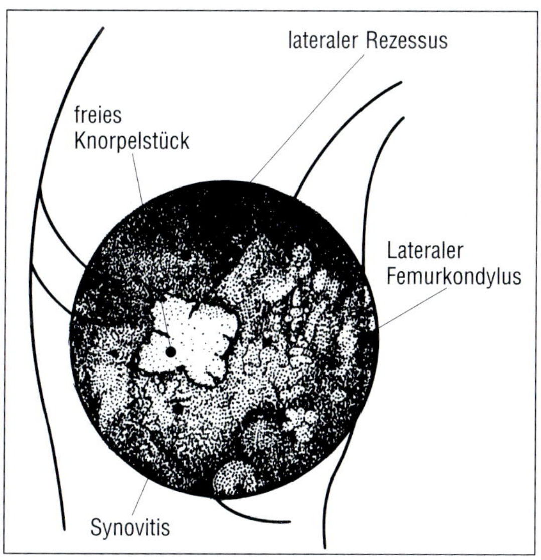

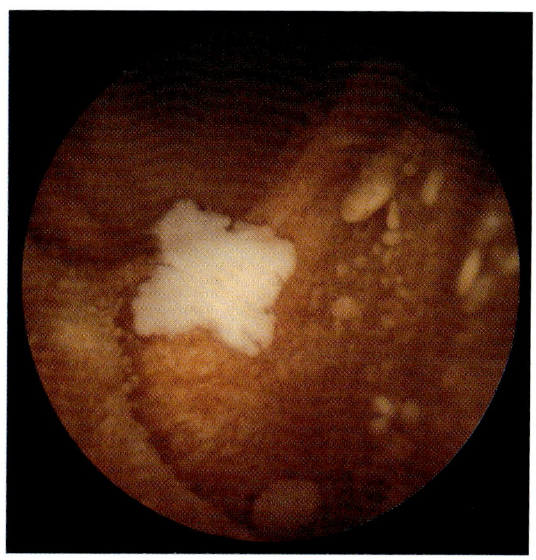

10-13

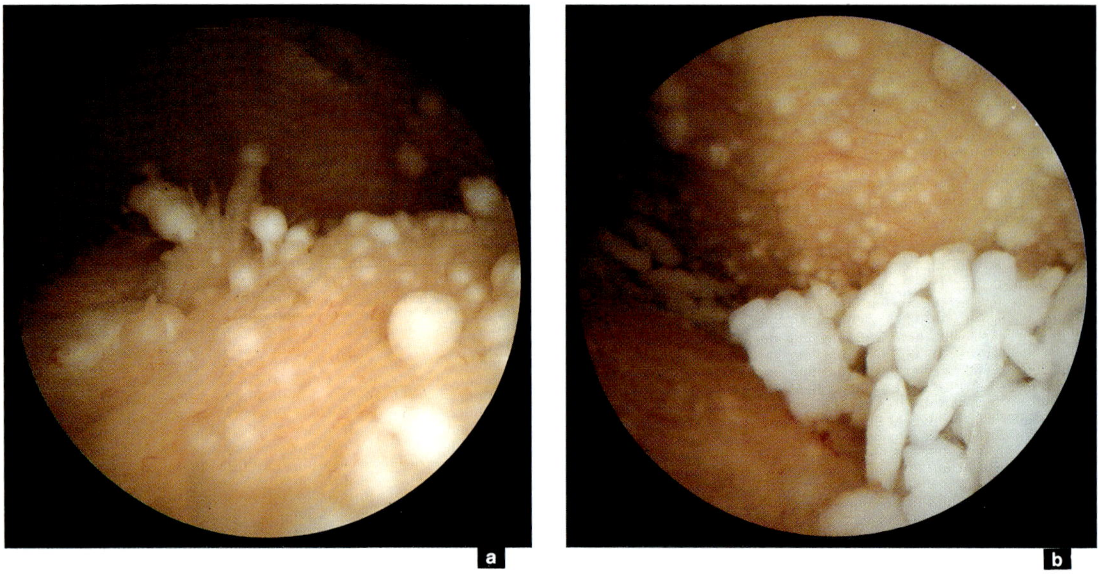

Abbildung 10-14:
Synoviale Chondromatose. Zahlreiche Gelenkkörper befinden sich kurz vor ihrer „Freigabe" in den Gelenkraum (**a**). Diese sammeln sich u. a. im oberen Rezessus (**b**).

konstruieren, der M. vastus medialis abgelöst und die Patella luxiert worden – wie leider auch heute noch häufig üblich –, wird durch Zerstörung der Propriorezeption das Gleichgewicht der Patellabewegungen gestört. Nach derartigen Arthrotomien finden sich oft ausgedehnte Knorpelschädigungen an beiden Gelenkpartnern des Femoropatellargelenkes.

Implantierte Kunststoffmaterialien, z. B. ein alloplastischer Ersatz des vorderen Kreuzbandes, können zu rezidivierenden Kniegelenksergüssen führen. Arthroskopisch findet sich oft eine synovitische Begleitreaktion. In einigen Fällen ist das implantierte Band aber auch komplett oder partiell rupturiert (Abb. 10-13).

10.8 Synoviale Chondromatose

Bei der seltenen synovialen Chondromatose zeigt sich ein interessanter arthroskopischer Befund. Neben zahlreichen, manchmal mehreren hundert freien Gelenkkörpern findet man Nester von Gelenkkörpern, die subsynovial oder intrasynovial lokalisiert sind. Viele Gelenkkörper befinden sich noch in der Synovialmembran kurz vor ihrer Geburt in das Gelenklumen (Abb. 10-14) (Glinz 1987).

Synoviale Chondrome können im Gegensatz zu traumatisch abgesprengten Knorpel- und Meniskusfragmenten nicht resorbiert werden. Es empfiehlt sich daher die arthroskopische Entfernung sämtlicher Gelenkkörper und die Synovektomie.

11
Probleme und Störungen während der Arthroskopie

Auf die „kleinen Probleme“ und Störungen während der Arthroskopie soll besonders eingegangen werden. Gerade sie sind es, die dem Arthroskopiker am Anfang erhebliches Unbehagen bereiten können. Nicht selten ist er auf sich allein gestellt und somit gezwungen, in zahlreichen Arthroskopien genügend Erfahrung zu sammeln, um die häufigen und mitunter lästigen Probleme zu bewältigen. Der Fortgeschrittene löst diese dagegen routinemäßig mit geringstem Aufwand, er ist sich ihrer kaum mehr bewußt.

In Publikationen, auf Vorträgen und in Videofilmen werden nur die schönsten Bilder aus dem Kniegelenk präsentiert, um die Leistungsfähigkeit der Arthroskopie zu demonstrieren. Viel häufiger ist im klinischen Alltag aber eine mittelmäßige oder schwache Bildqualität. Es ist wie mit dem Wetter: selten sonnig, meist bedeckt.

> Für die Mehrzahl der Probleme gilt: kleine Ursache, große Wirkung.

Eine Fehlerquelle, an die häufig nicht gedacht wird, liegt in der gutgemeinten intensiven Pflege der elektronischen Apparaturen (Videorecorder, Monitor, Lichtquelle) durch das OP- und Raumpflegepersonal. Es werden Stecker aus Anschlüssen gezogen und geputzt, Schalter verkippt, Knöpfe und Einstellregler zur gründlichen Reinigung verschoben, gedrückt oder verdreht. Nach einer derart intensiven Grundreinigung ist eine völlige Neueinstellung von Lichtquelle, Videokamera, Monitor und/oder Videorecorder unumgänglich.

11.1
Schlechte Qualität des Monitorbildes

Die mangelnde Qualität des Monitorbildes schmälert die Freude an der Arthroskopie erheblich. Eindeutige Befunderhebung und/oder operative Maßnahmen sind behindert.

11.1.1
Dunkles Monitorbild

Auf einem dunklen Monitorbild sind die einzelnen Gelenkstrukturen nicht mehr näher zu differenzieren. Diese Störung kann verschiedene Ursachen haben:

- Apparative Ursache
  Alte, trübe Optik, defektes Lichtkabel, Helligkeitsschalter am Monitor verstellt, Lichtquelle zu schwach eingestellt, alte Projektionslampe.
- Anatomische Ursache
  Da der obere Rezessus als großer Raum viel Licht schluckt, ist bei seiner Inspektion das Monitorbild naturgemäß dunkler als bei der Inspektion heller reflektierender Flächen (z. B. Knorpel, Meniskus).
- Hämarthros
  Liegt ein Hämarthros vor, wird viel Licht absorbiert. Erst nach gründlicher Spülung erhellt sich das Bild.

Abgesehen von der ggf. erforderlichen intensiven Gelenkspülung wird beim dunklen Monitorbild immer die maximale Lichtintensität an der Lichtquelle eingestellt. Stellt sich auch bei Inspektion von hellen Flächen (Knorpel) kein helleres Bild ein, ist die Ursache im instrumentellen Bereich zu suchen. In diesem Fall werden während des Eingriffes Lichtkabel und/oder Optik gewechselt. Aber auch eine getrübte Halogenlampe der

Kaltlichtquelle oder eine in der Lampenhalterung nicht richtig zentriert sitzende Lampenfassung können für ein zu dunkles Bild verantwortlich sein. Bei dieser Störung zeigt sich nach Umschalten auf die Ersatzlampe ein helleres Bild. Darüber hinaus sollte man immer auch an eine Verstellung des Helligkeitsreglers am Monitor denken.

11.1.2 Zu helles Monitorbild

Bei sehr hellem Monitorbild, wie es bei der Betrachtung von Knorpelflächen und Synoviahypertrophien entsteht, sind feine Kontur- und Kontrastunterschiede aufgehoben. Zudem wird der Untersucher durch das helle Bild geblendet.

Je heller das Bild, desto schlechter sind Strukturunterschiede des Knorpels zu erkennen.

Nach Reduzierung der Lichtintensität (Regler an der Lichtquelle) sind Kontur- und Strukturunterschiede wieder ausreichend zu erkennen. Gelingt das nicht, muß auch an ein „White-out“ oder „Yellow-out“ – der Bildschirm zeigt ein homogen gelblich-weißliches Bild – gedacht werden (s. Abschn. 11.3).

11.1.3 Unscharfes Monitorbild

Eine Unschärfe des gesamten Bildes ist meist in technischen Störungen begründet. Die Kamerajustierung kann verstellt oder defekt sein. Befindet sich Flüssigkeit zwischen Okular der Optik und Kamera, führt die Verdunstung zur Unschärfe oder Trübung des gesamten Bildes.

Die persistierende Randunschärfe ist dagegen Hinweis auf eine durch forcierte Bewegungen verbogene oder beschädigte Optik. Das Bild ist nicht mehr kreisrund, sondern mehr oval. Eine schlecht zentrierte oder verkantete Verbindung von Optik und Videokamera führt ebenfalls zum oval verzogenen Bild mit einer mehr flächigen, auf einer Monitorseite lokalisierten Randunschärfe.

Kleine Kratzer auf der Optikspitze, die durch ungewollten Kontakt mit dem Tasthaken oder mit Operationsinstrumenten entstehen, verursachen kleine punktförmige, unscharfe Areale auf dem Monitorbild. Die Weiterführung der Arthroskopie ist jedoch meistens nicht gefährdet. Allerdings können bei solchen Schäden Lichtbrechungen auftreten, die sogar die Diagnostik behindern.

Ob es sich um eine Veränderung im Bereich der Optik oder der Kamera handelt, läßt sich einfach unterscheiden, indem die Kamera und die Optik isoliert gegeneinander verdreht werden. Dreht sich der unscharfe Gelenkbereich oder die auf dem Monitorbild erkennbare Störung bei Verdrehen der Kamera unter gleichzeitiger Konstanthaltung der Optik, liegt der Defekt im Bereich der Kamera. Dreht man die Optik bei konstant gehaltener Kamera und dreht sich der „Fleck“ mit, ist die Ursache im Bereich der Optik zu suchen.

11.1.4 Trübes Monitorbild

Gelenke mit ausgedehnten arthrotischen Veränderungen oder nach Verletzung des Hoffa-Fettkörpers zeigen nach Auffüllung mit Flüssigkeit oft ein trübes Bild. Erst nach mehrmaligem Spülen wird das Bild klarer. Ist eine separate Zulaufkanüle gelegt oder verwendet man eine großlumige Trokarhülse und saugt permanent ab, gelingt es schnell, klare Sichtverhältnisse zu schaffen.

Bei intraartikulären Blutungen wie auch bei der Arthroskopie ohne Blutsperre muß ohne ausreichenden Flüssigkeitsflow mit einem trüben Bild gerechnet werden. In diesen Fällen ist die intensive Gelenkspülung angezeigt (Abb. 11-1).

Wird die Videokamera durch Einlegen in Lösung desinfiziert, verdampft die zwischen Okular und Videokamera verbliebene Restflüssigkeit nach Einschalten des Systems durch die entstehende Erwärmung und kondensiert. Daher empfiehlt es sich, Videokamera und Optik nach der Desinfektion mit einer sterilen

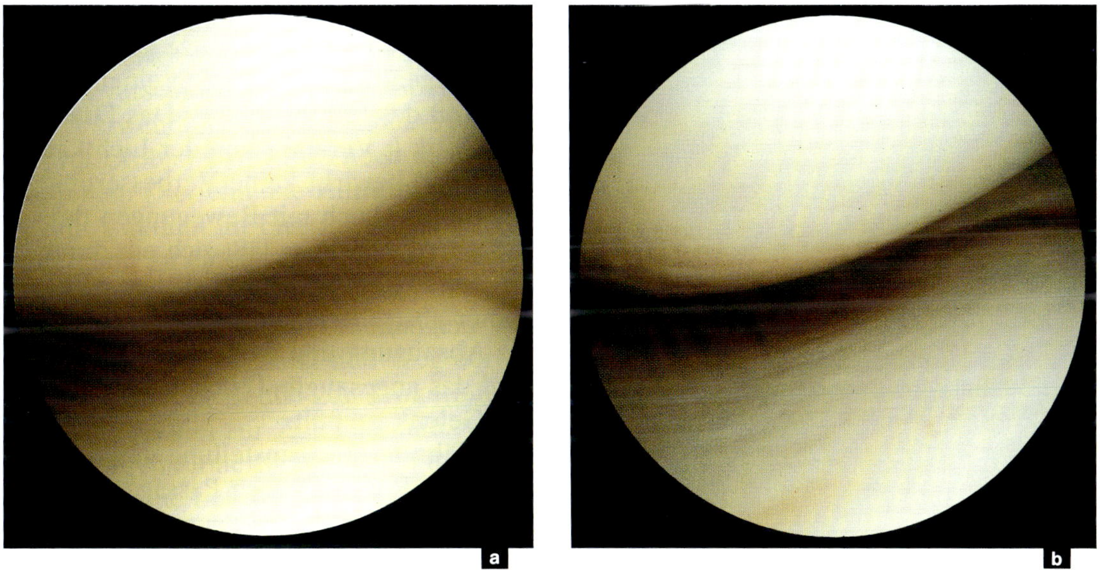

Abbildung 11-1:
Trübes Monitorbild.
a) Getrübtes Bild durch einsetzende Blutung. Der Innenmeniskus ist nicht mehr eindeutig zu beurteilen;
b) Erst nach Absaugung und erneuter maximaler Auffüllung des Gelenkes (Flüssigkeitsbeutel höher hängen) klart das Bild auf. Es sind immer noch blutige Beläge im dorsalen Gelenkanteil zu erkennen.

Lösung (physiologische Kochsalzlösung, Ringer-Laktat) abzuspülen und anschließend abzutrocknen.

Bei der Arthroskopie ohne Videokette kann das Okular durch die am oberen Mundschutzrand austretende Atemluft des Operateurs beschlagen.

Einige CCD-Videokameras produzieren bei unzureichender Lichtintensität eine Trübung, teilweise Rasterung oder Streifenbildung des gesamten Monitorbildes.

11.1.5 Flackern und Flimmern des Monitorbildes

Ähnlich wie beim Fernsehgerät im Wohnzimmer kann ein Flackern und Flimmern des Bildes das „Ende" der Bildröhre anzeigen.

Ursache dieser Störung ist allerdings meist ein defektes Kamerakabel. Besonders anfällig ist der kameranahe Ansatz. Kleine Manipulationen, ein leichtes Ziehen, Drehen oder ein Druck am Kamerakabel bewirken bei dieser Störungsursache entweder eine Verbesserung oder Verschlechterung des Monitorbildes.

Wandert das Monitorbild in Abhängigkeit von Arthroskopbewegungen nach oben oder unten, ist meist die gelockerte Optik-Kamera-Verbindung dafür verantwortlich.

Beim Gebrauch von elektrochirurgischen Instrumenten (Elektromesser) treten dann Bildstörungen („Schneegestöber") auf, wenn die Videokamera und der Monitor nicht ausreichend funkentstört sind.

11.1.6 Konstantes Monitorbild

Häufig wird das Monitorbild schon unmittelbar nach Einführen der Trokarhülse und Austausch von stumpfem Trokar gegen die Optik von einer gelblichen oder weißlichen Struktur bestimmt. Bei Einführen der Trokarhülse sind kleine Synoviaanteile oder sogar Knorpelanteile abgehoben worden und haben sich im Schlitz zwischen Trokarhülse und Optik bzw. Trokarhülse und Trokar verfangen. Beim brüsken Einführen der Trokarhülse können auch größere Knorpelanteile ab-

auch die Intaktheit der Druckmanschette am Oberschenkel und das Druckgerät überprüft werden.

11.5 Kein Monitorbild

Bleibt nach Einführen des Arthroskopes das Monitorbild schwarz („Black-out“), werden die Stromversorgung für den Monitor, die Videokamera und die Lichtquelle überprüft. Monitor und Lichtquelle sollten eingeschaltet sein. Das Lichtkabel muß richtig, d. h. tief genug, in die Lichtquelle eingesteckt werden.

Erhält man bei eingeschalteter Lichtquelle und nach Anschluß des Lichtkabels an die Optik kein Monitorbild, liegt der Defekt im Bereich der Videokamera, des Kamerakabels oder des Monitors. Man darf nicht vergessen, den Helligkeitsregler am Monitor zu überprüfen.

In einer derartigen Situation fällt bei jahrelanger Gewöhnung an den Gebrauch der Videokette die Umstellung auf die konventionelle Arthroskopietechnik ohne Videosystem schwer. Unter Umständen muß eine Arthrotomie durchgeführt oder der Eingriff abgebrochen und auf einen späteren Zeitpunkt verschoben werden.

Der überwiegende Anteil der Kameraausfälle beruht jedoch auf Bedienungsfehlern. Als Hauptquellen sind das Zerren am Kamerakabel und dessen zu starkes Abknicken – besonders gefährdet ist der kameranahe Übergang – zu nennen. Darüber hinaus sind aber auch die unsachgemäße Behandlung der stoßempfindlichen Videokamera, das Eindringen von Wasser oder Desinfektionslösung in die Kamera oder das Einspritzen von Wasser in die Lüftungsschlitze des Monitors mögliche Ursachen für ein „blackout“. Durch entsprechende Verhaltensmaßregeln für Operationspersonal und Operateur lassen sich diese Störungsursachen weitgehend vermeiden.

11.6 Extravasation von Spülflüssigkeit

Eine subkutane Ansammlung von Spülflüssigkeit entsteht, wenn Haut, Subkutangewebe und Gelenkkapsel bei Anlage eines Instrumentenzuganges unterschiedlich weit geschlitzt wurden. Die Extravasation führt zu einer lokalen oder diffusen Verdickung des Weichteilmantels. Am Ende der Operation kann das Kniegelenk ein sehr unförmiges Aussehen annehmen. Intraoperativ wirkt die Extravasation mitunter zwar störend (erschwerte Einführung der Instrumente), postoperative Komplikationen ergeben sich im allgemeinen nicht. Schon am ersten, spätestens am zweiten postoperativen Tag ist die subkutane Flüssigkeitsansammlung meist vollständig resorbiert. Bei starker Extravasation kann man auf die Hautnaht der Zugangswege verzichten, damit sich der Verband zusätzlich an der Resorption der subkutan eingelagerten Flüssigkeit beteiligt.

Eine in gleicher Sitzung vorgesehene weitere Operation, z. B. eine Kapselbandplastik, kann durch eine subkutane Extravasation erheblich behindert werden. Die Orientierung im ödematös durchtränkten und aufgeblähten Gewebe ist erschwert.

Bei Verwendung eines gasförmigen Mediums zur Auffüllung des Gelenkraumes bewirkt ein großer Instrumentenzugang einen beträchtlichen intraartikulären Druckverlust. Schon aus diesem Grunde ist die Verwendung von Gas bei der operativen Arthroskopie limitiert. Auch ein subkutanes Gasödem bzw. Luftemphysem kann auftreten.

11.7 Ungenügende Einsicht in die Gelenkkompartmente

Gelegentlich gestaltet sich das Einstellen des medialen und lateralen Gelenkkompartments schwierig.

Als Hauptursache sind operationstechnische Fehler zu nennen. Ein zu hoher oder zu niedriger Flexionsgrad, eine zu geringe Aufklappung des Gelenkes, vor allem aber die falsche oder ungünstige Einstellung des Arthroskopes (Lichtkabelstellung) führen immer wieder zur ungenügenden Einsicht in die Gelenkanteile.

Eine weitere Ursache ist ein zu weit distal angelegter Arthroskopzugang. Das Arthroskop liegt dann auf Höhe des Außenmeniskusvorderhornes, welches die Einsicht in die Kompartmente behindert.

Die Inspektion des lateralen Gelenkkompartmentes kann durch Verwachsungen im vorderen Gelenkanteil, eine septumartige Plica infrapatellaris, die den medialen Gelenkanteil komplett vom lateralen trennt, durch einen lateralen Scheibenmeniskus, eine Korbhenkelläsion des Außenmeniskus oder durch eine Hypertrophie des Hoffa-Fettkörpers erschwert sein. Je nach Ursache wird versucht, die Störungsquelle zu umgehen oder aber zu beseitigen (Entfernen von Verwachsungssträngen, Abtragen von hypertrophiertem Synovialgewebe).

Die Inspektion des medialen Kompartments kann Probleme bereiten, wenn eine Korbhenkelläsion (vgl. Abb. 8-49c) vorliegt. Nach der Reposition, in manchen Fällen auch erst nach Luxation des Korbhenkels ist meist die ungestörte Inspektion möglich. Das Hinabtauchen vom

Abbildung 11-6:
Luftblasen behindern die Inspektion.

Abbildung 11-7:
Die Inspektion des Innenmeniskus wird durch eine kleine transparente Knorpelschuppe, die vom medialen Tibiaplateau stammt, behindert. Diese folienartigen Knorpelschuppen liegen meist spontan vor, können aber auch schon bei leichtem Knorpelkontakt entstehen.

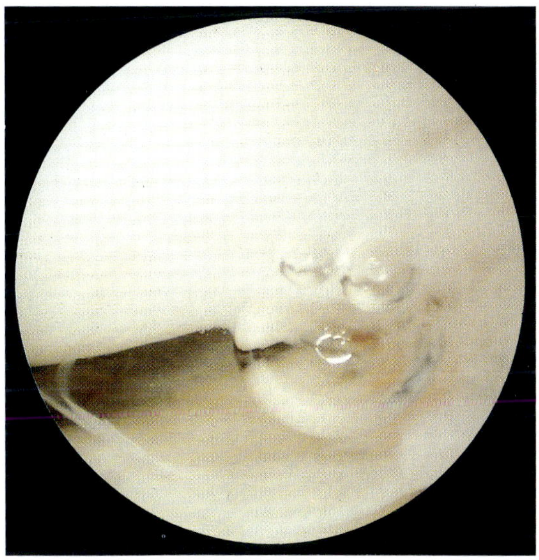

11-6

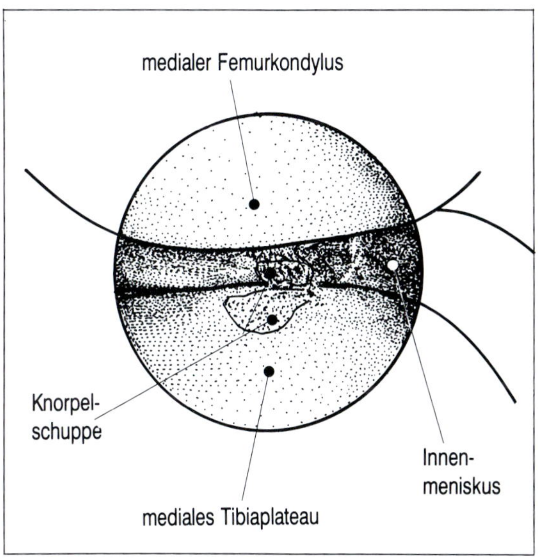

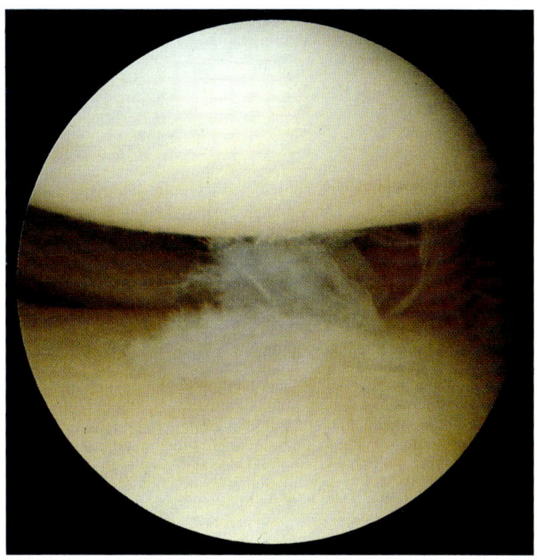

11-7

femoropatellaren Raum zum medialen Gelenkkompartment kann durch eine hypertrophierte Plica mediopatellaris erschwert sein. Steht diese schon in Streckstellung mit dem medialen Femurkondylus in Kontakt, wird das Arthroskop bis auf Höhe des Patellafirstes zurückgezogen und anschließend vorsichtig nach unten in Richtung des Innenmeniskus geschwenkt.

Luftblasen (Abb. 11-6) oder abgeschilferte Knorpelanteile (Abb. 11-7) können ebenfalls Ursachen für ein eingeschränktes Blickfeld sein. Luftblasen sind bevorzugt im oberen Rezessus in der Nähe des Septum suprapatellare zu finden. Sie werden abgesaugt, manchmal reichen ein manuelles Beklopfen des Gelenkes oder leichte Arthroskopbewegungen aus, um die Luftblasen zu „vertreiben". Kleine, transparente, die Sicht behindernde Knorpelabschilferungen werden mit dem Tasthaken zur Seite gehalten und/oder mit einer Faßzange oder einer kleinen Klemme (Mosquitoklemme) entfernt.

11.8 Einstellung des Innenmeniskushinterhornes

Das Hinterhorn des medialen Meniskus stellt den arthroskopisch am schwierigsten einzustellenden Bereich dar, besonders dann, wenn das Gelenk sehr straff geführt und eine mediale Aufklappung nur minimal erreicht wird. Da die meisten Läsionen in den dorsalen Meniskusabschnitten lokalisiert sind, ist es wichtig, diesen Bereich optimal im arthroskopischen Blickfeld einzustellen. Das arthroskopische Operieren in diesem schlecht zugänglichen Gelenkbereich setzt aber neben einer guten Übersicht ebenso voraus, daß die Instrumente am dorsalen Innenmeniskusbereich plaziert werden. Leider wird viel zu häufig trotz unzureichender Sichtverhältnisse, sozusagen im „Dunklen", ohne ausreichende Übersicht in diesem Gelenkbereich arthroskopisch operiert. Iatrogene Knorpelläsionen, inkomplette oder zu großzügige Resektionen, aber auch Verletzungen der dorsalen Kapsel mit Gefährdung der A. poplitea (s. Abschn. 12.5) können die Folgen sein.

Die Beachtung der folgenden operationstechnischen Hinweise erleichtert die arthroskopische Einstellung der dorsalen Innenmeniskusanteile und deren Erreichbarkeit mit den verschiedenen Instrumenten bei arthroskopischen Operationen.

11.8.1 Mediale Aufklappung des Gelenkspaltes in extensionsnaher Stellung

Ein häufig zu beobachtender Fehler ist die mediale Aufklappung des Gelenkspaltes bei zu starker Beugung. Der „gutgemeinte" hohe Beugungsgrad wird mit einer besseren Entspannung des medialen Kapselbandapparates und der dadurch verbesserten Aufklappbarkeit des medialen Gelenkspaltes begründet (Abb. 11-8).

Der dorsale Meniskusanteil wandert aber flexionsbedingt in den ersten Beugungsgraden überproportional weit nach dorsal. Das Kniegelenk ist bekanntlich ein Roll-Gleitgelenk, bei dem extensionsnah die Gleitbewegung, in höheren Flexionsgraden die Rollbewegung überwiegt. Es ist daher nicht verwunderlich, daß bei ca. 30° Flexion der hintere Innenmeniskusanteil nur noch sehr schwer arthroskopisch einzustellen ist. Zudem wird die dorsale Gelenkkapsel um so mehr entspannt, je weiter das Knie gebeugt wird. Demzufolge weicht der Innenmeniskus bei stärkerer Flexion noch zusätzlich nach dorsal hin aus. Ein hoher intraartikulärer Flüssigkeitsdruck dehnt die dorsale Kapsel mit der Folge, daß der Innenmeniskus ebenfalls nach dorsal gezogen wird.

Erst mit zunehmender Streckung taucht der hintere Innenmeniskusanteil wieder auf. Durch gleichzeitige Außenrotation des Unterschenkels werden die medialen Kapselbandstrukturen, insbesondere die für die hintere Meniskusaufhängung verantwortliche dorsomediale Kapsel, angespannt. Der intraartikuläre Flüssigkeitsdruck kann somit die angespannte Kapsel und den fixierten Innenmeniskus nicht mehr nach dorsal schieben.

Abbildung 11-8: Aufklappung des medialen Gelenkspaltes zu Einstellung der dorsalen Meniskusanteile nicht in starker Flexion (oben), sondern bei fast gestrecktem Kniegelenk (unten).

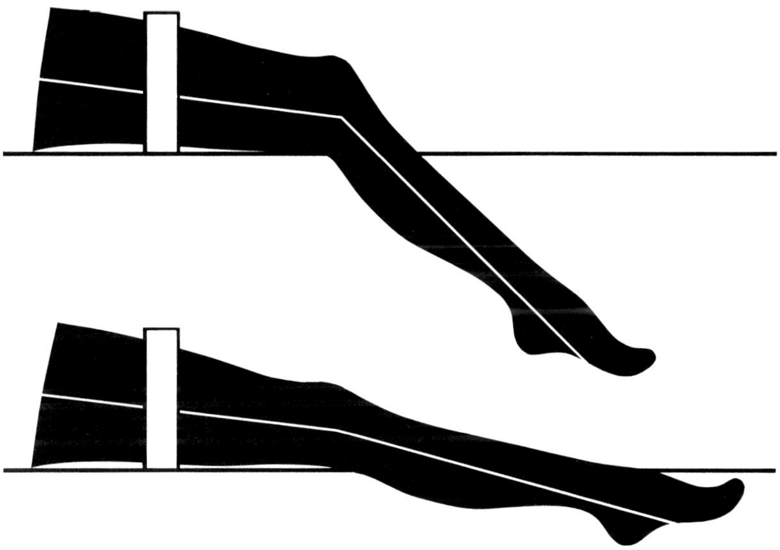

In hohen Beugegraden treten zudem störende Rotationsbewegungen des gesamten Beines auf, unabhängig davon, ob der Oberschenkel im Beinhalter (vgl. Abb. 4-2) fixiert wird oder eine Oberschenkelstütze als Widerlager dient (vgl. Abb. 4-1). Bei der Aufklappung des medialen Gelenkspaltes tritt leicht eine Innenrotation des Femur, bei der lateralen Aufklappung eine Außenrotation auf. Die extensionsnahe Gelenkstellung ist der wesentliche Faktor, um die störende Beinrotation zu verhindern.

Zur Inspektion der dorsalen Innenmeniskusanteile sind demnach die extensionsnahe mediale Aufklappung (maximal 10° Flexion) bei gleichzeitiger Außenrotation des Unterschenkels am besten geeignet. Mit dem Arthroskop wird in gestreckter Stellung des Knies die Pars intermedia eingestellt. Anschließend wird der Unterschenkel außenrotiert und das Kniegelenk etwas gebeugt. Meist zeigt sich dann eine ausreichende Übersicht über die dorsalen Innenmeniskusanteile (Abb. 11-9).

An dieser Stelle muß betont werden, daß gerade bei dieser schwierigen Einstellung auf die exakte Lichtkabelstellung zu achten ist. Lichtkabelstellung 3 Uhr (vgl. Abb. 7-11) (linkes Kniegelenk 9 Uhr). Schon minimale Abweichungen von dieser optimalen Einstellposition schränken die Übersicht erheblich ein.

11.8.2
Manueller Druck von dorsal

Bei extensionsnaher Aufklappung und gleichzeitiger Außenrotation des Unterschenkels (s. Abschn. 11.8.1) kann ein direkter manueller Druck in Höhe des dorsalen Gelenkspaltes ausgeübt werden, um den Meniskus nach ventral zu schieben (Abb. 11-10).

11.8.3
Optimale Positionierung des Instrumentenzugangsweges

Um das hintere Meniskusdrittel mit dem Tasthaken und, falls erforderlich, auch mit Operationsinstrumenten zu erreichen, legt man beim sehr straff geführten Gelenk den Instrumentenzugang knapp ventral des medialen Seitenbandes unmittelbar suprameniskeal an.

> Je geringer die Aufklappung des Gelenkspaltes, um so wichtiger ist es, den Instrumentenzugang genau vor dem medialen Seitenband zu positionieren.

Bei der mehr ventralen Anlage versperrt der mediale Femurkondylus den Weg zum dorsalen Meniskusbereich, der dann

11.8.6
Ansaugen des Innenmeniskus

Wird das Gelenk mit maximalem Flüssigkeitsdruck gefüllt, zieht die dorsale Kapsel den Innenmeniskus mit nach dorsal.

Es ist daher in einigen Fällen ratsam, den Meniskus zuerst bestmöglich im Bild einzustellen und dann die Spülflüssigkeit über die Trokarhülse abzusaugen. Hierdurch wird der Meniskus in das Blickfeld vor die Optik gesaugt. Meniskuszungen oder degenerative basisnahe Veränderungen sind besser erkennbar.

Man sollte beim nicht optimal einstellbaren Innenmeniskushinterhorn auch an die Lockerung der dorsalen Kapsel denken. Das Abstellen der Flüssigkeitszufuhr und Anstellen der Absaugung ermöglicht auch in diesen Fällen meist das Ansaugen des Innenmeniskus in den Sichtbereich. Gegebenenfalls muß dieses Manöver mehrmals wiederholt werden.

11.8.7
Instrumentenwahl

Sind operative Maßnahmen im hinteren Meniskusbereich indiziert, sollten die Instrumente klein dimensioniert sein. Da das Tibiaplateau in sagittaler Richtung konkav ausgebildet ist, liegt der hintere Meniskusanteil auf dem ansteigenden Anteil des Plateaus. Mit geraden Instrumenten ist nur bei gut aufklappbaren Gelenken der hintere Meniskusanteil direkt zu bearbeiten. Abgewinkelte Instrumente, deren Maul nach oben gerichtet ist, ermöglichen hier ein knorpelschonenderes Arbeiten. In schwierigen Situationen können biegbare Instrumente, wie z. B. das Elektromesser, von Vorteil sein.

Bei Operationen im Hinterhornbereich ist ebenfalls die „Ansaugtechnik" (s. Abschn. 11.8.5) hilfreich, um den Meniskus in den Arbeitsbereich nach ventral zu saugen. Motorisierte Instrumente (Shaver-System) sind zwar im Durchmesser relativ groß, sind sie aber erst einmal vor dem hinteren Meniskusdrittel positioniert, kann das Meniskusgewebe gleichzeitig angesaugt und bearbeitet werden.

11.8.8
Muskelrelaxation

Auch eine ungenügende Muskelrelaxation kann die Aufklappung des medialen Gelenkspaltes behindern. Daher sollte man den Anästhesisten auffordern, bei einem engen Gelenkspalt auf eine komplette Relaxation zu achten.

12
Komplikationen

Die Arthroskopie ist ein komplikationsarmes, aber kein komplikationsloses diagnostisches und operatives Verfahren. Da sie in zunehmendem Maße therapeutische Verbreitung findet, ist dieser Tatsache bei der Analyse der möglichen Komplikationen Rechnung zu tragen. Im folgenden werden Komplikationen nach diagnostischen ebenso wie nach operativen arthroskopischen Eingriffen berücksichtigt.

Häufige Komplikationen sollten ebenso wie seltenere dem Arthroskopiker bekannt sein. Die häufigeren sind meist harmloser Natur und leicht behandelbar, die selteneren stellen gelegentlich sogar eine tödliche Gefahr dar.

Die Angabe der absoluten Komplikationshäufigkeit ist problematisch, da es viele Faktoren zu berücksichtigen gilt. Arthroskopierte Patienten verlassen bereits nach sehr kurzer Zeit die Klinik oder werden ambulant operiert. Sie unterliegen damit oft nicht der Kontrollmöglichkeit durch den Operateur, sondern befinden sich in der Weiterbehandlung durch niedergelassene Kollegen. Hautveränderungen, Ergußbildungen, rezidivierende Schmerzen und Neurome an den Einstichstellen, aber auch oberflächliche Infektionen entgehen damit der Kontrolle durch den Operateur. Es muß daher mit einer relativ hohen Dunkelziffer an Komplikationen gerechnet werden.

Auch das Patientengut einer Klinik bzw. einer arthroskopischen Ambulanz beeinflußt Art und Häufigkeit von Komplikationen. An einer unfallchirurgischen Klinik wird eher die Extravasation des Auffüllmediums bei frischen Kapselbandbandverletzungen und eine postoperative Hämarthrosbildung zu beobachten sein. Eine orthopädisch ausgerichtete Klinik wird dagegen häufiger Reizergüsse und Restbeschwerden beobachten, da sich das Patientengut hier zu großen Anteilen aus älteren Patienten mit chronischen Meniskusläsionen und ausgeprägten degenerativen Knorpelschäden rekrutiert. Die umfangreichsten Studien über die Komplikationshäufigkeit nach Arthroskopien stammen von DELEE (1985) und SMALL (1986). Während DELEE über 118590 Arthroskopien mit einer Komplikationsrate von 0,78 % berichtet, umfaßt die zweite Auswertung durch das „Commitee on Complications of the Arthroscopic Association of North America“ 395566 Arthroskopien, wovon 375069 Kniearthroskopien sind. Bei 2215 Arthroskopien traten Komplikationen auf, was einer Komplikationsrate von 0,56% entspricht (Tab. 12-1).

Die Problematik dieser bisher umfangreichsten Studie liegt in der retrospektiven Datenerfassung. Die Daten basieren meist auf dem Gedächtnis der Chirurgen. Wahrscheinlich sei die Zahl der Eingriffe zu hoch angegeben worden,

Tabelle 12-1:
Auswertung von 2215 Komplikationen bei 395 566 Arthroskopien nach SMALL (1986)

Anästhesiologische Komplikationen	83
Instrumentenbruch	398
Bandverletzungen	160
Femurfrakturen	3
Nervenverletzungen	234
Gefäßverletzungen	12
Infektionen	289
Thromboembolien	752
Reflexdystrophien	190
Sonstige	94

Schon bei der diagnostischen Arthroskopie besteht die Gefahr, mit der Optik oder einer überstehenden Trokarhülse (s. Abschn. 3.1.1) erhebliche Knorpelläsionen zu setzen. Ein besonders gefährlicher Moment ist dabei das Einführen der Trokarhülse. Wird das Auswechseln des spitzen gegen den stumpfen Trokar vergessen, können tiefe iatrogene Knorpelrinnen resultieren (Abb. 12-4). Wir verzichten – nicht nur aus diesen Gründen – ganz auf den spitzen Trokar (s. Abschn. 3.1.1).

Hält man bei Verwendung einer Videokette das gesamte System am Ende der Videokamera, entsteht ein großer extraartikulärer Hebelarm. Der kurze intraartikuläre Anteil kann schon bei leichter Krafteinwirkung tiefe Knorpelschäden verursachen (vgl. Abb. 7-7).

Zur Vermeidung von Knorpelläsionen dienen folgende Richtlinien:

- Instrumentelle Manöver und Operationen nur unter arthroskopischer Sichtkontrolle.
- Trokarhülse und Instrumente nie mit Gewalt im intraartikulären Raum bewegen.
- Nur langsame und vorsichtige Änderung der Flexionsstellung, wenn sich ein Instrument im intraartikulären Raum befindet.
- Bei unzureichendem oder ungünstig positioniertem Instrumentenzugang nicht zögern, einen anderen besseren Zugang zu legen.

12.2 Einschleppung von Partikeln der Inzisionsfolie

Verwendet man eine Inzisionsfolie, muß die Einschleppung von kleinen Folienpartikeln in den Gelenkbinnenraum vermieden werden. Die Hauptursache für die intraartikuläre Einschleppung sind zu klein gewählte Hautinzisionen, während die Folie im Zugangsbereich noch aufgeklebt ist. Durch Bewegungen von Arthroskop bzw. Operationsinstrumenten werden kleine Folienanteile losgerissen und gelangen so in den intraartikulären Raum.

Im Bereich des Arthroskop- und sämtlicher Instrumentenzugangswege wird die Folie daher jeweils in ca. fünfmarkstückgroßen Bereichen entfernt.

Da die Folienabdeckung bei arthroskopischen Eingriffen die Sterilität nicht erhöht, sondern eher hinderlich ist, verwenden wir sie nur dann, wenn in gleicher Sitzung ein größerer arthrotomischer oder arthroskopischer Eingriff vorgesehen ist (z. B. Rekonstruktion des vorderen Kreuzbandes). Bei der rein diagnostischen Arthroskopie oder den meisten arthroskopischen Operationen ist die Verwendung einer Inzisionsfolie nicht notwendig.

12.3 Instrumentenbruch

Der Bruch eines arthroskopischen Operationsinstrumentes stellt eine Komplikation der operativen Arthroskopie dar und ist mit 18% an der Gesamtkomplikationsrate beteiligt (Small 1986).

Die Bruchanfälligkeit arthroskopischer Instrumente wird verständlich, da ihre Konstruktion sich widersprechenden Anforderungen genügen muß. Einerseits

Abbildung 12-1:
Tiefe Knorpelimpressionen am lateralen Femurkondylus nach arthrotomischer Außenmeniskusresektion vor 6 Monaten. Der Patient wurde wegen Restbeschwerden arthroskopiert.

Abbildung 12-2:
Ausgedehnte Knorpelläsionen auf dem lateralen Tibiaplateau nach arthroskopischer Außenmeniskusresektion vor 12 Wochen. Wegen rezidivierender Ergüsse und persistierender Schmerzen erneute Arthroskopie.

Abbildung 12-3:
Knorpelkontakt mit elektrochirurgischem Instrument. Nach Resektion einer Plica mediopatellaris zeigt sich eine Knorpelläsion mit bräunlicher Schmauchspur in der Trochlea femoris.

12-1

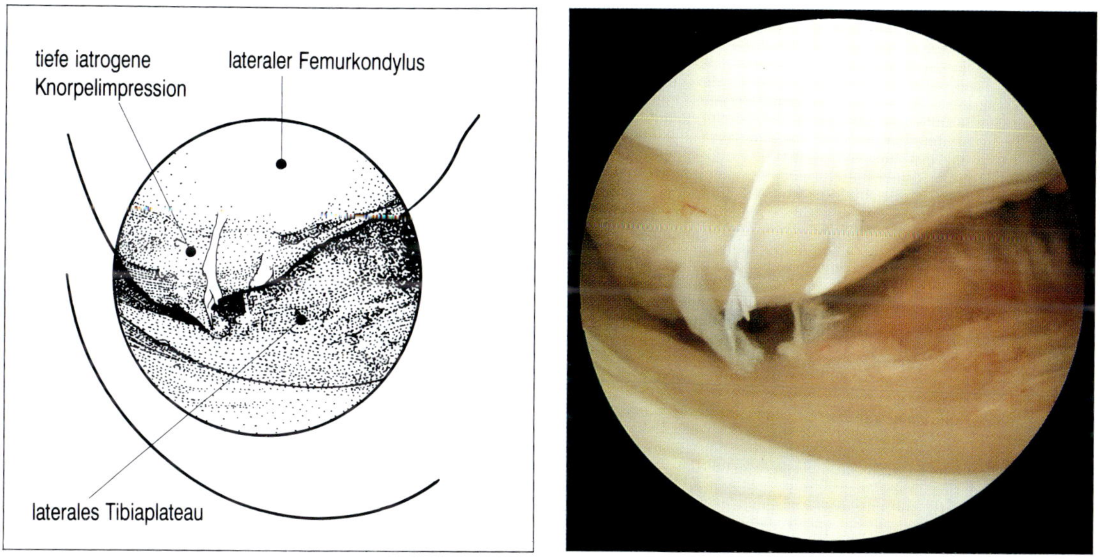
tiefe iatrogene
Knorpelimpression
lateraler Femurkondylus
laterales Tibiaplateau

12-2

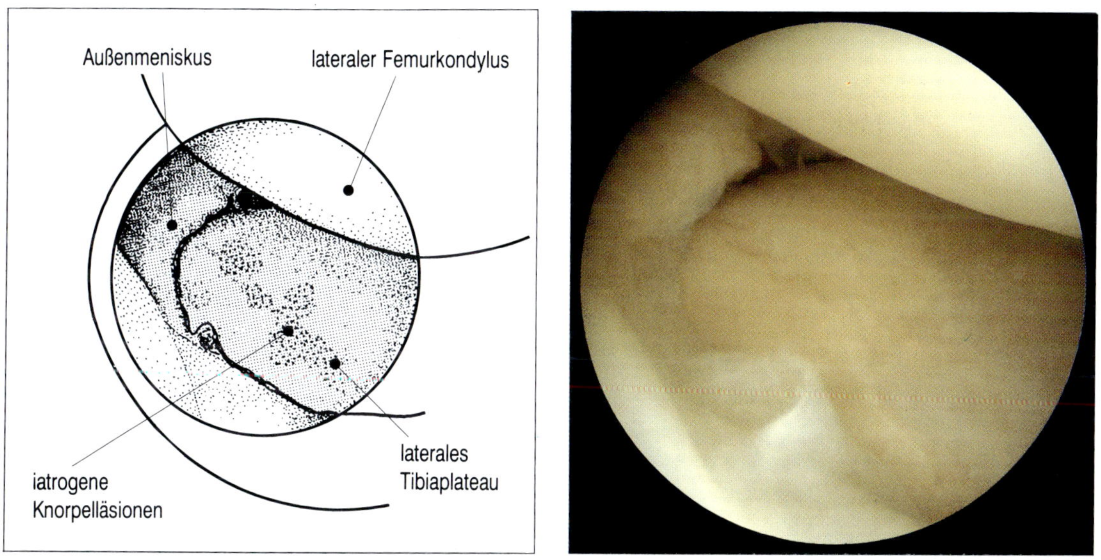
Außenmeniskus
lateraler Femurkondylus
iatrogene
Knorpelläsionen
laterales
Tibiaplateau

12-3

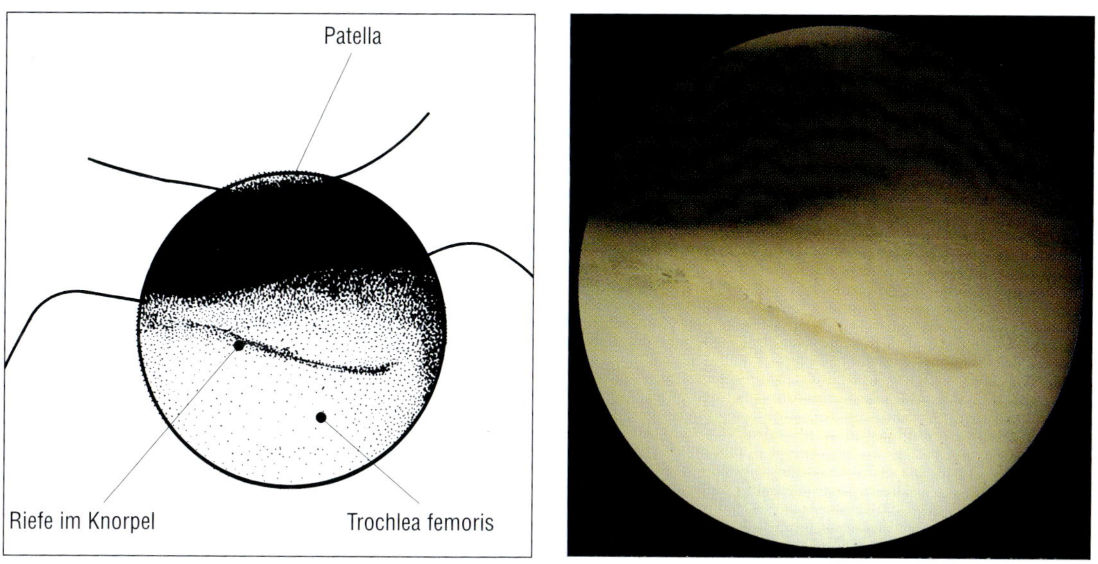
Patella
Riefe im Knorpel
Trochlea femoris

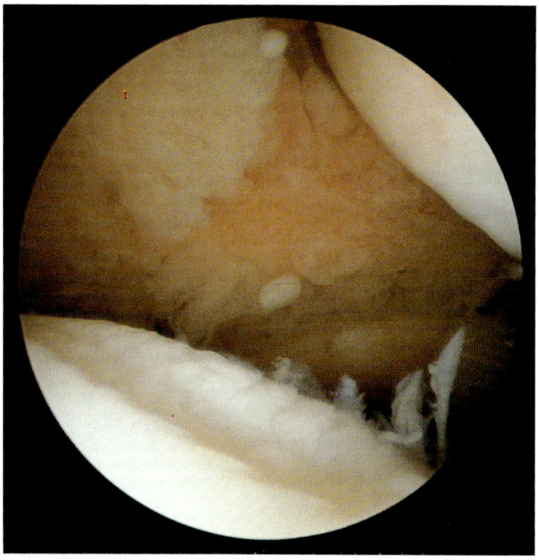

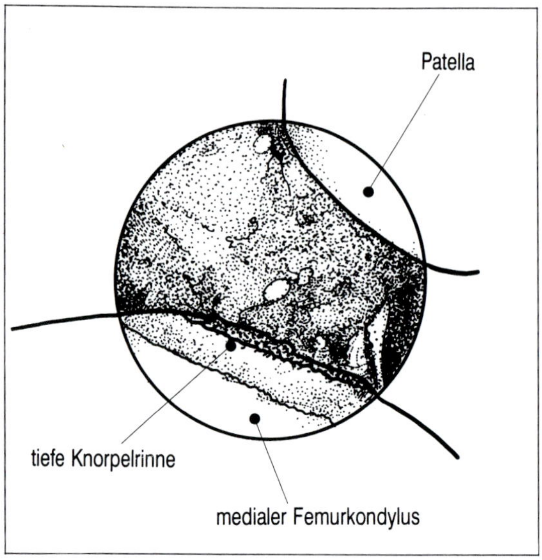

Abbildung 12-4:
Tiefe iatrogene Knorpelrinne medialseitig in der Trochlea femoris nach Einführung der Trokarhülse.

müssen die Instrumente möglichst klein dimensioniert sein, um im engen Kniegelenk die zu bearbeitenden Strukturen erreichen zu können. Andererseits müssen sie stabil und robust genug sein, um harte Gewebe (Meniskus, Knorpel) zu schneiden und/oder zu zerkleinern. Arthroskopische Instrumente sollten daher neben einer guten Schneidefunktion eine, gemessen an ihrer Gestalt, hohe Bruchsicherheit aufweisen.

Der mehrmalige tägliche Gebrauch führt unweigerlich zu Abstumpfung und Materialermüdung. Der Bruch des Instrumentes ist eine der möglichen Folgen. Die Branchen der Schneideinstrumente sind besonders bruchempfindlich. Daher bauen bereits zahlreiche Instrumentenhersteller Sollbruchstellen in die Instrumente ein, die vor Erreichen der Maximalbelastung an den Branchen so brechen, daß der intraartikuläre Verlust des abgebrochenen Instrumentenanteiles sicher verhindert wird.

Bricht dennoch ein Instrumententeil so ab, daß es im Gelenk verbleibt, wird folgendes Vorgehen empfohlen:

1. Ruhig bleiben und überlegen!!
2. Abstellen von Zufuhr und Absaugung der Spülflüssigkeit. Flüssigkeitsturbulenzen, die das Instrumententeil in einen schlecht oder nicht mehr einsehbaren Ort treiben können, werden so vermieden.
3. Einstellen des abgebrochenen Instrumentenanteiles in der Bildmitte.
4. Keine Stellungsänderung des Kniegelenkes. Durch Beugung oder Streckung könnte das Instrumententeil plötzlich in dorsale Gelenkbereiche rutschen, und die weitere Suche bzw. Extraktion würde erheblich verzögert.
5. Fixierung des Instrumententeiles mit einer oder zwei perkutan eingestochenen Punktionskanülen, um eine Positionsveränderung zu verhindern.
6. Fassen und Fixieren des Instrumententeiles mit einer Faßzange. Ist die Extraktion mit diesem Instrument nicht möglich oder ist der Zugang für die Faßzange nicht optimal, wird ein zweiter Instrumentenzugang angelegt. Durch diesen wird ein weiteres Faßinstrument eingeführt. Das abgebrochene Teil wird von einem zum anderen Faßinstrument übergeben.

Der Einsatz eines magnetischen Instrumentes kann die Fixierung und Extraktion eines Instrumentenanteiles erleichtern.

Verliert man das abgebrochene Instrumententeil trotz aller Bemühungen aus dem Sichtfeld, kann sich die Suche sehr aufwendig gestalten. Das Gelenk wird mehrmals ausgiebig gespült, eventuell wird das Instrumententeil hierdurch wieder sichtbar. Es kann hilfreich sein, die beiden dorsalen Rezessus einzustellen und über die Trokarhülse abzusaugen. Das Instrumententeil kann dabei möglicherweise angesaugt und durch vorsichtiges Zurückziehen des gesamten Arthroskopes in einen besser für die extrahierenden Instrumente zugänglichen Gelenkbereich gebracht werden.

Ist das verlorene Instrumententeil arthroskopisch nicht zu lokalisieren, wird das Kniegelenk mit dem Röntgenbildwandler durchleuchtet.

Man sollte sich bemühen, das abgebrochene Teil arthroskopisch zu entfernen, da durch keine Arthrotomie, sei sie noch so ausgedehnt, bessere Sichtverhältnisse über die Kniegelenkskompartmente erzielt werden können. Gerade die dorsalen Gelenkbereiche, in denen sich Instrumentenanteile gerne „verstecken", sind nur durch extrem große Arthrotomien einsehbar. Verrutscht das Teil während der Arthrotomie erneut, muß möglicherweise noch die andere Gelenkseite arthrotomisch eröffnet werden. Ehe man als Ultima ratio das Knie arthrotomiert, sollte man das Instrumententeil zunächst im Gelenk belassen. Zu einem späteren Zeitpunkt sollte dann die arthroskopische Entfernung erneut versucht werden.

Durch regelmäßige Reinigung, Wartung und Kontrolle des Instrumentariums vermindert sich das Risiko des Instrumentenbruches.

Folgende operationstechnische Regeln helfen, einen Instrumentenbruch zu vermeiden:

- Einführen von Operationsinstrumenten nur mit geschlossenen Branchen.
- Intraartikuläre Bewegungen von Instrumenten nur unter arthroskopischer Sichtkontrolle mit geschlossenen Branchen. Besonders gefährlich sind Rotationsbewegungen eines Instrumentes bei geöffneten Branchen in den dorsalen Gelenkbereichen, um z. B. das Innenmeniskushinterhorn zu erreichen.
- Bei schlechter Übersicht, Bildtrübung, Red- oder Yellow-out (s. Abschn. 11.3 und 11.4) zuerst für eine bessere Bildqualität sorgen. Ist dies, z. B. durch eine fehlende Blutleere, nicht möglich, werden die Instrumente besonders vorsichtig und langsam bewegt.
- Keine erzwungene Passage von knöchern begrenzten Zonen! Abgewinkelte und gebogene Instrumente sind bei unvorsichtiger Rotation in engen Gelenkbereichen auch bei geschlossenen Branchen gefährlich.

Als gefährliche Komplikation muß das Sichlösen einer Messerklinge aus der Arretierung des Messergriffes oder das Abbrechen der Klinge angesehen werden. Für die Extraktion der gesamten Messerklinge oder der Klingenspitze gilt das gleiche Vorgehen wie oben beschrieben.

12.4 Nervenläsionen

Nervenläsionen betragen nach Small (1986) 10% der Gesamtkomplikationsrate. N. peronaeus, N. femoralis, N. ischiadicus oder N. saphenus können betroffen sein.

Die Nerven können direkt mit Operationsinstrumenten verletzt werden. Besonders gefährdet ist der R. infrapatellaris des N. saphenus, der bei Anlage eines medialen Instrumentenzuganges gedehnt, teilweise oder komplett durchtrennt werden kann. Bei der Meniskusrefixation kann er mit eingeknotet oder unter dem Knoten fixiert werden. Wird resorbierbares Nahtmaterial verwendet, ist nach Resorption der Fäden – nach ca. 3 Monaten – mit einer Besserung der Beschwerden zu rechnen. Bei der Meniskusrefixation oder der Anlage von dorsomedialen oder dorsolateralen Zugangswegen sind die dorsal und dorsomedial verlaufenden Nervenstrukturen gefährdet.

Vor der Anlage der Instrumentenzugangswege werden mit Hilfe der Translumination große Venen lokalisiert, um deren Verletzung bei der Hautinzision zu vermeiden (s. Abb. 6-10). Wird eine oberflächliche Vene verletzt, behindert nicht nur die Blutung die Sicht, sondern feine, in Begleitung der Vene verlaufende Nervenfasern werden mit durchtrennt. An der Durchtrennungsstelle kann ein schmerzhaftes Neurom entstehen, womit der Therapieerfolg in Frage gestellt wäre.

Lagerungsbedingt können Schäden an N. peronaeus, N. femoralis oder N. cutaneus femoris lateralis auftreten. Bei der Arthroskopie in Rückenlage ist der N. peronaeus druckgefährdet, wenn die laterale Gegenstütze (vgl. Abb. 4-1) in Höhe des Gelenkspaltes angebracht und gleichzeitig der mediale Gelenkspalt über einen längeren Zeitraum unter großem Valgusstreß aufgeklappt wird.

Eine Tourniquetdauer von 120 Minuten darf nicht überschritten werden.

Bei Patienten mit sehr dünnem Muskelmantel können aber auch bereits nach kürzerer Tourniquetdauer Parästhesien auftreten, die sich meist in den ersten postoperativen Tagen zurückbilden. Ausmaß und Lokalisation einer Nervenverletzung sind aber erst einige Tage nach der Arthroskopie eindeutig beurteilbar.

Sherman (1986) zeigte eine direkte Korrelation zwischen Dauer des Tourniquets und der Rate postoperativer Komplikationen auf: je länger ein Tourniquet angelegt war, desto höher war die Komplikationsrate.

12.5 Gefäßverletzungen

Ernste Gefäßverletzungen sind seltene Komplikationen während und nach arthroskopischen Eingriffen. Small (1986) berichtet über 12 Gefäßverletzungen bei über 370 000 ausgewerteten Kniearthroskopien.

In der Literatur wurden Einzelfälle eines falschen Aneurysma der A. genicularis inferior nach lateraler Inzision (Manning 1987) und ein Pseudoaneurysma der A. poplitea als Spätkomplikation (Beck 1986) beschrieben. Jeffries (1987) berichtete über zwei Verletzungen der A. poplitea, die eine sofortige gefäßchirurgische Intervention notwendig machten. Die arterielle Blutung wurde unmittelbar nach Öffnen der Blutsperre bemerkt. Beide Verletzungen entstanden bei der arthroskopischen Meniskektomie mit einem Meniskotom.

Die Verletzung der A. poplitea muß aber nicht intraoperativ oder unmittelbar postoperativ auffallen, sondern kann auch während mehrerer Tage weitgehend asymptomatisch bleiben.

Fallbeispiel: 55jähriger Patient. Bei einer Arthroskopie zur Planung einer Korrekturosteotomie bei Genu varum wurden Auffransungen am Hinterhornbereich des Innenmeniskus mit dem Punch und Messer reseziert. Postoperativ Anschwellen des Kniegelenkes. Über die Redondrainage entleerten sich in den ersten 24 Std. 1000 ml blutige Flüssigkeit. In den nächsten Tagen nahm die Knieschwellung be-

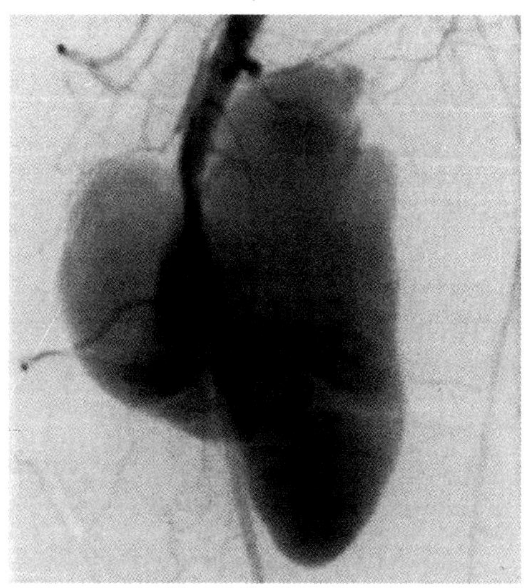

Abbildung 12-5:
Digitale Subtraktionsangiographie bei arteriovenösem Aneurysma der Poplitealgefäße, 7 Tage nach arthroskopischer Resektion des Innenmeniskushinterhornes.

sonders im Bereich der Kniekehle zu. Am 8. postoperativen Tag fand sich ein pulsierender Tumor; auskultatorisch ließ sich ein Schwirren nachweisen.

Mit der digitalen Subtraktionsangiographie (DSA) ließ sich ein arteriovenöses Aneurysma nachweisen (Abb. 12-5). Intraoperativ fanden sich eine komplett durchtrennte A. poplitea und ein ovales 8 mm großes Loch in der V. poplitea.

Gravierende Gefäßverletzungen betreffen meist die A. poplitea und treten im Zusammenhang mit arthroskopischen Operationen am Innenmeniskushinterhorn auf. Der engen topographischen Beziehung Innenmeniskushinterhorn-Gefäßnervenbündel muß daher besondere Aufmerksamkeit geschenkt werden.

Grundvoraussetzung zur Vermeidung derartiger Komplikationen ist die richtige arthroskopische Einstellung des Innenmeniskushinterhornes (s. Abschn. 11.8), um die Operation unter möglichst optimalen Sichtverhältnissen durchführen zu können. Ein schwer einsehbarer Innenmeniskushinterhornanteil stellt auch erfahrene Arthroskopiker mitunter vor Probleme. Vor scharfen, auf Druck schneidenden Messern zur der Bearbeitung des Innenmeniskushinterhornes wird gewarnt.

Nach jeder Arthroskopie werden die Durchblutungsverhältnisse kontrolliert. Ein massives Nachlaufen der eingelegten Redondrainagen sollte auch an eine Gefäßverletzung denken lassen und zu gezielter postoperativer Diagnostik führen.

Die präoperative Erhebung des Pulsstatus ist besonders bei älteren Patienten mit Durchblutungsstörungen wichtig. Liegen Durchblutungsstörungen vor, können diese für die Kniesymptomatik verantwortlich sein oder sie stellen eine relative oder gar absolute Kontraindikation für die Durchführung einer Arthroskopie in Blutleere bzw. Blutsperre dar.

12.6 Band- und Knochenverletzungen

Iatrogene Bandverletzungen sind bekannt, aber selten. Ein zu starker Valgus- oder Varusdruck kann vor allem bei älteren Patienten oder bei vorgeschädigtem Kapselbandapparat zur Ruptur führen. Gefährdet sind die Seitenbänder, wenn bereits eine Teilruptur besteht oder der Gelenkspalt brüsk und ruckartig aufgeklappt wird.

Bei arthroskopischen Arthrolysen ist die Sicht durch intraartikuläre Verwachsungen so behindert, daß Verletzungen der medialen oder der lateralen Kapsel, der Quadricepssehne, aber auch der Menisken durch die verwendeten aggressiven Instrumente möglich sind. Blasier und Ciullo (1986) berichteten über eine Quadrizepssehnenruptur bei arthroskopischer Spaltung des lateralen Retinakulums. In den ersten postoperativen Tagen bestand ein aktives Streckdefizit mit suprapatellaren Schmerzen, was aber erst am 30. postoperativen Tag zur Diagnose der Quadricepssehnendurchtrennung führte.

Bei der Außenmeniskusresektion muß die Sehne des M. popliteus geschont werden. Durch eine allzu großzügige Resektion kann auch der Hiatus popliteus verlängert werden. Wird die Meniskusbrücke zum Hiatus popliteus unterbrochen, führt dies zur Isolierung des Außenmeniskushinterhornes. Dieses kann dann wie eine Meniskuszunge wirken und intermittierende Einklemmungserscheinungen verursachen. Außenmeniskusresektionen in diesem Bereich sind daher besonders sorgfältig durchzuführen.

Der mediale Meniskus ist bei der Anlage eines suprameniskealen Instrumentenzuganges gefährdet. Wird der Meniskus mit der Punktionskanüle durchstochen, schadet das nicht sehr. Rutscht der Untersucher aber mit dem Messer, mit dem die Haut inzidiert und die Kapsel geschlitzt wird, ab, kann der gesamte Meniskus geteilt werden. Daher sollte man bei der Anlage des Instrumentenzuganges unbedingt darauf achten, daß die Schneide der Klinge immer nach oben zeigt (Abb. 6-14 und 6-15).

Frakturen der langen Röhrenknochen sind eigentlich als arthroskopische Komplikationen kaum denkbar, werden aber in Einzelfällen beschrieben. SMALL (1986) berichtet in seiner Auswertung über drei Femurfrakturen.

12.7 Infektion

Zweifelsohne ist die Infektion des Kniegelenkes nach Arthroskopie die am meisten gefürchtete Komplikation. Nach Literaturangaben liegt die Infektionsrate nach Arthroskopien zwischen 0,01 und 0,1%. SMALL (1986) ermittelte bei der Auswertung von über 370 000 Kniearthroskopien 289 Infektionen (0,073%), davon 201 tiefe Infektionen (0,054%). Damit liegt die Infektionsrate nach Arthroskopien beträchtlich niedriger als nach Arthrotomien (2– 5%).

In diesem Zusammenhang muß berücksichtigt werden, daß für 40% bis 80% der auftretenden intraartikulären Knieinfektionen Punktionen und intraartikuläre Injektionen anzuschuldigen sind. Wird ein Cortisonpräparat, wie es häufig geschieht, intraartikulär appliziert, reicht durch die damit bedingte Immunsuppression auch schon eine geringe Keimzahl aus, einen intraartikulären Infekt hervorzurufen. Tritt ein Infekt nach Injektion oder Punktion (Reizerguß) bei älteren Patienten mit schon vorliegenden Knorpelschäden auf, sinken die Chancen auf ein befriedigendes Ergebnis dieser Komplikation, da die Symptome häufig fehleingeschätzt oder z. B. nach Injektion von Steroiden oder Lokalanästhetika verschleiert werden und/oder verzögert auftreten.

Das streng aseptische Vorgehen bei allen invasiven Techniken (Punktion, Injektion, Arthroskopie) ist nach wie vor die wichtigste präventive Maßnahme zur Verhinderung eines intraartikulären Infektes.

Bei der heute allgemein üblichen Verwendung eines Videosystems zur Arthroskopie wird die Kamera entweder in einer Desinfektionslösung keimarm gemacht oder in eine sterile Plastikhülle eingepackt. Im letzteren Fall wird präoperativ routinemäßig immer noch einmal die Unversehrtheit der Plastikfolie überprüft. Besonders gefährdet ist der Bereich der Befestigung der Folie an der arthroskopischen Optik, wo es mitunter zu kleinen Einrissen kommen kann. Wird ohne Videokamera arthroskopiert, ist der mit dem Auge in Kontakt stehende Bereich der Optik (Okular) als unsteril zu betrachten.

Der häufigste Erreger von Kniegelenksinfektionen ist Staphylococcus aureus. Auch seltenere Keime wie Streptococcus pneumoniae, Staphylococcus epidermidis, Haemophilus influenzae, Clostridium perfringens oder Neisseria gonorrhoeae waren nachzuweisen (SMITH 1986, BERHANG 1987).

SCHONHOLTZ (1986) berichtete über eine hämatogene Knieinfektion durch Moraxella osloensis. Hierbei ist interessant, daß das klinische Bild dabei einem Gelenkinfekt entsprach, die entnommenen bakteriellen Abstriche des Punktates aber steril waren. Die endgültige Diagnose konnte erst durch eine Synoviabiopsie gesichert werden.

Tritt trotz aller Vorsichtsmaßnahmen eine Infektion auf, kommt der frühen arthroskopischen Intervention die entscheidende Bedeutung zu. Wenn ein Knie nach einer Arthroskopie gerötet, überwärmt, geschwollen und stark druckschmerzhaft ist – der Patient hält es in leichter Beugestellung –, muß an eine Infektion gedacht werden. Das Kniegelenk wird unter aseptischen Bedingungen punktiert. Ist das Punktat trübe, flockig oder gelblich-putride, wird der gesamte Kniebinnenraum unverzüglich ausgiebig arthroskopisch gespült.

Weist der Patient zusätzlich eine Allgemeinsymptomatik mit Fieber, Lymphangitis, Leukozytose oder erhöhter Blutsenkung auf, ist an einer Infektion fast nicht mehr zu zweifeln.

Unabhängig davon, welches Gelenk

betroffen ist, gestalten sich die therapeutischen Maßnahmen bei einem Gelenkinfekt wie folgt (STROBEL, PÄSSLER 1989):

1. Entlastung und mechanische Reinigung des Gelenkes
Wie bei der gesamten chirurgischen Infektionstherapie gilt auch bei Gelenkinfektionen der Grundsatz: *„ubi pus, ibi evacua"*. Der gesamte Gelenkbinnenraum muß ausgiebig durchgespült werden, wobei kein Recessus (oberer, medialer, lateraler, dorsolateraler, dorsomedialer) ausgespart bleiben darf. Sämtliche Fibrinfetzen und nekrotische Gewebspartikel müssen aus dem Gelenk entfernt werden, um den Keimen damit diesen wichtigen Nährboden zu entziehen und ein Wiederaufflammen des Infektes zu verhindern.

2. Spezifische Antibiotikatherapie
Nur durch Anerkennung des oben genannten Grundsatzes und nicht durch Glaube an eine „infektionsbeseitigende Antibiotikatherapie" ist die Infektsanierung und die Wiederherstellung der Gelenkfunktion zu erreichen. Eine systemische und evtl. lokale (antibiotikahaltige Spülflüssigkeit) Antibiotikatherapie ergänzt jedoch das chirurgische Vorgehen.

3. Funktionelle Rehabilitation
Das primäre Ziel der Therapie bei Gelenkinfektionen sollte daher sein, die Infektion auf möglichst atraumatische Weise z. B. durch ein arthroskopisches Vorgehen (Lavage, Debridement) zu sanieren, um schnell mit einer, die Bewegungsfunktion des Kniegelenkes erhaltenden Bewegungstherapie beginnen zu können.

Ob ein arthroskopisches oder arthrotomisches Vorgehen angezeigt ist, hängt von der Genese der Infektion ab. Ist die Infektion Folge eines arthrotomischen Weichteileingriffes, kann mit der arthroskopischen Therapie nur der intraartikuläre Raum behandelt werden. Infiltrierte Weichteile sind durch eine separate Saug-Spül-Drainage nach vorherigem Debridement therapierbar.

Bei der klinisch manifesten Infektion nach Arthroskopie, Punktion oder aufgrund hämatogener Streuung wird, sofern die operativen Voraussetzungen bestehen, das Kniegelenk rein arthroskopisch behandelt.

Der gesamte Kniebinnenraum wird ausgiebig mit bis zu 15–20 Liter Spüllösung gespült. Selbst schlecht zugängliche Gelenkbereiche sind mit der arthroskopischen Spülung besser erreichbar als mit jeder Arthrotomie. Zudem wird im Vergleich zur arthrotomischen Gelenkspülung mit größeren Flüssigkeitsmengen gespült, wodurch ein besserer Spüleffekt in allen Gelenkbereichen erzielt wird.

Fibrinbeläge auf dem Knorpel werden mit dem motorisierten Instrumentarium (Shaver-System) entfernt (SMITH 1986). Hypertrophiertes oder nekrotisches Synovialgewebe, das sich meist im oberen Rezessus befindet, wird ebenfalls entfernt. Beim weit fortgeschritten Gelenkinfekt liegt meist eine generelle Synovitis vor. In derartigen Fällen ist die Synovektomie unter Antibiotikaschutz angezeigt.

Die systemische intravenöse Antibiotikatherapie erfolgt bis zum genauen Keimnachweis mit einem Breitbandanti biotikum, einem Cephalosporin der dritten Generation (z. B. Cefotaxim, Cefuroxim). Nach Erhalt des Resistogramms muß das Antibiotikum gegebenenfalls umgestellt werden.

Klingt die lokale und allgemeine Symptomatik unter dieser Therapie nicht binnen zwei Tagen ab, ist eine erneute Arthroskopie mit erneuter Spülung und Reinigung des gesamten Kniebinnenraumes notwendig.

Bei der Anlage einer, aus der Knochen- und Weichteilchirurgie bekannten Saug-Spül-Drainage in einem gekammerten Raum wie dem Kniegelenk entsteht der sogenannte *Highway-Effekt.* Die einlaufende Flüssigkeit strömt dabei nicht durch alle Winkel des Gelenkraumes, sondern sucht sich den direkten und kürzesten Weg zum Ablaufschlauch. Entlegene Gelenkanteile werden nur minimal gespült oder sind von der Spülung ganz ausgeschlossen. JACKSON (1973) empfiehlt, den Ablauf der Saug-Spül-Drainage mehrmals täglich zu unterbrechen und das Gelenk maximal mit Spülflüssigkeit aufzufüllen. Dieses soll die Bildung der direkten „Flüssigkeitstraßen" vom Zulauf- zum Ablaufsystem verhindern.

Knieinfektionen nach Arthroskopie, Punktion, intraartikulärer Injektion oder aufgrund hämatogener Streuung sind auch ohne Saug-Spül-Drainage adäquat zu therapieren. SMITH (1986) behandelte 30 Patienten mit einer Knieinfektion durch arthroskopische Spülung und Entfernung von Fibrinauflagerungen, wenn vorhanden, sowie einer Antibiotikatherapie über vier bis sechs Wochen. Mit diesem Therapiekonzept erzielte er nur sehr gute – volle Beweglichkeit, keine Schmerzen – und gute Ergebnisse – leichte Bewegungseinschränkung, weniger als 10°, keine Schmerzen.

Mit einem ähnlichen Therapieschema erreichte IVEY (1988) bei 22 Patienten zu 91% gute und sehr gute Ergebnisse.

Nach Entfernung der eingelegten Wunddrainagen wird mit der intensiven krankengymnastischen Übungsbehandlung begonnen. Für vier bis sechs Wochen erfolgt nur eine Teilbelastung des Beines.

Die Prognose eines intraartikulären Infektes wird im wesentlichen von der rechtzeitigen operativen Intervention bestimmt.

12.8 Kompartment-Syndrom

Das Kompartment-Syndrom nach Arthroskopie ist eine seltene Komplikation und wurde in Einzelfällen von NOYES (1982), PEEK (1984) und BERGSTRÖM (1986) beschrieben.

Tritt während einer Arthroskopie Spülflüssigkeit in die umgebenden Weichteile und Muskellogen des Unterschenkels aus, steigt der Druck in den betreffenden Muskellogen an. Die hierdurch bedingte Kompression der Blutgefäße führt zur Muskelischämie mit der möglichen Folge der Muskelnekrose.

Die Gefahr des Flüssigkeitsaustrittes in die Knie- und Unterschenkelweichteile droht besonders bei ausgedehnten Kapselbandverletzungen, die über eine längere Zeit mit hohem Flüssigkeitsdruck arthroskopiert werden. Eine zunehmende massive Schwellung des gesamten Knie- und Unterschenkelbereiches muß als Vorbote des Kompartment-Syndroms angesehen werden und verlangt die schnellstmögliche Beendigung der Arthroskopie. Doch die Entdeckung dieser sich anbahnenden Komplikation gelingt nicht leicht, ist doch der gesamte Unterschenkel bei der Arthroskopie in einem Tuch oder in einem Sack steril eingepackt.

Sehr hohe intraartikuläre Flüssigkeitsdrücke können schon bei intakten Kniegelenken zur Ruptur der Gelenkkapsel führen, wie NOYES und SPIEVACK (1982) leichenexperimentell bewiesen haben. Bei einem Druck von 294 cm H_2O trat eine Kapselruptur auf. Derartige Gelenkbinnendrücke können auch bei Arthroskopien erreicht werden (KOHN 1988).

12.9 Hämarthros und postoperative Ergußbildung

Ein postoperatives Hämarthros nach diagnostischen Arthroskopien ist selten. Eine iatrogene Verletzung des Hoffa-Fettkörpers oder der Synovia bei Anlage der Zugangswege oder während der Arthroskopie selbst kann aber auch in diesen Fällen zur Ausbildung eines Hämarthros führen.

Nach arthroskopischen Operationen, wie der Synovektomie, der Spaltung des lateralen Retinakulums oder einer Arthrolyse, muß eher mit einer Nachblutung gerechnet werden. Bei der Spaltung des lateralen Retinakulums können schon intraoperativ Blutungen unter arthroskopischer Kontrolle gestillt werden, z. B. mit einem elektrochirurgischen Instrument.

Beim rezidivierenden postoperativen Hämarthros muß auch an eine Gefäßverletzung oder eine Gerinnungsstörung gedacht werden. Im letzteren Fall ist die Bestimmung der wichtigsten Blutgerinnungsparameter – Quick-Wert, PTT-Zeit, Blutungszeit, Thrombozytenzahl – indiziert.

Als blutungsmindernde Maßnahme injizieren wir postoperativ durch die eingelegte Redon-Drainage ein Vasokonstriktivum (z. B. Adrenalin). Dieses wird mit einem langwirkenden Lokalanästhetikum (z. B. Carbostesin) zur Aufrechterhaltung der postoperativen Analgesie entweder direkt durch die Trokarhülse oder bei eingelegter Redon-Drainage durch den Drainageschlauch intraartikulär injiziert (Dosierung: 10 ml 0,5%-Carbostesin mit Adrenalin verdünnt 1 : 200 000).

Ein geringer postoperativer Reizerguß sollte nicht als Komplikation angesehen werden. Rezidivierende Ergüsse können auf verbliebene intraartikuläre Schäden, wie nicht erkannte Knorpelläsionen, unvollständig entfernte Meniskusläsionen oder verbliebene Instabilität des Gelenkes, hinweisen.

Postoperativ legen wir einen elastokompressiven Verband an. Das Knie wird bereits in den ersten Stunden nach der Arthroskopie gekühlt.

Besteht ein rezidivierender Kniegelenkserguß (mehr als fünf Punktionen), kann eine erneute Arthroskopie zur Verifizierung der Ursache indiziert sein.

12.10 Thromboembolien

Thromboembolische Ereignisse sind für ein Drittel der Komplikationen nach Arthroskopien verantwortlich. Sogar tödliche Lungenembolien nach Arthroskopien sind bekannt (SMALL 1986). Bezogen auf die Gesamtpatientenzahl sind zwischen 0,1 und 0,2 % der Arthroskopiepatienten von Thromboembolien betroffen.

Obwohl eine Arthroskopie in der Regel keine länger andauernde postoperative Immobilisation notwendig macht, werden alle stationär behandelten Patienten postoperativ heparinisiert (low dose, 3 x 5000 I.E. Heparin-Calcium subkutan), sofern keine Kontraindikationen bestehen. Vor Anlage der Blutleere können ebenfalls 40 I.E./kg Körpergewicht intravenös als Bolus appliziert werden. Ist die Anlage eines PDA-Verweilkatheters erforderlich, darf der Patient vorher nicht heparinisiert werden.

Die Patienten tragen postoperativ am gesunden Bein zur Thromboseprophylaxe einen Kompressionsstrumpf.

Wegen der bekanntlich ernsten Folgen einer tiefen Bein- und Beckenvenenthrombose bzw. einer Lungenembolie gilt es, auch junge adipöse Patientinnen bei gleichzeitiger oraler Kontrazeption und Nikotinabusus adäquat antithrombotisch zu behandeln.

12.11 Synoviale Fistel und synoviale Hernie

Eine länger als 48 Stunden belassene Redon-Drainage, großzügige Hautinzisionen an den Zugangswegen, ein häufiger Instrumentenwechsel durch den gleichen Instrumentenzugang – oft gegen den Gewebswiderstand – und Hautinzisionen im Bereich alter Narben fördern die Entstehung einer synovialen Fistel.

Jede synoviale Fistel stellt ein erhebliches Infektionsrisiko dar; schließlich handelt es sich um eine offene Verbindung zum intraartikulären Raum. Bei Vorliegen einer synovialen Fistel wird das Kniegelenk sofort auf einer Schiene ruhiggestellt. Der Patient muß das Bein entlasten, um die intraartikuläre Flüssigkeitsproduktion zu verringern. Unter diesen Maßnahmen verschließen sich die meisten synovialen Fisteln ohne weitere Maßnahmen. Größere oder längere Zeit bestehende synoviale Fisteln mit bereits epithelialisierten Gängen werden operativ exzidiert. Bei der konservativen wie bei der operativen Therapie ist die Gabe eines Antibiotikums obligatorisch.

Auch für synoviale Hernien sind die Instrumentenzugänge präformierte Stellen. Die Hernien treten einige Tage, meist einige Wochen nach der Arthroskopie in Erscheinung. Die Membrana synovialis drängt durch die bei der Anlage des Instrumentenzuganges geschlitzte Kapsel in das Subkutangewebe. Hier findet sich dann eine lokale, ganglionartige, abgekapselte Verdickung. Die Therapie besteht in der Exstirpation dieses Gebildes.

12.12 Algodystrophie (Morbus Sudeck)

Die Genese der Algodystrophie ist gekennzeichnet durch ein Zusammenwirken von endogenen (Veranlagung, Persönlichkeit, psychische Veränderungen) und exogenen Faktoren (Verletzung, Operation, Gefäßerkrankung). In der Literatur wird dieses Krankheitsbild auch synonym als Morbus Sudeck, Kausalgie, traumatischer Angiospasmus oder RSDS (reflex sympathic dystrophy syndrome) bezeichnet. Ca. 10% aller Sudeck-Erkrankungen betreffen das Kniegelenk, womit dieses die vierthäufigste Lokalisation darstellt (Abb. 12-6).

Da die arthroskopischen Untersuchungs- und Operationstechniken gelenkschonend sind und gleichzeitig eine schnelle Remobilisation ohne wesentliche Ruhigstellung ermöglichen, sollte man annehmen, daß hierdurch der Morbus Sudeck aus der Kniechirurgie verdrängt worden wäre. Der arthroskopische Operateur muß daher bei der Indikationsstellung zur Operation, aber auch bei persistierenden Beschwerden nach einem Eingriff an dieses Krankheitsbild denken.

Da die Indikation zur Arthroskopie schneller gestellt wird als zur Arthrotomie, läuft der Operateur damit Gefahr, bei Patienten, die unter der Verdachtsdiagnose „unklares Reizknie“ arthroskopiert werden, in einen Morbus Sudeck hineinzuoperieren. Es ist bekannt, daß schon Prellungen, Distorsionen oder Kontusionen eine Algodystrophie des Kniegelenkes auslösen können. Der Schweregrad eines Traumas ist dabei von untergeordneter Bedeutung. Daher müssen bereits bei der präoperativen Untersuchung sowohl Weichteilmantel als auch Röntgenbild sorgfältig auf Zeichen einer Algodystrophie untersucht werden.

Es ist aber auch an den Morbus Sudeck zu denken, wenn sich nach einer arthroskopischen Operation der Zustand des Patienten zunächst deutlich bessert, dann aber im Verlauf von ca. drei bis vier Wochen eine zunehmende Verschlechterung der Gesamtsituation zu verzeichnen ist.

Man unterscheidet drei Stadien der Algodystrophie:

Im **Stadium I,** der akuten entzündlichen Schwellung, stehen der spontane Schmerz und der lokale Druckschmerz bei gleichzeitiger Schwellung und Funktionseinschränkung im Vordergrund des klinischen Beschwerdebildes. Die Haut ist livide verfärbt, teigig und fühlt sich überwärmt an. Die Patienten beschreiben meist ein brennendes Gefühl.

Im **Stadium II** findet sich ein Rückgang der diffusen Weichteilschwellung. Es kommt zur Schrumpfung der beteiligten Weichteile (Kapsel, Bänder, Muskulatur, Subkutis, Haut). Die Schmerzintensität nimmt ab, Druck- und Bewegungsschmerzen sind aber noch vorhanden. Es zeigt sich eine Steifigkeit des Kniegelenkes mit zunehmender Muskelatrophie. Die typischen röntgenologischen Veränderungen in Form einer fleckigen Marmorierung der gelenknahen Knochenabschnitte – besonders der Patella – mit Vergröberung der Spongiosastruktur und Verschärfung der Gelenkkonturen sind unter Umständen erst in diesem Stadium nachzuweisen.

Bei inadäquater Therapie oder Nichterkennen der Erkrankung kann das **Stadium III** erreicht werden. Dieses stellt den Endzustand mit Bewegungseinschränkung bis zur völligen Versteifung des Kniegelenkes dar.

Da radiologische Veränderungen meist erst im Stadium II und III sichtbar werden, die Weichteilzeichen im Stadium

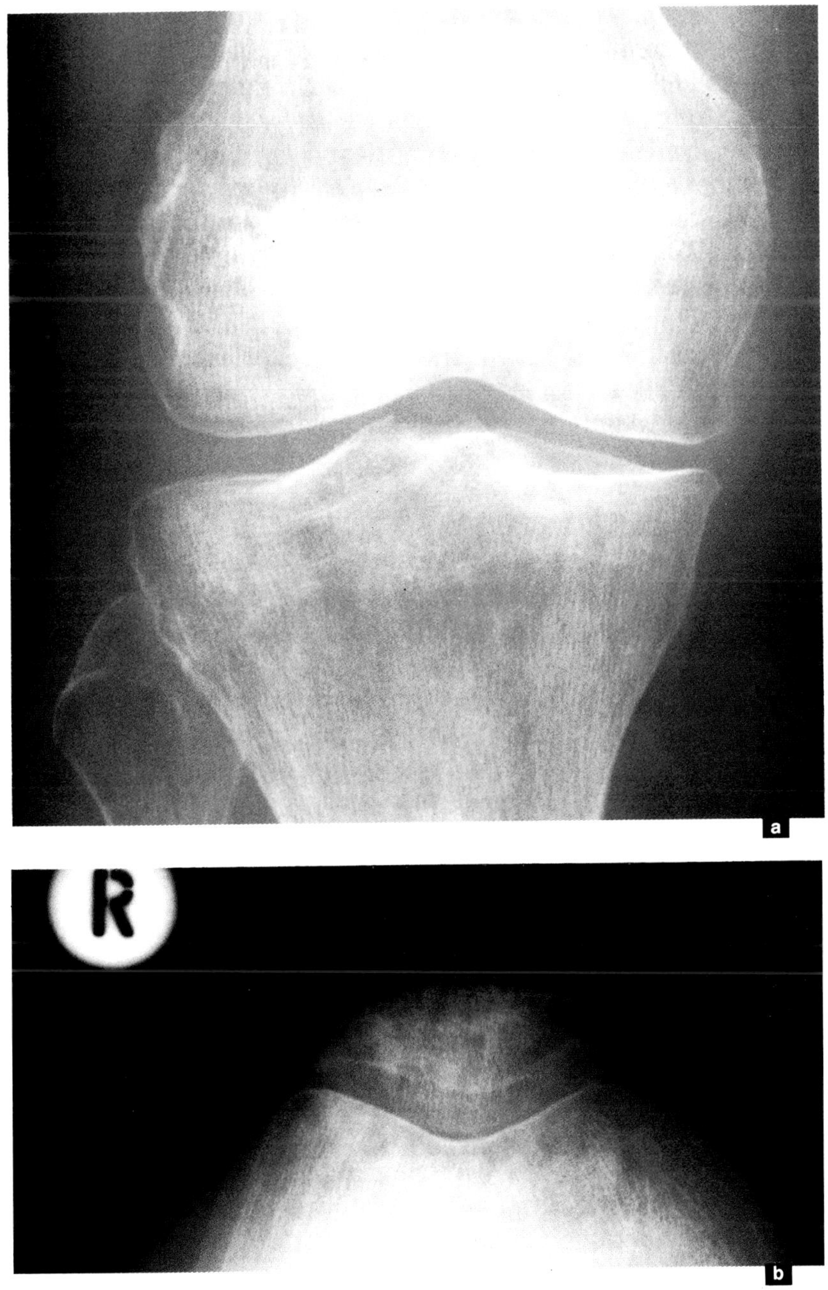

Abbildung 12-6: Morbus Sudeck des Kniegelenkes bei 41jähriger Patientin, 8 Wochen nach arthroskopischer Innenmeniskusresektion. Röntgenologisch zeigt sich die typische fleckförmige Entkalkung.

I aber oft nicht eindeutig zugeordnet werden können, hat sich bei begründetem Verdacht die Sequenz-Perfusionsszintigraphie bewährt. Hierbei wird an der betroffenen Extremität auch schon in der Frühphase ein Perfusionsdefizit sichtbar.

Bei den von uns beobachteten drei Fällen eines postarthroskopischen Morbus Sudeck waren bei zwei Patienten psychovegetative Stimuli, z. B. eine persönliche Streßsituation des Patienten, mitauslösend. Diese können auch im Zusammenhang mit arthroskopischen Operationen auftreten, wenn z. B. der Patient Leistungsträger einer Mannschaft ist, die um den Aufstieg oder gegen den Abstieg kämpft, und er deshalb fast zwanghaft schnell wieder in das Spielgeschehen eingreifen möchte oder muß. Ein Fall eines Morbus Sudeck trat auf, als ein Patient wegen eines eingeklemmten Korbhenkels

Prof. Dr. med. W. Klein
Dr. med. R. Hillen
Abtlg. f. Rheumatologie und Arthroskopische Chirurgie

Orthopädische Klinik Kaiserswerth
An St. Swidbert 17
4000 Düsseldorf 31
Telefon: 40 37 77

Arthroskopische Chirurgie Knie

Stationär ______ von ______ bis ______

Op:Datum ______ Name ______ Operateur ______

Pat. Nr. ______ Geb. Datum ______ Anaesthesie ______

Anamnese

☐ Rechts ☐ Links
☐ Degenerativ
☐ Traumatisch
☐ Voroperiert

Symptome seit
☐ 1W ☐ 1M ☐ 1J
☐ 2W ☐ 3M ☐ 2J
☐ 3W ☐ 6M ☐ >2J

☐ Sport
☐ Stop and Go
☐ Kontakt
☐ Sonstige

☐ Giving Way
☐ IR Varus
☐ AR Valgus
☐ Hyperflexion

☐ Hyperextension
☐ Kontusion
☐ Sonstige

Befund

☐ Schwellung
☐ Erguß
☐ Klar
☐ Haemarthros
☐ JM
☐ AM

Umfangsdifferenz
Oberschenkel ______ cm
Kniemitte ______ cm
Unterschenkel ______ cm

Beweglichkeit ______/______/______
Varus ______ ° Valgus ______ °

Rö. Arthrose ☐ 1. ☐ 2. ☐ 3.

☐ Lachmann
☐ Pivot
☐ v. Schublade
☐ h. Schublade
☐ Valgus ☐ Varus
☐ AMRI ☐ ALRI
☐ PMRI ☐ PLRI

☐ Q-Winkel
☐ Krepitation
☐ Fac. med.
☐ Fac. lat.
☐ Pat. Spitze
☐ Plica
☐ Algodystrophie

Diagnostische Arthroskopie

Meniskus (M L)
☐ ☐ Komplex
☐ ☐ Zunge
☐ ☐ Horizontal
☐ ☐ Vertikal
☐ ☐ Basis
☐ ☐ Discoid
☐ ☐ Korbhenkel

Chondromalazie (1. 2. 3. 4.)
☐ Patella ☐ ☐ ☐ ☐
☐ Trochlea ☐ ☐ ☐ ☐
☐ MFC ☐ ☐ ☐ ☐
☐ LFC ☐ ☐ ☐ ☐
☐ MTP ☐ ☐ ☐ ☐
☐ LTP ☐ ☐ ☐ ☐
☐ Osteophyten
☐ G:Körper
☐ O.D

Synovialis
☐ Plica
☐ Synovitis lok.
☐ Synovitis diff.
☐ Tamponade
☐ Impingment
☐ RA
☐ PG
☐ PVS
☐ G
☐ Fibrose
☐ Briden

Ligamente (PR TR)
☐ ☐ LCA
☐ ☐ LCP
☐ ☐ LCM
☐ ☐ LCL
☐ ☐ LCMP

Patella
☐ Lat. Hyperp.
☐ Subluxation
☐ Luxation

Arthroskopische Chirurgie

Meniscektomie (M L)
☐ ☐ Partiell
☐ ☐ Trimming
☐ ☐ Total
☐ ☐ VH
☐ ☐ Mitte
☐ ☐ HH
☐ ☐ Naht

Chondroplastik (S A D)
☐ ☐ ☐ Patella
☐ ☐ ☐ Trochlea
☐ ☐ ☐ MFC
☐ ☐ ☐ LFC
☐ ☐ ☐ MTP
☐ ☐ ☐ LTP

Patella OP
☐ L:Release
☐ M:Plikation
☐ Facettektomie

Osteoch. dissecans
☐ Drill/Abrasio
☐ Refix
☐ Umkehrplastik

Synovektomie
☐ Partiell
☐ Total
☐ Arthrolyse
☐ Plica Res.

☐ G-Körperentf.
☐ Osteophytenentf.
☐ Notchplastik

Ligament OP
☐ intraartic. ☐ LCA
☐ extraartic. ☐ LCP
☐ autolog ☐ LCM
☐ heterolog ☐ LCL
☐ Prothese ☐ PME
☐ Augmentat ☐ PLE
☐ Naht

Postoperative Behandlung

☐ Eis
☐ Chondroprotektiva ______
☐ analget. Antiphlog. ______
☐ Antibiotikum ______
☐ Antikoagulans ______

☐ Isometrie
Mobilisation
☐ 0/45 ______
☐ 30/60 ______
☐ 0/90 ______

☐ CPM
☐ Kreuzbandtraining
☐ Derot. brace
☐ Immob. ______ Wo
☐ Gipsschale ______ Wo

☐ Belasten
☐ Teilbelasten ______ Wo
☐ Entlasten ______ Wo
☐ Gehstützen
WV in ______ Wo

Bemerkungen

______

Anamnese
IR Innenrotation
AR Außenrotation
Befund
IM Innenmeniskus
AM Außenmeniskus
AMRI Anteromediale Rotationsinstabilität
PMRI Posteromediale Rotationsinstabilität
ALRI Anterolaterale Rotationsinstabilität
PLRI Posterolaterale Rotationsinstabilität
Diagnostische Arthroskopie
M Medial
L Lateral
MFC Medialer Femurcondylus
LFC Lateraler Femurcondylus
MTP Mediales Tibiaplateau
LTP Laterales Tibiaplateau
O.D. Osteochondrosis dissecans
RA Rheumatoide Arthritis
PG Pseudogicht
PVS Pigmentierte villonodulare Synovitis
G Gicht
LCA Ligamentum cruciatum anterius
LCP Ligamentum cruciatum posterius
LCM Ligamentum collaterale mediale
LCL Ligamentum collaterale laterale
LCMP Ligamentum collaterale mediale posterius
PR Partialruptur
TR Totalruptur
Arthroskopische Chirurgie
VH Vorderhorn
HH Hinterhorn
S Shave
A Abrasio
D Drill
PME Posteromediale Ecke
PLE Posterolaterale Ecke
Postoperative Behandlung
CPM Continous passiv motion
WV Wiedervorstellung

Abbildung 14-2 (S. 257/259):
SFA-Dokumentationsbogen.

☐ R ☐ L

Diagnose:

Therapie:

Arthroskopie

Prä-operativer Befund	Post-operativer Befund

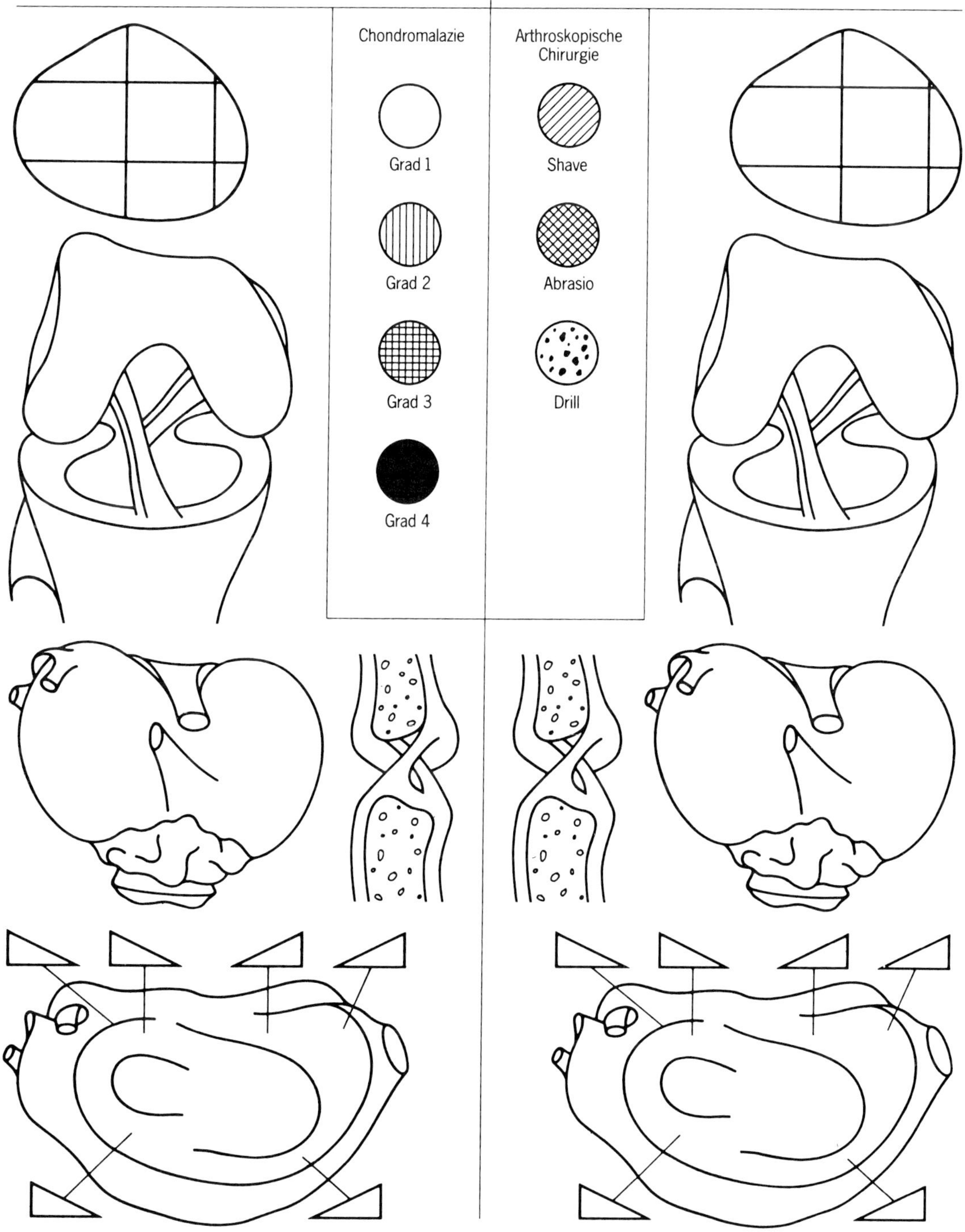

sierten Befundbogen ausfüllen. Auf diesem Bogen sollten durch Ankreuzen das Anästhesieverfahren, das Ergebnis der Narkoseuntersuchung, die Spüllösung, der arthroskopische und der Instrumentenzugang, die wichtigsten Befunde und therapeutischen Maßnahmen, das postoperative Procedere und handschriftlich die Diagnose dokumentiert werden. Es ist vorteilhaft, wenn Knorpel- und Meniskusläsionen in ein vorgegebenes Knieschema eingezeichnet werden können. Auch die Ausdehnung der therapeutischen Maßnahmen, z. B. das Ausmaß einer Meniskusresektion sollte eingezeichnet werden.

Die einfache Visualisierung der pathologischen Befunde und der vorgenommenen therapeutischen Maßnahmen bietet sowohl dem Stationsarzt als auch Pflegekräften und Physiotherapeuten einen schnellen Überblick über den postoperativen Zustand des Kniegelenkes. Besondere Bedeutung besitzt die Festlegung des postoperativen Nachbehandlungsprogrammes. Es ist wichtig zu wissen, ob der Patient das Knie mit dem ganzen Körpergewicht belasten darf oder für welchen Zeitraum eine Teilbelastung indiziert ist. Das erlaubte aktive und passive Bewegungsausmaß wird ebenfalls festgelegt.

Auf dem Dokumentationsbogen sollte darüberhinaus vermerkt werden können, ob eine Video- oder Fotodokumentation erfolgt ist, gegebenenfalls auf welchem Videoband der Befund festgehalten wurde.

Die Dokumentation mit speziellen Dokumentationsbögen hat sich auch bei uns bewährt, da es einerseits nur einen sehr geringen Zeitaufwand erfordert, den Bogen auszufüllen, andererseits der postoperative Behandlungsverlauf für die den Patienten betreuenden Ärzte, Pfleger und Physiotherapeuten wesentlich transparenter wird. Es entfallen somit auch die störenden und beim Patienten zu Kopfschütteln führenden Diskussionen über das genaue Vorgehen bei der Nachbehandlung.

Immer wieder gibt es Versuche, sehr ausführliche, meist mehrseitige Dokumentationsbögen zu entwickeln und für den klinischen Alltag zu propagieren. Die Vorteile liegen sicherlich darin, daß der Untersucher gezwungen wird, sämtliche Befunde genau festzuhalten, um evtl. auch wissenschaftliche Fragestellungen beantworten zu können.

Die Nachteile von ausführlichen Bögen überwiegen im klinischen Alltag aber häufig den praktischen Nutzen. Einerseits ist der Operationsbericht kaum zu ersetzen, andererseits ist es müßig und zeitaufwendig, einen mehrseitigen Bogen exakt auszufüllen. Im Extremfall könnte das dazu führen, daß z. B. für die Arthroskopie acht und zum Ausfüllen des Dokumentationsbogens zehn Minuten benötigt werden. Bei der Verwendung eines mehrseitigen Dokumentationsbogens zeigt sich ferner, daß die Bereitschaft sehr unterschiedlich ist, ihn gewissenhaft auszufüllen, zumal wenn nur ein geringer praktischer Nutzen zu erwarten ist.
Für spezielle wissenschaftliche Fragestellungen erweisen sich aber manchmal selbst ausführliche Dokumentationsbögen als nicht genau genug. Hierfür sind speziell konzipierte Nachuntersuchungsbögen notwendig.

Jeder Operateur kann sich seinen eigenen Dokumentationsbogen zusammenstellen, wobei die oberste Prämisse die „Ausfüllbarkeit des Bogens im klinischen Alltag“ sein sollte. Weniger ist manchmal mehr. Das heißt, es ist wesentlich sinnvoller, einen einseitigen Dokumentationsbogen gewissenhaft auszufüllen, als einen sehr wissenschaftlich erscheinenden mehrseitigen oberflächlich und fehlerhaft.

Zur Beantwortung von speziellen Fragestellungen kann die Verwendung eines umfangreichen, mehrseitigen Dokumentationsbogens aber durchaus nützlich sein. Dabei ist es aber wichtig, daß der Bogen auf einem Ankreuzprinzip beruht, damit eine computergestützte Auswertung möglich ist.

Initialen | Geburtsdatum | Klinik-Nr. | unters. Arzt | Untersuchungsdatum | Klinik:

laufende Nr.

BA 16 8 4 2 1

KLINIK

BEFUND (präoperativ)	o.B.	Instabilität	Schwellung	Erguß	Hämarthros	Blockade	Meniskus innen	Meniskus außen	Arthrose	Chondropathia patellae	Patellaluxation	Jumpers Knee	Plica Syndrom
	unklare Schmerzen	Muskelatrophie	anderes	n. e.	FUNKTION präoperativ (aktiv): frei	Streckhemmung	Beugehemmung	n. e.	Geradstand	ACHSE: Varus	Valgus	n. e.	
STABILITÄT (bei Arthroskopie)	o.B.	Valgus +	++	+++	Varus +	++	+++	Lachman +	++	+++	Pivot-Shift +	++	+++
	Vordere Schublade (90°) +	++	+++	Hintere Schublade (90°) +	++	+++	n. e.	BEWEGLICHKEIT in Narkose	frei	Streckhemmung	Beugehemmung	n. e.	
RÖNTGEN	o.B.	Fraktur frisch	alt	Gonarthrose 1.°	2.°	3.°	Fem.pat. arthrose	Freier Körper	O. D.	n. e.	anderes	was? (Klartext)	

DIAGNOSE postoperativ (Klartext)

THERAPIE (Klartext)

Unterschrift Operateur

ZEICHNUNG — BEFUND U. OPERATION

CHONDROMALAZIE-STADIUM: I° II° III° IV° bearb.

BAND-/KAPSEL-VERLETZUNG: Dehnung Riß Stumpf

MENISKUSRISS: Riß Lappen Degeneration Resektionsgrenze

links

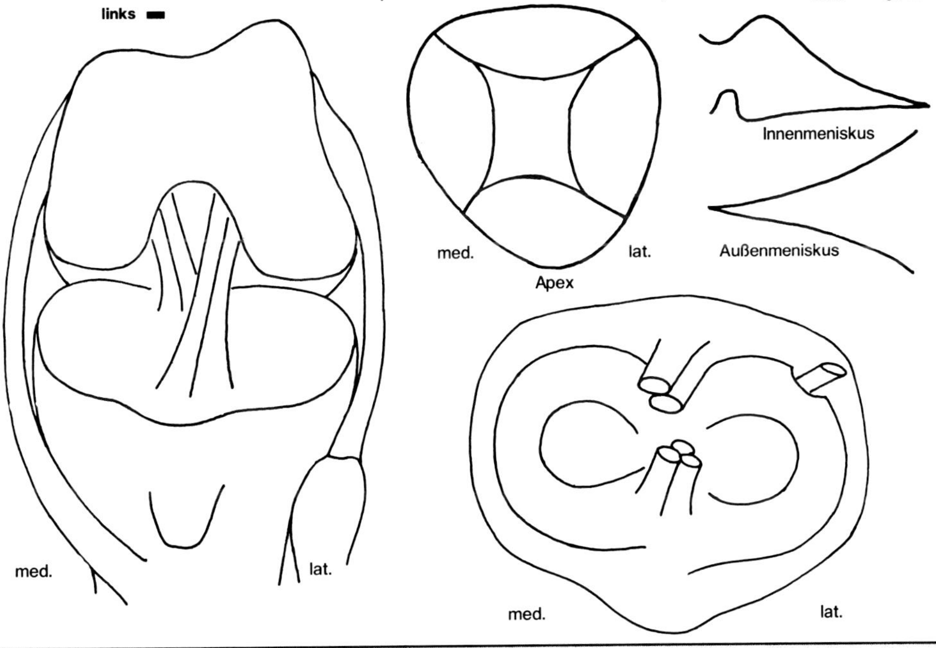

BEHANDLUNG postoperativ	keine	Eis	Antiphlogistika	Analgetika	Antibiotika	Chondroprotektiva	Spülung	Schienenlagerung	Brace	Gips	passive Bewegung	Kg	Isokinetik
	Redon ex ___.Tag	Entlastung ___Tage	Teilbelastung ___Tage	Vollbelastung	n. e.	anderes	was? (Klartext)						
(Klartext)													

37 36 35 34 33 32 31 30 29 28 27 26 25 24 23 22 21 20 19 18 17 16 15 14 13 12 11 10 9 8 7 6 5 4 3 2 1

Abbildung 14-2 (S. 257/259):
SFA-Dokumentationsbogen.

14.1.2.1 Dokumentationsbogen „Arthroskopische Chirurgie" nach Klein. Der von Wilhelm Klein im März 1987 entwickelte Bogen stellt ein erprobtes Dokumentationssystem mit computergerechter Auswertmöglichkeit dar. Die Gesamtdokumentation gliedert sich in 2 Anteile, den auszufüllenden doppelseitigen Bogen und die Computerdokumentation (Klein 1988) (Abb. 14-1, Seite 254/255). Die linke Seite des doppelseitigen Bogens (aufgeschlagen DIN-A 3-Format) dient sowohl der Erfassung der Anamnese, des Befundes von klinischer Untersuchung und diagnostischer Arthroskopie als auch der arthroskopisch durchgeführten therapeutischen Maßnahmen und der postoperativen Behandlung (Seite 255). Die verwendeten Abkürzungen sind links auf der ersten Seite erklärt. Auf der rechten (zweiten) Seite werden Befund und therapeutische Maßnahmen noch einmal in Knieschemata eingezeichnet. Das erste Schema gilt dem präoperativen, das zweite dem postoperativen Befund.

Die jedem Bogen anhängenden selbstdurchschreibenden beiden Blätter sind für den weiterbehandelnden Arzt (blaue Kopie) und Operateur (gelbe Kopie) bestimmt. Das Original (weiß) wird mit auf die Station gegeben und ist für das Krankenblatt bzw. die Ambulanzkarte des Patienten bestimmt.

Die erfaßten Daten können in einen Computer eingegeben und ausgewertet werden. Das gesamte, ebenfalls von Klein entwickelte Programm ist menügesteuert, der Anwender wird durch das Programm geführt. Eigene Programmierkenntnisse sind nicht notwendig.

14.1.2.2 SFA-Arthroskopieprotokoll. Einen Kompromiß zwischen praxisbezogenem und wissenschaftlichem Dokumentationsbogen stellt das von der Stiftung zur Förderung der Arthroskopie (SFA) vorgestellte Arthroskopieprotokoll dar (Abb. 14-2, Seite 257 bis 259). Auf der ersten Seite werden der präoperative Befund und das Ergebnis der Stabilitätsprüfung in Narkose eingetragen. Diagnose und Therapie sind handschriftlich einzutragen. Festgestellter Befund und durchgeführte therapeutische Maßnahmen werden in vorgegebene Skizzen eingezeichnet. Die postoperative Behandlung wird ebenfalls vermerkt. Zur genaueren Dokumentation des Befundes und der durchgeführten Maßnahmen dienen die Blätter 2 und 3. Der Befund (Blatt 2) und die therapeutischen Maßnahmen werden checklistenartig nach einem Ankreuz-System abgefragt. Damit erfüllt der Bogen einerseits die Forderung nach einer schnellen Befund- und Therapieübermittlung, andererseits besteht die Möglichkeit der computergestützten Auswertung.

Im Jahre 1989 wurde auf Beschluß der Deutschsprachigen Arbeitsgemeinschaft für Arthroskopie (AGA) mit der multizentrischen Erhebung von Kniearthroskopien, basierend auf dem SFA-Arthroskopieprotokoll (Abb. 14-2), begonnen. Zweimal jährlich erfolgte die multizentrische Auswertung. Zielsetzung war die wissenschaftliche Bearbeitung der Kniegelenksarthroskopien, um Erkennt-

Tabelle 14-1:
Prozentuale Häufigkeit pathologischer Befunde bei Kniearthroskopien (n = 50000). Auswertung des SFA-Untersuchgungsbogens

Patella	53%
Medialer Meniskus	49%
Medialer Femurkondylus	45%
Oberer Rezessus	35%
Mediales Tibiaplateau	34%
Vorderes Kreuzband	29%
Lateraler Meniskus	28%
Trochlea femoris	27%
Laterales Tibiaplateau	25%
Lateraler Femurkondylus	24%
Plica mediopatellaris	17%
Plica infrapatellaris	11%
Medialer Rezessus	10%
Freier Gelenkkörper	6%
Lateraler Rezessus	4%
Hinteres Kreuzband	2%

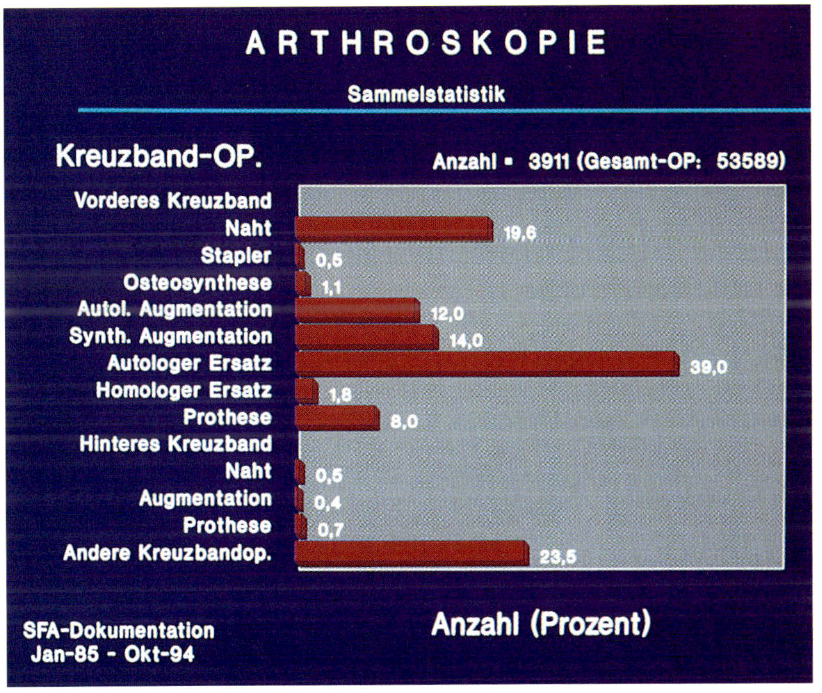

Abbildung 14-3: SFA-Dokumentation über Kreuzbandoperationen (n = 3911) (Foto: SFA).

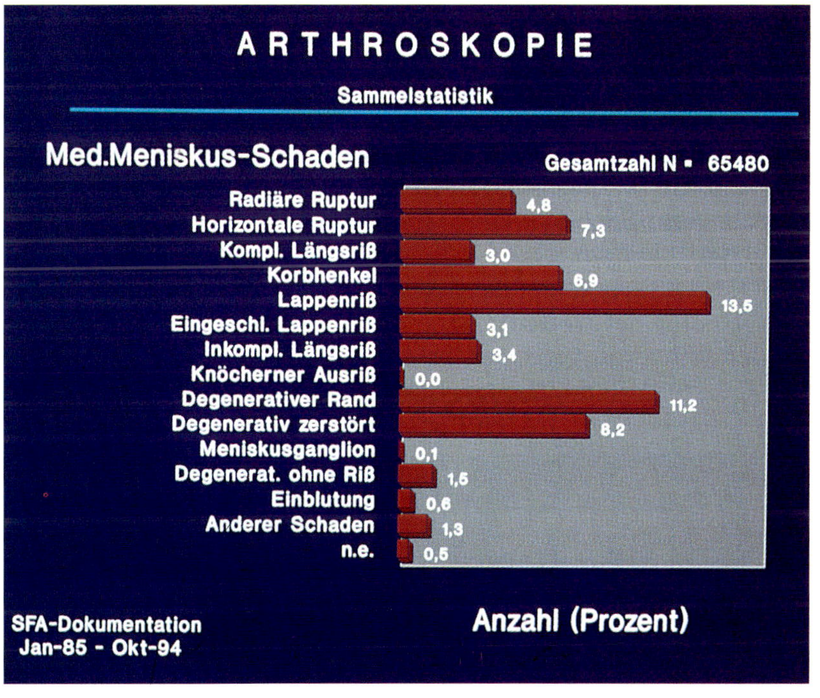

Abbildung 14-4: SFA-Dokumentationen der innenmeniskusläsionen (n = 65480) (Foto: SFA).

nisse über die verschiedenen Operationstechniken, die Ätiologie, die Befunde sowie die Wertigkeit der klinischen Diagnostik zu erhalten.

Von Januar 1989 bis September 1993 wurden 50000 vollständig ausgefüllte Dokumentationsbögen eingesendet. Die Auswertung zeigte, daß 84% der Arthroskopien unter stationären, 16% unter ambulanten Bedingungen durchgeführt wurden. Die häufigste Narkoseform war mit 53% die Vollnarkose, gefolgt von der Regionalanästhesie mit 42%. Eine Lokalanästhesie wurde nur bei 5% der Patienten angewandt. Die häufigsten pathologischen Befunde fanden sich am retropatelerscheint sie zur routinemäßigen Dokumentation ungeeignet.

Mit der unsterilen Hand kann nicht gleichzeitig die Fotokamera ausgelöst und das Objekt scharf eingestellt werden, während die andere Hand den eigentlichen Eingriff durchführt. Daher muß das arthroskopische Procedere für dieses Dokumentationsverfahren unterbrochen werden. Die Optik mit aufgesetzter Videokamera wird zur Seite gelegt, eine andere Optik in der Trokarhülse verriegelt. Dann wird das Operationsgebiet mit zwei großen transparenten Folien abgedeckt, so daß nur das Okular der Optik unbedeckt bleibt und der Fotoapparat aufgesetzt werden kann (Abb. 14-6).

Nach Anfertigung der Aufnahmen werden die Abdeckung entfernt, die Kabelverbindungen vom Assistenten steril gelöst und die Optik aus der Trokarhülse (Schleuse) gezogen. Der Operateur wechselt anschließend Kittel und Handschuhe.

In diesem Zusammenhang muß erwähnt werden, daß der an das Monitorbild gewöhnte Arthroskopiker sich bei direktem Blick durch die Optik umstellen muß (kleineres Bild, Farbveränderungen, andere Orientierung).

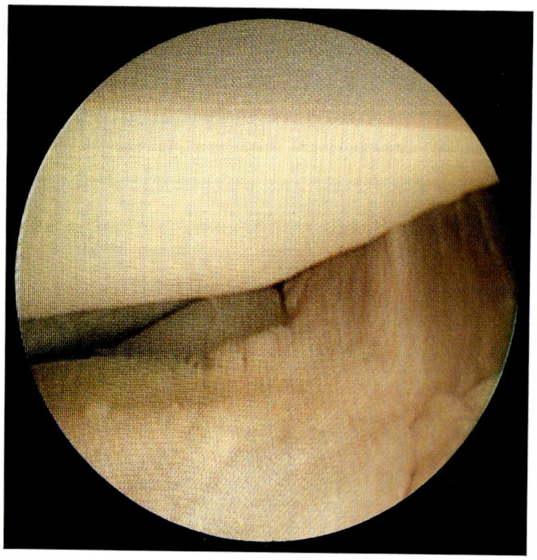

Abbildung 14-7:
Balken am oberen Bildrand und Bildrasterung bei Fotografie des Monitorbildes mit zu kurzer Belichtungszeit ($^{1}/_{60}$ Sekunde). Das laterale Dreieck ist eingestellt.

Nach Einführung und zunehmender Verbreitung der Videoarthroskopie nimmt die direkte Fotodokumentation des intraartikulären Befundes ab.

Dem beschriebenen Aufwand steht aber der grundlegende Vorteil der optimalen Bildqualität gegenüber. Mit keinem anderen Verfahren ist eine derartig exzellente Bildqualität zu erzielen. Dieses Dokumentationsverfahren wird denjenigen empfohlen, die eine optimale Bildqualität z. B. für wissenschaftliche Arbeiten anstreben. Fast sämtliche arthroskopische Befunde dieses Buches (Kap. 1-14) sind auf diesem Wege erstellt worden. Die direkte Photographie des Befundes wird aber nur noch selten praktiziert, da mit der modernen Videotechnologie und der digitalen Bildverarbeitung Techniken zur Verfügung stehen, die bei ausgeschlossenen Sterilitätsrisiken gute Bilder liefern (s. Abschn. 14.2.3 und 14.3).

14.2.1.2 Direkte Fotografie mit Polaroid-Kamera. Bei Verwendung einer Polaroid-Kamera ist das fotografische Ergebnis unverzüglich beurteilbar. Die bei Verwendung eines Diafilms notwendige und zeitintensive Beschriftung mit Hilfe von Datenrückwänden (OP- Datum, Initialen des Patienten) entfällt. Die Polaroid-Fotos können sofort in das Krankenblatt einsortiert werden.

14.2.1.3 Fotografie des Monitorbildes. Als einfache und zugleich qualitativ ausreichende und kostengünstige Dokumentation bietet sich das Abfotografieren des Monitorbildes an. Eine gute Qualität des Monitorbildes und eine ruhige Kameraeinstellung, d. h. die Verwendung eines Stativs, sind Voraussetzung für ein befriedigendes Ergebnis. Da das Monitorbild mehrmals pro Sekunde neu aufgebaut wird, muß eine Belichtungszeit gewählt werden, die länger als eine Aufbau-/Abbauphase ist. „Normale Belichtungszeiten" von z. B. $^{1}/_{125}$ sec., wie sie in der Hobby- und Urlaubsfotografie am häufigsten gebraucht werden, fallen immer in eine Aufbau- bzw. Abbauphase des Mo-

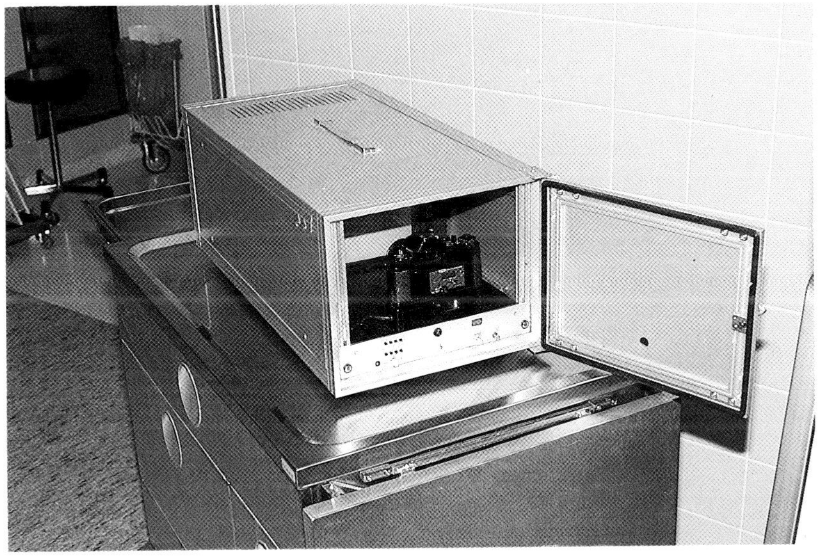

Abbildung 14-8: Externe Fotodokumentationseinheit.

nitorbildes. Auf dem Dia erscheint deshalb ein durch das Bild laufender Balken oder eine Helligkeitsstufe, d. h. ein Teil des Bildes ist sehr hell, das andere Teil dunkler (Abb. 14-7).

Relativ lange Belichtungszeiten von $1/8$ bis $1/15$ sec. verhindern dagegen die Halbierung des Bildes, da in dieser relativ langen Zeit das Monitorbild mehrmals auf- und abgebaut wird.

Beim Abfotografieren vom Monitor ist daher auf eine ausreichend lange Belichtungszeit zu achten. Sie wird an der Spiegelreflexkamera mit Blendenautomatik eingestellt, d. h. vorgegeben. Die Kamera wählt die Blende automatisch (Blendenautomat).

Besitzt die Kamera nur eine Zeitautomatik, muß der Blendenwert ermittelt werden, der nie eine kürzere Zeit als $1/15$ sec. zuläßt. Das Monitorbild wird dazu im Sucher eingestellt und durch Drehen am Blendenring die Zeitanzeige beobachtet. Dieses ist einfach und schnell durchführbar.

Der Raum, in dem vom Monitor abfotografiert wird, sollte völlig abgedunkelt sein, um Fremdlicht und Reflektionen auf dem Monitor zu vermeiden. Es empfiehlt sich manchmal, nicht „live" im OP zu fotografieren, sondern von einer Videobandaufzeichnung. Eine leichte Qualitätseinbuße muß hierbei in Kauf genommen werden.

Als Filmmaterial haben sich die gängigen Diafilme mit einer Lichtempfindlichkeit von 200 oder 400 ASA bewährt. Ein geringer Farbfehler muß allerdings in Kauf genommen werden, da diese Filme auf die Tageslichttemperatur abgestimmt sind.

14.2.1.4 Externe Fotodokumentationseinheit. Im täglichen Routinebetrieb ist die Plazierung der Kamera mit Stativ genau vor dem Monitor aufwendig. Schon kleinste Veränderungen der Kameraposition oder des Monitors führen zu unscharfen Bildern. Daher wird von der Industrie eine separate Fotodokumentationseinheit angeboten. Diese besteht aus einem großen „abgeschlossenen Gehäuse", in der sich eine Kamera und ein hochauflösender Monitor befinden (Abb. 14-8).

14.2.2 Videorecorder

Mit der Verbreitung der Videoarthroskopie bot sich die Verwendung von Videorecordern zur Befunddokumentation von selbst an. Diese werden an den Videoausgang des Monitors angeschlossen und stellen ein sicheres Dokumentationsverfahren dar.

Entsprechend den Anforderungen an die Bildqualität kann der Untersucher zwischen dem semiprofessionellen U-Matic (3/4-Zoll-System) oder den aus der Unterhaltungselektronik bekannten 1/2-Zoll-Videosystemen (VHS) wählen. Strebt man eine optimale Bildqualität an, empfiehlt sich die Anschaffung eines U-Matic- Videorecorders. Die U-Matic-Videocassetten sind zwar teuer, garantieren aber auch dann noch eine gute Bildqualität, wenn einzelne Filmpassagen für wissenschaftliche Fortbildungen, Kongresse oder Patienteninformationen aus verschiedenen U-Matic- Bändern zusammengeschnitten werden müssen. Besonders die in einigen U-Matic-Recordern integrierten Zeitzählwerke (Minuten und Sekunden) erleichtern die Katalogisierung und ermöglichen damit ein schnelles Wiederauffinden einzelner Passagen.

Wählt man die Videodokumentation mit einem handelsüblichen 1/2-Zoll-System, empfiehlt sich das VHS-System. Dieses ist am weitesten verbreitet. Dem Patienten kann man die Filmcassette „seiner Arthroskopie" zur Verfügung stellen.

Die Videodokumentation der gesamten Arthroskopie von der ersten bis zur letzten Minute ist nur dann sinnvoll, wenn ein besonderer Befund vorliegt oder ein spezielles Operationsverfahren angewendet wird. Die routinemäßige Videodokumentation jeder Arthroskopie auf U-Matic- oder VHS-Cassetten ist einerseits sehr kostenintensiv (Videokassetten, Archivraum), andererseits stellt es hohe Anforderungen an die Katalogisierung der einzelnen Videosequenzen. Meist wird ein solches Videoarchiv anschließend nur sehr selten oder überhaupt nicht mehr genutzt.

Ein wesentlicher Nachteil der Videodokumentation liegt im komplizierten Zugriff, wenn man einen bestimmten Befund oder eine Operationssequenz sucht. Neben einer Videoeinrichtung (Videorecorder, Videomonitor) benötigt man viel Zeit, die gewünschte Filmpassage aufzufinden. Ein „Abheften" der Videocassette im Krankenblatt als Standarddokumentation ist nicht möglich.

Mit der Videotechnik ist es wie mit keinem anderen Dokumentationsverfahren möglich, spezielle Operationstechniken darzustellen. Für die arthroskopische Weiterbildung und Präsentationen auf wissenschaftlichen Fortbildungsveranstaltungen ist dieses von großer Bedeutung.

14.2.3 Videoprinter

Eine Möglichkeit, das Monitorbild ohne großen Aufwand als Momentaufnahme festzuhalten und zu dokumentieren, bieten Videoprinter. Diese ähnlich einem Videorecorder aufgebauten Geräte geben das Monitorbild in Form eines Farbbildes wieder. Videoprinter werden von der Industrie als Schwarz-Weiß-Gerät und neuerdings auch als Farbgerät angeboten.

Ein Schwarz-Weiß-Videoprinter liefert ein Schwarz-Weiß-Bild mit einer Auflösung von 640 Punkten mal 576 Zeilen in 64 Grauabstufungen. Für den Ausdruck des Schwarz-Weiß-Bildes (Bildgröße 100 × 74 mm) benötigt der Printer ca. 17 Sekunden. Wird eine Vervielfältigung des Bildes mit dem „entscheidenden Befund" gewünscht, ist dieses ohne Probleme möglich. Der Videoprinter wird an den Videoausgang des Monitors angeschlossen.

Eine farbige Bilddokumentation bietet ein Farbvideoprinter. Für ein 100 x 75 mm großes Farbbild mit einer Auflösung von 640 Punkten x 580 Zeilen in 64 Farbabstufungen der drei Grundfarben benötigt der Printer ca. 70 bis 80 Sekunden. Die modernsten Thermosublimationsprinter bieten Ausdrucke bis zur Din A4-Größe mit einer Farbvielfalt von mehr als 16 Millionen Farben. Ferner ist im Printer eine SCSI-Schnittstelle vorhanden, die den direkten Anschluß an Computersysteme erlaubt.

Auch der Farbprinter druckt auf Wunsch den entscheidenden Befund mehrfach aus, um ihn einerseits für die eigenen Krankenakten zu archivieren, andererseits auch dem Patienten und/oder dem weiterbehandelnden Kollegen zur Verfügung zu stellen.

Videoprinter werden während der Arthroskopie entweder vom Operationspersonal oder vom Operateur selbst mit einer Kabelfernbedienung bedient. Die Fernbedienung kann, genau wie die Videokamera (vgl. Abb. 4-12), in eine sterile Plastikhülle eingepackt werden.

Die Arthroskopie braucht während der Bilddokumentation mit einem Videoprinter nicht unterbrochen zu werden. Der Operateur kann auf Wunsch sofort kontrollieren, ob der Befund ausreichend dokumentiert ist. Sterilitätsprobleme treten nicht auf.
Heute zählen die Farbprinter zu den häufigsten Bilddokumentationssystemen in der Arthroskopie, da sie einfach zu handhaben sind und gleichzeitig auch die Möglichkeit bieten, 4 Bilder auf einem Videoprint festzuhalten (Vierersplit). Hierdurch wird es möglich, den prä- und postoperativen Befund festzuhalten. Insbesondere bei aufwendigen Eingriffen z.B. einer Meniskusrefixation, einer subchondralen Abrasion oder einer arthroskopischen Kreuzbandoperation, sollte unbedingt der Befund nach der therapeutischen Maßnahme dokumentiert werden.

14.3 Digitale Bilddokumentation

Der Fortschritt auf dem Gebiet der Computertechnologie hat es ermöglicht, Videosignale in Echtzeit zu digitalisieren und auf dem Computermonitor mit Hilfe von speziellen Videokarten als zweites Fernsehbild ablaufen zu lassen. Mit Hilfe dieser speziellen Videokarten (z.B. Screenmachine II, Fa. Fast, München), können Videosignale aus dem laufenden Videobild als Einzelbilder festgehalten und als separate Datei abgespeichert werden (Grabberfunktion). Die Bildqualität hängt dabei im wesentlichen vom Auflösungsvermögen der Videokarte ab. So benötigt eine Bilddatei (1 Bild) einen Speicherplatz von 1,2 MB. Auf diese Art ist es auch möglich, einzelne Operationsschritte zu dokumentieren. Ist die Information als Datei abgespeichert, kann sie mit Grafikprogrammen weiterbearbeitet werden. Kontrastanhebungen, Beschriftungen und nachträgliche Farbkorrekturen sind damit möglich.

Die Einzelbilder können auch in einem Grafikprogramm z.B. für wissenschaftliche Ansprüche zusammengestellt werden und als Dia ausgegeben werden. Zur Diaausgabe ist ein Diabelichter, der ebenfalls über eine spezielle Einsteckkarte an einen normalen Computer angeschlossen wird, notwendig (z.B. Lasergrafics LFR Mark II, Firma Polaroid, Offenbach a. M.). Für die Belichtung eines Dias benötigt man ca. 30 bis 45 Sekunden, die Belichtung eines sehr umfangreichen Bildes mit 9 Arthroskopiebildern kann dagegen einige Minuten dauern. Eine außergewöhnliche Bildschärfe, die bis in die Bildecken reicht, wird bei diesem Diabelichter durch eine spezielle dynamische Fokussierung erzielt.

Strebt man eine hochwertige Bildqualität an (1,2 MB pro Bild), ist leicht vorstellbar, daß bei Anfertigung mehrerer Bilder große Datenmengen anfallen. Für den Datentransfer sind Wechselplattensysteme zu empfehlen, als definitive Speichereinheit bieten sich jedoch beschreibbare Compact Disks (CDs) an. Diese Speichertechnologie wird sicherlich eine weitere Verbreitung finden.

14.4 Straubinger Arthroskopiedokumentation

Um den Erfordernissen der Dokumentation und des reibungslosen Informationsflusses zwischen Operateur, Patient und nachbehandelnden Kollegen sowie den Physiotherapeuten gerecht zu werden, wurde ein spezielles Dokumentationssytem entwickelt. Beim zeitaufwendigen Ausfüllen anderer Dokumentationsbögen wird medizinisch geschultes Personal oft über einen langen Zeitraum gebunden. Das Ausfüllen per Hand ist nicht sinnvoll, weil die gute Lesbarkeit eine unabdingbare Voraussetzung für den reibungslosen Informationsfluß ist.

Um die Bedingung möglichst einfach zu gestalten, wurde eine Lösung im Rah-

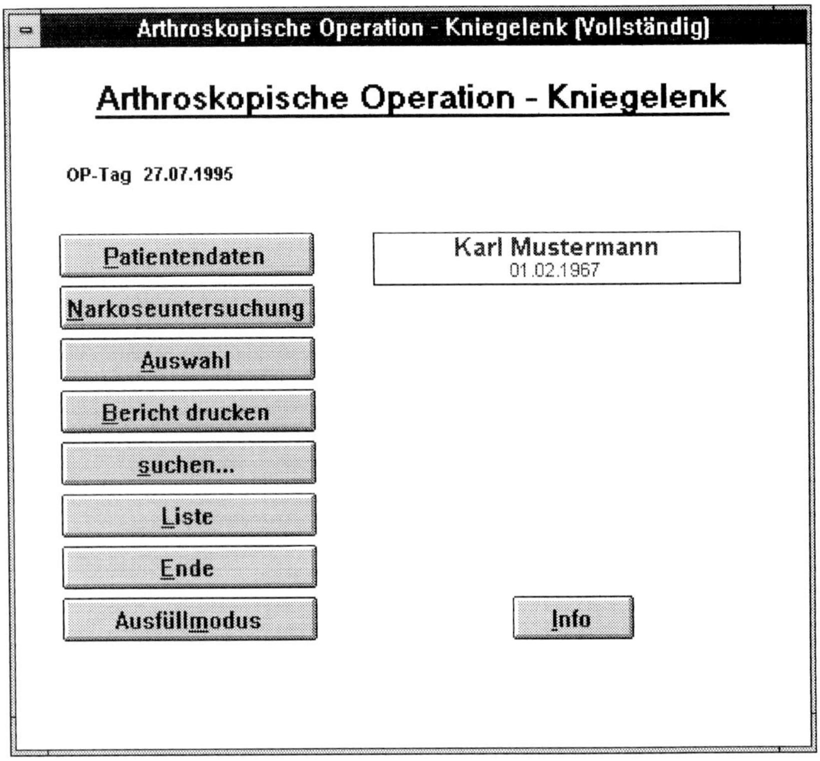

Abbildung 14-9: Hauptmenü der Kniedokumentation (Straubinger Arthroskopiedokumentation).

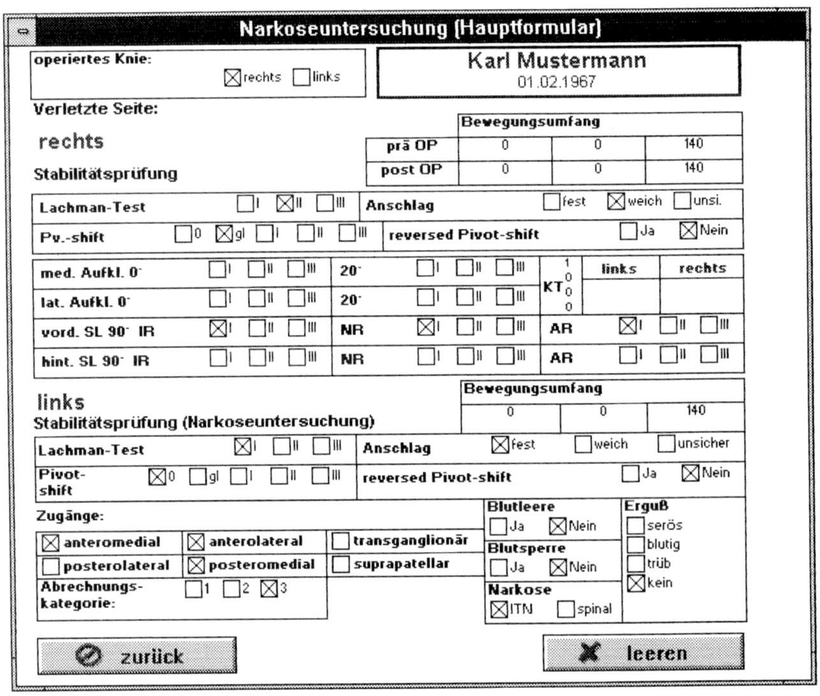

Abbildung 14-10: Menü der Narkoseuntersuchung.

Abbildung 14-11: Hauptformular mit den drei Hauptgruppen Diagnose, Therapie und Nachbehandlung (Straubinger Arthroskopiedokumentation).

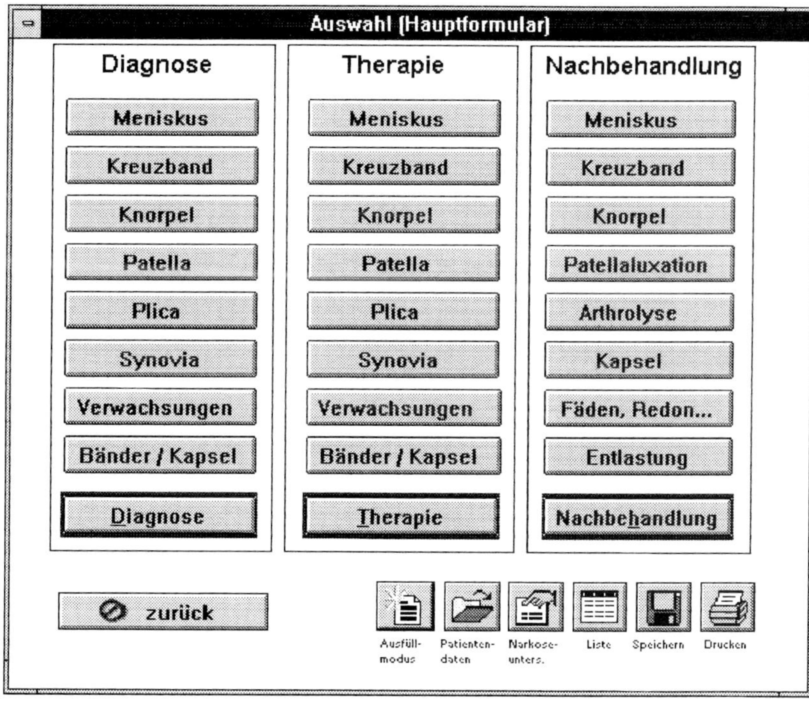

men von Microsoft-Windows gewählt. Nach dem Programmstart wird aus einem Wahlmenü das entsprechende Gelenk ausgewählt. Auf dem Monitor erscheint zunächst das Hauptformular, bei dem die verschiedenen Grundfunktionen mit der Maus angeklickt werden (Abb. 14-9). Zunächst wird das Feld „Patientendaten" gewählt. Dem Patienten wird automatisch eine Nummer zugeordnet, die übrigen Stammdaten (Name, Vorname, Wohnort, Geburtsdatum, Hausarzt, Krankenkasse etc.) werden eingetippt. Dies kann z.B. vom medizinischen Hilfspersonal vorgenommen werden. Anschließend kehrt man zum Hauptformular zurück und wählt das Feld „Narkoseuntersuchung". Hier lassen sich die entsprechenden Befunde, wie die operierte Seite, das präoperative Bewegungsausmaß sowie die Ergebnisse der Stabilitätsprüfung eintragen (Abb. 14-10).

Von diesem Formular kehrt man wieder zum Hauptformular zurück. Durch Anklicken erreicht man das Auswahlmenü (Abb. 14-11). Dieses enthält drei Hauptgruppen (Diagnose, Therapie und Nachbehandlung) mit jeweiliger Auflistung der einzelnen Strukturen (Abb. 14-12). Das System bietet die Möglichkeit, den Ausfüllmodus so einzustellen, daß nach Markierung der Diagnose gefragt wird, ob diese auch operativ behandelt wurde. Wird dieses bestätigt, erscheint das Therapiemenü der jeweiligen Läsion. Wird z.B. die Meniskusrefixation angeklickt, wird gefragt mit wieviel Nähten die Refixation durchgeführt wurde.

Kehrt man zum Hauptauswahlmenü zurück, wird die Nachbehandlung der

Abbildung 14-12 (Seite 270)
Diagnosemenü der Meniskusläsion. Bei Vorliegen eines Korbhenkelrisses am Innenmeniskus wird mit der Maus das Feld Innenmeniskus sowie das Feld Korbhenkelriß angeklickt. Ist die Eintragung korrekt, wird das Feld übertragen angeklickt, worauf der Eintrag übernommen wird (Straubinger Arthroskopiedokumentation).

Abbildung 14-13 (Seite 270):
Nachbehandlungsmenü für Meniskusläsionen. Die erforderlichen Nachbehandlungsempfehlungen werden mit der Maus markiert (Straubinger Arthroskopiedokumentation).

14-12

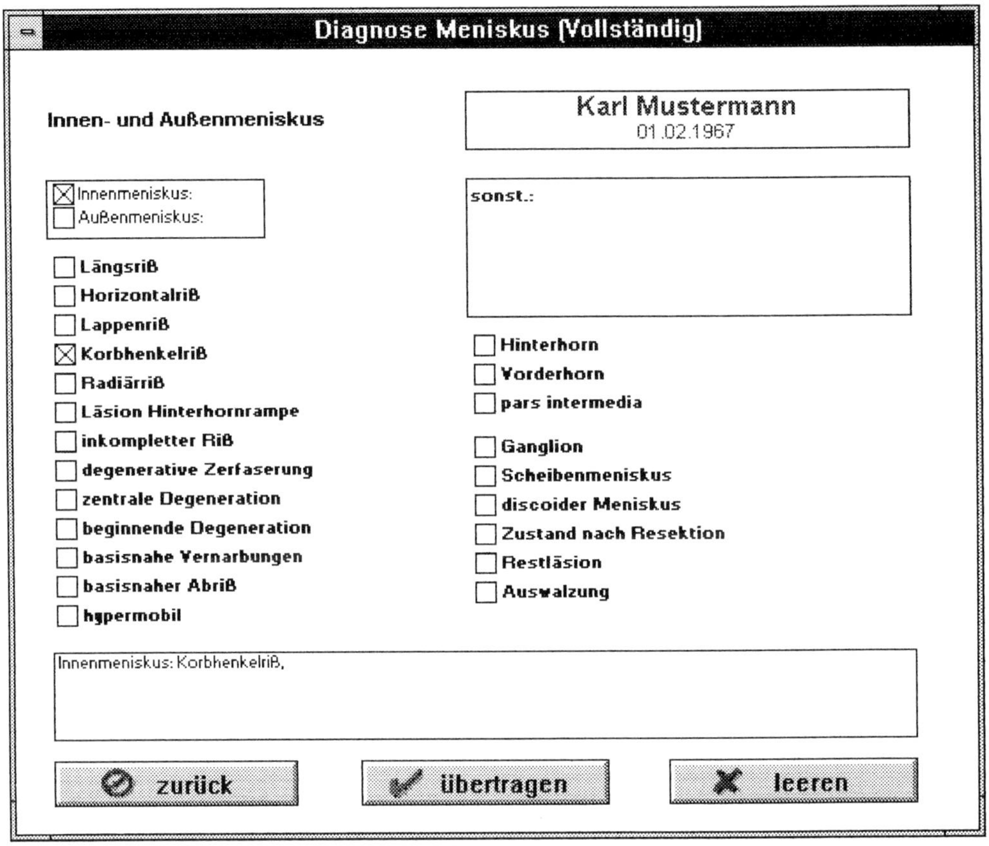
Diagnose Meniskus (Vollständig)
Innen- und Außenmeniskus
Karl Mustermann
01.02.1967
Innenmeniskus:
Außenmeniskus:
sonst.:
Längsriß
Horizontalriß
Lappenriß
Korbhenkelriß
Radiärriß
Läsion Hinterhornrampe
inkompletter Riß
degenerative Zerfaserung
zentrale Degeneration
beginnende Degeneration
basisnahe Vernarbungen
basisnaher Abriß
hypermobil
Hinterhorn
Vorderhorn
pars intermedia
Ganglion
Scheibenmeniskus
discoider Meniskus
Zustand nach Resektion
Restläsion
Auswalzung
Innenmeniskus: Korbhenkelriß,
zurück
übertragen
leeren

14-13

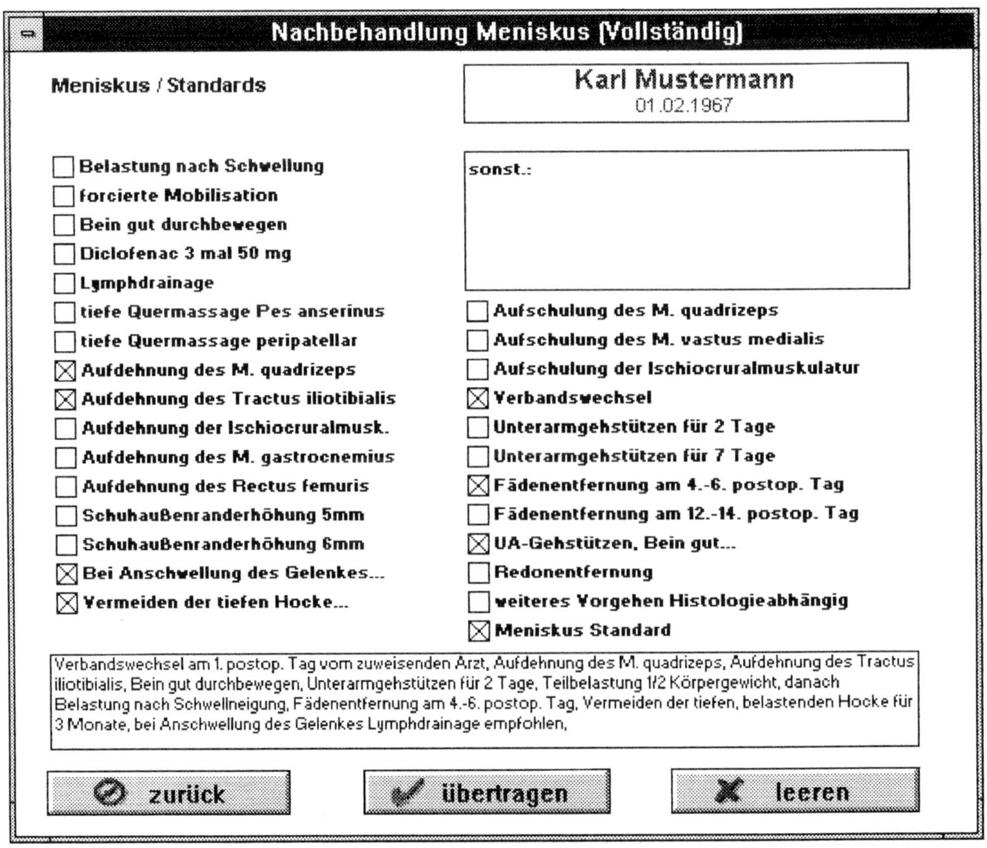
Nachbehandlung Meniskus (Vollständig)
Meniskus / Standards
Karl Mustermann
01.02.1967
sonst.:
Belastung nach Schwellung
forcierte Mobilisation
Bein gut durchbewegen
Diclofenac 3 mal 50 mg
Lymphdrainage
tiefe Quermassage Pes anserinus
tiefe Quermassage peripatellar
Aufdehnung des M. quadrizeps
Aufdehnung des Tractus iliotibialis
Aufdehnung der Ischiocruralmusk.
Aufdehnung des M. gastrocnemius
Aufdehnung des Rectus femuris
Schuhaußenranderhöhung 5mm
Schuhaußenranderhöhung 6mm
Bei Anschwellung des Gelenkes...
Vermeiden der tiefen Hocke...
Aufschulung des M. quadrizeps
Aufschulung des M. vastus medialis
Aufschulung der Ischiocruralmuskulatur
Verbandswechsel
Unterarmgehstützen für 2 Tage
Unterarmgehstützen für 7 Tage
Fädenentfernung am 4.-6. postop. Tag
Fädenentfernung am 12.-14. postop. Tag
UA-Gehstützen, Bein gut...
Redonentfernung
weiteres Vorgehen Histologieabhängig
Meniskus Standard
Verbandswechsel am 1. postop. Tag vom zuweisenden Arzt, Aufdehnung des M. quadrizeps, Aufdehnung des Tractus iliotibialis, Bein gut durchbewegen, Unterarmgehstützen für 2 Tage, Teilbelastung 1/2 Körpergewicht, danach Belastung nach Schwellneigung, Fädenentfernung am 4.-6. postop. Tag, Vermeiden der tiefen, belastenden Hocke für 3 Monate, bei Anschwellung des Gelenkes Lymphdrainage empfohlen,
zurück
übertragen
leeren

Orthopädisch-Sporttraumatologische Gemeinschaftspraxis

Dr. G. Ebner, Dr. H.-J. Eichhorn, Dr. H. Fett, Priv.-Doz. Dr. M. Strobel, Dr. R. Bertagnoli

Arthroskopische Operation - Kniegelenk

Patient:	Karl Mustermann		10666 -A95
Straße:	Meniskusweg 5		3 S
PLZ / Ort:	94315 Straubing		Erguß
Geburtsdatum:	01.02.1967	Narkose [x] ITN [ ] spinal	[ ] serös [ ] blutig
OP-Datum:	27.07.1995	Blutleere [ ] Ja [x] Nein	[ ] trüb
Zugänge al am pm		Blutsperre [ ] Ja [x] Nein	[x] kein

Verletzte Seite: rechts

Stabilitätsprüfung

Bewegungsumfang			
prä OP	0	0	140
post OP	0	0	140

Lachman-Test	[ ] I [x] II [ ] III	Anschlag	[ ] fest [x] weich [ ] unsi.
Pv.-shift	[ ] 0 [x] gl [ ] I [ ] II [ ] III	reversed Pivot-shift	[ ] Ja [x] Nein

med. Aufkl. 0°	[ ] I [ ] II [ ] III	20°	[ ] I [ ] II [ ] III	KT 1000: links rechts	
lat. Aufkl. 0°	[ ] I [ ] II [ ] III	20°	[ ] I [ ] II [ ] III		
vord. SL 90° IR	[x] I [ ] II [ ] III	NR	[x] I [ ] II [ ] III	AR	[x] I [ ] II [ ] III
hint. SL 90° IR	[ ] I [ ] II [ ] III	NR	[ ] I [ ] II [ ] III	AR	[ ] I [ ] II [ ] III

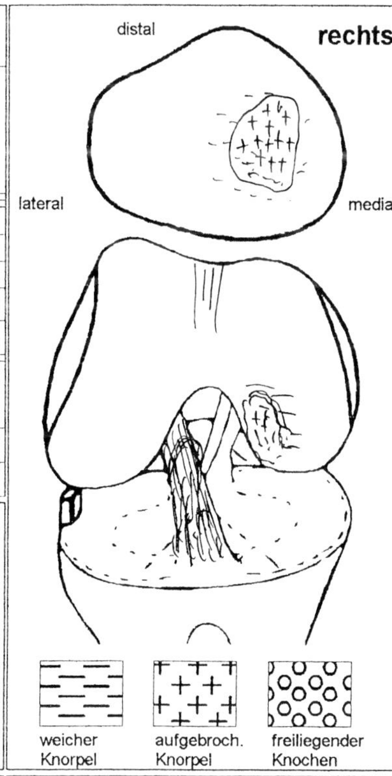

Diagnose

Innenmeniskus: Korbhenkelriß,
vorderes Kreuzband: Komplettruptur proximal,
medialer Femurkondylus: Chondromalacie III°,
retropatellar: Chondromalacie III°,

Therapie

Innenmeniskus: Refixation (all inside), (outside in), je mit zwei Nähten,
retropatellar: Knorpelglättung,
medialer Femurkondylus: Knorpelglättung,
Debridement der Fossa,

Photodokumentation: Bild beim Patienten (bitte zu jeder Konsultation mitbringen)

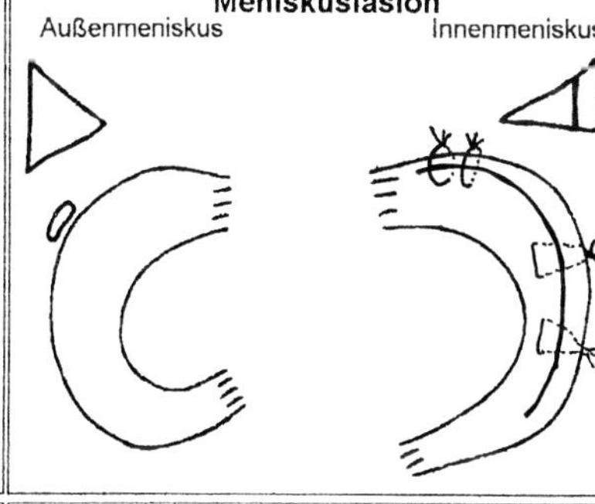

Nachbehandlung

Verbandswechsel am 1. postop. Tag vom zuweisenden Arzt, Bein gut durchbewegen, Unterarmgehstützen für 2 Tage, Teilbelastung 1/2 Körpergewicht, danach Belastung nach Schwellneigung, Fädenentfernung am 4.-6. postop. Tag, Vermeiden der tiefen, belastenden Hocke für 3 Monate, bei Anschwellung des Gelenkes Lymphdrainage empfohlen, Aufdehnung des M. quadrizeps, Aufdehnung des Tractus iliotibialis, VKB-Plastik empfohlen, Mecronschiene 20° für 4 Wochen,

Gemeinschaftspraxis
Dr. med. G. Ebner, Orthopäde
Dr. med. H. J. Eichhorn, Orthopäde
Dr. med. H. Fett, Orthopäde
Priv.-Doz. Dr. med. M. Strobel, Chirurg
Dr. med. univ. R. Bertagnoli, Orthopäde
Hebbelstraße 14a, Tel. 0 94 21 / 99 57 - 0
94315 Straubing

Straubing, 27.07.1995

Abbildung 14-14:
Kompletter Dokumentationsbogen, wie er auch dem Patienten sowie dem nachbehandelnden Arzt mitgegeben wird (Straubinger Arthroskopiedokumentation).

16.2.1 Fallbeispiele

Im folgenden werden einige typische Fehleinschätzungen und operationstaktische Unzulänglichkeiten an Fallbeispielen dargestellt.

Beispiel 1

Vorgeschichte: 48jährige Patientin mit Schmerzen im lateralen Kniegelenksbereich. Bisweilen ziehen diese in den Oberschenkel wie auch in den Unterschenkel. Die klinische Untersuchung zeigt einen Druckschmerz im lateralen Gelenkbereich wie auch im lateralen Gelenkspalt. Als Verdachtsdiagnose wird eine „Außenmeniskusläsion" vermutet. Wegen therapeutischer Unsicherheiten wird noch eine MR-Tomographie veranlaßt. Auch diese zeigt Veränderungen im Bereich des Außenmeniskus (Typ II-Läsion), ebenso finden sich Veränderungen am Innenmeniskushinterhorn (Rißbildung). Der Patientin wird die arthroskopische Operation empfohlen.

Arthroskopischer Befund: Es zeigt sich eine Auffaserung des freien Meniskusrandes. Degenerative Veränderungen am Innenmeniskushorn.

Arthroskopisches Vorgehen: Da klinisch der Verdacht auf eine Außenmeniskusläsion bestand und gleichzeitig die Diagnose MR-tomographisch bestätigt wurde, wird eine partielle Außenmeniskusresektion durchgeführt. Diese fällt größer aus, als ursprünglich geplant, da der Außenmeniskus in der mittleren wie auch in der basisnahen Zone deutlich weicher („fleischiger") ist als der Innenmeniskus. Auch dieses wird als Hinweis auf die Meniskusdegeneration gedeutet. Gleichfalls wird eine partielle Innenmeniskusresektion durchgeführt, da auch der Innenmeniskus degenerativ verändert war.

Ergebnis: Postoperativ kommt es zu keiner deutlichen Besserung der Beschwerden.

Analyse: Die klinische Untersuchung bei Schmerzen im lateralen Gelenkspaltbereich ergibt allzu häufig (viel zu häufig) die Verdachtsdiagnose einer Außenmeniskusläsion. Vielmehr müssen Insertionstendinosen des Tractus iliotibialis, ebenso wie die Lateralisationssyndrome der Patella (z.B. laterales Hyperpressionssyndrom) ausgeschlossen werden. Diese Veränderungen sind wesentlich häufiger als man denkt. Sehr oft führt eine Dehnungstherapie dieser Strukturen zu einer deutlichen Beschwerdelinderung. Dieses Vorgehen empfiehlt sich insbesondere dann, wenn keine typischen lateralen Schnapphänomene oder Blockaden bei den Meniskustests nachzuweisen sind. Finden sich bei der Arthroskopie leichte Auffransungen am Außenmeniskus, sollten diese im Befund zwar beschrieben werden, jedoch keine therapeutischen Maßnahmen nach sich ziehen, zumal wenn keine instabilen Fragmente vorhanden sind. Die Therapie bei Außenmeniskusläsionen sollte auf instabile Meniskusanteile, die zu Blockierungen führen, beschränkt bleiben.

Beispiel 2:

Vorgeschichte: 18jähriges Mädchen mit Schmerzen beim Treppenabsteigen wie auch nach längerem Sitzen. Die klinische Untersuchung zeigt zunächst einen unauffälligen Befund bis auf einen positiven Zohlen-Test. Wegen anhaltender Schmerzen wird der Patientin zu einer Arthroskopie geraten.

Arthroskopischer Befund: Erweichung des retropatellaren Knorpels. Im Bereich der medialen Patellafacette Chondromalazie II. Grades.

Arthroskopische Therapie: Glättung des aufgefaserten und erweichten Knorpels im Bereich der medialen Patellafacette und Entfernung der erweichten Knorpelareale.

Analyse: Die von der Patientin geschilderten Beschwerden sprechen für ein femoropatellares Schmerzsyndrom. Als häufigste Ursachen sind Muskelimbalan-

cen im Bereich des Oberschenkels wie z.B. ein kontrakter M. quadriceps oder eine kontrakte ischiokrurale Muskulatur verantwortlich. Gleichfalls können Lageanomalien der Patella für die Beschwerden verantwortlich sein. Da der Knorpel keine Schmerzrezeptoren aufweist, ist es unwahrscheinlich, daß durch die Abtragung des erweichten Knorpels die Beschwerden zu verbessern sind. Vielmehr werden durch Abtragung der oberflächlichen Knorpelschutzschicht (Lamina splendens) die tieferliegenden Knorpelanteile demarkiert und der weiteren Degeneration ausgesetzt.
Bei der klinischen Untersuchung sollte daher unbedingt auf diese Gegebenheiten geachtet werden. Der Zohlen-Test ist als ungeeignet einzustufen, da er im wesentlichen auf einer synovialen Schmerzauslösung beruht und auch bei den meisten „Kniegesunden" positiv auszulösen ist. Eine Überinterpretation dieses Tests muß vermieden werden.

Beispiel 3:

Vorgeschichte: 26jähriger Patient vor 8 Monaten mit dem Motorrad verunfallt. Er klagt über ein subjektives Unsicherheitsgefühl im Kniegelenk. Der Lachman-Test ist deutlich positiv, so daß dem Patienten zur Beurteilung des vorderen Kreuzbandes die Arthroskopie empfohlen wird.

Arthroskopischer Befund: Schlaffes vorderes Kreuzband, das als deutlich elongiert beschrieben wird. In Anbetracht dieses „deutlichen Befundes" wird dem Patienten zur Rekonstruktion des vorderen Kreuzbandes geraten, um das Unsicherheitsgefühl zu beseitigen.

Analyse: Bei der klinischen Stabilitätsprüfung sollte *immer* eine Ruptur des hinteren Kreuzbandes ausgeschlossen werden, insbesondere wenn es sich um Motorrad- und PKW-Unfälle handelt. Bei diesen Verletzungen sind Rupturen des hinteren Kreuzbandes überproportional häufig. Darüber hinaus muß bei der Prüfung des Lachman-Tests die Charakteristik des Endpunktes angegeben werden. Handelt es sich um einen festen Anschlag, stehen sicherlich noch Restfasern des vorderen Kreuzbandes bzw. ist dieses intakt, wenn das Kniegelenk aus einer spontanen hinteren Schublade nach anterior gezogen wird.

Der arthroskopische Befund eines „schlaffen vorderen Kreuzbandes" muß unbedingt als indirekter Hinweis auf eine Läsion des hinteren Kreuzbandes angesehen werden. Um das Ausmaß der posterioren Tibiaverschiebung zu bestimmen, empfehlen sich gehaltene Röntgenaufnahmen für die hintere Schublade.

Bei persistierendem Unsicherheitsgefühl sollte dem Patienten zur Rekonstruktion des hinteren Kreuzbandes geraten werden.

Beispiel 4:

Vorgeschichte: 24jähriger Patient vor 8 Monaten Rotationstrauma beim Fußballspielen. Es folgte eine konservative Behandlung. Der Patient klagt über belastungsabhängige Schmerzen und Unsicherheitsgefühl. Wegen der ausgeprägten Abwehrspannung ist eine eindeutige Stabilisierungsprüfung nur unzureichend möglich.

Arthroskopischer Befund: Teilruptur des vorderen Kreuzbandes, wobei sich auch Fasern auf das hintere Kreuzband aufgelegt haben.

Arthroskopische Therapie: Da noch Kreuzbandfasern vorhanden sind, wird dem Patienten eine Kräftigung der Muskulatur geraten.

Analyse: Die Vorgeschichte (Rotationstrauma beim Fußballspielen) wie auch das subjektive Instabilitätsgefühl muß an eine Insuffizienz des vorderen Kreuzbandes denken lassen. Läßt sich der Patient klinisch nicht sicher untersuchen (Abwehrspannung) muß er unbedingt, bevor mit der Arthroskopie begonnen wird, in Narkose untersucht werden. Hierbei wird auch der Pivot-shift-Test geprüft. Findet sich ein extensionsnahes Subluxieren, ist das vordere Kreuzband insuffizient. Die bei der Arthroskopie zu sehenden Reststrukturen und Narben sind nicht in der Lage, das Kniegelenk ausreichend zu stabilisieren. Diese Strukturen dürfen nicht zu der Ansicht führen, daß das vordere Kreuzband im wesentlichen intakt ist. Vielmehr sollte das Ergebnis der funktionellen Untersuchung (Narkoseuntersuchung) und nicht das der morphologischen Untersuchung (Arthroskopiebefund) das weitere Vorgehen bestimmen.

Es ist damit festzustellen, daß die Arthroskopie kein „Allheilmittel" für alle Knieprobleme ist.

16.3 Planung des operativen Ablaufes

Ist entschieden, daß der gefundene Befund pathologisch ist und auch mit dem klinischen Befund korreliert, ist die arthroskopische Therapie angezeigt. Da sich das arthroskopische operationstaktische Vorgehen wesentlich vom arthrotomischen Vorgehen unterscheidet, ist es erforderlich, bei gegebener Läsion die einzelnen Operationsschritte im voraus (im Geiste) zu planen. Keinesfalls sollte man sich „blindwütig" auf einen pathologischen Befund stürzen, sei er noch so schön oder so selten. Zunächst müssen andere, gleichzeitig behandlungsbedürftige Begleitläsionen ausgeschlossen werden. Dann gilt es einen optimalen Instrumentenzugang zu plazieren, um mit den Operationsinstrumenten auch den pathologischen Befund erreichen zu können. Ein ungünstiger Instrumentenzugang kann das weitere operationstechnische Vorgehen deutlich behindern (s. Kap. 6). Bei den operativen Verfahren wird grundsätzlich zwischen rekonstruktiven und resezierenden Techniken unterschieden.

Resezierende Techniken: Hierbei gilt es zu planen, an welcher Stelle aus (anterior oder posterior, superior bzw. inferior) mit der Resektion begonnen wird.

Rekonstruktive Techniken: Hierbei ist es neben dem verwendeten bzw. vorhandenen Operationsinstrumentarium von Bedeutung, an welcher Stelle die entsprechenden Bohrkanäle, Kanülen bzw. die Nähte gelegt werden. So kann man sich durch das ungünstige Einstechen von den Kanülen bei der Meniskusrefixation (s. Kap. 18) das weitere Vorgehen sehr umständlich und schwierig gestalten. Dieses gilt z. B. für die All-inside-Naht mit dem Nahthaken am Innenmeniskushinterhorn. Sind zwei oder drei Nähte vorgesehen, ist es sinnvoll, zunächst die ganz medialen Nähte zu plazieren, da ansonsten die Naht in unmittelbarer Nähe des Hinterhorns die Sicht behindert.

17 Instrumentarium für die arthroskopische Chirurgie

Bei arthroskopischen Operationen müssen intraartikuläre Gewebe (Meniskus, Knorpel, Knochen) bearbeitet werden. Meist handelt es sich um eine gezielte Entfernung der Gewebsstrukturen. Hierfür ist eine Anzahl verschiedener Instrumente von der Industrie entwickelt worden. Für zahlreiche Operationen werden aber auch Spezialinstrumente angeboten. Die Anschaffung von derartigen Spezialinstrumenten ist aber nicht immer sinnvoll, da ihre Funktion auch von „alltäglichen Operationsinstrumenten", die in ihrem Anschaffungspreis teilweise um den Faktor 100 preiswerter sind, übernommen werden kann.

Eine weitere Problematik bei der Analyse des Instrumentariums liegt darin, daß keine einheitlichen Begriffe gebräuchlich sind. Für ein und dasselbe Instrument werden, je nach Hersteller, verschiedene Bezeichnungen verwendet.

Beginnt man mit arthroskopischen Operationen und stellt sich sein Instrumentarium zusammen, liegt der verbreitetste Fehler darin, zu viele verschiedene Operationsinstrumente anzuschaffen. Dieses Kapitel stellt daher die wichtigsten Instrumente dar.

Man unterscheidet mechanische, motorgetriebene und elektrochirurgische Instrumente. Darüber hinaus sind Spezialinstrumente für spezielle Techniken, z. B. für die arthroskopische Rekonstruktion des vorderen Kreuzbandes oder die Meniskusrefixation bekannt. Gleichzeitig gewinnt die Laserchirurgie zunehmende Verbreitung.

17.1 Anforderungen

An ein arthroskopisches Operationsinstrument sind verschiedene Anforderungen unterschiedlicher Wertigkeit zu stellen.

Kleine Dimensionierung: Um mit einem Operationsinstrument in engen Bereichen des Kniegelenkes, z. B. am Innenmeniskushinterhorn, arbeiten zu können, sollte das Instrument möglichst klein dimensioniert sein. Dieses gilt insbesondere für den Schaftbereich, der möglichst schmal bzw. dünn konstruiert sein sollte.

Stabilität: Von dem arthroskopischen Operationsinstrument muß eine größtmögliche Stabilität erwartet werden, was konstruktionstechnisch nicht leicht mit der ebenfalls verlangten kleinen Dimensionierung zu vereinbaren ist. Das Abbrechen eines Instrumententeiles im Gelenk muß unbedingt vermieden werden. Ein abgebrochenes Instrumentenstück muß als freier Gelenkkörper betrachtet werden, die arthroskopische Entfernung ist teilweise äußerst aufwendig. Daher haben zahlreiche Hersteller bei den mechanischen Instrumenten (s. unten, Abschn. 17.2) konstruktionstechnisch Sollbruchstellen berücksichtigt. Droht das Instrumentenmaul bzw. eine Maulbranche abzubrechen, bricht vorher ein Teil der Kraftübertragung oder ein Umlenkbolzen, um zu vermeiden, daß die Branche im Gelenk abbricht. Bei der Anschaffung eines Instrumentes sollte darauf geachtet werden, ob der Hersteller derartige Sollbruchstellen vorgesehen hat.

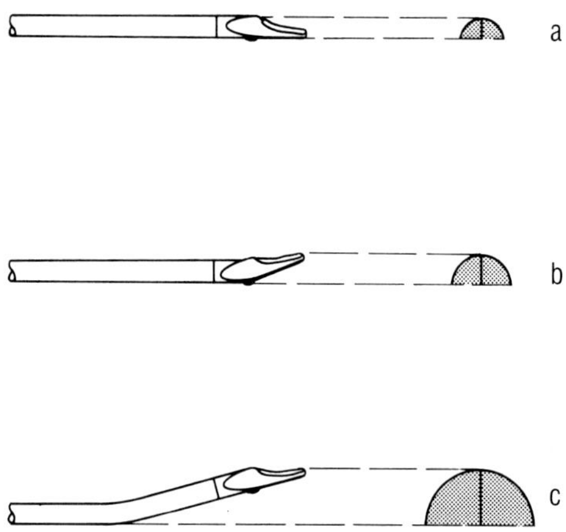

Abbildung 17-3:
Platzbedarf eines Operationsinstrumentes bei Rotation. Ein gerades Instrument **(a)** beansprucht etwas weniger Raum *(gerasterte Fläche)* bei Rotation als ein nach oben abgewinkeltes Instrument **(b)**. Demgegenüber ist der Platzbedarf eines nach oben gebogenen Instrumentes **(c)** deutlich größer.

möglichst viele verschiedene Strukturen bearbeiten zu können. Hierzu ist es notwendig, daß das Operationsinstrument rotiert wird (Abb. 17-3). Der Platzbedarf beim Rotieren des Instrumentes hängt weniger vom Instrumentenmaul, sondern vielmehr vom Ausmaß der Abwicklung bzw. von der Größe der Biegung bei einem gebogenen Instrument ab. Schon bei einer geringen Biegung des Instrumentenschaftes wird der intraartikuläre Platzbedarf überproportional erhöht (Abb. 17-3). Es muß bedacht werden, daß der Bewegungsbereich des Instrumentes wesentlich durch den gelegten Instrumentenzugang (s. Kap. 6) und die individuelle Gelenkkonfiguration vorgegeben ist.

Mit zunehmender Verbreitung der standardisierten Anlage der Instrumentenzugänge (s. Kap. 6) erfreuen sich abgewinkelte Instrumente größerer Verbreitung. Die gebogenen Instrumente sind nur noch sehr vereinzelt zu empfehlen.

Als Standardinstrumente sollten ein gerades sowie ein abgewinkeltes Instrument angeschafft werden. Von den abgewinkelten Instrumenten sind die nach oben abgewinkelten hilfreich, um z. B. das Innenmeniskushinterhorn zu bearbeiten.

17.3 Mechanische Instrumente

Mechanische Operationsinstrumente sind dadurch gekennzeichnet, daß die Kraft durch Betätigung des Handgriffes auf das Instrumentenmaul einwirkt.

17.3.1 Messer

Es sind verschiedene Messerformen (Bananenmesser, Rosettenmesser, retrograd schneidendes Messer und verschiedene andere gebogene Klingenformen) bekannt.

Man muß jedoch berücksichtigen, daß bei Verwendung von Messern als Operationsinstrument immer, wie beim Schneidevorgang mit einem Messer typisch, eine Schneideunterlage benötigt wird. So dient der Knorpel des Tibiaplateaus als Schneideunterlage, will man mit einem Messer z. B. Meniskusgewebe schneiden. Ist der Schnitt im Meniskus vollendet, gerät das Messer unwillkürlich in die Schneideunterlage (Knorpel des Tibiaplateaus). Läsionen in diesem Bereich liegen zwar nicht in der Hauptbelastungszone, sind jedoch in ihrer Tiefe keinesfalls zu unterschätzen. Der intakte Knorpel hat nach einem Schnitt die Tendenz, sich wieder aneinander anzulegen. Nichts desto weniger ist aber von einer tiefgreifenden Knorpelläsion auszugehen, die in ihrem Ausmaß erst nach Wochen und Monaten beurteilt werden kann.

Vor der Verwendung von Messern muß insbesondere bei Operationen am Innenmeniskushinterhorn und gleichzeitig sehr engem Gelenkspalt gewarnt werden. Durch unvorsichtige Manipulationen kann es zum Abbrechen der Messerklinge kommen, die dann als freier Gelenkkörper aus dem Gelenk geborgen werden muß. Andererseits sind bei unübersichtlichen Verhältnissen Verletzungen der dorsal liegenden Gefäß-Nerven-Strukturen eine gefürchtete, aber leider bekannte Komplikation.

17.3.2 Scheren

Scheren sind aus der traditionellen Chirurgie bekannt und wurden auch in den Anfangsjahren der arthroskopischen Chirurgie häufig für die Durchtrennung von Meniskusgewebe verwendet. Aber auch kleine spezielle arthroskopische Scheren werden angeboten. Die Gefahr bei Scheren besteht darin, daß die Branchen leicht abbrechen können, insbesondere dann, wenn die Scheren unbedacht in geöffnetem Zustand im Gelenk rotiert werden. Heute wird die Scherenfunktion zunehmend durch sehr schmale Punche (Scheren-Punch) ersetzt.

17.3.3 Punch

Das verbreitetste mechanische Operationsinstrument ist der sogenannte Punch. Je nach Hersteller sind auch die Bezeichnungen: Hakenstanze, Exzisionsstanze, Korbstanze, Stanze, durchschneidende Stanze, Basket-Forceps, Basket-Punch oder Knipszange gebräuchlich.

Arbeitsweise: In Abhängigkeit von der Maulform werden die zu resezierenden Gewebeteile in kleinen Stücken abgetrennt bzw. abgekniffen. Die abgetrennten Teile verbleiben im intraartikulären Raum und müssen in einem zweiten Arbeitsgang z.B. mit einer Spülkanüle oder dem motorisierten Instrumentarium (Shaver) entfernt werden. Von der Industrie werden aber auch sogenannte Saugpunche angeboten. Bei diesen ist im Schaftbereich, der großlumiger ist, eine Absaugung integriert, so daß die Gewebsfragmente nach dem Abtrennen unmittelbar abgesaugt werden. Der Nachteil dieser Instrumente liegt neben einem höheren Anschaffungspreis auch im größeren Platzbedarf bedingt durch den dickeren Schaft.

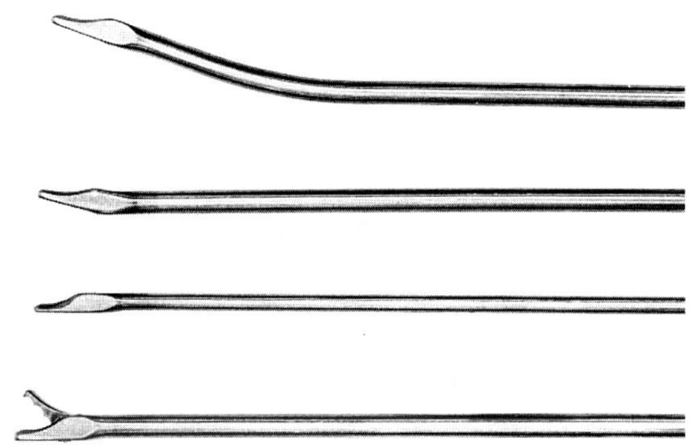
d
c
b
a

Abbildung 17-4:
Verschiedene Instrumentenformen. Gerades Instrument mit geöffnetem **(a)** und geschlossenem **(b)** Maul. Nach oben abgewinkeltes **(c)** und oben gebogenes Instrument **(d)**.

Punchformen: Die Grundausstattung sollte aus einem geraden und einem nach oben abgewinkelten Punch bestehen. Auch gebogene Punche sind erhältlich, jedoch auf Grund der beschriebenen Nachteile (s. oben) nicht unbedingt zu empfehlen (Abb. 17-4).

Von den Punchen ist insbesondere der nach oben abgewinkelte Punch (Abwinklungsgrad zwischen 5° und 15°) ein hilfreiches Instrument zur Bearbeitung des Innenmeniskushinterhornes. Das mediale Tibiaplateau ist konkav ausgebildet, und das Innenmeniskushinterhorn liegt hinten oben auf dem Tibiaplateau. Bei einer engen Gelenkkonfiguration kann es äußerst schwierig sein, das Innenmeniskushinterhorn mit einem geraden Instrumentenmaul zu erreichen.

Die Punche sind mit verschieden breiten Maulformen erhältlich. In letzter Zeit haben Punche mit vergrößerten Maulformen zunehmende Verbreitung gefunden, da sie sehr effektiv z. B. degenerativ verändertes Meniskusgewebe bearbeiten können. Dem großen Vorteil dieser schnellen und effektiven Bearbeitung

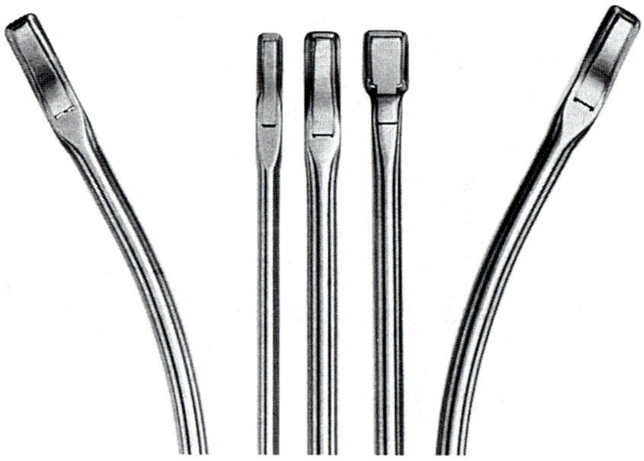

Abbildung 17-5:
Verschiedene Maulformen von Punchen (Fa. Aesculap).

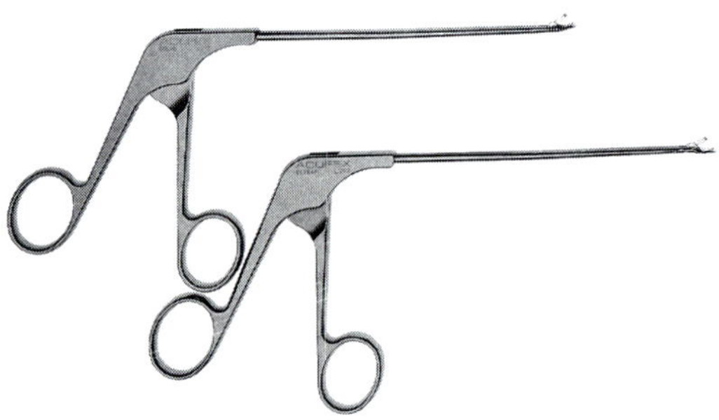

Abbildung 17-6:
Punche mit breiterem Maul (Duckbill-Punch, Fa. Acufex).

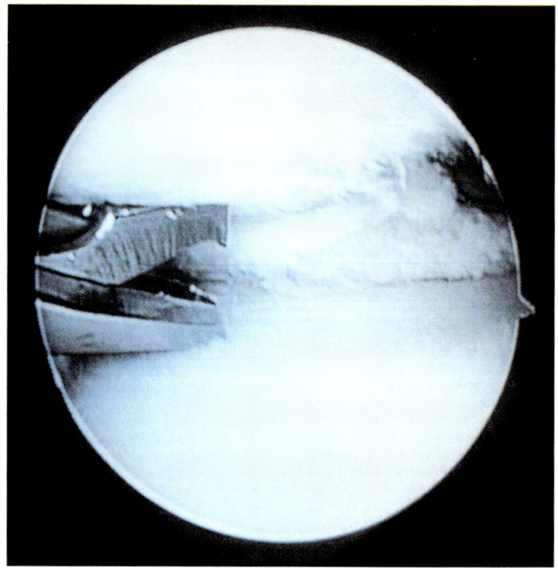

Abbildung 17-7:
Meniskusresektion mit einem Punch. Ist der Gelenkspalt sehr eng, gerät das Instrument sehr leicht mit dem Knorpel des medialen Femurkondylus in Kontakt. Knorpelläsionen sind leicht möglich, wenn das Maul in der engen Gelenkregion geöffnet wird.

steht aber der Nachteil gegenüber, daß im Gelenk relativ große Fragmente verbleiben, die oft nicht ohne Probleme aus dem Gelenk entfernt werden können. Selbst großlumige Shaveransätze oder Spülkanülen können wiederholt verstopfen. Bei sehr engen Gelenkspalten können darüber hinaus auch Knorpelschäden in der Hauptbelastungszone entstehen, wenn das Maul geöffnet oder das Instrument forsch zum Hinterhornbereich geführt wird. Dieses trifft auch bei Verwendung von schmalen Punchen zu, da die Schnittlänge (Schnittiefe) gleich groß wie bei den breiteren Punchen ist.

Indikation und Probleme: Ein wesentliches Problem bei der Verwendung von Punchen sind die im Gelenk verbleibenden abgetrennten Gewebspartikel, die leicht in den dorsomedialen Rezessus geraten können und dort dem Untersucher nur schwer zugänglich sind. Wird daher Meniskusgewebe mit dem Punch bearbeitet, sollten die zahlreichen abgetrennten Gewebsteile intermittierend mit einer Spülkanüle abgesaugt werden. Zum anderen empfiehlt es sich, auch im dorsomedialen Rezessus eine Ansammlung von abgetrennten Meniskusfragmenten auszuschließen. Hierzu ist es erforderlich, abschließend den dorsomedialen Rezessus durch Passage der Fossa intercondylaris nach dorsal zu inspizieren (s. Abschn. 8.7.1).

Eine weitere Schwierigkeit bei der Verwendung der Punche stellt sich dadurch, daß das Ausmaß der Resektion vom Operateur nur schwer beurteilbar ist, da das Maul bzw. der Schaftbereich häufig den Blick auf die zu resezierende Struktur behindert oder sogar fast unmöglich macht. Beispielsweise ist das Ausmaß einer Meniskusresektion bei engen Gelenkverhältnissen besonders im Hinterhornbereich der Innenmenisken nicht immer einfach zu kontrollieren (Abb. 17-7).

Für folgende operative Maßnahmen kann ein Punch empfohlen werden:

- Durchtrennung einer Gewebebrücke z. B. einer Meniskuszunge
- Fragmentiertes Abtragen von degenerativ verändertem Meniskusgewebe
- Durchtrennung von Narbensträngen
- Durchtrennung von Synovialfalten
- Abtragen von abgehobenen Knorpelschuppen oder -lefzen
- Zerkleinerung eines freien Gelenkkörpers (selten).

17.3.4 Faßzange

Zur Extraktion von abgetrenntem oder losgelöstem Gewebe bzw. von freien Gelenkkörpern ist eine Faßzange notwendig. Faßzangen werden als gerade oder abgewinkelte Instrumente eingesetzt (Abb. 17-8).

Wir verwenden sehr häufig eine abgewinkelte Faßzange, da hierdurch der seitliche Arbeitsraum signifikant vergrößert wird. Zudem kann das Instrumentenmaul beim Fassen z.B. einer Meniskushinterhornzunge zunächst parallell zum Gelenkspalt in den dorsalen Gelenkbereich geführt und erst nach Erreichen des Hinterhorns rotiert werden. Eine Faßzange sollte keine Sperre (Ratsche) aufweisen. Gerade das Fassen von kleinen harten Gelenkkörpern gestaltet sich mit einer „Ratsche" wesentlich schwieriger, da der Untersucher die Konsistenz des freien Gelenkkörpers nicht direkt einschätzen kann.

Zur Entfernung von Knorpelteilen ist es hilfreich, wenn die Faßzange im vorderen oder wenn möglich im gesamten

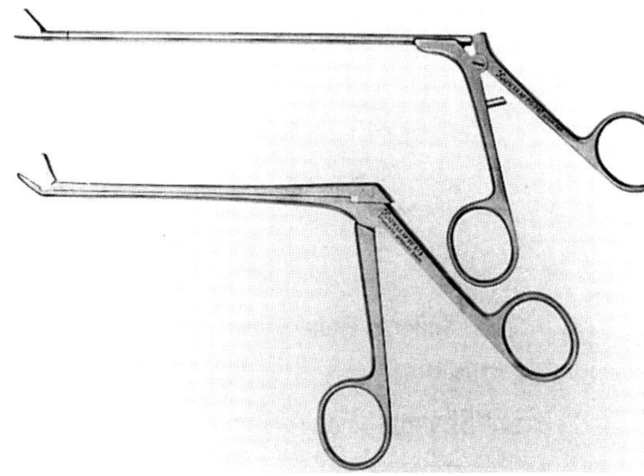

Abbildung 17-8:
Gerade *(oben)* und nach oben abgewinkelte *(unten)* Faßzange.

Maulbereich keine Zähne aufweist, sondern eine angeschliffene Kante. Mit diesem Instrument können dann abgelöste Knorpelschuppen vorsichtig entfernt werden, ohne daß der intakte Knorpel beschädigt wird.

Bei der vorhandenen arthroskopischen „Euphorie" darf man nicht vergessen, daß auch im Standardinstrumentarium der „klassischen" Chirurgie zahlreiche hervorragende Faßinstrumente vorhanden sind. So ist auch eine Kocherklemme oder ein feines Moskitoklemmchen ein geeignetes Instrument zum Fassen von freien Gelenkkörpern oder größeren abgetrennten Meniskusanteilen, z. B. einer Meniskuszunge oder eines Korbhenkels.

Für folgende Anwendungen empfiehlt sich die Faßzange:

- Entfernung von abgetrenntem Meniskusgewebe
- Entfernung freier Gelenkkörper
- Entfernung von Knorpelflaps
- Entnahme einer Synovia-PE
- Entfernung von abgetrenntem Knochengewebe
- Fassen von Fäden z. B. bei arthroskopischen Kreuzbandrekonstruktionen, Meniskusnähten oder bei der Raffung des medialen Retinakulums. Hierfür ist es vorteilhaft, eine möglichst kleine Faßzange zu verwenden.

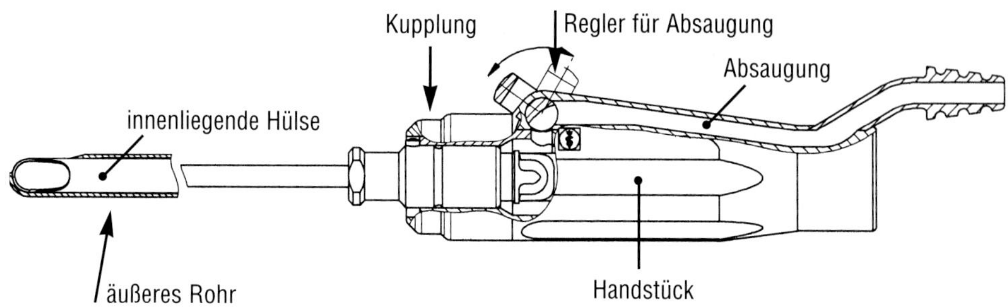

Abbildung 17-9:
Aufbau eines Shavers (Fa. Aesculap)

17.4 Motorgetriebenes Instrumentarium (Shaverinstrumentarium)

Die motorgetriebenen Instrumente sind aus dem Instrumentenset heute nicht mehr wegzudenken. Der Shaver besteht aus einem Antrieb und einem Handstück. Auf das Handstück werden je nach gewünschter Funktion die entsprechenden Ansätze aufgesteckt (Abb. 17-9).

17.4.1 Funktionsprinzip

Die Funktion des Shavers wird im wesentlichen durch den Ansatz bestimmt. Dieser Ansatz, auch Messer oder Spitze genannt, besteht aus zwei mit einer Öffnung versehenen Hülsen. Die äußere Hülse (Rohr) ist dabei feststehend. In ihr befindet sich an der Spitze eine Öffnung. Die Form und Größe dieser Öffnung bestimmt im wesentlichen die Funktion des Ansatzes. Die innenliegende, ebenfalls mit einer Öffnung versehene Hülse ist im Gegensatz zur äußeren nicht feststehend. Der Antrieb der innenliegenden rotierenden Hülse erfolgt über das Handstück. Zum Arbeiten mit dem Shaver muß daher der Ansatz (Synonym: Spitze, Messer) bestehend aus feststehender äußerer Hülse und innerer rotierender Hülse, auf das Handstück aufgesteckt werden.

Über die am Handstück angeschlossene Absaugung ist es möglich, die Gewebsfragmente in die Öffnung des außenliegenden Rohres zu saugen. Diese angesaugten Gewebeteile werden dann durch das innenliegende rotierende Messer abgeschnitten und über das Handstück abgesaugt.

Die Stärke der Absaugung muß beim Shaver regulierbar sein. Ansonsten saugt man unbeabsichtigt gesunde Gewebsanteile an. Das Risiko von Nachblutungen und iatrogenen Läsionen wäre nicht kalkulierbar. Die Regulation der Absaugung kann vom Operateur selbst am Handgriff vorgenommen werden. Es ist aber auch möglich die Absaugstärke über ein von der Schwester oder dem Assistenten zu bedienendes regulierbares Ventil (s. Abb. 3-29) zu dosieren. Beim Ansetzen des Absaugschlauches ist darauf zu achten, daß die Verbindung zwischen Absaugschlauch und Handstück fest ist und sich nicht bei Bewegungen des Shavers rezidivierend löst.

Das Arbeiten mit dem Shaver verlangt eine gute Koordination zwischen Steuerung des Antriebes, Steuerung der Absaugung und Positionierung des Ansatzes zum zu bearbeitenden Gewebe. Der Shaver sollte nur dann in Betrieb gesetzt werden, wenn der Ansatz auch auf dem Monitor sichtbar ist. Damit wird vermieden, daß andere Gewebestrukturen, die primär nicht bearbeitet werden sollten, reseziert oder verletzt werden (Abb. 17-10). Ausnahmesituationen können dann gegeben sein, wenn der Operateur keine intraartikuläre Sicht hat, z.B. bei Vernarbungen des gesamten Gelenkbinnenraumes im Rahmen von arthroskopischen Arthrolysen.

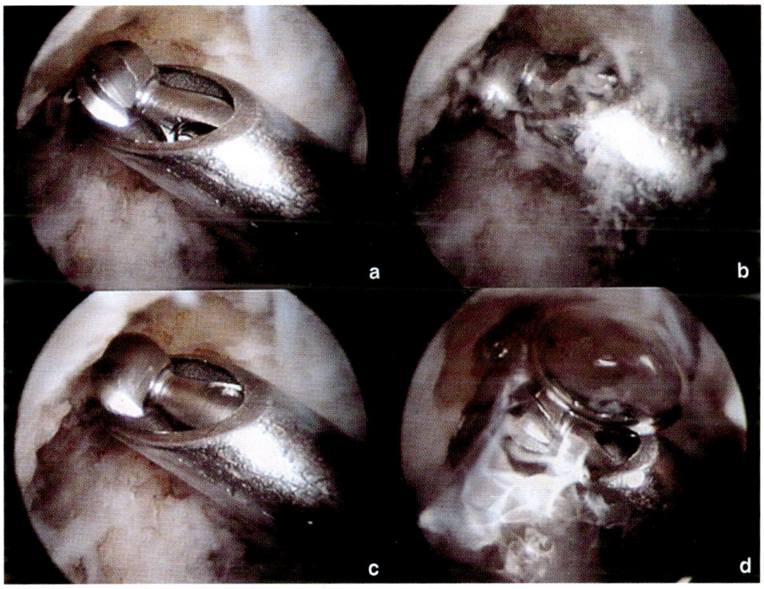

Abbildung 17-10: Dosierte Absaugung bei Einsatz der Kugelfräse. Positionierung der Kugelfräse im Bereich der Notch **(a)**. Bei Betätigung des Instrumentes werden multiple kleine Knochenanteile abgefräst **(b)**. Hierdurch kommt es zur deutlichen Trübung der Sicht, so daß eine Absaugung folgen muß **(c)**. Wird zu forciert abgesaugt, kollabiert das Gelenk bzw. es werden Luftblasen angesaugt **(d)**.

17.4.2 Antrieb

Die motorisierten Instrumente lassen sich nach Lage der Antriebseinheit, nach dem Handgriff und den Erweiterungsmöglichkeiten (s. unten) unterscheiden. Bei einigen Shavermodellen liegt der Antrieb im Handgriff selbst. Dies führt dazu, daß der Handgriff wesentlich schwerer ist. Die notwendige Antriebsenergie muß über ein Verbindungskabel zum Handgriff geleitet werden. Da sich bei diesen Systemen die gesamte Elektronik und Antriebsmechanik im Handstück befindet, sind nach der Sterilisation längere Abkühlzeiten notwendig. Bei sehr häufiger Sterilisation und forciertem Abkühlen (Übergießen mit kalter Flüssigkeit) ist mit einer vermehrten Störanfälligkeit zu rechnen. Bei einem anderen System liegt die Antriebseinheit separat, die Antriebskraft wird hierbei über eine Biegewelle zum Handstück geleitet (Abb. 17-11).

Der Handgriff ist bei diesen Systemen wesentlich leichter und handlicher, die Verbindung zwischen Antriebseinheit und Handstück ist jedoch auf Grund der Biegewelle rigider als bei den oben genannten Systemen. Der Shaver wird über ein Fußpedal betätigt, das mit der Antriebseinheit bzw. dem Basisinstrument auf dem Arthroskopieturm verbunden ist.

Es sind auch Shaver bekannt, bei denen der Antrieb über das Handstück betätigt werden kann. Dieses führt natürlich zu einem aufwendigeren und damit auch empfindlicheren Handstück. Bei Rotation des Shavers, die für die Bearbeitung der Gelenkbinnenstrukturen unbedingt notwendig ist, werden vom Untersucher zur Betätigung der Antriebstasten ausgesprochene Fingerfertigkeiten verlangt.

Die Effizienz der Schneidefunktion wird von seiten des Antriebes durch das Drehmoment und die Geschwindigkeit bestimmt. Ein ausreichend großes Drehmoment muß zur Verfügung stehen, damit die gegen das feststehende äußere Rohr rotierende innenliegende Hülse die angesaugten Gewebsanteile abschneiden kann.

Ein weiterer Faktor ist die Drehgeschwindigkeit des innenliegenden Messers, die bei den meisten Shaversystemen vom Operateur eingestellt bzw. gesteuert werden kann. Bei der Anschaffung eines Shavers sollte man darauf achten, daß diese Geschwindigkeiten reguliert werden können. Weist der Ansatz eine große Öffnung auf (z.B. der Rosenberg-Resektor, s. unten), darf das rotierende Messer nicht zu schnell drehen, damit Gewebe durch die Öffnung des außenstehenden Rohres angesaugt werden kann. Bei Ar-

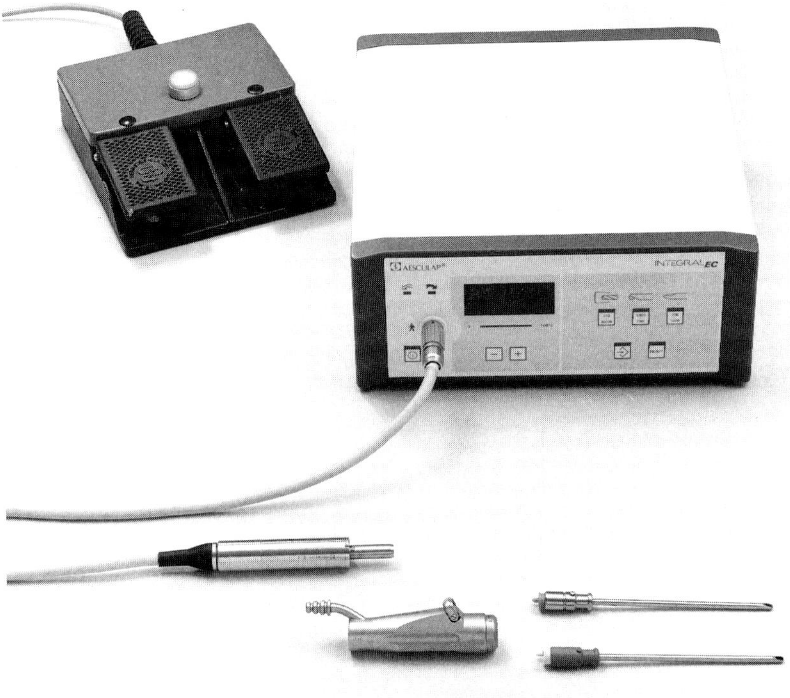

Abbildung 17-11: Komplettes Shaverinstrumentarium mit Fußpedal, Steuergerät, Motor, Handstück und verschiedenen Aufsätzen (Fa. Aesculap).

beiten in weichem Gewebe ist eine Geschwindigkeit von 400 Umdrehungen pro Minute zu empfehlen. Bei der Bearbeitung von Knochen können Geschwindigkeiten zwischen 800 und 1000 Umdrehungen pro Minute sinnvoll sein.

Je nach Hersteller kann die Geschwindigkeit am Fußschalter oder direkt an der Antriebseinheit umgestellt werden. Bei zahlreichen Systemen werden zwei oder drei Geschwindigkeiten vorgegeben. Darüber hinaus sollte die Möglichkeit eines Rechts- und Linkslaufes, je nach Betätigung des Fußpedals, bestehen. Von einigen Shaver-Modellen kann auch eine Oszillation, d. h. ein abwechselnder Rechts- und Linkslauf am Fußpedal eingestellt werden. Bei oszillierendem Betrieb sollen die Ansätze nicht so schnell verstopfen, was z. B. bei der Synovektomie oder beim Abtrag von Vernarbungssträngen von Vorteil sein soll. U. E. ist ein oszillierender Betrieb nicht unbedingt notwendig.

17.4.3 Ansätze

Die Schneidefunktion wird nicht nur durch das Drehmoment und die Geschwindigkeit des innenliegenden Messers (s. oben), sondern auch durch Größe und Form der Öffnung sowie die Form des rotierenden Messers bestimmt. Durch eine große Öffnung können große Gewebsanteile, z. B. Synoviazotten oder Knorpelfransen, angesaugt werden. Härtere Gewebe lassen sich schlecht ansaugen.

Die meisten Öffnungen sind zur Seite hin verlängert, damit, wie bei den abgewinkelten Instrumenten, auch seitlich zur Instrumentenachse eine Resektion erfolgen kann. Der Arbeitsbereich der Instrumente wird dadurch wesentlich vergrößert.

Der innenliegende rotierende Anteil (rotierendes Messer) bestimmt die Aggressivität der Resektion. Die Messer können gezahnt oder ungezahnt sein, wobei die gezahnten Messer aggressiver sind. Zur Bearbeitung von Meniskusgewebe dient ein seitlich abgewinkeltes Messer, Knochen und Osteophyten werden dagegen mit Fräsköpfen bearbeitet.

Hierbei wird das Gewebe direkt durch eine innenliegende rotierende Fräse bearbeitet und die kleinen Knochenfragmente durch den Zwischenraum zwischen innenliegendem rotierenden Anteil und starren äußerem Rohr abgesaugt. Man kann demnach schneidende Ansätze und fräsende Ansätze unterscheiden. Im folgenden wird auf die wichtigsten, am häufigsten zu verwendenden Ansätze eingegangen (Abb. 17-12).

Rosenberg-Resektor (Full-radius Resektor) (Abb. 17-12a): Dieses ist der am häufigsten verwendete Ansatz zum Bearbeiten von Synovialgewebe und zum Abtragen von ausgedehnten Knorpelfransen. Der Außenteil des Ansatzes kann auch als Saugrohr verwendet werden, um z. B. die mit einem Punch abgetrennten Meniskusanteile aus dem Gelenkbinnenraum zu entfernen, da es nach vorne abgerundet ist und sich somit leicht in den Gelenkraum einführen läßt.

Lateral cutter (Meniskuscutter) (Abb. 17-12b): Das Außenteil dieses Ansatzes besitzt ein nach vorn abgewinkeltes und seitlich verlängertes Fenster. Innen liegt ein eckiges Messer, die Resektionsrichtung ist somit nach vorne und seitlich orientiert. Dieser Ansatz wird am häufigsten zur Resektion von Meniskusgewebe verwendet.

Kugelfräse, Acromioniser (Abb. 17-12c): Mit diesen Ansätzen werden Knochenanteile und Knochenvorsprünge entfernt. Bei arthroskopischen Kreuzbandoperationen oder Rearthroskopien nach Kreuzbandersatz kann damit auch eine Notchplastik durchgeführt werden. Zur Induktion von Ersatzknorpel kann mit Hilfe dieser Ansätze ebenfalls eine subchondrale Abrasion erfolgen. Bei größeren Knochenanteilen, z. B. einer ausgedehnten Notchplastik, oder bei Anwendung im Bereich der Schulter empfiehlt sich die Verwendung einer zapfenförmigen Fräse (Acromioniser).

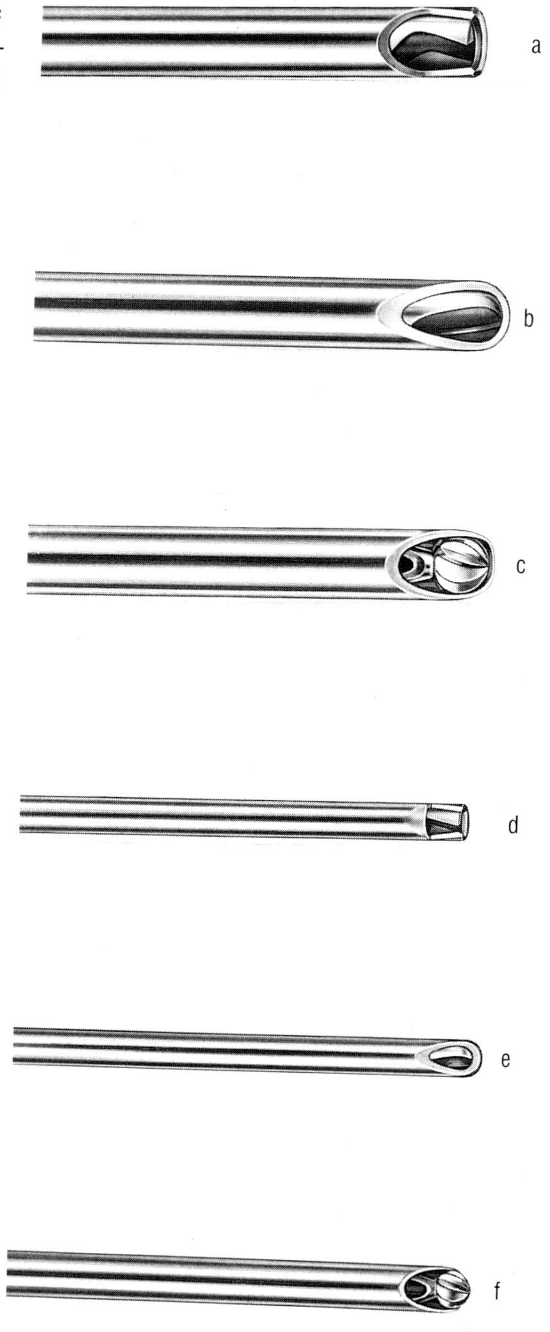

Abbildung 17-12:
Wichtige Shaveransätze. Meniskuscutter **(a)**, Rosenberg-Resektor (lateral cutter) **(b)**, Kugelfräse **(c)**. Diese Ansätze sind auch als small joint-Ansätze erhältlich **(d, e, f)** (Fa. Aesculap).

weiterer Betätigung des Shavers können intakte Weichteilstrukturen beschädigt werden. Daher sollte der Shaver nur dann betätigt werden, wenn eine ausreichende Übersicht vorhanden ist. Hierbei ist insbesondere eine dosierte Absaugung der Spülflüssigkeit einzuhalten (s. Abb. 17-10).

Besondere Vorsicht ist beim Einsatz des Shavers in engen Gelenkbereichen angezeigt. Dieses nicht nur um den Gelenkknorpel zu schonen, sondern auch, um mit dem Shaver nicht versehentlich die eigene Optikspitze zu „bearbeiten“. Besonders bei Einsatz des Shavers am Außenmeniskusvorderhorn kommen sich Optik, die durch den anterolateralen Arthroskopzugang eingeführt ist, und Shaverspitze sehr nahe, so daß es hier leicht zu unbeabsichtigten Kontakten kommen kann. In derartig unübersichtlichen Situationen, muß überlegt werden, ob nicht ein mechanisches Instrument z.B. ein gerader Punch geeigneter ist.

17.4.6 Anwendungsbereiche

Der Einsatz des Shaverinstrumentariums ist vielfältig:

- Resektion von Meniskusgewebe (Meniskuscutter, Rosenberg-Resektor).
- Entfernung von Synovialgewebe (Rosenberg-Resektor).
- Entfernung von Narbengewebe (Meniskuscutter, Rosenberg-Resektor).
- Ansaugen von freien Gelenkkörpern (Rosenberg-Resektor).
- Ansaugen von kleinen im Gelenk flottierenden Meniskuspartikeln z. B. nach Fragmentation mit dem Punch.
- Knorpelglättung. Dieser Indikationsbereich ist als äußerst problematisch einzustufen, da der Shaver nicht so präzise zu führen ist wie z.B. eine kleine Lasersonde oder ein feines mechanisches Instrument. Nicht selten werden daher Knorpelareale mit dem Shaver „mitbehandelt“, die eigentlich keiner Behandlung bedürfen.
- Induktion von Ersatzknorpel (Kugelfräse).
- Durch Aufsatz eines Sägeansatzes ist z. B. die Entnahme der Knochenblökke aus der Tuberositas tibiae und der Patella bei einer Rekonstruktion des vorderen Kreuzbandes möglich.
- Durch Aufsatz der Bohrpistole sind Anbohrungen, z. B. bei einer Osteochondrosis dissecans, und das Legen von Bohrkanälen möglich.

17.5 Elektrochirurgisches Instrumentarium

Die Hochfrequenzchirurgie ist eine Weiterentwicklung der aus der allgemeinen Chirurgie und der Urologie schon lange bekannten „Elektrochirurgie“, wobei man sich für die arthroskopische Applikation deren Vorteile zu Nutze machte. Die Blutstillung mit einem Koagulationsstrom ist schon seit Jahrzehnten im Bereich der Allgemeinchirurgie und der Urologie bekannt.

Am Josefshospital in Bochum begannen KOLDITZ und EICHHORN 1981 mit der Adaptierung der Hochfrequenzchirurgie auf die Belange der arthroskopischen Chirurgie. 1983 wurde dieses OP-Verfahren vorgestellt und ab diesem Zeitpunkt auch routinemäßig bei arthroskopischen Operationen eingesetzt.

17.5.1 Aufbau und Funktion

Das Hochfrequenzinstrument – synonym sind die Begriffe HF-Messer, Elektromesser und Arthroresektor gebräuchlich – besteht aus einer Basiseinheit, an dem der Koagulations- und Schneidestrom in seiner Größe moduliert werden kann, einem Handstück und den Hakenelektroden. Der Handgriff ist mit einem Kabel mit dem Basisgerät verbunden. Bei der Elektrochirurgie ist eine Neutralelektrode für den Patienten notwendig. Diese wird über ein Kabel mit dem Basisgerät verbunden (Abb. 17-14).

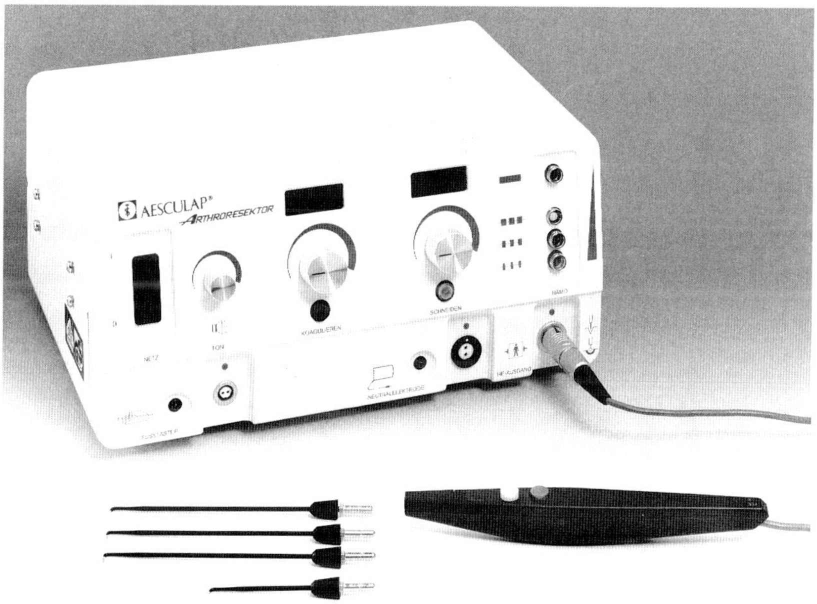

Abbildung 17-14: HF-Messer mit Handgriff und Hakenelektrode (Fa. Aesculap).

Auf dem Handgriff sind zwei Tasten zur Betägigung des Koagulations- bzw. Schneidestromes vorhanden. Die blaue Taste gibt den Koagulationsstrom, die gelbe den Schneidestrom frei.

Die Hakenelektroden werden in den Handgriff eingesteckt und sind aus Gründen der Isolierung bis auf die freie Spitze ummantelt. Die freie Spitze ist der schneidende Anteil des Instrumentes.

Beim Schneiden von Meniskusgewebe ist im allgemeinen eine Schneidestromstärke zwischen 4 bis 5 ausreichend. Bei älteren Meniskusläsionen mit ausgesprochener Verhärtung des Meniskusgewebes kann es notwendig sein, den Schneidestrom bis auf 6 zu erhöhen. Für die Durchtrennung von Vernarbungen oder fibrosierten Synovialfalten (Plica) wird eine Schneidestromstärke zwischen 9 und 10 gewählt.

Die Verwendung einer elektrolytfreien Lösung (z.B. Purisole SM, Fa. Fresenius) ist obligat.

17.5.2 Vorteile

Bei arthroskopischen Operationen mit dem HF-Messer sind zahlreiche Vorteile vorhanden:

In alle Geweberichtungen schneidend: Mit dem nichtisolierten Teil der Hakenelektrode kann das Gewebe anterograd, retrograd, aber auch in seitliche Richtungen geschnitten werden (Abb. 17-11).

Hierdurch ist es möglich, z. B. Meniskusgewebe auch unmittelbar unterhalb des Instrumentenzuganges zu schneiden. Dieses ist z.B. bei Entfernung eines Innenmeniskuskorbhenkels sehr hilfreich, da sich der anteriore Ansatz des Korbhenkels nicht selten direkt unterhalb des Instrumentenzuganges befindet. Mit einem geraden Punch ist die Abtrennung bzw. die Schaffung eines homogenen Überganges mühsam. Von der Industrie werden daher auch retrograd schneidende Punche angeboten; mit Hilfe des HF-Messers gelingt die Durchtrennung aber leicht.

Geringe Dimensionierung: Die Hakenelektroden sind fein dimensioniert und weisen eine ähnliche Größe wie der Tasthaken auf. Daher können auch enge Gelenkbereiche z. B. das Innenmeniskushinterhorn im allgemeinen wesentlich leichter erreicht werden als mit größeren mechanischen Instrumenten. Mit der kleinen Dimensionierung ist ebenfalls der Effekt verbunden, daß der Schritt von der diagnostischen zur operativen Arthroskopie erleichtert wird. Wer einen palpierenden Tasthaken zum Innenmeniskushinterhorn führen kann, ist sicherlich auch in der Lage einen „schneidenden Tasthaken" an dieser Stelle zu positionieren.

Keine Abstumpfungsprobleme: Nichts ist bei einer arthroskopischen Operation ärgerlicher, als wenn man die zu entfernende Struktur optimal auf dem Monitor eingestellt und das Operationsinstrument entsprechend positioniert hat, dieses aber nicht in der Lage ist, den gewünschten Schneidevorgang durchzuführen. Mit den Hakenelektroden, die als Einmalelektroden angeboten werden, treten dagegen keine Abstumpfungsprobleme auf.

Geringe Nachblutungsneigung, gezielte Blutstillung: Beim Schneidevorgang werden kleine Blutgefäße an den Schnittflächen sofort koaguliert. Dieses führt dazu, daß die Inzidenz zu Nachblutungen geringer ist. Ein weiterer positiver Effekt ist die Möglichkeit der gezielten Blutstillung (Abb. 17-15). Da wir heute nahezu fast sämtliche Meniskus- und Knorpeloperationen ohne Blutsperre oder Blutleere durchführen, ist bei einer auftretenden Blutung die gezielte Blutstillung mit dem

Abbildung 17-15:
Lokale Blutstillung mit dem HF-Messer. Es besteht eine ausgeprägte mediale Kompartmentarthrose mit zerfasertem Innenmeniskus *(1)*, medialer Femurkondylus *(2)*, mediales Tibiaplateau *(3)* mit Knochenglatze *(4)* **(a)**. Nach der partiellen Innenmeniskusresektion zeigt sich im Bereich der Resektionszone eine Blutung *(Pfeil)* **(b)**. Nach Einführen des Elektromessers *(5)* **(c)** wird die Blutung gestillt **(d)**. Um sich zu vergewissern, daß die Blutung wirklich koaguliert ist, sollte der Flüssigkeitszulauf gestoppt und die Absaugung betätigt werden. Läßt sich durch die Absaugung kein Blutfaden mehr hervorrufen, ist davon ausgehen, daß die Blutung definitiv gestillt ist.

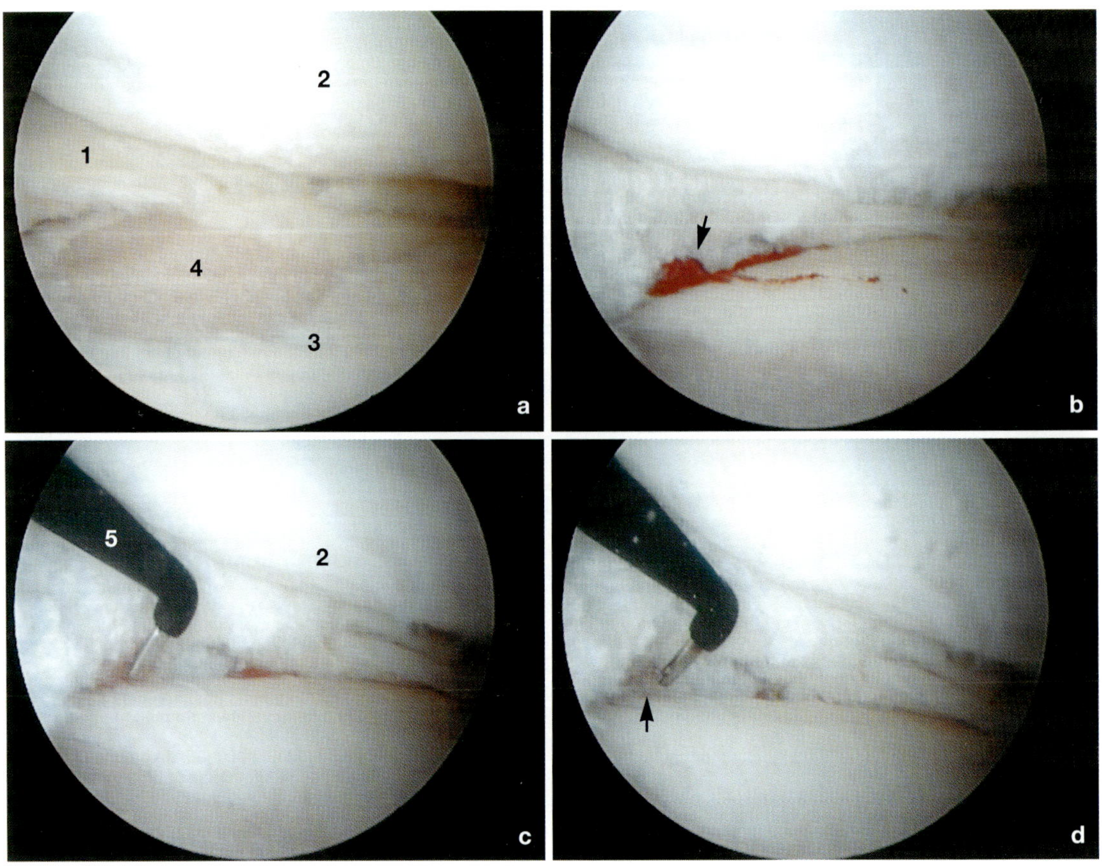

Elektromesser eine sehr hilfreiche Technik. Gleichzeitig führt dieses dazu, daß der Operateur zu einem sehr vorsichtigen Operieren und zudem zu einem sorgsamen Umgang mit dem Gewebe gezwungen wird. Ansonsten tritt durch die Blutung eine signifikante Minderung der Bildqualität ein.

Biegsamkeit der Hakenelektrode: Bei bestimmten Gegebenheiten kann es notwendig sein, die Hakenelektrode leicht vorzubiegen, um den zu resezierenden Bereich besser zu erreichen.

Geringe Zahl von Instrumentenwechseln: Da das HF-Messer in sämtliche Geweberichtungen schneidet (s. Seite 295) sowie auch als Tastinstrument verwendet werden kann, ist es nicht notwendig, zwischen den einzelnen Resektionsschritten einen Tasthaken einzuführen, um die Resektionstiefe zu palpieren. Gleichfalls ist es nicht notwendig, in verschiedene Richtungen schneidende Punche einzusetzen. Ist ein zu resezierendes Meniskusteil subtotal abgetrennt, reicht es meistens aus, dieses mit der Faßzange zu fassen und aus dem Gelenk zu extrahieren.

17.5.3 Nachteile und Probleme

Iatrogene Schäden: Mit dem Hakenteil der Elektrode darf keinesfalls der Knorpel berührt werden. Sollte dieses passieren, treten je nach Stärke des Schneidestroms bzw. dem Wassergehalt des Knorpels unterschiedlich tiefe Knorpelriefen auf (s. Abb. 12-3).

Entstehen Knorpelschäden bei der Entfernung von Meniskusgewebe, liegen diese meist submeniskeal auf dem Tibiaplateau. Die Hauptbelastungszonen im Bereich des medialen Femurkondylus werden aber umgangen. Bei mechanischen Instrumenten treten an diesen Stellen sehr häufig Knorpelläsionen auf, insbesondere dann, wenn das Instrument bei einem engen Gelenkspalt forciert zu den dorsalen Meniskusbereichen geführt wird.

Dauerkontakt: Bei Manipulationen außerhalb des Gelenkes darf das Elektromesser keinesfalls „unbeaufsichtigt" im Gelenk verbleiben, da es mitunter zu einem Dauerkontakt kommen kann. Das Risiko eines Dauerkontaktes ist besonders dann hoch, wenn Spülflüssigkeit durch den Instrumentenzugang austritt und an der Elektrode entlang zum Handgriff läuft. Diese Schwachstelle sollte vom Hersteller unbedingt beseitigt werden. Durch einen derartigen Dauerkontakt können intakte Knorpelbereiche aber auch Kapselbandstrukturen verletzt werden.

Sollte beim Arbeiten mit dem HF-Messer ein Dauerkontakt entstehen, wird dieses durch einen Dauerton des Basisgerätes signalisiert. Das Elektromesser sollte dann jedoch nicht „blind" und hektisch aus dem Gelenk gezogen werden. Der Dauerkontakt wird durch Drücken beider Tasten (gelbe und blaue Taste) auf den Handgriff unterbrochen. Das Elektromesser kann dann vorsichtig und kontrolliert aus dem Gelenk entfernt werden. Vor Einführen der Hakenelektrode sollte die OP-Schwester wie auch der Operateur darauf achten, daß die Isolierung unversehrt ist. Ansonsten können an den nicht zu bearbeitenden Strukturen, an denen die Hakenelektrode anliegt, Verbrennungen auftreten. Bei Arbeiten mit dem HF-Messer tritt eine Blasenbildung auf. Je größer der Schneide- bzw. Koagulationsstrom und je länger die Betätigung des HF-Messers erfolgt, desto ausgedehnter ist die Blasenbildung. In kleinen Gelenken kann dieses zur Sichtbehinderung führen und macht eine intermittierende Absaugung dieser feinen Blasen erforderlich. Auch am Kniegelenk in engen Gelenkregionen, z. B. dem Innenmeniskushinterhorn, ist es daher notwendig, die feinen Blasen bzw. kleine dunkle Anteile (Karbonisierung des Gewebes während des Schneidevorgangs) intermittierend abzusaugen, um wieder eine einwandfreie Sicht zu erhalten.

Bildstörungen bei Betätigung des HF-Messers weisen auf eine ungenügende Entstörung des Videosystems hin. Häufig lassen sie sich durch Verlegen des Verbindungskabels des Elektromessers beseitigen. Laufen Kamerakabel und Kabel des Elektromessers über eine längere Strecke parallel, kann es hierdurch schon zu beträchtlichen Bildstörungen auf dem Monitor kommen.

Da der Haken der Hakenelektrode relativ kantig ist, kann sich das Einführen des HF-Messers bei klein angelegtem Instrumentenzugang schwierig gestalten. In vielen Fällen ist es dann hilfreich, den Instrumentenzugang mit einer kleinen Mosquitoklemme vor dem Einführen aufzuweiten.

17.5.4 Anwendungsspektrum

Das HF-Messer wird für zahlreiche arthroskopische Maßnahmen verwendet.

- **Meniskusresektion.** Fast alle Schneidevorgänge im Meniskusgewebe werden von uns bevorzugt mit dem HF-Messer durchgeführt.
- **Kontrollierte Blutstillung.** Nach einer Meniskusresektion wird die Restbasis nach punktförmigen Blutungen abgesucht. Nach Gewinnung einer Synovia-PE oder nach mechanischer Durchtrennung von Verwachsungsbriden sollte ebenfalls eine lokale Blutstillung erfolgen. Ebenso ist eine lokale Blutstillung bei halboffenen Operationen, z. B. einer Rekonstruktion des vorderen Kreuzbandes, möglich.
- **Durchtrennung von Verwachsungen**
- **Spaltung des lateralen Retinakulums (lateral release).** Mit dem Elektromesser kann das laterale Retinakulum schichtweise durchtrennt werden. Nicht selten kann dabei das im lateralen Retinaculum gelegene Blutgefäß hervorpräpariert und gezielt koaguliert werden. Die Nachblutungsgefahr ist damit deutlich reduziert.
- **Resektion von Synovialfalten** (Plica mediopatellaris, Plica superior, Plica infrapatellaris).
- **Knorpelglättung.** Die Effektivität bzw. die Folgen einer dosierten Knorpelglättung mit dem HF-Messer sind noch nicht hinreichend untersucht.

17.6 Laser

Wohl kein anderes Operationsinstrument hat beim Patienten für soviel Beachtung gesorgt wie der Laser. Durch die fortschreitende Entwicklung auf dem Gebiet der Lasertechnologie ist es möglich, einen Laser auch im flüssigen Medium einzusetzen. Heute ist der Holmium:YAG-Laser als Standardlaser für die arthroskopische Gelenkchirurgie anzusehen.

17.6.1 Aufbau

In früheren Jahren beanspruchte eine Laserapparatur nahezu den halben Operationssaal bzw. war einer riesigen „Kiste" im Operationssaal gleichzusetzen. Neben den riesigen Aggregaten benötigten die früheren Laser eine eigene Energieversorgung (Starkstromanschluß) sowie aufwendige Kühlvorrichtungen.

Heute sind Laser dagegen transportable Apparaturen, die einen ähnlichen Platzbedarf haben wie z. B. der Instrumententisch der Operationsschwester (Abb. 17-16). An das Laseraggregat wird die Lichtfaser angeschlossen. An der Spitze der Lichtfaser befindet sich der Handgriff, aus dem die Lichtfaser austritt.

Die Leistung des Laser sollte zwischen 28 und 40 Watt betragen. Als Anschluß sollte eine normale Stromversorgung (220 V) ausreichen. Die Lasersonden sollten zudem wiederverwendbar sein, um die Kosten pro Arthroskopie in einem akzeptablen Rahmen zu halten.

Abbildung 17-16:
Holmium:YAG-Laser (Fa. Aesculap) **(a)**. Wiederverwendbare Handstücke zum Einführen der Glasfasern. Bei einigen Handstücken *(unten)* ist eine Absaugung integriert, um die während der Laserapplikation entstehenden Gewebepartikel abzusaugen **(b)**.

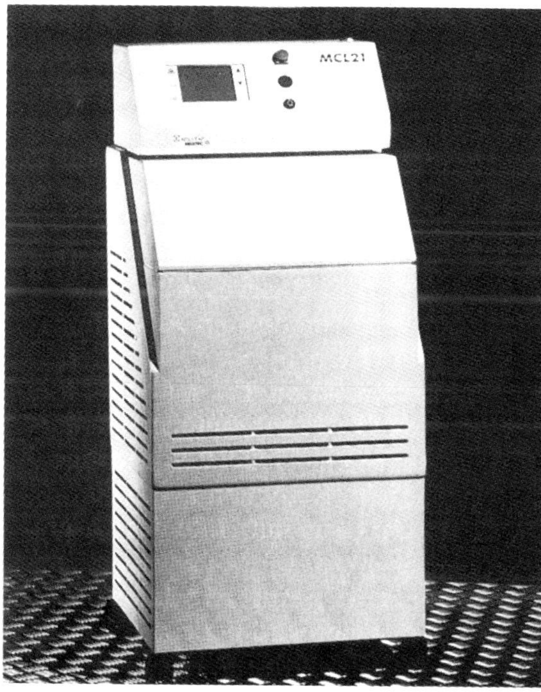

a

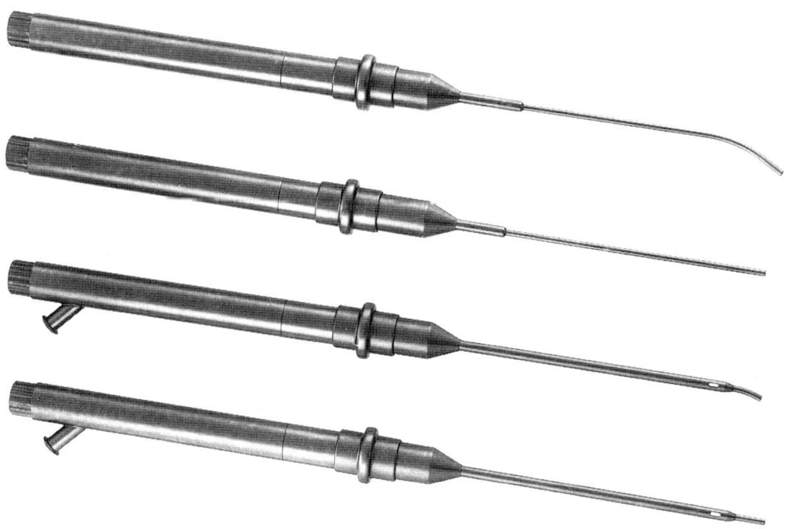

b

17.6.2 Vorteile

Die Vorteile des Lasers können in medizinisch begründbare und imaginäre differenziert werden.
Begründbare Vorteile sind:

- **Dimensionierung.** Lasersonden weisen einen Durchmesser zwischen 1 bis 2 mm auf, können aber auch wesentlich dünner sein. Somit ist das Arbeiten in schlecht zugänglichen Gelenkarealen nahezu ohne Probleme möglich. Am Kniegelenk können Laser im Bereich des Innenmeniskushinterhorns oder bei Außenmeniskusganglien bei sehr engen Gelenkverhältnissen hilfreich sein. Dem Vorteil der geringen Dimensionierung der Lasersonden kommt bei der Arthroskopie kleiner Gelenke (oberes Sprunggelenk, Handgelenk, Ellbogengelenk) besondere Bedeutung zu.

- **Geringe Nachblutungsneigung.** Durch die ablativen Eigenschaften des Laser ist bei Resektion von Meniskus- oder Synovialgewebe eine lokale Blutstillung gegeben. Gleiches gilt für die Entfernung von ossären Ausziehungen und Osteophyten.
- **Präzise Resektion.** Da mit dem Laser nur kleinste Gewebeanteile abladiert werden, ist eine äußerst vorsichtige und gezielte Resektion z. B. von Knorpelfransen mit Hilfe des Laser möglich.
- **Postoperativ geringere Schmerzen.** Immer wieder wird berichtet, daß Patienten, die mit dem Laser operiert wurden, postoperativ über geringere Schmerzen klagen. Eine exakte klinische Studie liegt hierzu aber noch nicht vor. Möglicherweise ist der Effekt auch imaginärer Natur (s. unten).
- **Modulierbare Applikationstechnik.** Da die Leistung wie auch die Frequenz am Laser eingestellt werden können, kann in Abhängigkeit der zu bearbeitenden Struktur eine möglichst optimale Applikationstechnik verwendet werden.

Beispiele:

- *Blutstillung am Knochen und Gewebe:*
  Applikationstechnik: Nahkontakt (0,2 bis 0,5 mm), wenn möglich senkrechte Applikation. Leistung 20 Watt, Frequenz 15 Hz.

- *Meniskusbearbeitung, Knochenbearbeitung, lateral release* (sehr zeitaufwendig), *Resektion von Kreuzbandresten, Plicaresektion,* (sehr zeitaufwendig), *Durchtrennung von Verwachsungen und Narbengewebe,* (sehr zeitaufwendig), *Synovektomie,* (lokal, sonst sehr zeitaufwendig).
  Applikationstechnik: Nahkontakt (0,2 bis 0,5 mm, wenn möglich senkrechte Applikation), Leistung 30 Watt, Frequenz 10 Hz.

- *Stabilisierung von Knorpelrändern*
  Applikationstechnik: Nahkontakt 0,0 bis 0,5 mm, tangentiale Applikation, 10 Watt, Frequenz 15 Hz. An dieser Stelle muß noch einmal betont werden, daß über Langzeitergebnisse nach Knorpelglättungen keine ausreichenden Untersuchungen vorliegen.

Ein imaginärer Vorteil ist der sog. **„Lasereffekt“**. Jeder Patient, der vor die Wahl gestellt wird, mit einem „traditionellen“ mechanischen Instrument oder mit einem Laser operiert zu werden, wird sich, ohne lange nachzudenken, für die Laseroperation entscheiden. In den Augen der meisten Patienten steht die Laseroperation für die modernste Operationstechnik, obwohl zugegeben werden muß, daß nicht alle Effekte, die dem Laser zugeschrieben werden, auch wissenschaftlich hinreichend untersucht sind. Zahlreiche Patienten können auch die möglicherweise noch bestehenden Restbeschwerden besser akzeptieren, wenn die Operation unter Einsatz „modernster medizinischer Technologie“ durchgeführt worden ist. Umgekehrt fragen einige Patienten, die mit der „klassischen“ mechanischen Instrumenten operiert worden sind, ob mit einer „Laseroperation“ nicht doch noch eine deutliche Befundbesserung zu erzielen gewesen wäre.

17.6.3 Nachteile

Es sind verschiedene Nachteile des Laser zu nennen:

- **Anschaffungs- und Unterhaltskosten.** Die wesentlichen Nachteile des Lasers liegen in den hohen Anschaffungskosten – zu veranschlagen sind zwischen 120.000 und 300.000 DM – sowie in den Unterhaltungskosten. Sind die Lasersonden als Einmalinstrumente konzipiert, können Kosten bis zu 400 bis 500 DM pro Operation entstehen. Mit diesen hohen Kosten bliebe die Laseroperation dann nur noch einer speziellen Patientengruppe vorbehalten. Daher sollte bei der Anschaffung eines Lasers besonderes Augenmerk auf die Wiederverwendbarkeit der Lasersonden gerichtet werden. Einige Hersteller bieten jedoch wiederverwendbare Handstücke und Sonden an. Hierdurch sind die laufenden Kosten beträchtlich zu senken.

- **Operationszeit.** In der ersten Zeit, in der mit der Laserchirurgie begonnen wird, werden die Operationszeiten deutlich länger. Mit zunehmender Erfahrung normalisieren sich diese Zeiten jedoch wieder weitgehend.
- **Raumbedarf.** Ein Nachteil, insbesondere bei räumlich begrenzten Operationssälen, ist der Raumbedarf des Lasers.
- **Sichtbehinderung.** Während des Arbeitens treten insbesondere bei Abtragung von Knochen deutliche Sichtbehinderungen auf, so daß eine intermittierende Absaugung notwendig ist. Dank der Entwicklung von speziellen Handstücken ist es möglich, über diese eine direkte Saugung anzuschließen.

Wird in engen Gelenkregionen mit dem Laser gearbeitet und trifft der Laserstrahl versehentlich die arthroskopische Optik, braucht der Operateur zwar keine Angst zu haben, daß der Laserstrahl die Kamera oder den Monitor beschädigt, es entstehen aber punktförmige Läsionen der Optikspitze, die die Bildqualität deutlich reduzieren können. Bei unvorsichtigem Umgang mit dem Laser ist mit einem erhöhten Verschleiß von arthroskopischen Optiken zu rechnen.

17.6.4 Anwendungsbereiche

Der Laser kann zur Bearbeitung der verschiedensten Gewebe eingesetzt werden:

- **Knochen.** Abtragen von Knochenvorsprüngen, z. B. Osteophyten, aber auch Erweiterung der Notch (Notchplastik). Mit der Laserabtragung ist eine Blutstillung verbunden. Die Nachblutungsneigung nach Laserabtragung von Knochenanteilen ist geringer als bei traditionellen Techniken. Da bei der Knochenabtragung in tieferen Schichten auch Osteophytennekrosen auftreten, kann damit gerechnet werden, daß das „Nachwachsen" der Osteophyten nach Laserabtragung langsamer abläuft als nach der traditionellen mechanischen Abtragung z. B. mit einem Meißel. Genauere Untersuchungen stehen aber noch aus.
- **Meniskus.** Entfernung von Meniskusgewebe in schlecht zugänglichen Gelenkarealen. Untersuchungen von Raunest zeigen, daß es zur Veränderung der mechanischen Eigenschaften des Meniskusrestgewebes nach Laseranwendung kommt. Der Meniskus wird in seiner Konsistenz wesentlich härter, was wiederum zu Knorpelschäden führen kann. Daher sollte die Entfernung von Meniskusgewebe Ausnahmefällen vorbehalten bleiben. Wir verwenden den Laser am Meniskus bevorzugt bei Außenmeniskusganglien.
- **Narbengewebe.** Durchtrennung von Verwachsungssträngen und Vernarbungen insbesondere in unübersichtlichen Gelenkregionen.
- **Knorpel.** Abtragung von instabilen Knorpelanteilen im Sinne einer Entfernung von mechanisch behindernden Knorpelstrukturen. Die von der Industrie häufig versprochene „Knorpelversiegelung" mit dem Laser konnte bisher in experimentellen Untersuchungen nicht bestätigt werden. Unseres Erachtens ist die Laseranwendung am Knorpel aber dennoch

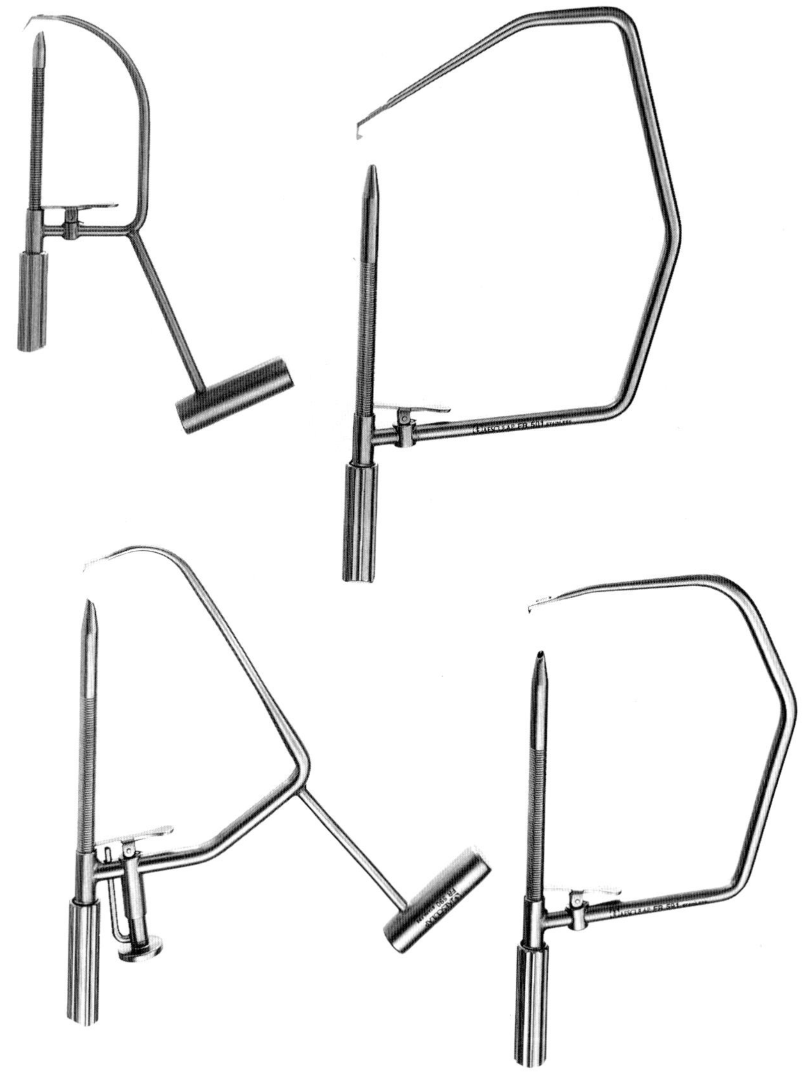

hinteren Kreuzband, damit der tibiale Bohrkanal nicht zu weit anterior im Bereich der Fossa intercondylaris plaziert wird.

Auch für die Rekonstruktion des hinteren Kreuzbandes sind Zielgeräte erhältlich (Abb. 17-18).

Abbildung 17-18:
Zielgeräte (tibial *links,* femoral *rechts)* zur Rekonstruktion des vorderen *(oben)* und hinteren *(unten)* Kreuzbandes (Fa. Aesculap).

18
Eingriffe am Meniskus

Die Behandlung von Meniskusläsionen ist die mit Abstand am häufigsten durchgeführte arthroskopische Operation. In Abhängigkeit vom Alter, der Lokalisation und den Begleitläsionen wird eine Resektion oder eine Refixation des Meniskus durchgeführt.
Es ist aber auch ein kombiniertes Vorgehen, d. h. eine Refixation des basisnahen Risses und eine Resektion im Bereich der freien Meniskusrandläsion, möglich.

18.1
Resektionstechnik

18.1.1
Fragmentationstechnik

Die zu resezierenden Meniskusteile werden z. B. mit einem Punch abgetrennt. Hierbei entstehen zahlreiche kleine Meniskusteile von unterschiedlicher Größe (Abb. 18-1). Die Meniskusfragmente befinden sich bei dieser Technik zunächst im Gelenk. Es ist daher ein zweiter Arbeitsgang notwendig, um die Fragmente aus dem Gelenkraum zu entfernen. Dieses ist z. B. mit einer großlumigen Spülkanüle oder dem Shaverinstrumentarium (Rosenberg-Resektor) möglich. Je nachdem, wie ausgedehnt die Resektion erfolgt, muß abwechselnd reseziert und abgesaugt werden.

Der Nachteil dieser Technik liegt in den zahlreichen anfallenden kleinen Meniskusfragmenten, die in den dorsomedialen Rezessus gelangen können. Bei Operationen am Außenmeniskus gelangen die Meniskusteile entsprechend in den dorsolateralen Gelenkbereich. Bei reiner Verwendung dieser Technik sollte man, um sicher zu sein, daß in den dorsalen Gelenkbereichen keine Meniskusfragmente verbleiben, immer die Inspektion des dorsomedialen bzw. dorsolateralen Rezessus anstreben. Ein weiterer Nachteil dieser Technik liegt im häufigen Wechsel von

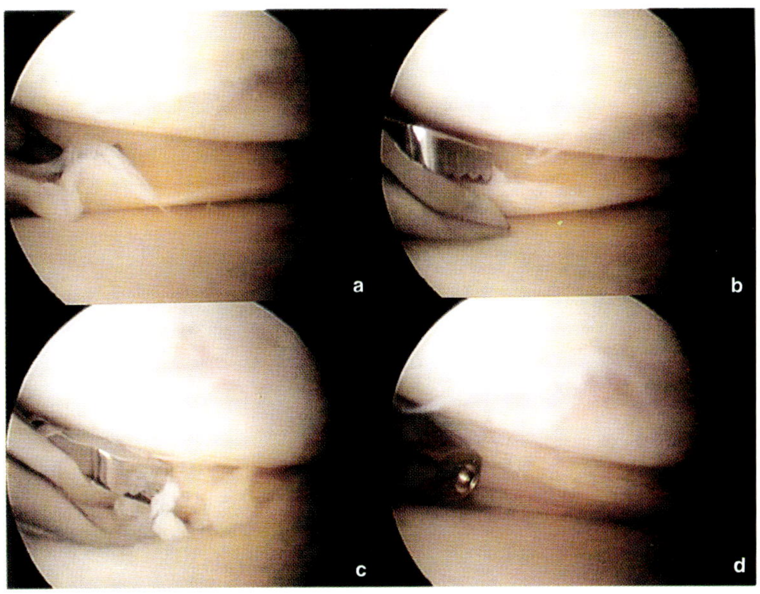

Abbildung 18-1: Fragmentionstechnik. Es liegt ein alter hinterer Längsriß am Innenmeniskus vor. Die Palpation mit dem Tasthaken zeigt eine Auswalzung und Rißbildung **(a)**. Einführen des Punches **(b)** und Abtragen des Meniskusgewebes in zahlreichen Einzelfragmenten **(c)**. Die abgetrennten Meniskuszeichen werden mit dem Rosenberg-Resektor oder einer Spülkanüle **(d)** aus dem Gelenkraum entfernt.

18.2.2 Außenmeniskus

Im Gegensatz zum medialen treffen sich im lateralen Gelenkkompartment konvexe Gelenkpartner (Abb. 18-3). Die bei Beugung und Streckung einwirkende Kraft auf den Meniskus ist daher in Richtung der Gelenkkapsel gerichtet, der Meniskus wird in Richtung seiner Basis gedrängt. Daher treten Blockierungen und eine Meniskussymptomatik am Außenmeniskus relativ selten auf. Andererseits werden am Außenmeniskus häufig Ausfransungen des freien Randes beobachtet. Hier sollte man aber therapeutisch äußerst zurückhaltend vorgehen. Wird mit einer Außenmeniskusresektion begonnen, wird meist mehr Meniskusgewebe reseziert als ursprünglich geplant, da das Außenmeniskusgewebe deutlich instabiler und weicher ist als jenes am Innenmeniskus.

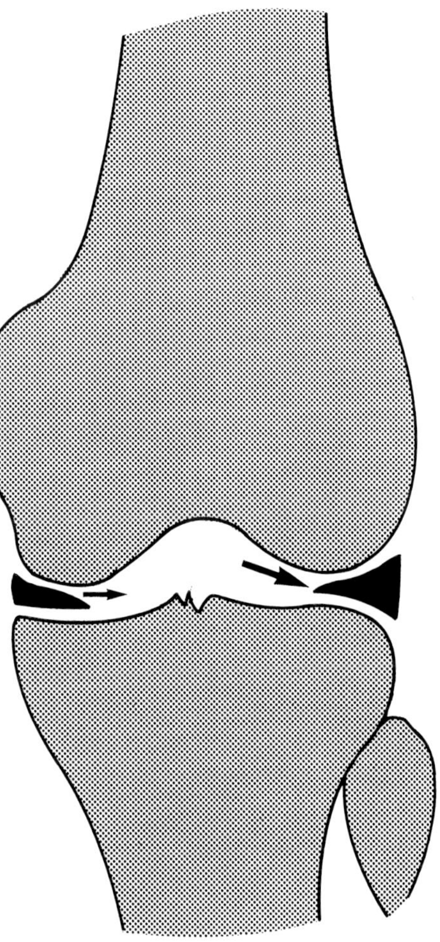

Abbildung 18-3:
Gelenkkonfiguration mit den auf die Menisken einwirkenden Kräfte.

Bei allen arthroskopischen Operationen am Außenmeniskus muß man bedenken, daß eine komplette Außenmeniskusresektion zu 100% nach spätestens 10 Jahren zu einer lateralen Kompartmentarthrose führt. Aus diesem Grunde sollte man bei basisnahen Läsionen, insbesondere wenn sie frisch sind, eine Refixation anstreben. Die Resektion am Außenmeniskus sollte immer möglichst sparsam sein.

Es gilt zu bedenken, daß häufig kleine degenerative Veränderungen am Außenmeniskusgewebe für eine laterale klinische Symptomatik verantwortlich gemacht werden. Durch eine partielle Außenmeniskusresektion lassen sich die Symptome nur in seltenen Fällen beheben. Für die laterale Symptomatik sind häufig Insertionstendinosen des lateralen Kapselbandapparates, insbesondere des Tractus iliotibialis und des M. vastus lateralis, verantwortlich.

18.3 Resektionstechniken

Im folgenden werden die häufigsten Meniskusläsionen und ihre arthroskopische Operationstechnik dargestellt.

18.3.1 Hinterer Längsriß - Innenmeniskus

Der Innenmeniskuslängsriß ist die häufigste Meniskusverletzung, die bei der Arthroskopie zu finden ist. Inspektorisch zeigt sich oft ein etwas ausgewalztes oder gelockertes hinteres Meniskussegment, der Meniskus kann aber auch völlig unauffällig aussehen. Erst durch die sorgfältige Palpation mit dem Tasthaken unter gleichzeitiger medialer Aufklappung des Gelenkspaltes ist die Darstellung der Läsion möglich. Bei inkompletten Längsrissen läßt sich mit dem Tasthaken häufig eine verhärtete Region tasten. Wird mit dem Tasthaken basisnah auf das Meniskusgewebe gedrückt, hebt sich der freie Rand an, was auf einen inkompletten Längsriß hinweist. In diesen Fällen sollte der Meniskus unbedingt auch von der Unterfläche her palpiert werden.

Operationstechnik: Zuerst wird der hintere Ansatz des Längsrisses mit dem HF-Messer oder einem kleinen geraden

Abbildung 18-4:
Innenmeniskuslängsriß. Die grobe Inspektion zeigt bei oberflächlicher Betrachtung einen unauffälligen Befund. Es fällt lediglich die starke Undulation des Innenmeniskushinterhornes auf. Innenmeniskus *(1)*, medialer Femurkondylus *(2)*, mediales Tibiaplateau *(3)* **(a)**. Die Palpation mit dem Tasthaken *(4)* zeigt die Rißbildung **(b)**. Einführen des HF-Messers *(5)* und Verlängerung des Risses in anteriore Richtung **(c)**. Hierbei muß darauf geachtet werden, daß die Spitze des HF-Messers nicht mit dem Knorpel des medialen Tibiaplateaus in Kontakt gerät **(c)**. Die abschließende Inspektion zeigt eine stabile Restbasis *(6)* **(d)**.

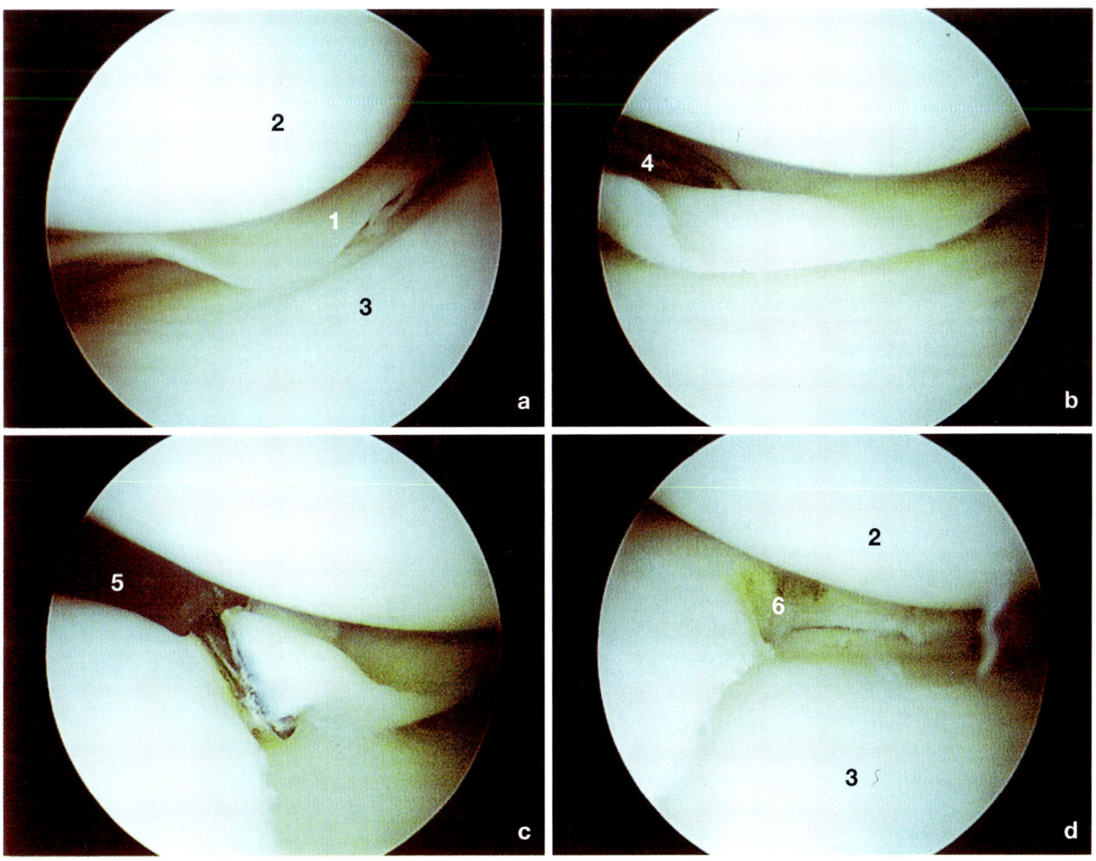

Punch durchtrennt. Dann wird mit dem Tasthaken geprüft, ob die Durchtrennung wirklich komplett erfolgt ist.

Danach wird der anteriore Ansatz bis auf eine kleine Gewebsbrücke durchtrennt. Die geeignetsten Instrumente hierfür sind das HF-Messer oder ein kleiner Punch. Die Durchtrennung mit dem Punch ist aber dann nicht einfach, wenn der Längsriß bis in die Pars media hineinreicht und der mediale Instrumentenzugang relativ weit medial angelegt wurde. In diesen Fällen bevorzugen wir das HF-Messer (Abb. 18-4). Während der Abtrennung des vorderen Anteils sollte wiederholt geprüft werden, wie groß die Gewebebrücke am anterioren Ansatz ist. Anschließend wird das Meniskusfragment am anterioren Ansatz gefaßt und die Gewebebrücke unter dem Extraktionszug zerrissen. Dann wird noch einmal geprüft, ob das Fragment wirklich ausreichend mit der Faßzange gefaßt ist. Dann folgt die kontrollierte Extraktion des Meniskusfragmentes (s. Abschn. 18.1.2). Es ist darauf zu achten, das der Instrumentenzugang bei großen Meniskusfragmenten möglicherweise erweitert werden muß.

Nach der Entfernung wird die Restbasis palpiert, nicht selten finden sich noch kleinere Meniskuszungen. Eine Nachresektion kann mit einem kleinen, aufwärts gewinkelten Punch oder dem Meniskuscutter erfolgen. Wird ohne Blutleere und Blutsperre operiert, zeigen sich bisweilen Blutungen aus der Restbasis. Diese Blutungen können mit dem HF-Messer gezielt gestillt werden. Gleichfalls wird mit dem Tasthaken nach der Resektion geprüft, ob eine submeniskeale Synovialitis vorliegt. Auch diese kann zu Druckschmerzen im medialen Gelenkspalt führen. Ist dies der Fall, sollte eine submeniskeale Synovektomie mit einem kleinen Rosenberg-Resektor (small-joint) erfolgen.

Bei gleichzeitig vorliegender Ruptur des vorderen Kreuzbandes sollten unbedingt der dorsomediale Rezessus inspiziert und die Meniskusrampe auf Rupturen untersucht werden (s. Abb. 18–10).

18.3.2
Hinterer Längsriß - Außenmeniskus

Läßt sich ein Längsriß am Außenmeniskus nachweisen, sollte die Indikation zur Resektion äußerst zurückhaltend gestellt werden. Inkomplette Längsrisse sind häufig bei frischen Rupturen des vorderen Kreuzbandes zu finden. Liegt eine frische Ruptur vor, kann bei inkompletten Längsrissen eine Anfrischung durch Einsticheln mit der Kanüle (needling) erfolgen. Komplette Längsrisse sollten, wenn möglich, refixiert werden (s. unten).

Operationstechnik: Ist eine Resektion nicht zu umgehen, sollte wie am Innenmeniskus zunächst der hintere Ansatz des Längsrisses durchtrennt werden. Dieses kann mit dem HF-Messer oder einem Punch durchgeführt werden. Der anteriore Ansatz des Längsrisses läßt sich recht gut mit einem geraden Punch durchtrennen. Es muß darauf geachtet werden, daß hierbei äußerst sorgfältig vorgegangen wird, um nicht in die intakte Restbasis zu gelangen und eine größere Resektion vorzunehmen, als ursprünglich geplant. Auch eine Läsion der Sehne des M. popliteus ist unbedingt zu vermeiden. Resektionen im Übergangsbereich zwischen Pars intermedia und Hinterhornbereich dürfen daher nie ohne ausreichende Sicht vorgenommen werden.

Ist eine Nachglättung mit einem Meniskuscutter (Shaverinstrumentarium) erforderlich, muß vorsichtig vorgegangen werden, um nicht den Knorpel des lateralen Femurkondylus zu verletzen. Günstiger (und sicherer) ist die vorsichtige Nachglättung mit einem geraden Punch. Hier sollte man sich jedoch nach jedem Schnitt vergewissern, daß nicht zu viel intaktes Meniskusgewebe entfernt wird.

18.3.3 Korbhenkelläsion - Innenmeniskus

Die häufig am Innenmeniskus vorkommende Korbhenkelläsion kann bei straffen Bandverhältnissen eine äußerst aufwendige Operation darstellen. Findet sich ein normal laxer medialer Bandapparat, ist der Korbhenkel meist leicht zu reponieren. Die Entfernung bereitet nur selten Probleme.

Zur Korbhenkelresektion am Innenmeniskus bieten sich zwei unterschiedliche Vorgehensweisen an.

Operationstechnik I: Der Korbhenkel wird zunächst mit dem Tasthaken oder einer Faßzange reponiert. Zunächst wird der posteriore Ansatz eingestellt und mit dem HF-Messer durchtrennt (Abb. 18-5). Dieses wird hierzu in die Rupturzone eingesetzt und in anteriore Richtung gezogen, die Hakenelektrode zeigt dabei nach oben. Alternativ kann das Elektromesser auch vor das Innenmeniskushinterhorn gesetzt und bei ebenfalls nach oben zeigendem Hakenteil in dorsale Richtung vorgeschoben werden. Das erstere Vorgehen ist jedoch zu bevorzugen. Mit der Hakenelektrode oder dem Tasthaken muß dann geprüft werden, ob die Durchtrennung des hinteren Ansatzes komplett erfolgt ist. Nicht selten bereitet diese Durchtrennung Schwierigkeiten, da gerade in den oberen Anteilen des Meniskus oft noch feste Verbindungen zur Restbasis bestehen. Diese Verbindungen können dann die spätere Extraktion behindern oder gänzlich vereiteln. Anschließend erfolgt die Durchtrennung des vorderen Ansatzes bis auf eine kleine Gewebebrücke. Zur Durchtrennung empfiehlt sich das HF-Messer. Mit einem Punch ist der anteriore Ansatz, der oft unmittelbar unterhalb des Instrumentenzugangs liegt, nur schwer anzugehen. Von der Industrie werden aber auch retrograd schneidende Punche angeboten.

Anschließend wird die Faßzange eingeführt und der Korbhenkel am anterioren Ansatz gefaßt und unter Zerreißen der Gewebebrücke entfernt. Bei der Extraktion sollte gerade bei einem großen Korbhenkel darauf geachtet werden, daß das Meniskusfragment sicher von der Faßzange gefaßt und der Instrumentenzugang ausreichend weit ist. Ein enger Kapselschlitz oder eine zu kleine Hautinzision können Probleme bei der Extraktion verursachen.

Abschließend wird die Restbasis palpiert. In seltenen Fällen ist ein doppelter Korbhenkel vorhanden. In einigen wenigen Fällen liegt auch ein dreifacher Korbhenkel vor.

Bei einem sehr engen Gelenkspalt kann es notwendig sein, einen hohen, direkt neben dem Lig. patellae lokalisierten Instrumentenzugang anzulegen, um die Durchtrennung am Hinterhorn direkt durchzuführen.

Ist bei einem sehr engen Gelenkspalt die Sicht auf das Hinterhorn kaum möglich, läßt auch die Anlage eines hohen medialen Zuganges keine bessere Übersicht erwarten. In diesen Fällen sollte das Arthroskop in den dorsomedialen Rezessus vorgeschoben und ein dorsomedialer Zugang angelegt werden (s. Kap. 6.2.5). Zur Durchtrennung des dorsalen Ansatzes wird das Operationsinstrument dann durch den dorsomedialen Zugang eingeführt und das abgetrennte Meniskusfragment mit einer Faßzange aus dem dorsomedialen Gelenkbereich entfernt.

Operationstechnik II: Bei der alternativen Operationstechnik wird zunächst der vordere Ansatz mit dem HF-Messer oder seltener dem Punch durchtrennt. Der anteriore Teil wird sicher mit der Faßzange gefaßt und unter gleichzeitiger medialer Aufklappung der Korbhenkel reponiert. Durch einen hohen medialen Instrumentenzugang kann dann das HF-Messer oder ein Punch direkt zum Hinterhorn vorgeschoben werden. Unter gleichzeitigem Zug wird dann der dorsale Ansatz des Korbhenkels durchtrennt. Während des Schneidevorganges kann die zunehmende Durchtrennung durch ein Nachlassen des Zuges an der Faßzange registriert

18-5

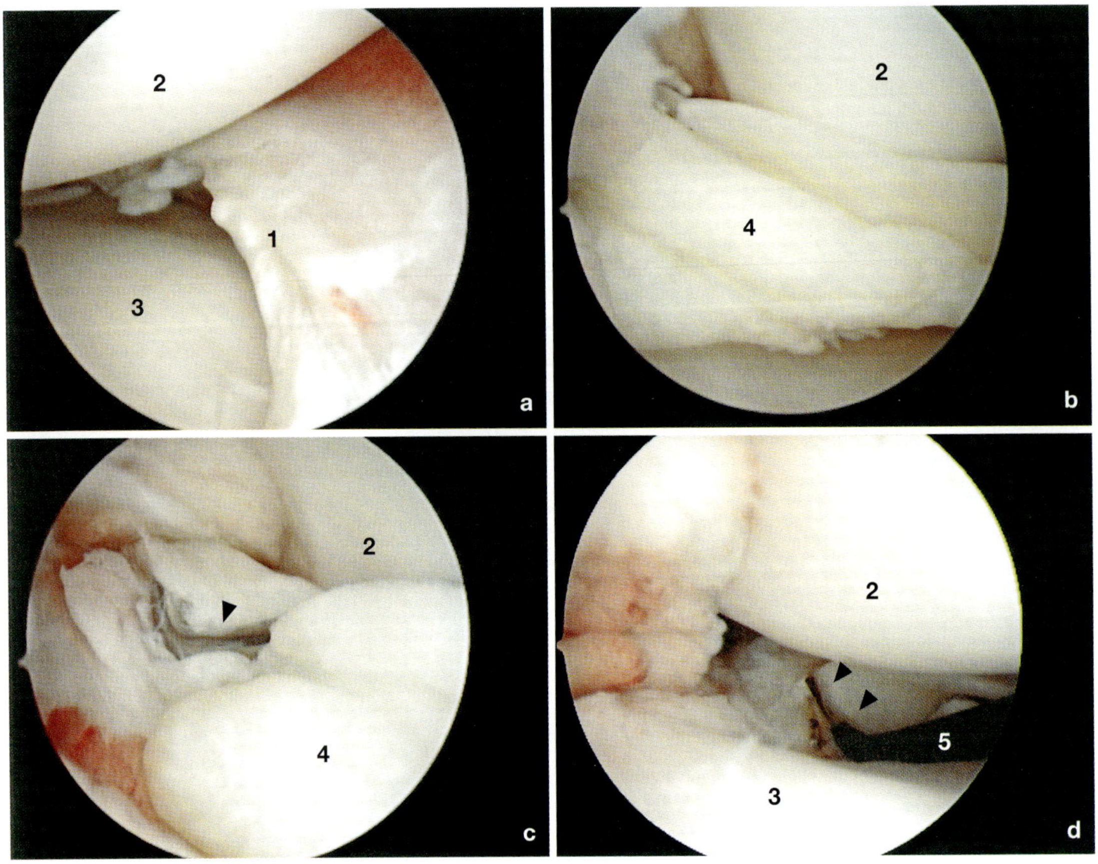

Abbildung 18-5:
Korbhenkelresektion am Innenmeniskus. Die Restbasis *(1)* erscheint schmal und aufgefasert. Medialer Femurkondylus *(2)* mediales Tibiaplateau *(3)* **(a)**. Der Korbhenkel *(4)* liegt luxiert in der Fossa intercondylaris **(b)** und wird mit dem Tasthaken *(Pfeil)* reponiert **(c)**. Mit dem HF-Messer *(5)* erfolgt zunächst die Durchtrennung des posterioren Ansatzes *(Pfeilspitzen)* **(d)**. Die Abtrennung wird auf Vollständigkeit geprüft **(e)**, Schnittbereich *(6)*. Dann wird der anteriore Ansatz *(Pfeil)* durchtrennt **(f)**. Nach der kompletten Abtrennung **(g)** wird der Korbhenkel mit der Faßzange *(7)* gefaßt und aus dem Gelenk extrahiert **(h)**.

werden. Abschließend folgt wiederum die Palpation und gegebenenfalls ein Nachglätten der Restbasis.

18.3.4 Korbhenkelläsion - Außenmeniskus

Eine Korbhenkelläsion ist am Außenmeniskus wesentlich seltener als am Innenmeniskus anzutreffen. Liegt eine Korbhenkelläsion bei relativ großem Außenmeniskus vor, kann das arthroskopische Vorgehen äußerst schwierig sein.

Operationstechnik: Der Instrumentenzugang sollte so hoch auf der Medialseite angelegt werden, daß die Passage der Area intercondylaris anterior frei möglich ist (s. Schanzeneffekt, Abb. 6-21). Oft ist es hilfreich, das Instrument in der Normalstellung einzuführen, dann im lateralen Dreieck zu „parken“ und das Kniegelenk erst anschließend in die Vierer-Position umzulegen und die notwendigen Maßnahmen durchzuführen. Zunächst sollte der luxierte Korbhenkel mit der Faßzange oder einem Tasthaken reponiert werden. Gelingt dieses nicht, kann versucht werden, das Hinterhorn zu erreichen und hier eine Durchtrennung durchzuführen. Ist dieses nicht möglich, kann auch zunächst der anteriore Ansatz durchtrennt werden. Gestaltet sich auch dieses schwierig, muß der Korbhenkel mit

18-5

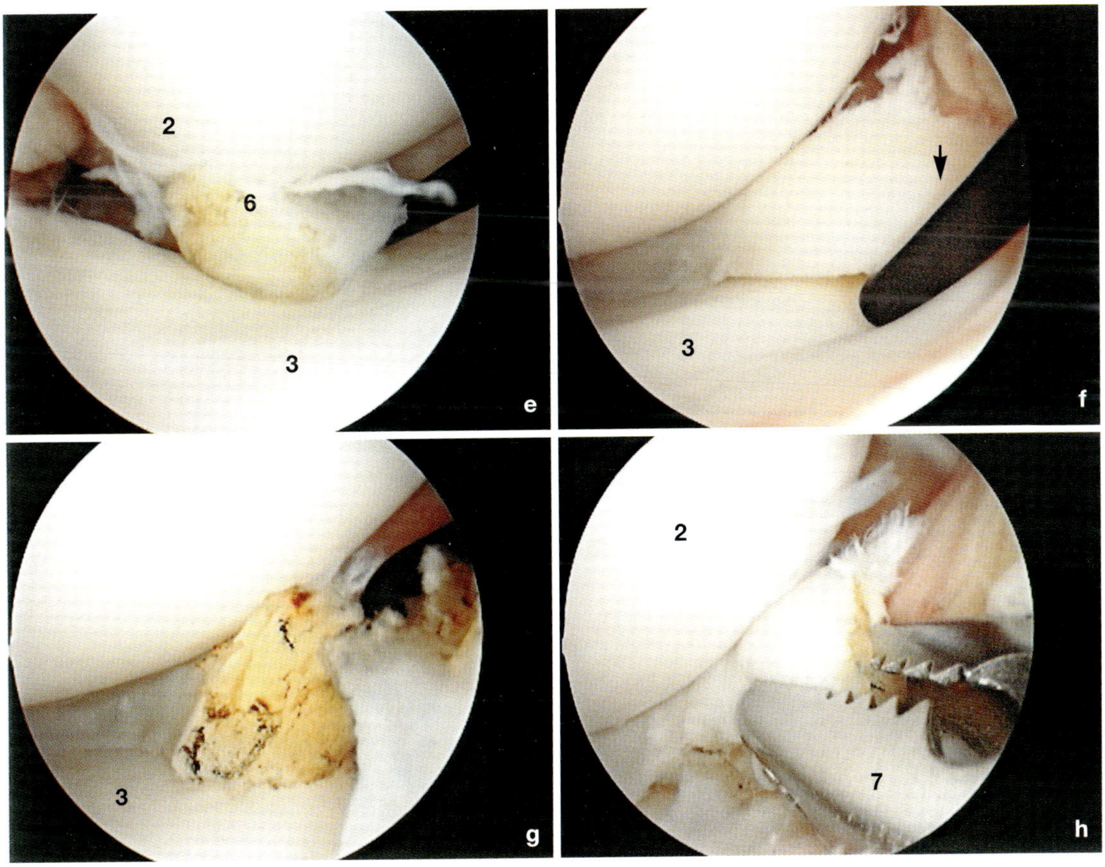

einem Punch oder dem HF-Messer (Cave: Knorpelschäden am lateralen Femurkondylus bzw. lateralen Tibiaplateau) in der Mitte durchtrennt werden, um einen anterior und posterior gestielten Lappen zu erhalten.

Im Regelfall läßt sich der Außenmeniskus aber reponieren, so daß zunächst die Durchtrennung des posterioren Ansatzes vorgenommen werden kann (Abb. 18-6). Hierzu bietet sich ein gerader Punch oder das HF-Messer an. Bei gleichzeitig vorliegender Läsion des vorderen Kreuzbandes kann sich diese Abtrennung schwierig gestalten, wenn das laterale Gelenkkompartment durch die Umlagerung in die Vierer-Position nicht ausreichend aufgeklappt werden kann (Vertwistung der Gelenkpartner). Nach kompletter Durchtrennung des hinteren Ansatzes sollte das Kniegelenk wieder in die Ausgangsstellung zurückgelegt werden. Der Unterschenkel wird seitlich des Operationstisches abgeklappt, so daß bei einer Flexion von ca. 30°–40° das Außenmeniskusvorderhorn direkt eingestellt wird. Mit einem kleinen geraden Punch erfolgt dann die anteriore Durchtrennung des Außenmeniskusvorderhorns. In der Vierer-Position sind operative Maßnahmen am Außenmeniskusvorderhorn nur äußerst schwierig durchzuführen, da in dieser Stellung die Optikspitze und das Operationsinstrument bzw. das Außenmeniskusvorderhorn nur einen minimalen Abstand aufweisen. Gelingt die anteriore Durchtrennung des Ansatzes bis auf eine kleine Gewebebrücke, wird die Faßzange eingeführt und der Korbhenkel entfernt. Es ist darauf zu achten, daß der Korbhenkel bei der Extraktion nicht bei der Passage der Area intercondylaris abreißt. Auch eine große Plica infrapatellaris kann ein Extraktionshindernis darstellen. Daher muß besonders bei der Extraktion eines lateralen Korbhenkels auf eine kontrollierte Extraktion (s. Abschn. 18.1.2) geachtet werden.

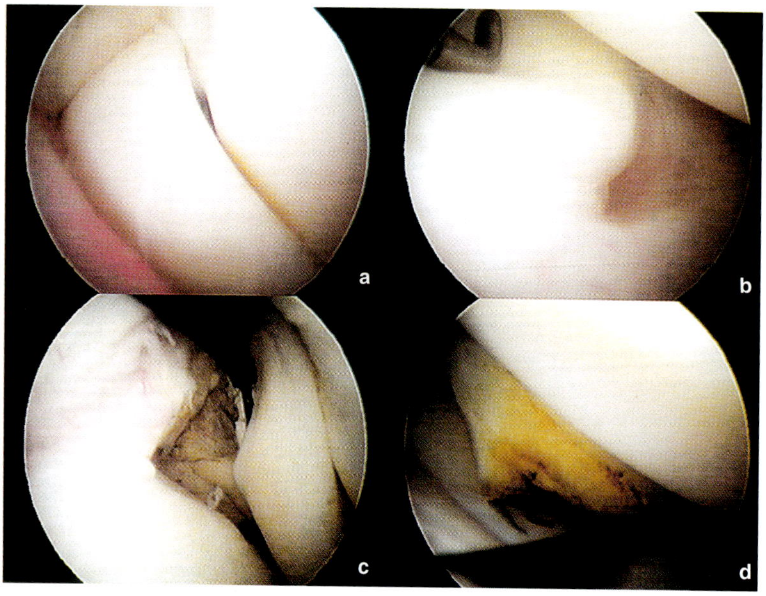

Abbildung 18-6: Korbhenkelläsion am Außenmeniskus. Der Korbhenkel ist in die Fossa intercondylaris eingeschlagen **(a)**. Nach der Reposition zeigt sich, daß der abgerissene Meniskusanteil abgerundet ist, was für eine ältere Läsion spricht **(b)**. Zunächst erfolgt die Abtrennung des posterioren **(c)**, anschließend des anterioren **(d)** Ansatzes mit dem HF-Messer.

18-7

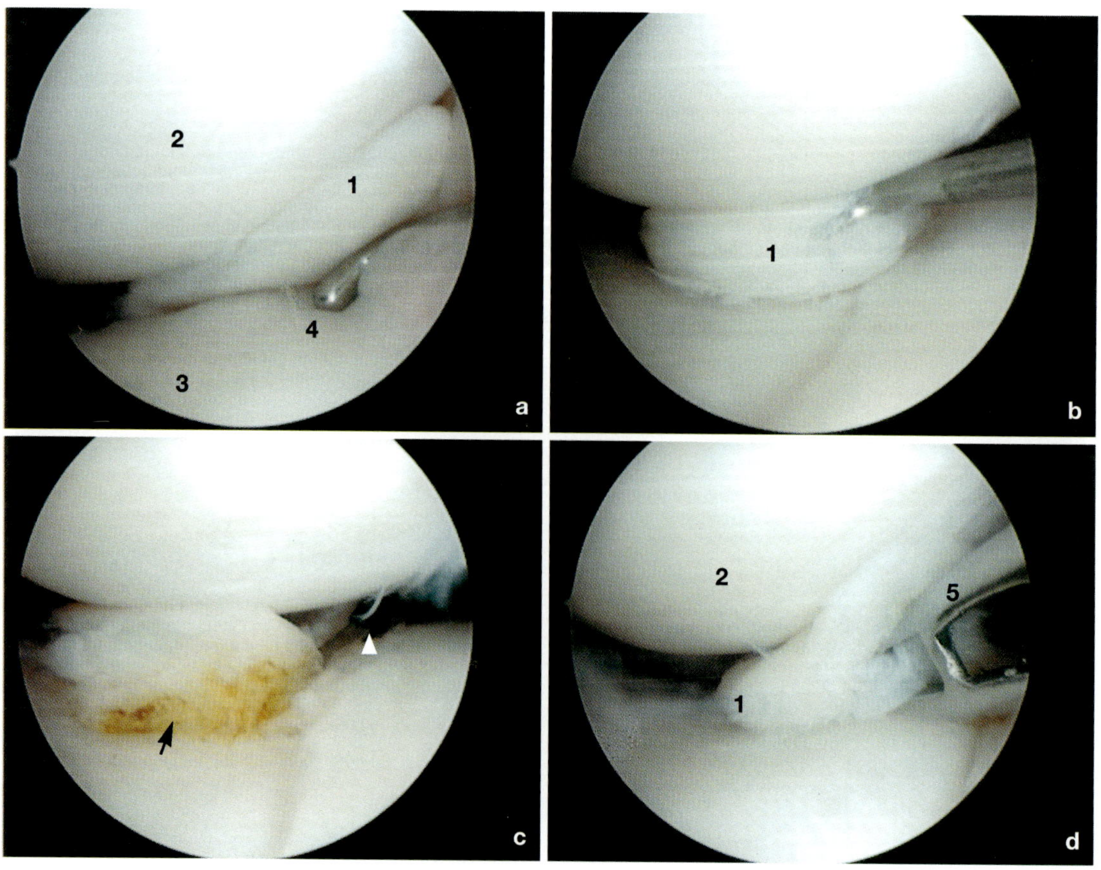

Abbildung 18-7 (S. 314/315): Meniskuszunge am Innenmeniskus. Die Zunge ist in den medialen Rezessus hochgeschlagen und wird mit dem Tasthaken palpiert. Meniskuszunge *(1)*, medialer Femurkondylus *(2)*, Innenmeniskus *(3)*, Tasthaken *(4)* **(a)**. Die Ausdehnung der Meniskuszunge zeigt sich erst durch die gezielte Palpation **(b)**. Der Zungenstil wird mit dem HF-Messer *(Pfeilspitze)* durchtrennt. Man erkennt den Schnitt *(Pfeil)* **(c)**. Die Meniskuszunge wird anschließend mit der Faßzange *(5)* extrahiert. Abschließend erfolgt die Palpation des Innenmeniskushinterhornes **(e)**. Hierbei zeigt sich eine ausgeprägte degenerative Zerfaserung des dorsalen Meniskusdrittels *(6)* **(e)**. Diese degenerativen Anteile werden mit dem HF-Messer *(Pfeil)* abgetrennt **(f, g)**. Die abschließende Inspektion zeigt eine stabile Restbasis *(Pfeile)* **(h)**.

18.3.5 Lappenriß, Meniskuszunge – Innenmeniskus

Lappenrisse und Meniskuszungen zählen zu den häufigeren Meniskusläsionen. Nach lange bestehenden Korbhenkelläsionen oder einem Längsriß kann es durch wiederholte Einklemmungen zur Ruptur des Längsrisses bzw. Korbhenkels kommen und dadurch ein Meniskuslappen entstehen. Häufig findet man in diesen Fällen anterior und/oder posterior gestielte Meniskuszungen.

Am Innenmeniskus sollte man dann eine Meniskuszunge vermuten, wenn der scharfe freie Rand der Pars intermedia in einen gerundeten Rand übergeht. In diesen Fällen muß man gezielt mit dem Tasthaken die Abrundungszone eruieren. In vielen Fällen läßt sich von submeniskeal her eine Meniskuszunge hervorluxieren. Manchmal ist diese aber auch schon bei der Inspektion des medialen Rezessus sichtbar (Abb. 18-7).

18-7

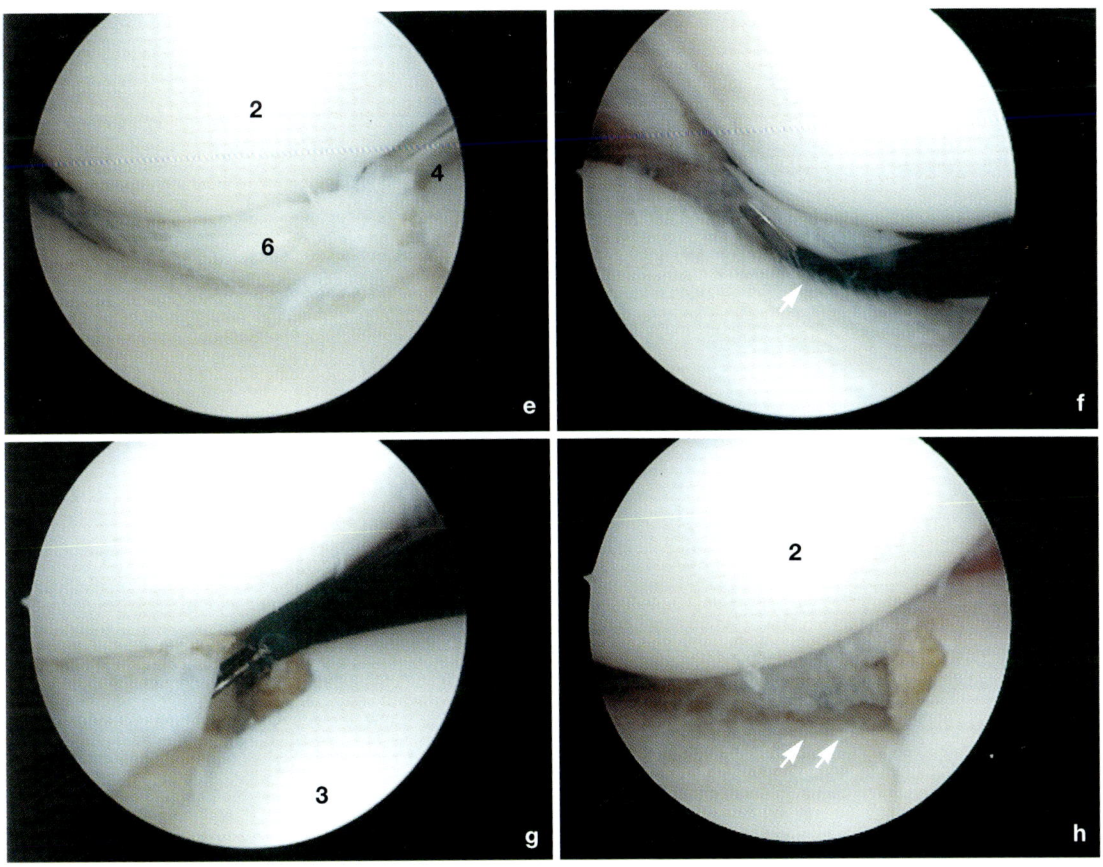

Findet sich eine anteriore Zunge, muß unbedingt das Innenmeniskushinterhorn dargestellt werden, da sich hier ebenfalls eine posterior gestielte Zunge finden kann. Diese stellt sich manchmal erst bei der Inspektion des dorsomedialen Rezessus dar. Hierzu muß das Arthroskop in den dorsomedialen Gelenkbereich vorgeschoben werden.

Operationstechnik: Zunächst wird der Zungenstiel mit dem Tasthaken palpiert und eingeschätzt, wie dick er ist. Dann erfolgt die partielle Durchtrennung mit dem HF-Messer (Abb. 18-7). Eine komplette Durchtrennung sollte vermieden werden, da die Meniskuszunge sonst zu einem freien Gelenkkörper wird. Anschließend wird sie mit der Faßzange gefaßt und gezielt extrahiert. Die Restbasis muß unbedingt palpiert werden. Häufig resultieren Meniskuszungen aus degenerativen Läsionen. Hier reicht die alleinige Entfernung der Meniskuszunge für die definitive Sanierung nicht aus. Vielmehr muß die degenerativ veränderte Restbasis nachreseziert werden, um eine erneute Zungenbildung auszuschließen (Abb. 18-7).

Bei Meniskuszungen größeren Ausmaßes muß immer auch das Innenmeniskushinterhorn inspiziert werden. In einigen Fällen ist eine posteriore Meniskuszunge in den dorsomedialen Rezessus hochgeschlagen und kann erst durch Inspektion dieses Bereiches nachgewiesen werden.

18.3.6
Lappenriß - Außenmeniskus

Lappenrisse sind am Außenmeniskus wesentlich seltener als am Innenmeniskus. Das Vorgehen gestaltet sich ähnlich wie am Innenmeniskus. Es ist wiederum darauf zu achten, daß bei der Abtrennung eine Gewebebrücke bestehen bleibt. Wird der Zungenstiel vollständig durchtrennt, kann das abgetrennte Meniskusteil in den dorsolateralen Rezessus gelangen und von dort nur äußerst schwierig zu entfernen sein.

18.3.7
Radiärruptur - Innenmeniskus

Am Innenmeniskus findet sich ein Radiärriß ausgesprochen selten. Typisch ist diese Rißform für den Außenmeniskus.

Operationstechnik: Bei allen Radiärrupturen sollte eine möglichst sparsame Resektion angestrebt werden. Von Bedeutung ist dabei, daß sowohl von anterior als auch von posterior ein möglichst homogener Übergang gefunden wird, um keine neuen Meniskuslappen zu provozieren. Als Resektionsinstrument bietet sich ein gerader Punch oder das HF-Messer an. Bei leichten Auffransungen kann die Resektion auch mit einem Meniskuscutter vorgenommen werden.

18.3.8
Radiärruptur - Außenmeniskus

Der Radiärriß ist eine typische Außenmeniskusverletzung und findet sich hier meist im Bereich der Pars intermedia oder direkt im Bereich des Hinterhornes.

Operationstechnik: Zunächst wird der Radiärriß mit dem Tasthaken palpiert, um seine Tiefe zu erfassen. Mit einem geraden Punch kann der anteriore Teil des Radiärrisses sowie der posteriore Teil entfernt werden. Bei dieser Fragmentationstechnik werden die Einzelteile anschließend mit einer Spülkanüle oder dem Shaver-Instrumentarium entfernt. Erfolgt die Resektion mit dem HF-Messer, sollte wiederum versucht werden, die abgetrennten Meniskusanteile an einer kleinen Gewebebrücke gestielt zu lassen, bevor sie mit der Faßzange extrahiert werden. Durch Palpation müssen tiefere Läsionen ausgeschlossen werden. Gegebenenfalls kann eine Nachglättung mit dem Meniskuscutter notwendig sein.

18.3.9
Degenerative Läsion - Innenmeniskus
Degenerative Meniskusläsionen insbesondere am Hinterhornbereich zählen zu den häufigsten arthroskopischen Befunden. Am Innenmeniskus führen sie häufig zu Einklemmungserscheinungen und Schmerzen und sollten daher therapiert werden. Häufig ist ein kombiniertes Vorgehen mit Fragmentation und En-bloc-Resektion notwendig (s. Kap. 18.1).

Operationstechnik: Größere Meniskusanteile werden zunächst mit dem HF-Messer bis auf eine kleine Gewebebrücke abgetrennt, bevor sie mit der Faßzange gefaßt und extrahiert werden. Das degenerativ zerfaserte Gewebe wird dann mit dem Punch oder dem Meniskuscutter entfernt. Gerade am Innenmeniskus sollte auf eine stabile Restbasis geachtet werden. Durch Inspektion und Palpation des Hinterhornes müssen posterior gestielte Meniskusanteile ausgeschlossen werden. Im Zweifelsfall sollte immer das Innenmeniskushinterhorn direkt inspiziert werden.

18.3.10
Degenerative Läsion - Außenmeniskus
Bei nahezu allen Patienten über dem 40. Lebensjahr finden sich leichte degenerative Auffaserungen des freien Randes. Diese Auffaserungen sollten als „Normalbefund" angesehen werden. Eine Resektion führt häufig zu ausgedehnteren Resektionen als vorher beabsichtigt. Das Außenmeniskusgewebe ist „fleischig", so daß, hat man mit der Resektion einmal die mittlere Meniskuszone (Zone 2) erreicht, sehr häufig eine basisnahe subtotale Resektion resultiert. Bei degenerativen Läsionen sollten lediglich die mechanisch behindernden instabilen Fragmente entfernt werden, sofern sie nicht frisch abgerissen sind und damit möglicherweise auch refixiert werden können.

Operationstechnik: Die Resektion größerer abgelöster Meniskusanteile kann mit dem HF-Messer erfolgen. Das grob zerfaserte Gewebe kann dagegen mit einem Punch oder dem Meniskuscutter reseziert werden. Bei der Resektion muß darauf geachtet werden, daß noch ein Steg vor dem Hiatus popliteus verbleibt.

18.3.11
Meniskusganglion
Meniskusganglien sind bevorzugt am Außenmeniskus anzutreffen. Manchmal ist schon bei der Inspektion des lateralen Rezessus und der Oberfläche des Außenmeniskus, die im basisnahen Bereich vom lateralen Rezessus aus inspiziert wird, das Meniskusganglion anhand einer Zerfaserung oder lappiger Abhebungen zu erkennen (Abb. 18-8). Das Ganglion tritt bevorzugt im vorderen Meniskusdrittel bzw. am Übergang zwischen vorderem und mittlerem Meniskusdrittel auf.

Operationstechnik: Zunächst wird der gesamte zerfaserte Bereich mit dem Tasthaken palpiert. Häufig zeigt sich ein deutlich ausgefranster Meniskusanteil, manchmal scheint es, als ob hier lediglich eine Meniskuszunge vorliegt. Zunächst erfolgt die Resektion des degenerativ veränderten Meniskusgewebes mit dem Punch oder dem HF-Messer, manchmal auch mit dem Meniskuscutter. Die darauffolgende Palpation zeigt dann sehr weiches Meniskusgewebe. Sticht man eine Kanüle durch den präoperativ markierten Ganglionbereich, zeigt sich die Kanüle im Bereich des resezierten Meniskusanteiles (Abb. 18-8). In diesem Fall kann ein transganglionärer Zugang angelegt werden, wobei zunächst die Haut und das Ganglion geschlitzt werden. Dann wird ein Punch oder ein Meniskuscutter eingeführt, um weiteres verändertes Meniskusgewebe bzw. Ganglionanteile zu entfernen. Über diesen Zugang kann auch die Resektion in anteriorer oder posteriorer Richtung, je nach Erfordernis, fortgesetzt werden. Findet sich eine stabile Restbasis, wird nochmals der Meniskuscutter

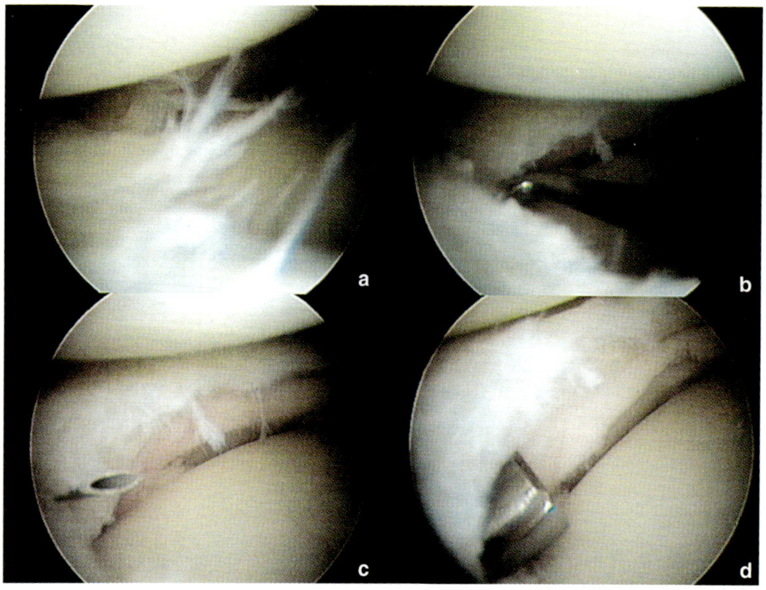

Abbildung 18-8:
Außenmeniskusganglion. Bei der Inspektion zeigt sich ein aufgefaserter anteriorer Meniskusanteil **(a)**. Nach Abtragung der behindernden Meniskusanteile wird die Restbasis palpiert. Hier zeigt sich ein deutlich aufgeweichter Meniskus **(b)**. Durch das außen markierte bzw. sichtbare Ganglion wird eine Kanüle transganglionär eingestochen. Diese erreicht das Gelenk im Bereich der Erweichungszone **(c)**. Der Zugang wird erweitert und ein Meniskuscutter eingeführt, um das Ganglion auszufräsen bzw. in den intraartikulären Gelenkraum zu drainieren **(d)**.

durch den transganglionären Zugang eingeführt und unter rotierenden Bewegungen zurückgezogen. Hierdurch wird das noch vorhandene Ganglliongewebe im Bereich der Kapsel und im Subkutangewebe entfernt.

18.4 Meniskusrefixation

Bei frischen basisnahen Meniskusläsionen sollte eine Refixation erfolgen. Die Refixation sollte um so eher angestrebt werden, je geschädigter das Gelenk hinsichtlich des Kapselbandapparates und des Knorpels ist. Bei rupturiertem vorderen Kreuzband, das konservativ behandelt oder bisher nicht erkannt wurde, ist ein basisnaher Meniskusriß nicht selten das erste klinische Symptom. In diesen Fällen sollten dem Patienten eine Rekonstruktion des vorderen Kreuzbandes sowie die Meniskusnaht empfohlen werden. Nicht selten wird aber erst während der Arthroskopie und nach Reposition des Meniskus, der volle intraartikuläre Schaden festgestellt. In diesen Fällen sollte ebenfalls eine Meniskusrefixation erfolgen, dem Patienten aber die Kreuzbandrekonstruktion sehr nahegelegt werden. Ohne rekonstruiertes Kreuzband ist die Gefahr der erneuten Meniskusruptur außerordentlich groß.

Es sind drei verschiedene Refixationstechniken zu unterscheiden.

18.4.1 Outside-in-Technik

Bei dieser Technik wird eine Nadel von außen durch die Haut, dann durch die Meniskusbasis und anschließend durch das abgelöste Meniskusteil gestochen. Die Vorteile dieser Technik liegen neben der einfachen Handhabung in der sicheren Schonung der Gefäß-Nervenstränge. Darüber hinaus ist das Instrumentarium sehr preisgünstig, wenn Injektionskanülen verwendet werden. Wir verwenden drei normale Injektionskanülen, wie sie zur Blutentnahme üblich sind. Zusätzlich empfiehlt sich eine kleine Faßzange oder kleine Moskitoklemme. Als Nahtmaterial wird PDS 2/0 verwendet.

Von der Industrie werden auch spezielle Instrumentensets für die Outside-in-technik angeboten, die einfache und sehr preisgünstige „Kanülentechnik“ hat sich aber bei uns bewährt.

Von den Kanülen wird eine als Orientierungskanüle benutzt, in die beiden anderen werden PDS-Fäden eingeführt. Die PDS-Fäden werden leichter von der Spitze aus eingeführt. Bei einer Kanüle werden die Fadenenden miteinander verknotet (Fadenschlinge). Bei der dritten Kanüle steht der Faden jedoch 1 bis 2 cm über (überstehender Faden).

Indikation: Die Outside-in-Technik wird im anterioren und mittleren Bereich sowie partiell bei lockerem Gelenk auch im hinteren Bereich des Innenmeniskus verwendet. Direkte Risse der Meniskusrampe können dagegen von dorsomedial nur mit der All-inside-Technik (s. unten) versorgt werden. Am Außenmeniskus empfiehlt sich im anterioren und mittleren Bereich die Outside-in-Technik. Rupturen im dorsalen Meniskusdrittel sollten wiederum der All-inside-Technik (s. unten) vorbehalten bleiben.

Operationstechnik: Zunächst wird die Höhe des Meniskus mit der Orientierungskanüle angelotet. Dann wird die Kanüle mit der Fadenschlinge eingestochen. Durch die gleiche Hautöffnung wird dann, jedoch mit mehr posteriorer Richtung, die Kanüle mit dem überstehenden Faden eingebracht. Mit einer kleinen Faßzange, die durch die Fadenschlaufe der anterior liegenden Kanüle geführt wird, wird das freie Fadenende gefaßt, anschließend werden die Kanülen unter Meniskusniveau zurückgezogen und der gefaßte Faden über die Fadenschlinge durch den Meniskus nach außen ausgezogen. Man erhält eine U-Naht, wobei der Steg intraartikulär auf dem Meniskusgewebe liegt (Abb. 18-9).

18.4.2 Inside-out-Technik

Bei der Inside-out-Technik wird unter arthroskopischer Kontrolle eine Nadel, die einen Faden enthält, zunächst durch das abgelöste Meniskusteil und anschließend durch die Meniskusbasis gestochen. Problematisch an dieser Technik ist, daß der Austritt der Nadel auf der dorsomedialen bzw. dorsolateralen Gelenkseite nicht ausreichend kontrolliert werden kann. Bei Verwendung dieser Technik in den dorsalen Meniskusbereichen wird daher eine Hilfsinzision zur Vermeidung von Gefäß- und Nervenläsionen empfohlen. Wir verwenden die Inside-out-Technik nicht.

18.4.3 All-inside-Technik

Bei dieser Technik erfolgt das Legen der Naht wie auch das Knoten von intraartikulär. Zur Durchführung der Naht ist ein spezielles Operationsinstrumentarium (Suture hooks, s. Kap. 17.7.2) notwendig. Von den verschiedenen Hakenansätzen wird der für die Läsion geeignete Ansatz ausgesucht und an den Handgriff angeschraubt. Dann wird ein PDS-Faden (Stärke 2-0) mit Hilfe des Rollmechanismus in den Nahthaken eingezogen. Der Faden sollte nicht überstehen, um das Einstechen in den Meniskus nicht zu behindern.

Operationstechnik: Nach der Palpation des Meniskusrisses und Bestimmung seiner Ausdehnung erfolgt die Anfrischung der Meniskusbasis mit dem kleinen Rosenberg-Resektor und/oder einer kleinen Kanüle. Dann wird der Nahthaken durch den dorsomedialen Instrumentenzugang (Rampenläsion) oder den normalen medialen Arthroskopzugang (Außenmeniskushinterhorn) eingeführt. Eine großlumige Arbeitskanüle kann zwar verwendet werden, sie macht jedoch eine bedeutende Vergrößerung des Instrumentenzuganges notwendig. Dann wird der Nahthaken durch Meniskusgewebe und ggfl. die Kapsel eingestochen, bis die Spitze des Ha-

18-9

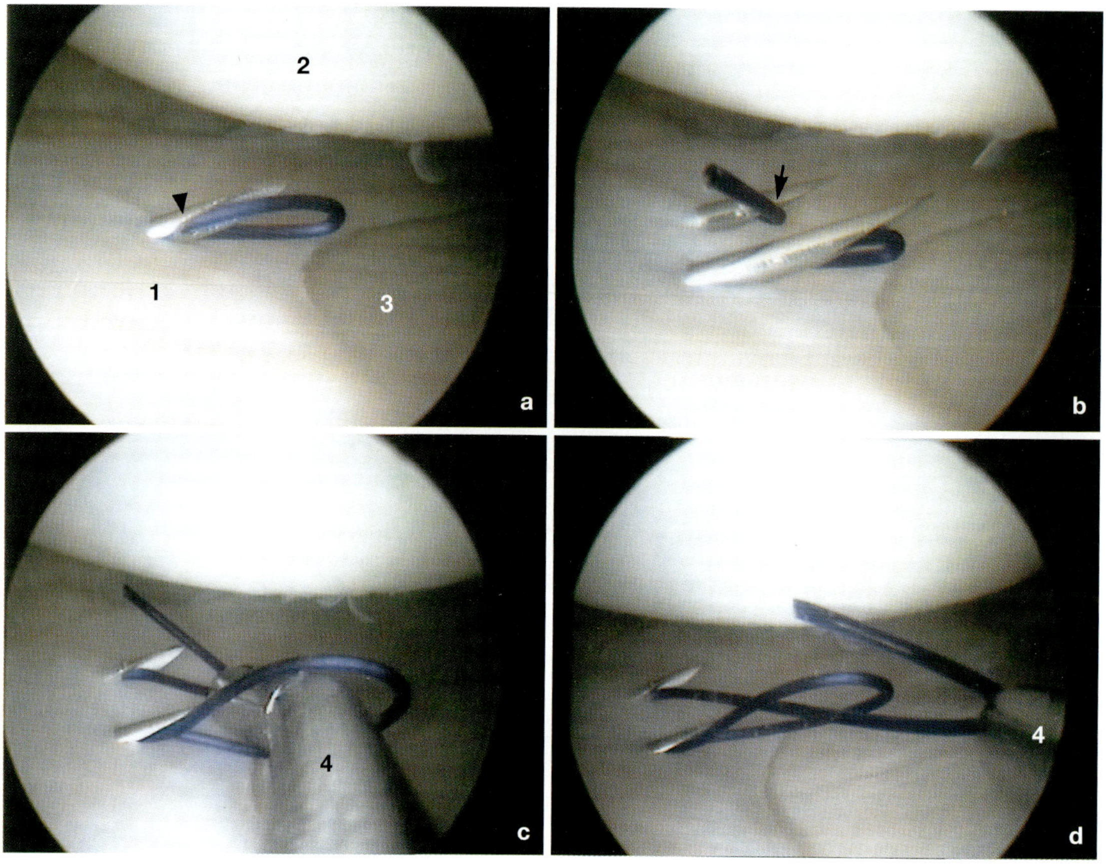

Abbildung 18-9 (S. 320/321)**:**
Meniskusrefixation mit der Outside-in-Technik. Zunächst wird die Kanüle mit der Fadenschlaufe *(Pfeilspitze)* eingestochen. Innenmeniskus *(1)*, medialer Femurkondylus *(2)*, mediales Tibiaplateau *(3)* **(a)**. Etwas dorsal der Schlaufenkanüle wird die Kanüle mit dem freien Faden *(Pfeil)* eingestochen **(b)**. Durch die Schlaufe wird das freie Fadenende mit der Faßzange *(4)* **(c, d)** gefaßt. Erst nachdem die Kanülen beide zurückgezogen sind **(e, f)**, kann der Faden durch den medialen Instrumentenzugang ausgezogen werden. Abschließend wird an der Fadenschlaufe gezogen, so daß sich das freie Fadenende *(Pfeile)* durch den Meniskus zieht **(g)**. Man erhält eine U-Naht **(h)**.

kens sichtbar ist. Nach Vortreiben des Fadens mit Hilfe des Rollmechanismus am Handgriff des Nahthakens wird der Faden mit einer kleinen Klemme gefaßt.

Es kann hilfreich sein, die Klemme gleichzeitig mit dem Nahthaken einzuführen, um Weichteilbrücken, die das spätere Knoten behindern, zu vermeiden. Probleme bei der Naht treten dann auf, wenn sich eine Weichteilbrücke zwischen den beiden aus dem Instrumentenzugang herausgeleiteten Fäden befindet. Daher sollte zunächst der Knotenschieber ohne Knoten über beide Fäden vorgeschoben werden, um eine Weichteilbrücke sicher auszuschließen (Abb. 18-10 und 18-11). Dann werden drei, besser vier oder fünf Knoten mit Hilfe des Knotenschiebers vorgeschoben und der Faden mit einem kleinen Punch oder einer Schere abgeschnitten. Zur abschließenden Nahtkontrolle wird die Naht mit dem Tasthaken auf ihre Festigkeit und mit einem kleinen

18-9

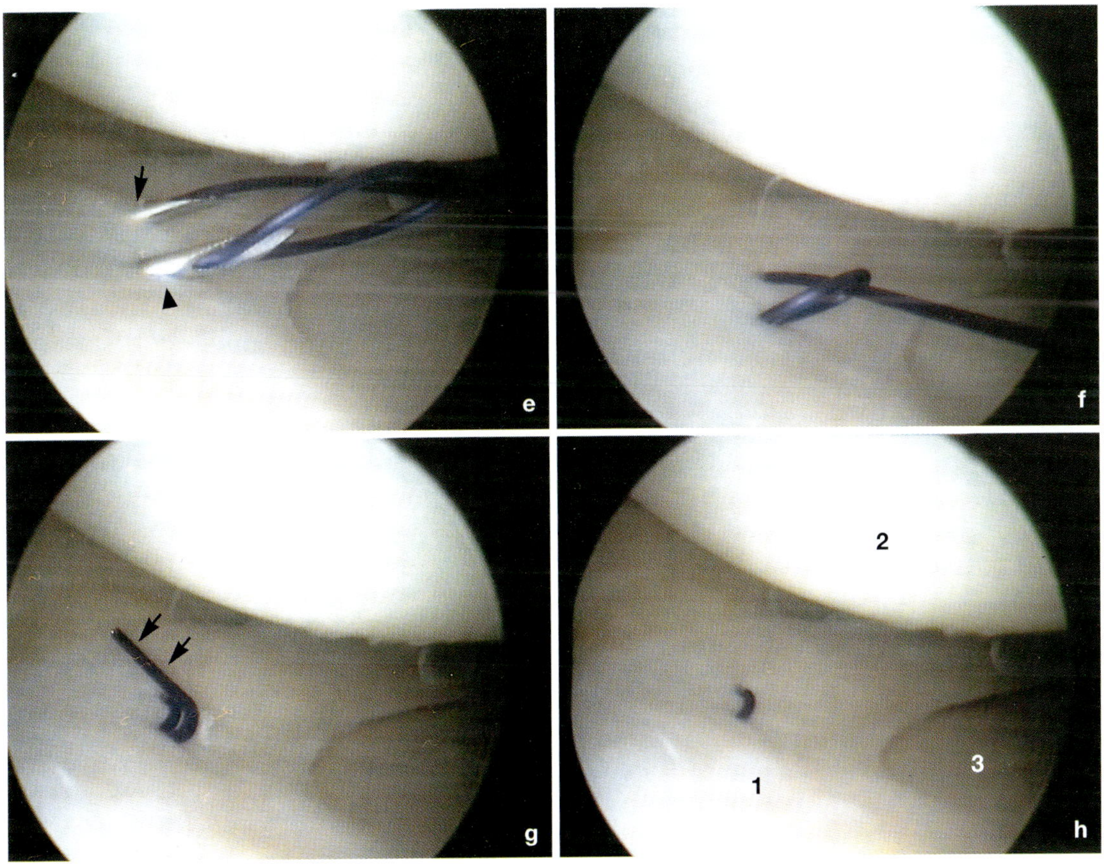

Spiegelchen auf den richtigen Sitz kontrolliert (Abb. 18-11). Besonders am Außenmeniskushinterhorn kann nur mit dem Spiegelchen geprüft werden, ob mit der Naht auch wirklich die Meniskusbasis und, wenn ja, in welchem Ausmaß gefaßt worden ist.

18-10

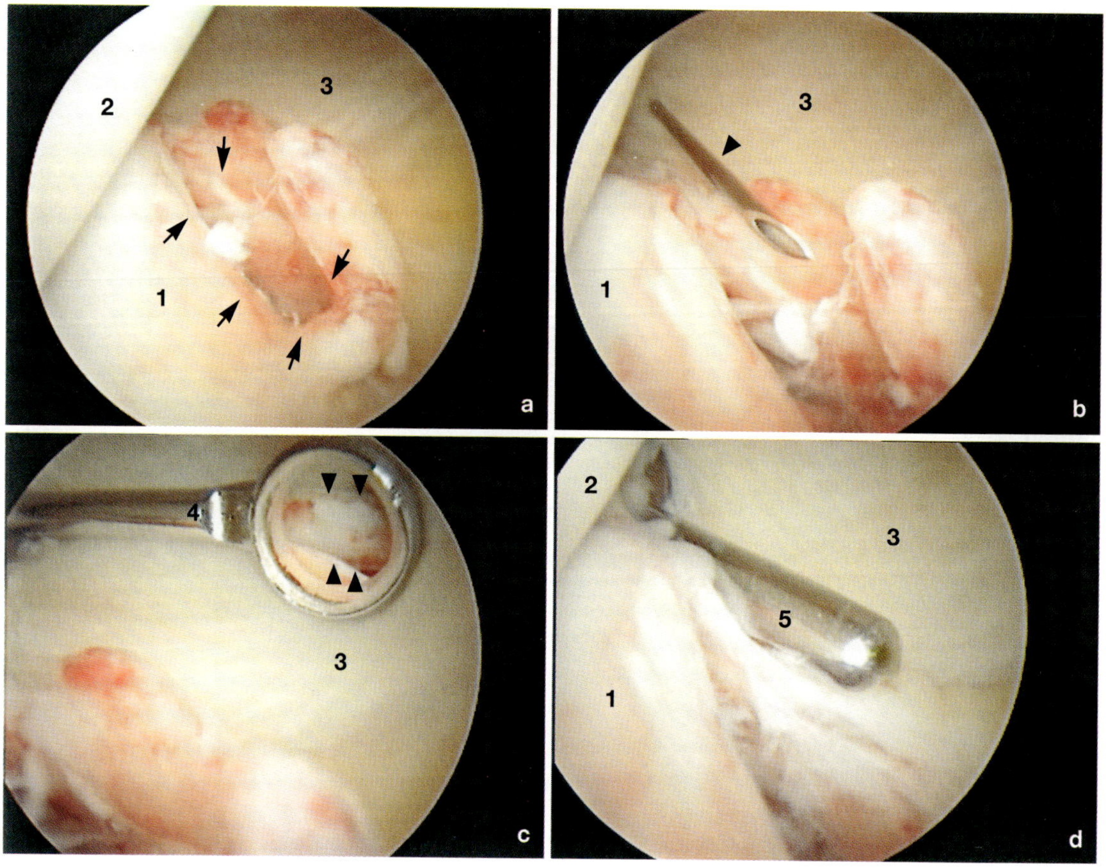

Abbildung 18-10:
Rampenläsionen des Innenmeniskus. Gleichzeitig besteht eine Ruptur des vorderen Kreuzbandes. Bei der Inspektion des Innenmeniskushinterhorns *(1)* findet sich ein frischer Riß *(Pfeile)* der sog. Meniskusrampe. Medialer Femurkondylus *(2)*, dorsomediale Kapsel *(3)* **(a)**. Mit der Kanüle *(Pfeilspitze)* wird ein dorsomedialer Zugang ausgelotet **(b)** und durch diesen ein Spiegel *(4)* zur Inspektion des Meniskus von dorsal eingeführt **(c)**. Die Rupturzone *(Pfeilspitzen)* ist im Spiegel noch besser zu erkennen. Mit dem kleinen Rosenberg-Resektor *(5)* erfolgt vor der Naht eine Anfrischung des Rupturbereiches **(d)**.

Abbildung 18-11 (S. 323):
Meniskusnaht mit der All-inside-Technik (Fortsetzung von Abb. 18-10). Einführen des Nahthakens (suture Hook) *(1)* durch den dorsomedialen Zugang. Es wird zunächst in den posterioren Teil *(2)* eingestochen. Hinterhorn *(3)*, medialer Femurkondylus *(4)*, dorsomediale Kapsel *(5)* **(a)**. Die Spitze des Nahthakens (Pfeil) erscheint dann im Meniskusniveau **(b)**. Dann wird der Faden *(6)* vorgetrieben **(c)** und mit einer kleinen Faßzange *(7)* gefaßt **(d)**. Danach wird zunächst der Knotenschieber *(8)* vorgeschoben, um eine Weichteilbrücke zwischen den Fäden auszuschließen. Rupturzone (Pfeilspitzen) **(e)**. Der Knoten (Pfeil) muß auf dem Meniskus liegen **(f)**. Nachdem mehrere Knoten vorgeschoben sind, werden die Fäden mit einem schmalen Punch *(9)* abgeschnitten **(g)** und erneut ein Spiegel durch den dorsomedialen Zugang eingeführt. Im Spiegel zeigt sich der dorsal liegende Knoten (Pfeil), der die Meniskusrestbasis bzw. den dorsomedialen Kapselansatz gut gefaßt hat **(h)**.

18-11

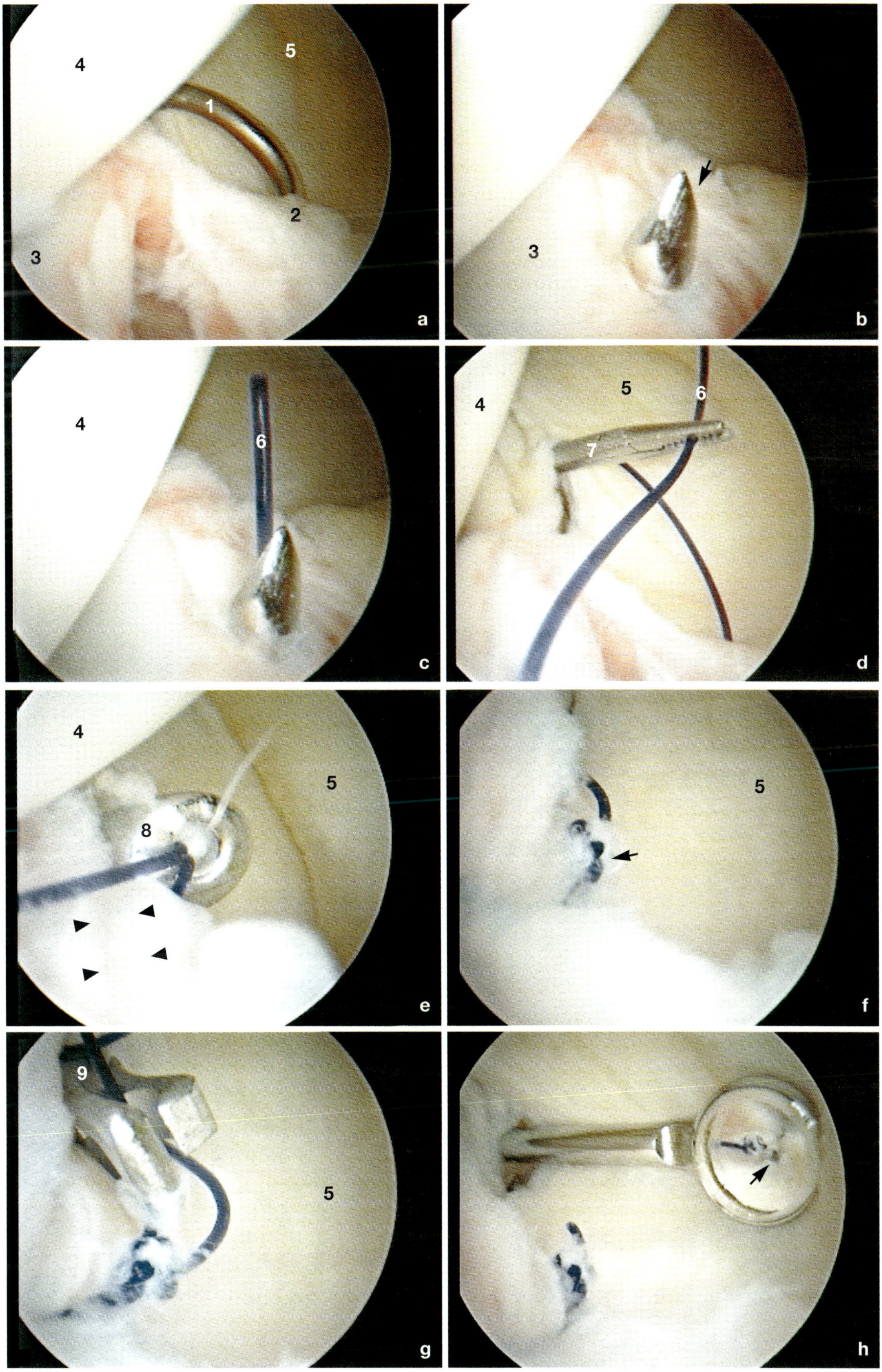

19
Eingriffe am Knorpel

Bei der Knorpelbehandlung sollte immer nach der Ursache des Knorpelschadens gesucht werden. Handelte es sich um ein direktes Trauma, ist die Genese eindeutig. Bei degenerativen Knorpelschäden muß ebenfalls versucht werden, die Ursache zu eruieren. Nicht selten liegen Achsenfehlstellungen (Genu varum, Genu valgum) vor. Auch länger zurückliegende Meniskusresektionen, insbesondere am Außenmeniskus, führen oft zu Knorpelschäden im entsprechenden Gelenkbereich. Gleichfalls gilt es, eine Ruptur des vorderen Kreuzbandes auszuschließen. Eine alleinige Knorpelbehandlung reicht in diesen Fällen nicht aus, dem Patienten sollte unbedingt auch die stabilisierende Maßnahme (Kreuzbandplastik) empfohlen werden. Untersuchungen von Shelbourne et al. haben gezeigt, daß Patienten mit Ruptur des vorderen Kreuzbandes und symptomatischen osteoarthrotischen Veränderungen durch eine Rekonstruktion des vorderen Kreuzbandes in ihren Beschwerden deutlich gebessert werden konnten. Bei Achsenfehlstellungen ist eine Korrekturosteotomie zu diskutieren. Die Knorpelläsionen als Folge von Achsenfehlstellungen oder Bandinstabilitäten sind daher auch als „symptomatische" Knorpelläsionen einzustufen.

19.1
Grundlagen

Knorpelläsionen können durch verschiedene arthroskopische Techniken behandelt werden. Prinzipiell werden drei Vorgehensweisen unterschieden:

1. **Entfernung von mechanisch störenden Knorpelanteilen.** In den Gelenkraum vorstehende Knorpelanteile wie z. B. Knorpelfransen oder Knorpellappen (Flap-Typ-Läsionen) können mechanisch hindern, klinisch erkennbar am Crepitieren, an intermittierenden Schnapp- oder Blockadephänomenen. Das Ziel der arthroskopischen Therapie bei diesen Läsionen ist die Entfernung der abgelösten, mechanisch behindernden Knorpelanteile. Dieses ist notwendig, damit sich nicht noch andere Knorpelbezirke lösen, die noch stabil und intakt sind.
2. **Induktion von Ersatzknorpel.** Reicht die Knorpelläsion bis zum subchondralen Knochen, muß in Abhängigkeit von der Größe, der Lokalisation, den Begleitschäden und der Form des Knorpelschadens entschieden werden, ob es sinnvoll ist, eine Ersatzknorpelbildung zu induzieren.
3. **Knorpeltransplanatation.** Diese Technik befindet sich z. Zt. noch im klinischen Erprobungsstadium.

Neben den traumatischen und degenerativen Knorpelläsionen muß auch die stadienabhängige Therapie der Osteochondrosis dissecans berücksichtigt werden (s. unten).

19.2
Entfernung von mechanisch störenden Knorpelanteilen

Die Knorpelglättung (Abrasion) beinhaltet die Entfernung der mechanisch störenden Knorpelbereiche.

Operationstechnik: Abgelöste bzw. abgehobene Knorpelbezirke sollten, wenn möglich, mit einer Faßzange oder einem kleinen Rangeur entfernt werden (Abb. 19-1). Besondere Vorsicht ist bei Verwendung von motorisierten Instrumenten ge-

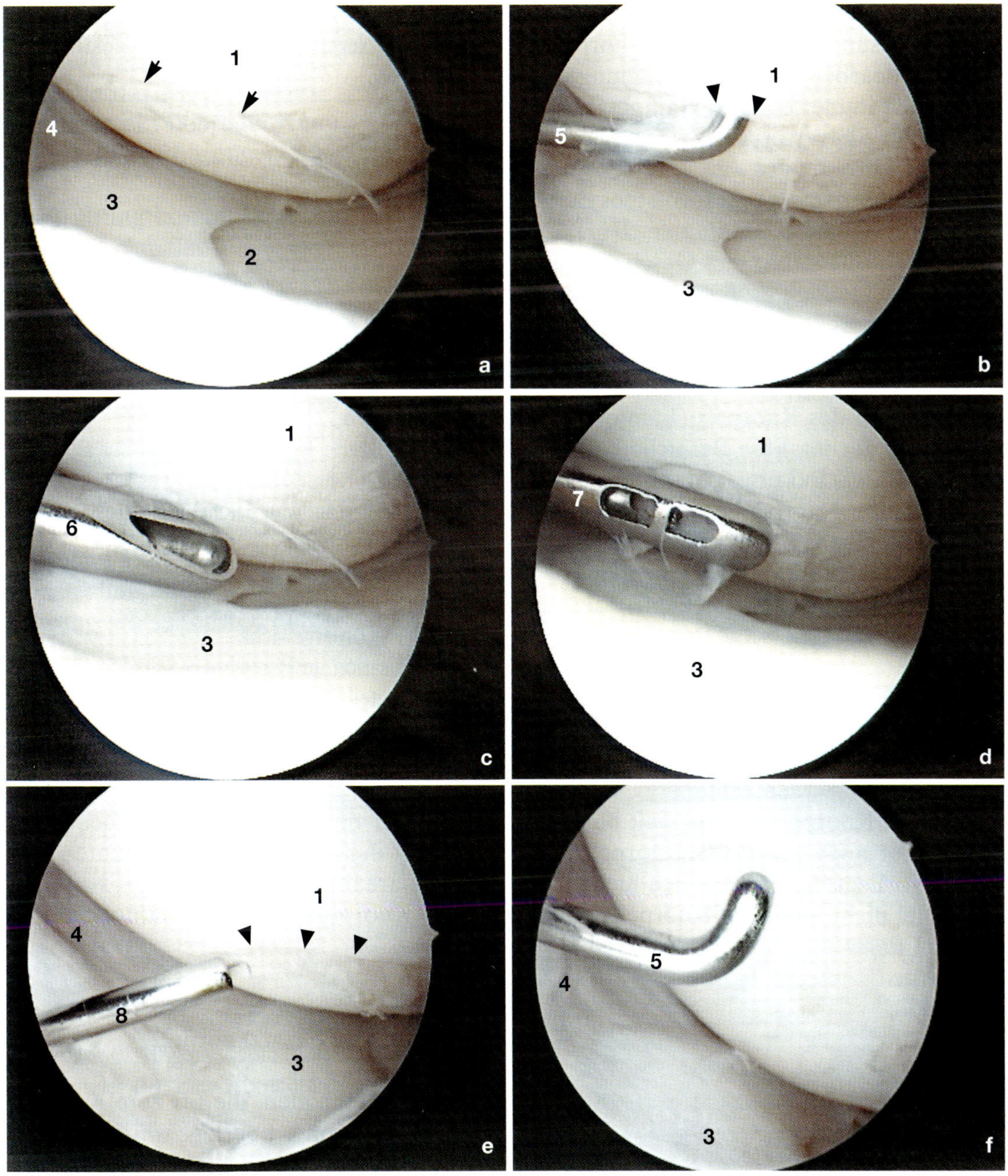

Abbildung 19-1:
Knorpelglättung. Knorpelläsion *(Pfeile)* am medialen Femurkondylus *(1)*, mediales Tibiaplateau *(2)*, Innenmeniskus *(3)*, mediale Kapsel *(4)* **(a)**. Die Palpation mit dem Tasthaken *(5)* zeigt ein instabiles Knorpelareal *(Pfeilspitzen)*, daß zu den vom Patienten angegebenen Blockierungen geführt hat **(b)**. Einführen des Rosenberg-Resektors *(6)*. Hiermit ist aber eher eine flächenförmige Knorpelglättung möglich **(c)**. Daher wird die abgehobene Knorpelschuppe mit einer Rongeur bzw. einer feinen Faßzange *(7)* abgetragen **(d)**. Mit dem Laser *(8)* erfolgt eine vorsichtige Stabilisierung der Randbereiche *(Pfeilspitzen)*. Im Vergleich mit den mechanischen Instrumenten ist der Laser ein sehr kleines Instrument **(e)**. Abschließende Palpation mit dem Tasthaken **(f)**.

19-4

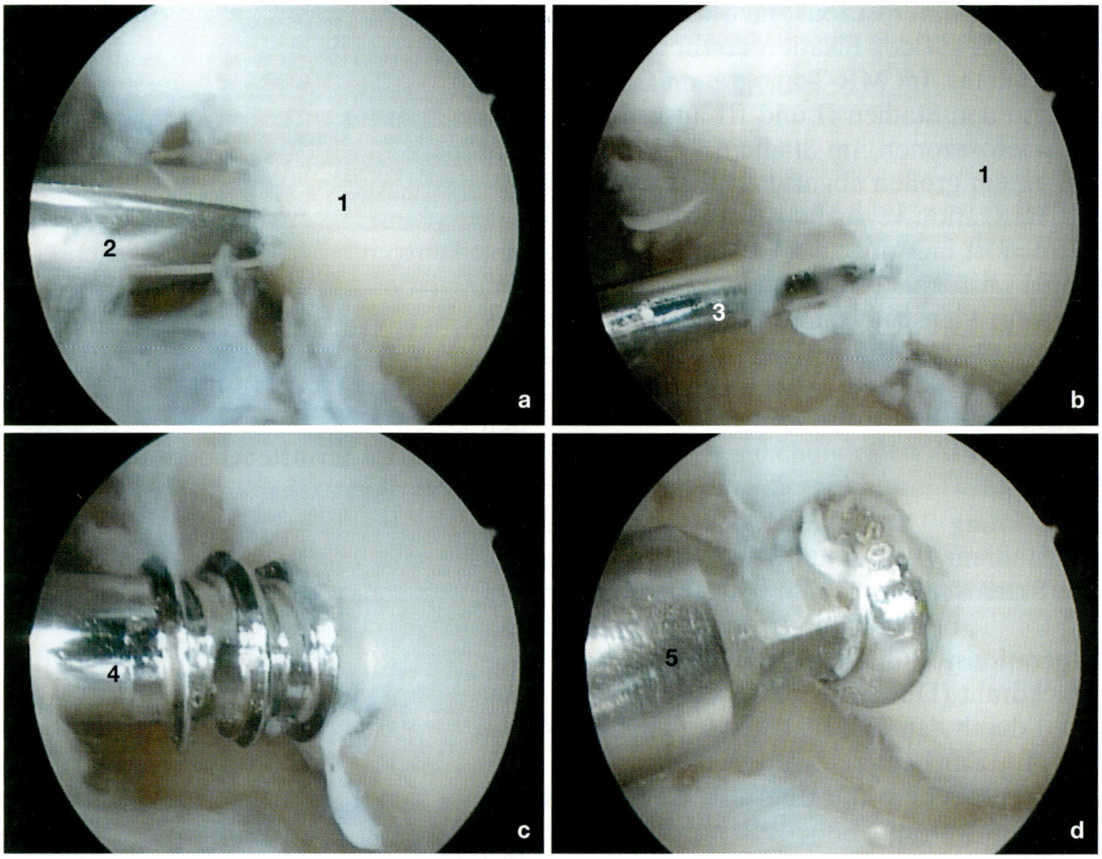

19-5

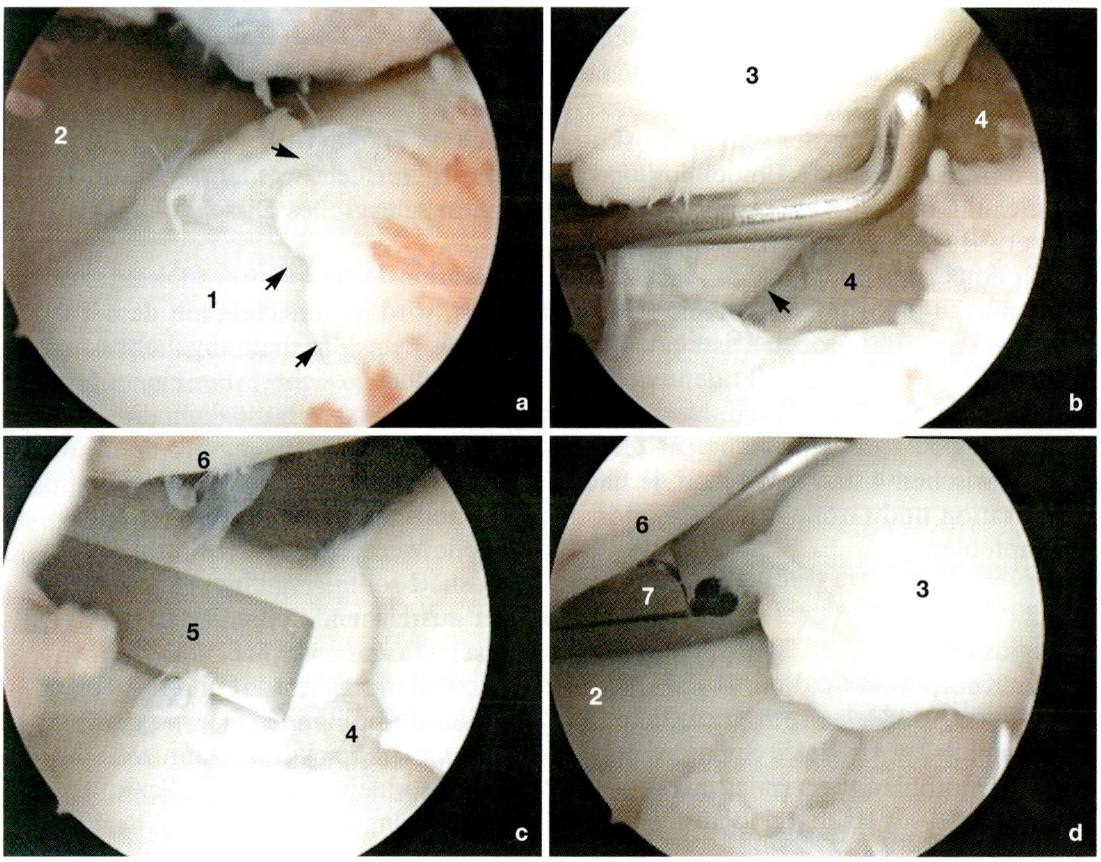

Abbildung 19-4 (S. 330):
Refixation einer Osteochondrosis dissecans mit kanülierter Schraube. Nachdem das osteochondrale Fragment *(1)* mit einem Spickdraht präliminär fixiert worden ist, wird dieser mit einem kanülierten Bohrer überbohrt *(2)* **(a)**. Der Spickdraht *(3)* ist nach Entfernung des Bohrers zu erkennen **(b)**. Über den liegenden Spickdraht wird eine kanülierte Schraube *(4)* eingedreht **(c)**. Mit Hilfe dieser kanülierten Schrauben kann auch eine intrafragmentäre Kompression ausgeübt werden. Schraubenzieher *(5)* **(d)**.

Abbildung 19-5 (S. 330/331):
Osteochondrosis dissecans im lateralen Bereich der Trochlea femoris (sehr selten). Der Patient klagte über intermittierende Einklemmungen und Schmerzen im Femoropatellargelenk. Inspektorisch zeigt sich eine Konturunregelmäßigkeit *(Pfeile)* mit synovialer Reaktion im lateralen Teil der Trochlea femoris *(1)*, medialer Bereich der Trochlea femoris *(2)* **(a)**. Mit dem Tasthaken läßt sich eine große kartilaginäre Schuppe *(3)* abheben, die nur noch an der medialen Zirkumferenz *(Pfeil)* partiell fixiert ist. Der subchondrale Knochen *(4)* ist sichtbar **(b)**. Um einen glatten und „scharfen" Abtragungsrand zu erhalten wird das gelöste Knorpelfragment mit einem feinen Meißel *(5)* abgetrennt. Patella *(6)* **(c)**. Entfernung des Fragments mit der Faßzange *(7)* **(d)**. Nach vorsichtiger Glättung der Randwälle **(e)**, wobei eine Abrundung vermieden werden muß, wird die Kugelfräse *(8)* zur subchondralen Abrasionschondroplastik eingeführt **(f)**. Wird die gefäßtragende Schicht erreicht, zeigen sich aufsteigende Blutfäden (Pfeffer- und Salz-Phänomen) (Pfeile). Es erfolgt keine flächenförmige Anfräsung, da hiermit die Gefahr der Spongiosierung verbunden ist **(g)**. Abschließend werden Mikrofrakturen (micro-fracture Technik) *(Pfeilspitzen)* in den Randbereichen der angefräßten Areale mit einem feinen Meißel gesetzt **(h)**.

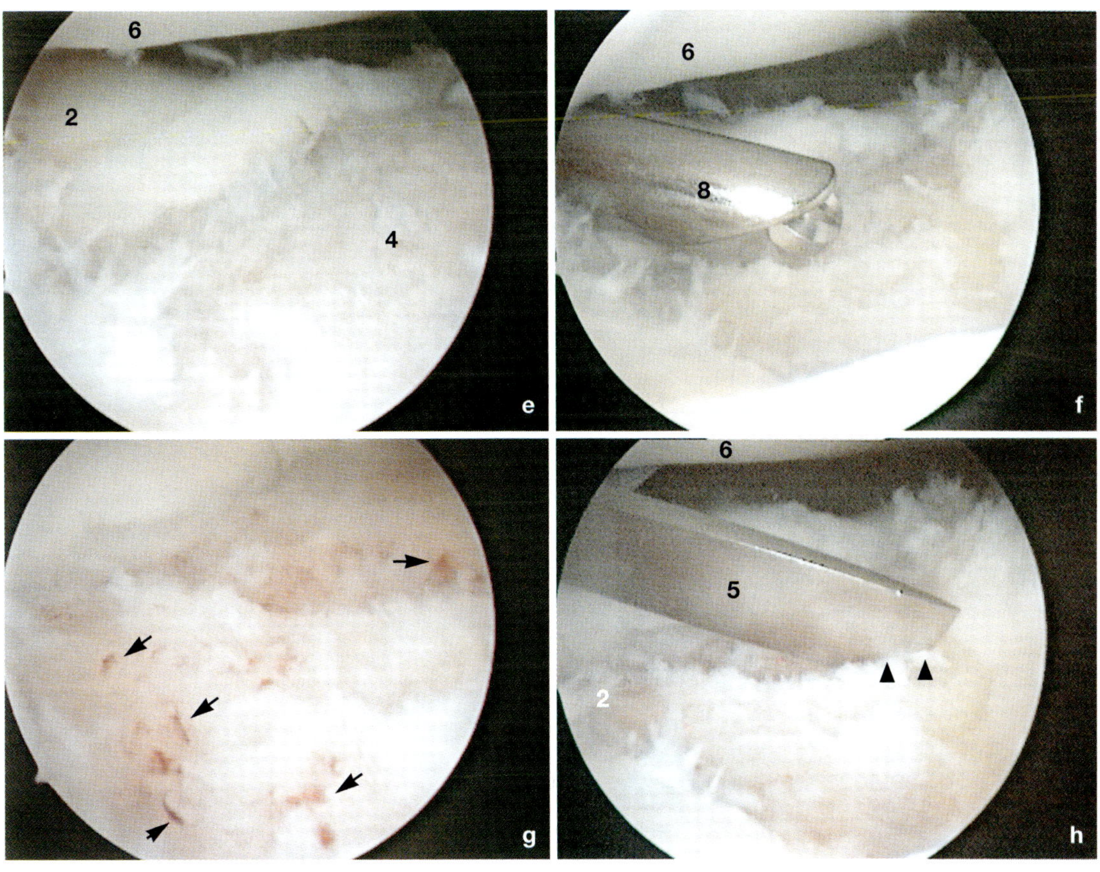

19-5

Ist das Dissekat nur teilweise gelöst und sitzt noch relativ sicher im Dissekatbett, sollte zunächst eine sorgfältige subchondrale Abrasion (s. Abschn. 19.3.2) und eine Anbohrung mit Kirschnerdrähten unter dem losgelösten Dissekatanteil erfolgen. Abschließend kann es mit einer kanülierten Kleinfragmentschraube, die über einen Kirschnerdraht eingebracht wird, fixiert werden (Abb. 19-4).

19.4.4 Dissekatentfernung

Bei der Behandlung des Stadiums IV gelten die Prinzipien der Entfernung freier Gelenkkörper (s. Kap. 20). Ist der Defektbereich bereits mit Ersatzknorpel aufgefüllt, erübrigt sich eine weitere Maßnahme. Findet sich jedoch ein großer Defekt, kann auch mit einer subchondralen Abrasion (s. oben) kaum eine Besserung erzielt werden.

Ist ein vorwiegend kartilaginäres Dissekat fast komplett abgelöst und besteht keine Möglichkeit der Refixation mehr, wird es entfernt und der Defektbereich mit einer subchondralen Abrasion, evtl. auch der Microfracture-Technik, behandelt (Abb. 19-5).

19.5 Knorpeltransplantation

Bei umschriebenen Defekten besteht die Möglichkeit einer autologen Chondrozytentransplantation. Hierzu werden arthroskopisch intakte Knorpelanteile (Chondrozyten) entnommen und zu einem biotechnischen Labor geschickt. Dort werden dann Chrondrozyten in einer Kultur während 2 bis 3 Wochen angezüchtet und an den Operateur zurückgeschickt. Die Chondrozytensuspension wird in den Knorpeldefekt eingefüllt, und dieser anschließend mit einem Periostlappen abgedeckt. Bevor diese Technik jedoch in den klinischen Alltag Einzug findet, sind noch zahlreiche wissenschaftliche Untersuchungen notwendig.

20 Eingriffe bei freien Gelenkkörpern

20.1 Grundlagen

Freie Gelenkkörper sind oft Ursache von Einklemmungserscheinungen oder Blockierungen. Röntgenologisch sind sie nur dann nachzuweisen, wenn sie einen entsprechenden Kalkgehalt aufweisen. Ist ein Gelenkkörper einmal lokalisiert, sollte er entfernt werden. Bei typischen Blockierungen muß während der Arthroskopie gezielt nach einem Gelenkkörper gesucht werden. Für die arthroskopische Entfernung sind je nach Durchmesser kleine, mittlere und große freie Gelenkkörper zu unterscheiden. Fixierte freie Gelenkkörper (s. Abschn. 20.5) können dagegen für eine atypische Symptomatik verantwortlich sein.

Bei jedem Gelenkkörper sollte unbedingt versucht werden, die Herkunft zu eruieren.

20.2 Entfernung kleiner freier Gelenkkörper

Kleine Gelenkkörper (Durchmesser 2 bis 3 mm), häufig chondraler Genese, werden oft zufällig im Gelenk gefunden. Derartig kleine freie Gelenkkörper verursachen, insbesondere wenn sie von weicher Konsistenz sind, eher selten klinische Beschwerden. Manchmal führen sie aber zu rezidivierenden Gelenkergüssen.

Operationstechnik: Sind die Gelenkkörper im Gelenk zu erkennen, sollte bei maximaler Auffüllung der Zulauf geschlossen und dann die Optik aus der Trokarhülse entfernt werden. Die freien Gelenkkörper lassen sich mit dieser Technik einfach aus dem Gelenk herausspülen (s. Abb. 3-6). Dieser Effekt kann verstärkt werden, indem die äußere Öffnung der Trokarhülse vom Untersucher manuell verschlossen und gleichzeitig die Absaugung freigegeben wird. Die kleinen Gelenkkörper werden dann über die Absaugung aus dem Gelenk entfernt.

Ist bereits ein Instrumentenzugang angelegt, kann durch diesen eine separate Spülkanüle oder das äußere Rohr des Rosenberg-Resektors als Spülkanüle eingeführt werden. Die Spülkanüle wird vor dem freien Gelenkkörper positioniert, hierbei wird die äußere Öffnung der Spülkanüle zunächst noch durch den Finger des Operateurs verschlossen. Ist die Spülkanüle in der gewünschten Position, wird der Verschluß aufgehoben, und der Gelenkkörper fließt mit der entweichenden Flüssigkeit aus dem Gelenk. Lassen sich die Gelenkkörper auf diese Weise nur schwer entfernen, können das motorisierte Instrumentarium eingeführt (Ansatz im Rosenberg-Resektor) und die Gelenkkörper unter vorsichtigem Absaugen zerkleinert und gleichzeitig abgesaugt werden.

20.3 Entfernung mittlerer freier Gelenkkörper

Mittlere freie Gelenkkörper (Durchmesser 4 – 11 mm) sind häufig für Einklemmungserscheinungen verantwortlich und werden in verschiedenen Gelenkarealen, bevorzugt aber im medialen oberen und lateralen Rezessus gefunden.

Operationstechnik: Ist der Gelenkkörper lokalisiert, sollte er zunächst mit einer transkutan eingestochenen Kanüle fixiert werden. Durch den Instrumentenzugang wird die Faßzange zum fixierten Gelenkkörper geführt, geöffnet und der Gelenkkörper sicher gefaßt. Nach Entfernung des Gelenkkörpers wird die Kanüle zurückgezogen. Kann dieser mit der Faßzange nur unsicher gefaßt werden, sollte sie z. B. gegen eine Kocherklemme gewechselt werden. Entweicht der Gelenkkörper aus der Faßzange, ist nicht selten eine aufwendige Suche notwendig.

Befindet sich ein freier Gelenkkörper z. B. im lateralen Rezessus und ist bereits ein medialer Instrumentenzugang angelegt, kann zur Entfernung ein zusätzlicher suprapatellarer lateraler Zugang plaziert werden. Dieses ist aber nicht unbedingt notwendig, wenn der freie Gelenkkörper zunächst mit einer transkutan eingestochenen Kanüle fixiert wird. An dieser Kanüle kann der Gelenkkörper dann in den oberen Rezessus „gereicht" werden. Läßt sich vom medialen Instrumentenzugang aus der freie Gelenkkörper immer noch nicht mit der Faßzange erreichen, sollte der fixierte Gelenkkörper mit einer weiteren transkutan, diesmal jedoch im oberen Rezessus eingestochenen Kanüle fixiert werden. Die Kanüle wird vom lateralen Rezessus entfernt und der Gelenkkörper mit der im oberen Rezessus eingestochenen Kanüle in Richtung des medialen Rezessus geführt. Hier kann dann das zur Extraktion notwendige „Rendezvous" zwischen Gelenkkörper und Faßzange erfolgen.

Die Entfernung der Gelenkkörper sollte unbedingt als kontrollierte Entfernung erfolgen. Der Gelenkkörper sollte unter optischer Kontrolle zum Instrumentenzugang geleitet werden. Befindet sich die Faßzange mit dem Gelenkkörper vor der Kapselinzision, kann meist schon entschieden werden, ob diese groß genug ist oder erweitert werden muß. Im Zweifelsfall sollte man mit einem kleinen Skalpell die Kapselinzision und die Hautinzision erweitern, zumindest aber mit einer Klemme aufdehnen. Gerade bei den mittleren Gelenkkörpern, deren Oberfläche meist sehr glatt ist, kann es zu einem Verlieren des Gelenkkörpers kommen, wenn die Kapselinzision zwar ausreichend weit, die Hautinzision aber relativ eng ist. Das Auffinden eines mittleren Gelenkkörpers im Subkutangewebe ist ausgesprochen schwierig und zeitaufwendig, zumal wenn durch die austretende Spülflüssigkeit ein subkutanes Ödem entstanden ist.

20.4 Entfernung großer freier Gelenkkörper

Die großen freien Gelenkkörper (Durchmesser größer als 12 mm) können einen Durchmesser von bis zu 60 mm aufweisen und damit die Größe einer Kniescheibe erreichen. Die Entfernung sehr großer Gelenkkörper gestaltet sich oft nicht einfach, da zur Extraktion der Instrumentenzugang erheblich erweitert werden muß.

Bei einem derartig großen freien Gelenkkörper sollte zunächst die gesamte Gelenkinspektion druchgeführt werden. Der Gelenkkörper kann aber auch mit einer Kanüle fixiert werden, wenn man befürchtet, ihn möglicherweise schwer wieder auffinden zu können (Abb. 20-1). In Anbetracht der Größe sind diese Gelenkkörper aber meist schnell wieder lokalisierbar. Sind die übrigen arthroskopischen Maßnahmen (Meniskustherapie und Knorpelbehandlung) abgeschlossen, folgt zum Schluß der Operation die Entfernung des freien Gelenkkörpers.

Operationstechnik: Zunächst wird der Gelenkkörper gefaßt. Hierzu reicht das Maul einer normalen arthroskopischen Faßzange in der Regel nicht, so daß oft eine Kocherklemme notwendig ist. Der Gelenkkörper sollte zu diesem Zeitpunkt bereits mit einer transkutan eingestochenen Kanüle fixiert sein. Ist der Gelenkkörper sicher gefaßt, wird er unter arthroskopischer Kontrolle bis zum Instrumentenzugang geleitet. Zeigt sich, daß der Gelenkkörper für die Kapselinzision zu groß ist, werden parallel zur Faßzange bzw. zur Kocherklemme das Messer eingeführt und unter arthroskopischer Kontrolle der Kapselschlitz erweitert. Hierbei ist darauf zu achten, daß wirklich der primäre Kapselschlitz erweitert wird und

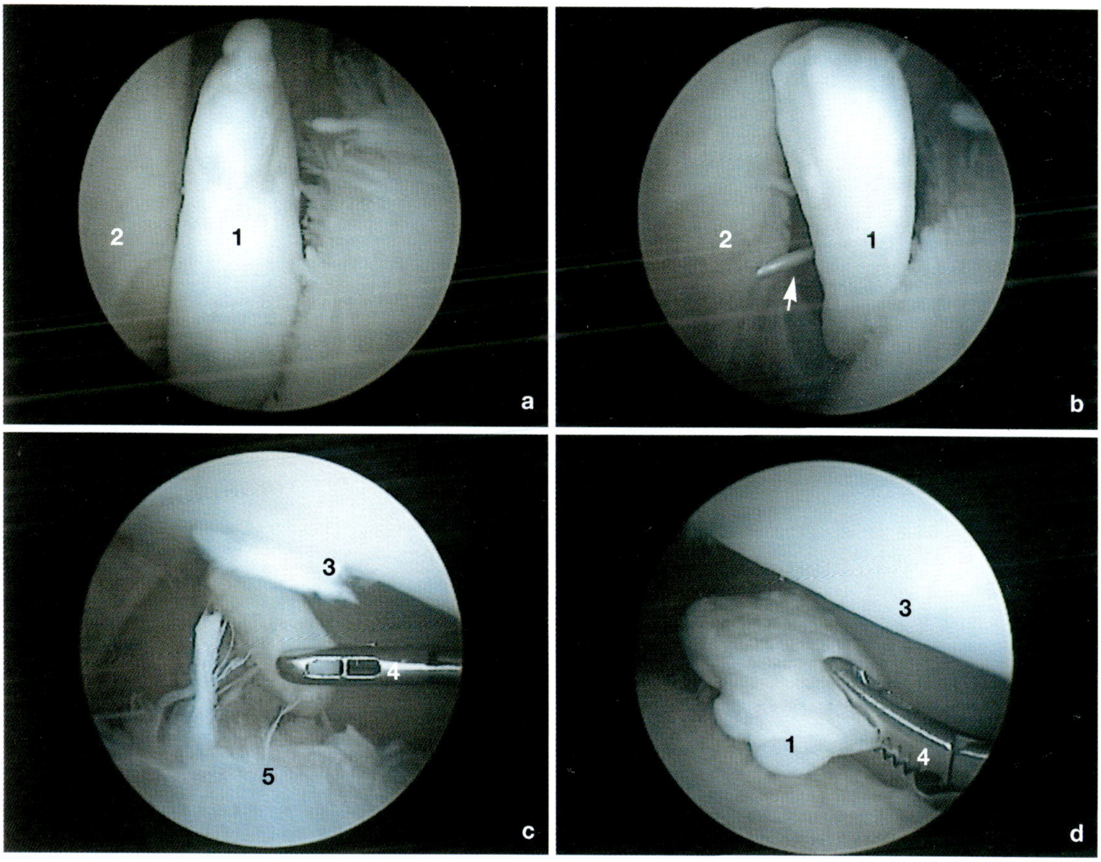

nicht ein neuer zweiter angelegt wird, der die Extraktion des Gelenkkörpers durch die entstandene Gewebebrücke verhindert. Unter vorsichtigen rotierenden Bewegungen wird der Gelenkkörper dann entfernt. Hierbei ist darauf zu achten, daß auch die Hautinzision eine entsprechende Größe aufweist. Wird der Gelenkkörper mit Gewalt extrahiert, kann er leicht zerbrechen, und Teile können im Subkutangewebe verbleiben. In diesen Fällen ist dann eine Erweiterung der Hautinzision und eine penible Exploration des subkutanen Bereichs notwendig.

Sehr große freie Gelenkkörper sollten unbedingt zum Schluß der Operation entfernt werden, da sonst durch die Vergrößerung des Instrumentenzuganges ein ausgedehnter Flüssigkeitsaustritt stattfindet. Das Gelenk ist unter diesen Bedingungen kaum noch zu distendieren.

Abbildung 20-1:
Entfernung eines großen freien Gelenkkörpers. Der Gelenkkörper *(1)* liegt im lateralen Rezessus, laterale Kapsel *(2)* **(a)**. Durch eine von lateral in den lateralen Rezessus eingestochene Kanüle *(Pfeil)* wird der Gelenkkörper fixiert **(b)** und mit der Kanüle in den oberen Rezessus geschoben. Hier wird er von der Faßzange gefaßt. Retropatellarer Knorpel *(3)*, Faßzange *(4)* **(c)**. Wenn die Faßzange den Gelenkkörper sicher gefaßt hat, wird die Nadel zurückgezogen **(d)**.

20.5 Entfernung multipler freier Gelenkkörper

Bei einer synovialen Chondromatose werden multiple freie Gelenkkörper gefunden. Die Therapie darf bei dieser Erkrankung nicht alleine auf die Entfernung der freien Gelenkkörper beschränkt bleiben, sondern beinhaltet auch die komplette Synovektomie (s. Abb. 10-14). Die Entfernung der freien Gelenkkörper kann

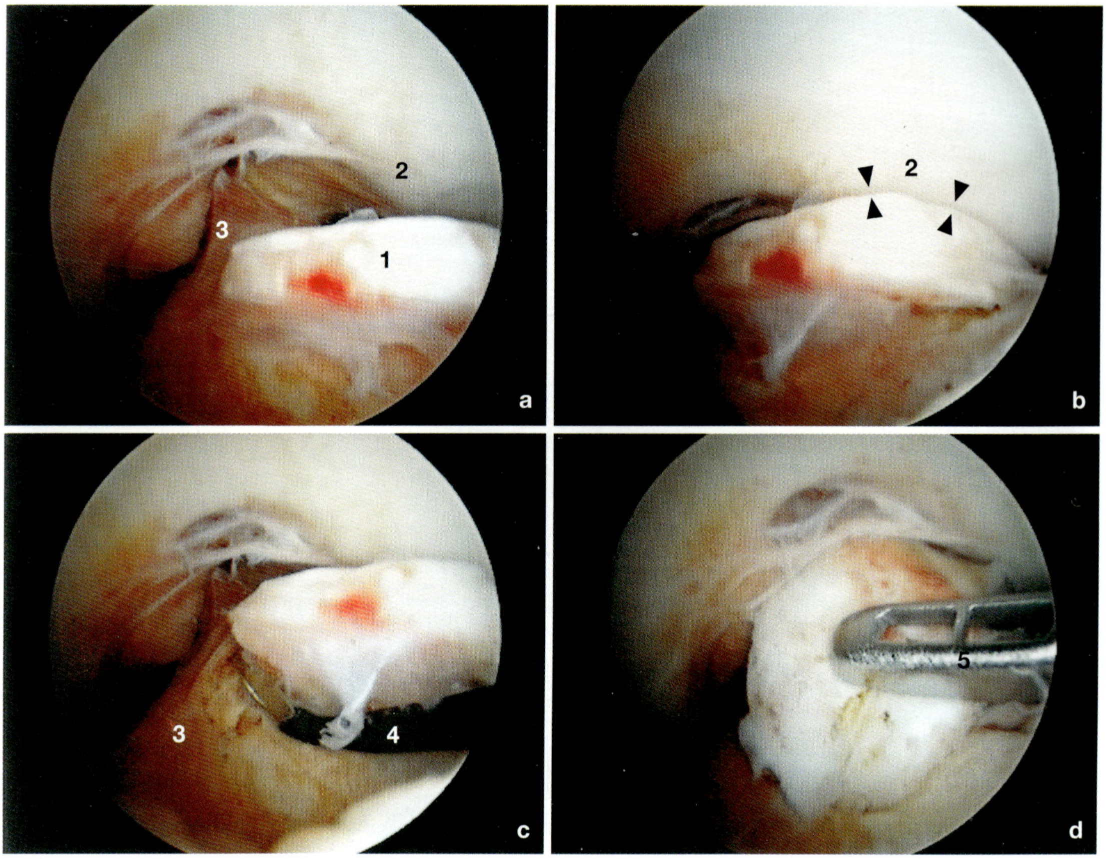

Abbildung 20-2:
Entfernung eines fixierten freien Gelenkkörpers (chondrales Fragment). Bei dem Patienten bestand ein Streckdefizit von 10°, so daß ursprünglich eine Korbhenkelläsion vermutet wurde. Bei der Arthroskopie zeigt sich ein weißliches Gebilde *(1)*, vor dem vorderen Kreuzband *(3)*. Medialer Femurkondylus *(2)* **(a)**. In Streckstellung **(b)** gerät das chondrale Fragment mit dem medialen Femurkondylus *(Pfeilspitzen)* in Kontakt. Der fixierte Gelenkkörper wird mit dem HF-Messer *(4)* subtotal gelöst **(c)** und anschließend mit der Faßzange *(5)* gefaßt und extrahiert **(d)**.

meist mit dem Außenteil des Rosenberg-Resektors, der als Spülkanüle verwendet wird, erfolgen. Größere freie Gelenkkörper müssen mit der Faßzange entfernt werden.

20.6 Fixierte Gelenkkörper

Manchmal findet sich ein an der Synovia oder im Narbengewebe fixierter Gelenkkörper. Obwohl der Gelenkkörper zum Zeitpunkt der Arthroskopie nicht als freier Gelenkkörper einzustufen ist, sollte er trotzdem entfernt werden, da er sich wieder lösen und dann zu einer klinischen Symptomatik führen kann.

Operationstechnik: Der fixierte Gelenkkörper sollte vorsichtig mit dem HF-Messer aus der Synovia oder dem Narbengewebe herausgelöst werden. Auf eine komplette Heraustrennung wird jedoch verzichtet, um nicht einen freien Gelenkkörper zu „produzieren“. Mit der Faßzange wird der Gelenkkörper sicher gefaßt und kontrolliert extrahiert. Das Bett des Gelenkkörpers wird auf Gelenkkörperreste palpiert. Abschließend erfolgt, wenn notwendig, eine gezielte Blutstillung mit dem HF-Messer.

21 Eingriffe am Knochen

Die arthroskopische Therapie an knöchernen Strukturen ist dann notwendig, wenn Osteophyten zu Bewegungseinschränkungen und/oder zu Schmerzen führen. Es ist aber zu bedenken, daß sich die Osteophyten nach der Entfernung häufig erneut bilden. Hierüber sollte der Patient bei der Operationsaufklärung auch informiert werden. Auch das Nachblutungsrisiko ist nach derartigen Operationen erhöht.

Zur Entfernung von Osteophyten ist ein schmaler Meißel (3 oder 5 mm) hilfreich, darüber hinaus ist das motorisierte Instrumentarium (Kugelfräse, Acromionizer) notwendig. Auch mit dem Laser können Osteophyten effektiv entfernt werden, obwohl die Abtragung großer Osteophyten sehr zeitaufwendig sein kann.

Eine weitere arthroskopische Behandlungsmöglichkeit besteht bei Frakturen.

21.1 Osteophyt in der Area intercondylaris anterior

Ein Streckdefizit wird insbesondere bei älteren Patienten häufig durch einen Osteophyten in der Area intercondylaris anterior verursacht. Der Verdacht auf einen Osteophyten im Bereich der Area intercondylaris anterior ist immer dann gegeben, wenn bei gleichzeitig vorliegenden degenerativen Veränderungen – z. B. einer medialen oder lateralen Kompartmentarthrose – ein Streckdefizit besteht oder die Streckung nur schwer erreicht werden kann.

Auf den normalen seitlichen Röntgenaufnahmen ist der Osteophyt nicht immer zu erkennen, hilfreicher ist die seitliche Aufnahme in maximaler Flexion. Hierdurch ist die Area intercondylaris frei projiziert und die Osteophyten und evtl. Gelenkkörper sind zu erkennen.

Operationstechnik: Der Osteophyt wird zunächst mit dem Tasthaken palpiert, manchmal ist er jedoch kaum zu erkennen. Um ihn ausreichend darzustellen, ist nicht selten eine Synovektomie des anterioren Gelenkbereichs mit dem Rosenberg-Resektor notwendig. Feine Blutungen werden mit dem HF-Messer koaguliert. Durch Beugen und Strecken des Kniegelenkes wird kontrolliert, ob der Osteophyt mit dem Femur in Kontakt gerät. Meistens besteht ein Kontakt zum Dach der Fossa oder zum medialen Femurkondylus. In diesen Fällen wird zunächst ein kleiner Meißel durch den medialen Instrumentenzugang eingeführt und dann der Osteophyt abgemeißelt (Abb. 21-1). Auf das vollständige Abmeißeln des Osteophyten wird jedoch verzichtet, um nicht einen freien Gelenkkörper zu produzieren. Mit einer Faßzange oder einer kleinen Kocherklemme wird der abgetrennte Osteophyt unter Zerreißen der Gewebebrücke kontrolliert aus dem Gelenk entfernt. Abschließend wird die Abtragungsstelle mit der Kugelfräse oder dem Laser geglättet. Finden sich noch Blutungen, werden diese mit dem HF-Messer koaguliert.

Nach Entfernung eines Osteophyten von der ventralen Tibia sollte bei der Krankengymnastik forciert in die Streckung gearbeitet werden.

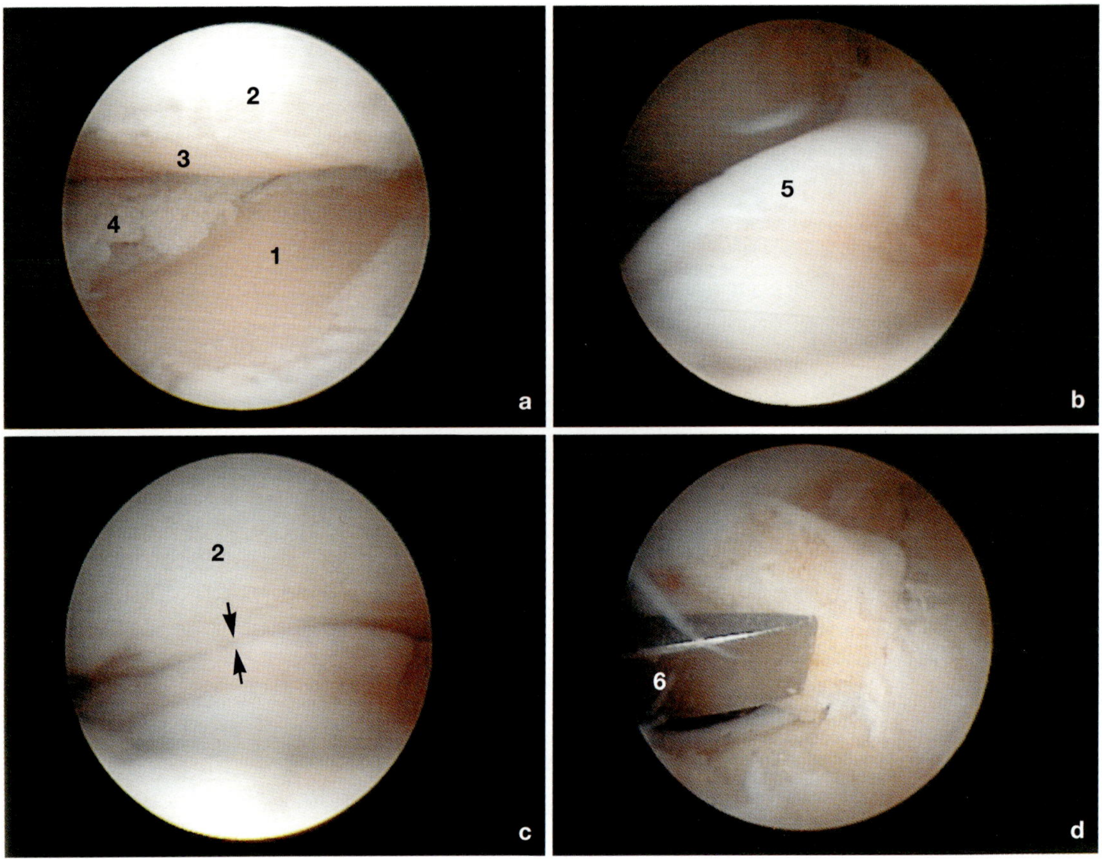

21.2 Osteophyt am medialen und/oder lateralen Femurkondylus

Große Osteophyten im Bereich der Femurkondylen können neben Schmerzen auch eine Meniskussymptomatik oder eine Bewegungseinschränkung hervorrufen. Diagnostisch lassen sich diese Osteophyten mit der normalen a.-p.-Aufnahme nachweisen.

Operationstechnik: Zur Entfernung wird ein kleiner Meißel eingeführt, der Osteophyt subtotal abgemeißelt und anschließend mit der Faßzange entfernt. Die Nachglättung des Abtragungsbereiches erfolgt mit der Kugelfräse oder dem Laser. Die Osteophyten der Femurkondylen neigen jedoch zur schnellen Neubildung.

Abbildung 21-1:
Ausgeprägte mediale Kompartmentarthrose mit Streckdefizit. Im medialen Gelenkkompartment finden sich Knochenglatzen *(1)* auf dem medialen Tibiaplateau und am medialen Femurkondylus *(2, 3)*. Der Innenmeniskus *(4)* ist degenerativ zerfasert. Bei Beugung des Kniegelenkes findet sich vor dem Ansatz des vorderen Kreuzbandes ein großer Osteophyt *(5)* **(b)**. In Streckstellung gerät der Osteophyt mit dem medialen Femurkondylus in Kontakt (Pfeile) **(c)**. Der Osteophyt wird mit dem Meißel *(6)* gelöst, um anschließend mit der Faßzange entfernt zu werden **(d)**.

21.3 Osteophyt an der Patellaspitze

Schon auf den seitlichen Röntgenaufnahmen sind Osteophyten im Bereich der Patellaspitze zu erkennen. Findet sich bei der Arthroskopie ein ausgeprägter Patellaosteophyt, der bei Beugung und Streckung mit der Trochlea femoris in Kontakt gerät, sollte der Osteophyt entfernt werden. Das Vorgehen gestaltet sich wie unter Abschnitt 21.2 beschrieben.

Nach Entfernen des Osteophyten ist ein intensives Aufdehnungsprogramm der gesamten Oberschenkelmuskulatur, insbesondere des M. quadriceps, angezeigt.

21.4 Einengung der Notch (Notchstenose)

Nahezu bei allen Patienten mit einer älteren Ruptur des vorderen Kreuzbandes ist bei der Kreuzbandrekonstruktion eine Notchplastik erforderlich, diese um so ausgedehnter, je enger die Notch ist. Bei Kontrollarthroskopien nach Rekonstruktion des vorderen Kreuzbandes findet sich aber häufig wieder eine Einengung der Notch, die, möglicherweise in Verbindung mit einem Zyklopssyndrom (s. Kap. 24.4.1), für ein Streckdefizit des Kniegelenkes verantwortlich sein kann. In diesen Fällen ist eine arthroskopische Notchplastik notwendig.

Operationstechnik: Bei einer Notchplastik sollte der Instrumentenzugang nicht zu weit medial angelegt werden, da das Operationsinstrument ansonsten durch den medialen Femurkondylus gegen den Hoffa-Fettkörper gedrängt wird. Es kann dann nur eingeschränkt die Area intercondylaris bzw. das Dach der Fossa erreichen.

Die Notchplastik kann zunächst grob mit einem feinen Meißel begonnen werden. Anschließend wird die Erweiterung mit einer Kugelfräse oder dem Acromionicer fortgesetzt (Abb. 21-2). Der Laser ist ebenfalls ein geeignetes Instrument für die Notchplastik, man muß aber einen erhöhten Zeitaufwand einkalkulieren.

Nach jeder Notchplastik, sei es nach einer Rekonstruktion des vorderen Kreuzbandes oder im Rahmen eines Revisionseingriffes, muß unbedingt in Streckstellung geprüft werden, ob die anteriore Zirkumferenz des Transplantates mit dem Dach der Fossa in Kontakt ge-

Abbildung 21-2:
Streckdefizit nach vorderer Kreuzbandrekonstruktion (Zyklopssyndrom und eingeengte Notch). Nach Entfernen der Vernarbung zeigt sich eine deutlich eingeengte Notch **(a)**. Daher ist eine Erweiterung der Notch mit der Kugelfräse oder dem Acromionizer notwendig **(b)**. Nach der Notchplastik **(c)** wird das Kniegelenk komplett gestreckt und der Abstand zwischen vorderem Kreuzband und dem Dach der Fossa (Notch) geprüft **(d)**.

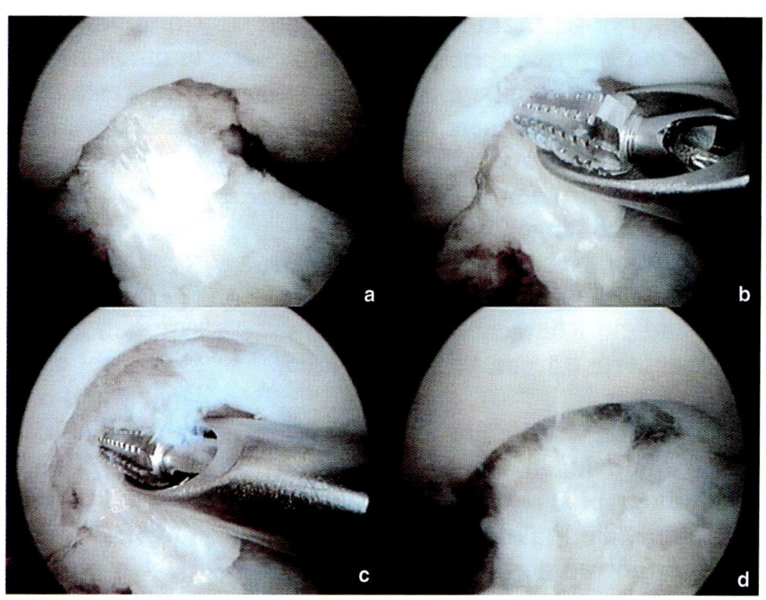

22
Eingriffe an den Plicae und Retinakula

22.1
Grundlagen der Plicaresektion

Bei der Resektion von Plicae sollte operationstaktisch so vorgegangen werden, daß die Plicae nie zuerst auf einer Seite komplett abgetrennt werden, sondern daß zunächst am Ansatz und Ursprung immer eine kleine Gewebsbrücke bestehen bleibt. Der Schneidevorgang wird dadurch wesentlich erleichtert und übersichtlicher. Anderenfalls flottiert die Plica im Gelenk und läßt sich wesentlich ungenauer bearbeiten.

22.1.1
Resektion der Plica mediopatellaris

Von den drei im Kniegelenk vorhandenen Plicae besitzt die Plica mediopatellaris die größte pathologische Bedeutung. Zur Resektion empfiehlt sich das HF-Messer, obwohl auch eine Resektion mit einem Synoviaresektor, dem Meniskusresektor oder einem Punch möglich ist.

Operationstechnik (Abb. 22–1): Die Entfernung erfolgt bevorzugt mit dem HF-Messer in der sog. Korbhenkeltechnik. Hierbei wird die Plica zunächst mit der Hakenelektrode palpiert und basisnah, unmittelbar an der medialen Kapsel, inzidiert. Hierzu wird das Elektromesser von unten an die Plica angesetzt. Der Haken der Hakenelektrode erscheint nach der Perforation oberhalb der Plica. Diese Perforation wird zunächst nach anterior, dann nach medial erweitert. Sowohl medial als auch anterior werden noch Gewebebrücken belassen. Das Schneiden sollte insbesondere im anterioren Bereich immer unter optischer Kontrolle erfolgen, um Knorpelläsionen im Bereich der Patella oder des medialen Femurkondylus zu vermeiden. Dann erfolgt die Durchtrennung des anterioren Ansatzes, die Plica schlägt in den medialen Rezessus und kann mit einer Faßzange gefaßt und unter Zerreissen der kleinen Gewebebrücke am medialen Ansatz aus dem Gelenk extrahiert werden. Wird versehentlich zunächst der mediale Ansatz durchtrennt, kann die Plica nach anterior umschlagen und sich im Bereich des Hoffa-Fettkörpers befinden. Die weitere Bearbeitung kann sich relativ aufwendig gestalten, zumal die Plica mitunter schwer vom Gewebe des Hoffa-Fettkörpers abzugrenzen ist.

Nach der Plicaresektion, insbesondere wenn diese mit mechanischen oder motorisierten Instrumenten durchgeführt wird, ist mit einer erhöhten Nachblutungsgefahr zu rechnen. Bei Verwendung des HF-Messers vermindert zusätzlich eine gezielte Blutstillung nach der Resektion das Nachblutungsrisiko.

22.1.2
Resektion der Plica superior, Septum superius

Ein Septum superius bzw. eine Plica superior sollte dann reseziert werden, wenn das Septum superius vernarbt oder gefäßinjiziert ist. Finden sich gleichzeitig femuropatellare Knorpelschäden bei reduzierter Patellamobilität, sollte ein Septum superius ausgeschlossen werden. Ist dieses vorhanden, empfiehlt sich eine Durchtrennung der Plica bzw. des Septums, um die Patellamobilität zu erhöhen.

Operationstechnik: Zur Entfernung empfiehlt sich das HF-Messer. Zunächst werden im anterioren und posterioren Bereich Schnitte angelegt, wobei aber der mediale und der laterale Ansatz erhalten bleiben (Abb. 22–2). Abwechselnd wer-

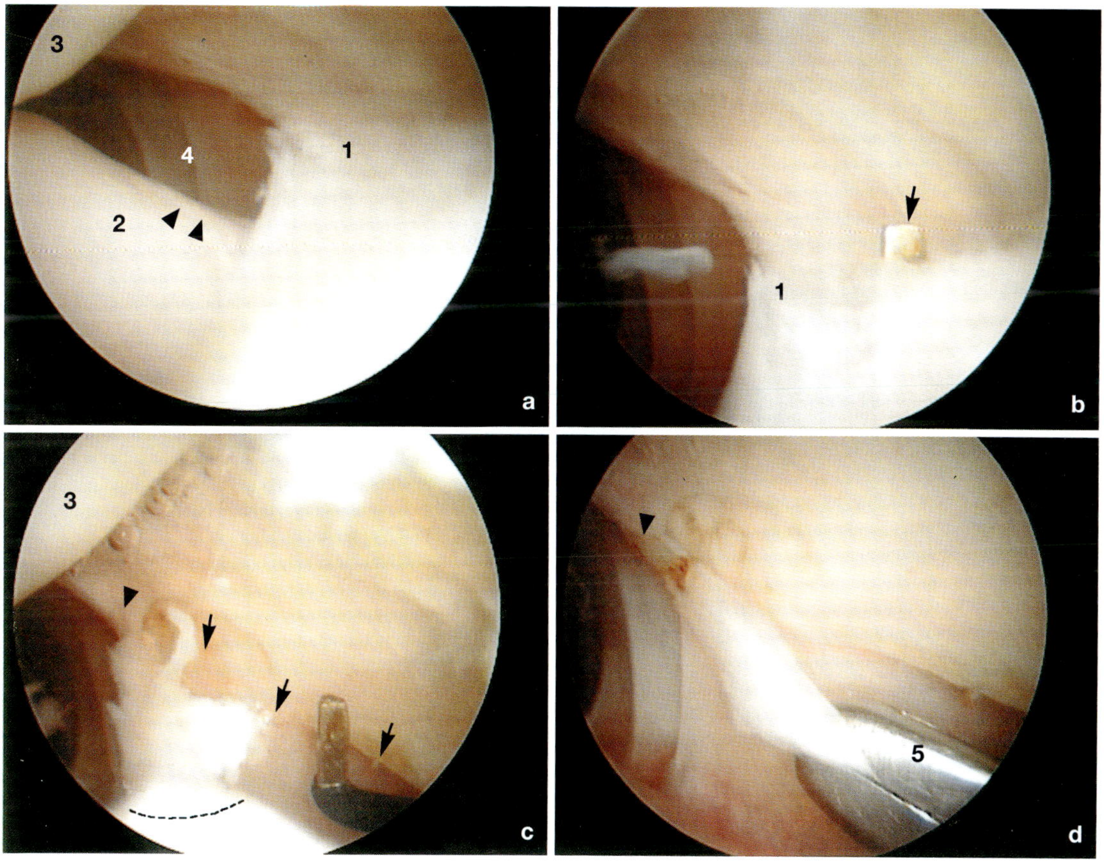

Abbildung 22-1:
Entfernung einer Plica mediopatellaris mit der Korbhenkeltechnik. In Streckstellung zeigt sich eine große Plica mediopatellaris *(1)*, die mit dem medialen Femurkondylus *(2)* in Kontakt gerät. Kleine Knorpelunregelmäßigkeiten *(Pfeilspitzen)* sind schon zu erkennen. Retropatellarer Knorpel *(3)*, mediale Kapsel *(4)* **(a)**. Das HF-Messer wird eingeführt und zunächst die Plica basisnah inzidiert *(Pfeil)* **(b)**. Dann wird die Inzision nach anterior und nach medial erweitert, so daß nur noch ein schmaler medialer Ansatz *(Pfeilspitze)* sowie ein breiterer anteriorer Ansatz *(gepunktete Linie)* verbleibt. Der Abtragungsrand *(Pfeile)* ist gut zu erkennen **(c)**. Nachdem der anteriore Ansatz *(gepunktete Linie)* durchtrennt ist, schlägt die Plica in den medialen Rezessus und wird mit der Faßzange *(5)* gefaßt **(d)**. Unter Zerreißen der kleinen medial liegenden Gewebebrücke *(Pfeilspitze)* wird die Plica entfernt.

den diese Ansätze dann mit dem HF-Messer verkleinert. Dann wird zunächst der laterale Ansatz komplett durchtrennt, das Septum schlägt nach medial und kann mit der Faßzange entfernt werden. Insbesondere im lateralen Bereich ist eine Verletzung der kaudalen Anteile des M. vastus lateralis zu vermeiden. Diese kann zu störenden Nachblutungen und/oder schmerzhaften Vernarbungen führen.

22.1.3
Resektion der Plica infrapatellaris

Die Plica infrapatellaris muß dann entfernt werden, wenn ein arthroskopischer Ersatz des vorderen Kreuzbandes oder eine arthroskopische Naht oder Rekonstruktion des hinteren Kreuzbandes durchgeführt wird. Ansonsten ist die Resektion der Plica infrapatellaris eine Aus-

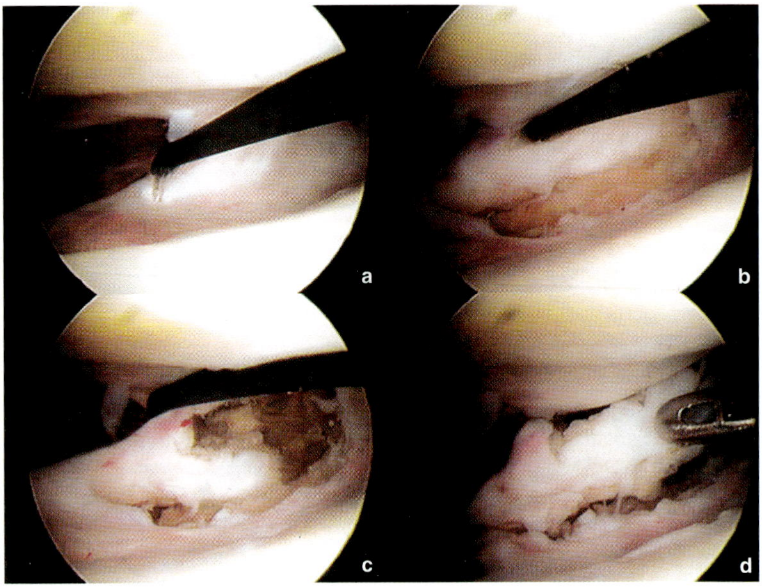

Abbildung 22-2:
Resektion einer Plica superius. Bei dem Patienten bestanden femoropatellare Schmerzen, die trotz intensiver Aufdehnung der Oberschenkelmuskulatur persistierten. Die Arthroskopie zeigte eine deutlich verdickte Plica superius. Zur Entfernung wird das HF-Messer eingeführt **(a)** und der femorale Anteil der Plica durchtrennt **(b)**. Der obere Ansatz wird vor der Extraktion durchtrennt **(c)**. Wird die Plica noch von einer kleinen Gewebebrücke gehalten, wird sie mit der Faßzange gefaßt und extrahiert **(d)**.

nahmeindikation. In einigen wenigen Fällen findet sich eine fibrosierte Plica infrapatellaris beim vorderen Kniegelenksschmerz, die dann auch zu einem leichten Streckdefizit führen kann. In diesen Fällen ist die Entfernung zu empfehlen.

Operationstechnik: Bei der Resektion mit dem HF-Messer wird zunächst der Ansatz im Bereich des Hoffa-Fettkörpers abgetrennt. Auch hier sollte zunächst die subtotale Abtragung angestrebt werden. Im Ansatzbereich am Dach der Fossa erfolgt ebenfalls die subtotale Durchtrennung. Die Durchtrennung wird zunächst am anterioren Ansatz komplettiert, die Plica schlägt in den vorderen Bereich der Fossa. Nachdem die Plica mit einer Faßzange gefaßt ist, wird sie unter Zerreißen der Gewebebrücke entfernt.

Die Plicaentfernung ist auch mit dem Rosenberg-Resektor oder einem Meniskuscutter möglich. Hierbei werden aber nicht selten Anteile des Hoffa-Fettkörpers mitreseziert. Bei derartigen breitflächigen Resektionen entstehen aus dem gut durchbluteten Hoffa-Fettkörper oft Nachblutungen. Auf eine sorgfältige Blutstillung mit dem HF-Messer sollte daher bei dieser Resektionsform geachtet werden.

22.2 Retinakulumeingriffe

22.2.1 Spaltung des lateralen Retinakulums (laterale Retinakulotomie, Lateral release)

Der häufigste arthroskopische Eingriff im Bereich des medialen und lateralen Retinakulums ist die Einkerbung bzw. Spaltung des lateralen Retinakulums. Als Indikation sind rezidivierende Patellaluxationen bei einem Q-Winkel von unter 15°, retropatellare Knorpelschäden insbesondere im Bereich der lateralen Patellafacette bzw. des lateralen Bereiches der Trochlea femoris bei gleichzeitiger Lateralisation der Patella sowie beim lateralen Hyperpressionssyndrom zu nennen. Aber auch bei Arthrolysen kann eine Spaltung des lateralen Retinakulums notwendig sein.

Bei femoropatellaren Beschwerden sollte keinesfalls eine kritiklose Retinakulotomie erfolgen. Erst nach Versagen der Physiotherapie und gleichzeitiger Lateralisation oder einem kontrakten lateralen Retinakulum (pathologischer Tilt-Test) ist die Indikation zur Spaltung des lateralen Retinakulums zu stellen.

Bei einem geplanten Lateral release sollte der Patient präoperativ auf das erhöhte Nachblutungsrisiko hingewiesen werden.

Operationstechnik: Ist eine laterale Retinakulotomie beabsichtigt, sollte der Arthroskopzugang als normaler anterolateraler oder sogar als tiefer anterolateraler Zugang angelegt werden, um auch die distalen Anteile des lateralen Retinakulums in die Spaltstrecke mit einbeziehen zu können. Der Instrumentenzugang sollte, wenn es die übrige Pathologie des Gelenkes erlaubt, hoch medial angelegt werden, damit die Optik, die zur Spaltung des lateralen Retinakulums in den medialen Instrumentenzugang eingeführt wird (Wechsel von Arthroskop- und Instrumentenzugang) nicht durch die Trochlea femoris abgedrängt wird (Abb. 22–3).

Abbildung 22-3:
Durchtrennung des lateralen Retinakulums. Bei der vorliegenden rezidivierenden Subluxation zeigt sich ein deutlich laterales Aufsetzen der Patella *(Pfeile)*, retropatellarer Knorpel *(1)*, Trochlea femoris *(2)* **(a)**. Zunächst wird ein Wechselstab *(3)* durch den medialen Instrumentenzugang eingeführt **(b)**, anschließend die Schleuse aus dem Gelenk entfernt und über den Wechselstab medial eingeführt. Nach Darstellung des lateralen Retinakulums *(4)* von medial wird das HF-Messer eingeführt **(c)** und das laterale Retinakulum durchtrennt *(Pfeilspitzen)* **(d)**.

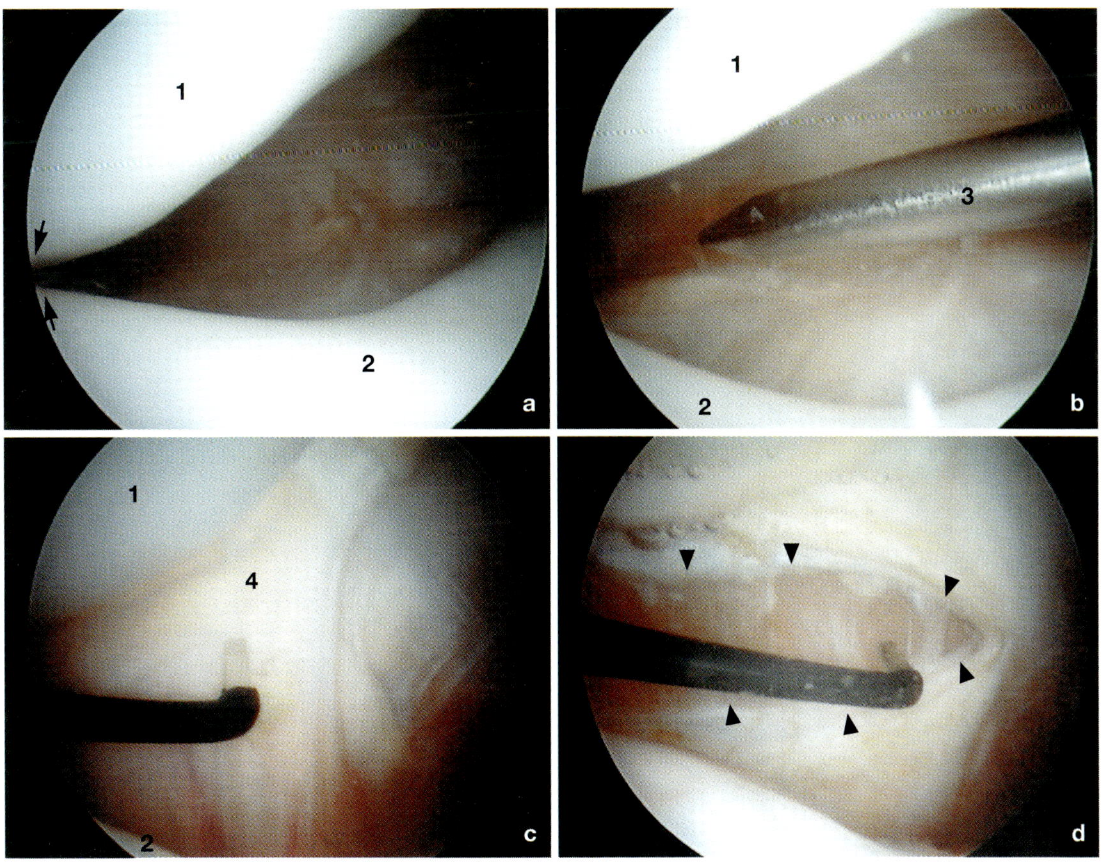

Durch den ursprünglichen Arthroskopzugang wird dann das HF-Messer eingeführt. Die Spaltungsstrecke kann perkutan durch eingestochene Kanülen markiert werden; dieses Vorgehen ist für den erfahrenen Arthroskopiker aber nicht obligat. Die Durchtrennung erfolgt in einem Abstand von ca. 1 cm zum lateralen Patellarand. Sie beginnt im mittleren bis proximalen Drittel und wird zunächst nach distal durchgeführt (Schneidestromstärke 10 oder Durchtrennung mit Koagulationsstrom wegen tieferer Nekrose). Wenn möglich sollte eine schichtweise Durchtrennung des lateralen Retinakulums angestrebt werden. Auftretende Blutungen werden hierbei leicht erkannt, da der Eingriff immer ohne Blutleere oder Blutsperre begonnen wird. Tritt eine Blutung auf, sollte sie sofort mit dem HF-Messer koaguliert werden. Erst danach wird der proximale Teil des lateralen Retinakulums durchtrennt, hier befindet sich meistens die A. articularis genu lateralis bzw. ein Ast dieser Arterie, der nicht selten zu Nachblutungen führt, wenn keine gezielte Blutstillung erfolgt. Bei vorsichtiger „schichtweiser" Durchtrennung ist diese Arterie häufig zu erkennen. Nicht selten kann man sogar ihr Pulsieren sehen. Die Arterie kann dann gezielt koaguliert werden.

Die Durchtrennung des Retinakulums wird nach proximal fortgesetzt, ohne jedoch den M. vastus lateralis zu tangieren. Eine Gefahr an dieser Stelle ist die zu forsche Betätigung des HF-Messers, da es hierdurch zu einer Muskelkontraktion kommen kann. Durch diese Kontraktion zieht sich der distale Anteil des M. vastus lateralis geradezu auf das HF-Messer zu, was zu einer erhöhten Verletzungsgefahr des Muskels führt. Im proximalen Bereich des lateralen Retinakulums ist daher immer mit größter Vorsicht vorzugehen.

Nach der Durchtrennung sollte immer geprüft werden, ob eine Arterie verletzt wurde. Hierzu wird zunächst der Flüssigkeitszulauf abgestellt. Kommt es zu einer Blutung, kann mit dem noch im Gelenk befindlichen HF-Messer eine gezielte Blutstillung erfolgen. Tritt keine Blutung auf, wird vorsichtig Spülflüssigkeit abgesaugt, um den intraartikulären Druck noch weiter zu reduzieren. Tritt eine Blutung auf, wird diese gezielt koaguliert. Kommt es während der Spaltung zu einer plötzlichen Blutung, werden die Blutsperrenmanschette aufgepumpt und das blutende Gefäß gezielt aufgesucht. Nach der Koagulation wird der Druck aus der Manschette wieder abgelassen, um zu prüfen, ob die Blutstillung erfolgreich war. Abschließend wird obligat eine intraartikuläre Redondrainage eingelegt, die eine Stunde postoperativ geöffnet wird. Ein Polster mit anschließendem Kompressionsverband wird über die laterale Spaltungsstrecke gelegt.

22.2.2
Naht bzw. Raffung des medialen Retinakulums

Eine Raffung des medialen Retinakulums ist indiziert, wenn dieses durch häufige Patellaluxationen elongiert und „ausgeleiert" ist. In diesem Zustand kann mit der alleinigen lateralen Retinakulotomie keine ausreichende Medialisierung der Patella mehr erzielt werden. Bei frischen Luxationen, bei denen es im Rahmen des Luxationsvorgangs zu keiner knöchernen Aussprengung gekommen ist, muß mit einer erhöhten Rezidivrate insbesondere bei sportlich aktiven Patienten gerechnet werden. Das Fehlen von knöchernen Aussprengungen wird vom Patienten zwar als „gutes Zeichen" angesehen, heißt aber für den Untersucher, daß bei dem Patienten eine Disposition zur Patellaluxation vorliegt. Die Luxation, insbesondere aber der Repositionsvorgang ist derart milde abgelaufen, daß keine knöchernen Aussprengungen entstanden sind. In diesen Fällen sollte man nach der Erstluxation eine Naht des medialen Retinakulums anstreben.

Instrumentarium: Als Instrumentarium dienen zwei Kanülen (normale Injektionskanülen), wie sie auch bei der Meniskus-

Abbildung 22-4: Naht des medialen Retinakulums. Subkutanes Herausziehen der Öse (HNO-Instrument) wobei der Einzelfaden zuvor mit der Fadenschlinge nach medial herausgezogen wurde.

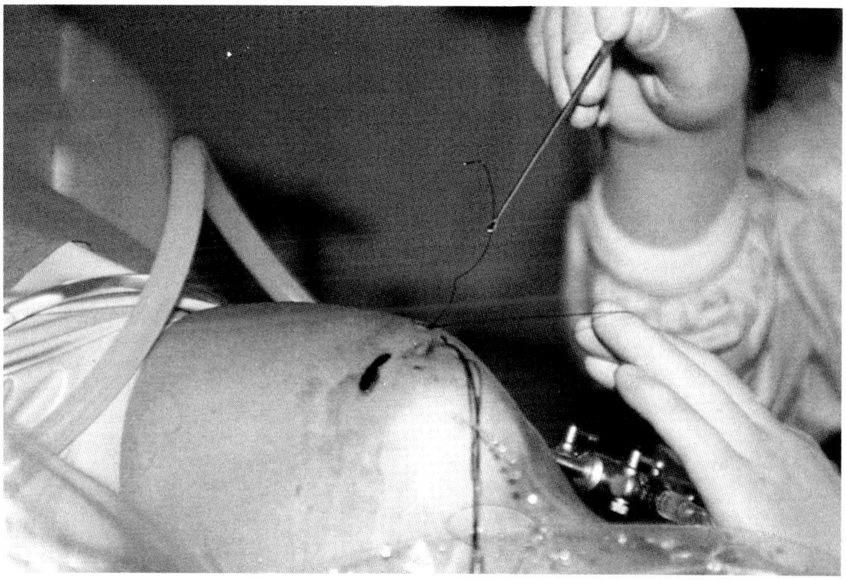

refixation (Outside-in-Technik, s. Abschn. 18.3.1) Verwendung finden. Weitere Instrumente sind eine kleine Öse (aus dem HNO-Bereich zur Zerumenentfernung) sowie eine kleine Faßzange.

Operationstechnik: Zunächst wird die Kanüle mit dem freien Fadenende in Patellanähe unter Mitfassen des Patellaperiostes eingestochen, Kanüle und Faden erscheinen auf dem Monitor. Im Bereich der Einstichstelle folgen eine feine Stichinzision und ein Spreizen des Subkutangewebes mit einer Moskitoklemme. Dann wird die Öse (HNO-Instrument) nach medial geschoben, bis sie subkutan in ca. 2 bis 4 cm Abstand, je nach erforderlicher Naht, zu tasten ist. Dann wird die Kanüle mit der Fadenschlinge durch die Öse, die tastbar ist, gestochen, bis sie wiederum intraartikulär erscheint. Die Schlinge kann bei Bedarf mit der Faßzange vergrößert werden. Die Faßzange wird dann durch die Schlinge geführt und das freie Fadenende gefaßt. Anschließend werden beide Kanülen aus dem Gelenk herausgezogen, der gefaßte Faden wird durch den Instrumentenzugang aus dem Gelenk herausgeführt. Dann erfolgt das Anziehen der Fadenschlinge, das freie Fadenende bewegt sich hierdurch vom Instrumentenzugang zum Einstich. Da die Fadenschlaufe durch die Öse gestochen worden ist und anschließend die Öse nach medial gezogen wird, gelangt das freie Fadenende wieder zur ursprünglichen Einstichstelle (Abb. 22-4). Damit ist eine mediale Raffnaht des Retinakulums (U-Naht) erfolgt. Drei bis fünf derartiger Nähte sind zur Naht eines komplett eingerissenen medialen Retinakulums notwendig, bei partiellen Einrissen reichen drei Nähte (Abb. 22-5).

Ist gleichzeitig eine laterale Retinakulotomie vorgesehen, wird nach dem Legen der Nähte die Retinakulotomie durchgeführt. Hierzu müssen Arthroskop- und Instrumentenzugang gewechselt werden (Wechselstab, s. Abschn. 6.3). Anschließend erfolgt mit Hilfe des Rosenberg-Resektors nach erneutem Wechsel von Arthroskop- und Instrumentenzugang eine Synovektomie unterhalb der gelegten Nähte. Hierzu wird der Shaver unter den Nähten plaziert und dort eine vorsichtige Synovektomie durchgeführt. Die Gefahr bei der Synovektomie liegt darin, daß versehentlich die gelegten Fäden angesaugt und beschädigt bzw. gänzlich durchtrennt werden. Nach der Anfrischung der medialen Kapsel werden die gelegten Nähte geknotet.

ovia anzustreben. Hierzu reicht es keinesfalls aus, das Gelenk nur von zwei oder drei Zugängen aus zu synovektomieren. Für eine komplette Synovektomie sind fünf, manchmal sogar sechs Zugangswege notwendig.

Im Vergleich zu den arthrotomischen Eingriffen ist die arthroskopische Synovektomie radikaler, bei gleichzeitig wesentlich geringerer Morbidität, und daher bei gegebener Indikation das Verfahren der Wahl.

Operationstechnik: Zunächst wird der Arthroskopzugang hoch anterolateral angelegt. Nach der Gelenkinspektion erfolgt die Anlage eines medialen Instrumentenzugangs, durch den der Rosenberg-Resektor eingeführt wird. Von diesem Zugang aus ist die Synovektomie im medialen Rezessus, partiell im oberen Rezessus wie auch in den anteromedialen vorderen Gelenkbereichen möglich. Durch Umlagerung in die Viererposition ist die Synovektomie auch submeniskeal im Bereich des Außenmeniskus, teilweise auch suprameniskeal, möglich. Ist der Zugang nicht zu weit medial plaziert, kann auch der dorsolaterale Rezessus erreicht werden.

Dann erfolgt die Anlage eines hohen suprapatellar-lateralen Zuganges, durch den wiederum der Rosenberg-Resektor eingeführt wird. Um eine ausgedehnte Extravasation zu vermeiden, kann der stumpfe Trokar in den medialen Zugang eingeführt werden oder dieser vom Assistenten manuell komprimiert werden. Vom suprameniskealen lateralen Zugang aus ist die Synovektomie im oberen Rezessus, insbesondere in den lateralen und medialen Anteilen, sowie im oberen Anteil des lateralen Rezessus möglich.

Anschließend erfolgt die Anlage eines hohen suprapatellar medialen Zuganges. Von hier aus ist die Synovektomie im anteromedialen sowie im oberen Rezessus möglich. Nach dem Wechsel von Arthroskop- und Instrumentenzugang wird der Rosenberg-Resektor anterolateral eingeführt. Von hier aus wird die Synovektomie anterolateral bzw. am Boden des lateralen Rezessus vervollständigt.

Abschließend werden das Arthroskop wieder in den anterolateralen ursprünglichen Arthroskopzugang eingeführt und der dorsomediale Rezessus eingestellt. In 90°-Flexion wird der dorsomediale Instrumentenzugang nach der Kanülentechnik angelegt (s. Kap. 6). Durch diesen Zugang wird die Synovektomie im dorsomedialen Rezessus und auf dem hinteren Kreuzband (dorsomediale Zirkumferenz) vorgenommen.

Für eine komplette Synovektomie ist, auch für den erfahrenen Arthroskopiker, eine Operationszeit von 60 bis 90 Min. zu veranschlagen. Der Spülflüssigkeitsbedarf richtet sich im wesentlichen nach der Dauer der Synovektomie und des Einsatzes des motorisierten Instrumentariums. So können zwischen 15 und 20 l Spülflüssigkeit notwendig werden.

Bei jeder kompletten Synovektomie sollte immer auch eine Synovia-PE für die histologische Untersuchung entnommen werden.

Abschließend werden eine intraartikuläre Redon-Drainage gelegt und ein elastokompressiver Verband angelegt. Die Redon-Drainage wird 60 Minuten nach Operationsende geöffnet. Die elastische Wicklung wird für 3 bis 4 Tage fortgesetzt.

Nachbehandlung: Bereits am 1. postoperativen Tag wird mit der Mobilisation des Kniegelenkes auf der Motorschiene begonnen. Lymphdrainagen dienen der besseren Resorption des intraartikulären Ergusses. Bestand der intraartikuläre Erguß über eine längere Zeit, muß auch in den ersten Wochen nach der Operation mit einer erhöhten Ergußneigung gerechnet werden.

23.4 Durchtrennung von Narbengewebe

Nach Operationen, aber auch nach längerer Immobilisation finden sich intraartikulär häufig Narbenstränge. Diese können mit dem HF-Messer durchtrennt werden. Bei isolierten Narbensträngen findet sich nur selten eine signifikante Bewegungseinschränkung.

23.5 Arthroskopische Arthrolyse

Die Ursachen von Bewegungseinschränkungen sind vielfältig. Sie können auch nach einer operativ oder konservativ behandelten Kapselbandverletzung auftreten.

Die Ausprägung der intraartikulären Verwachsungen ist im voraus meist kaum einzuschätzen. Sehr häufig ist man überrascht, wie ausgedehnt die intraartikulären Verwachsungen sind.

Es wird zwischen einem Flexions- und Extensionsdefizit unterschieden. Die Ursachen für ein Flexions- bzw. Extensionsdefizit sind unterschiedlich (Tabelle 23-1 und 23-2).

Ein differenziertes Vorgehen ist bei den verschiedenen Ursachen eines Streckdefizites notwendig. Findet sich eine tumorartige narbige Vorwölbung im distalen Kreuzbandbereich nach Plastik des vorderen Kreuzbandes, wird dieses als Zyklopssyndrom bezeichnet (s. Abschn. 24.4). In diesen Fällen wird nicht nur das Narbengewebe im distalen Kreuzbandbereich entfernt, sondern es ist häufig auch eine Notchplastik erforderlich (s. Abschn. 21.4, Abb. 21-2).

Beim infrapatellaren Kontraktursyndrom liegt ebenfalls ein Streckdefizit vor. Hier bestehen Verwachsungen zwischen Patella, Lig. patellae, Hoffa-Fettkörper und anteriorem Gelenkbereich. Die Kraft des M. quadriceps wird, bedingt durch die Verwachsungen, nicht auf die Tuberositas tibiae übertragen, sondern in Richtung der Area intercondylaris anterior umgelenkt. Somit ist die aktive endgradige Streckung nicht möglich. In einigen Fällen ist diese aber passiv noch möglich. Das Ausmaß der Verwachsungen kann präoperativ mit Hilfe einer MR-Tomographie eingeschätzt werden.

Tabelle 23-1:
Ursachen eines Streckdefizits

- Freie Gelenkkörper
- Korbhenkelläsion
- Zyklopssyndrom
- Zu weit anterior plazierter Tibiabohrkanal bei einer vorderen Kreuzbandrekonstruktion
- Infrapatellares Kontraktursyndrom
- Einengung der Notch (Notchstenose)
- Zu dick gewähltes Transplantat
- Zu starke Anspannung des Transplantates in Flexionsstellung bei gleichzeitig unisometrischem Verlauf
- Zu lange Immobilisation mit Streckdefizit
- Insuffizienz des M.quadriceps femoris
- Primäre Rekonstruktion des vorderen Kreuzbandes
- Funktionell (Verwachsungen im oberen Rezessus)
- Kontraktur der dorsalen Kapsel
- Mechanische Behinderung durch Osteophyten im Bereich der Area intercondylaris anterior

Tabelle 23-2:
Ursachen eines Flexionsdefizites

- Verwachsungen im oberen Rezessus
- Fibrosierung im Bereich des Hoffa-Fettkörper
- Insuffizienz der Ischiocruralmuskulatur
- Fixation bzw. Vernarbungen des M.quadriceps mit dem Femur z.B. nach offenen Frakturen
- Adhäsionen zwischen lateralen Quadrizepsanteil und Tractus iliotibialis

Operationstechnik: Bei zahlreichen Arthrolysen ist es schwierig, mit der Trokarhülse in den Gelenkraum zu gelangen. In einigen Fällen, insbesondere bei ausgeprägten Streckdefiziten, ist es nicht möglich, die Trokarhülse in den oberen Rezessus vorzuschieben. In diesen Fällen

Ursprung des medialen Seitenbandes (Skipunkt), muß von einer medialen Seitenbandläsion ausgegangen werden. Differentialdiagnostisch ist immer eine Patellaluxation (positiver Fairbank-Test) abzugrenzen.

3. Ausschluß von versorgungspflichtigen Begleitverletzungen. Da bei einer Ruptur des vorderen Kreuzbandes eine verzögert primäre Versorgung erfolgt, müssen innerhalb der ersten Woche nach der Verletzung versorgungspflichtige Begleitverletzungen wie

— frische Ruptur des hinteren Kreuzbandes,
— Innen- und/oder Außenmeniskuskorbhenkelläsionen,
— Ruptur der Sehne des M. popliteus,
— distaler Innenbandausriß,
— Patellaluxation

ausgeschlossen werden. Besteht bei der klinischen Diagnostik z. B. der Verdacht einer Ruptur des hinteren Kreuzbandes, ist eine MR-Tomographie zu empfehlen.

4. Konservativ funktionelle Behandlung bis zum geplanten Operationszeitpunkt. Die nicht versorgungspflichtigen Läsionen sollten funktionell konservativ therapiert werden. Hierbei ist darauf zu achten, daß sich das Kniegelenk zum Operationszeitpunkt in einem reizlosen Zustand befindet.

24.2.2 Verzögert primäre Versorgung

Zum Operationszeitpunkt, 6 bis 8 Wochen nach dem primären Trauma, sollte das Kniegelenk frei beweglich sein. Ist ein Streckdefizit vorhanden, muß der Patient darauf aufmerksam gemacht werden, daß möglicherweise, findet sich kein intraartikuläres Korrelat für das Streckdefizit (z. B. interponiertes Kreuzbandbündel), zunächst noch einmal konservativ funktionell vorgegangen wird und die Rekonstruktion eventuell aufgeschoben wird.

Ist das Gelenk zum geplanten Operationszeitpunkt frei beweglich, erfolgt das weitere Vorgehen in Abhängigkeit der subjektiven Beschwerden des Patienten und dem Befund bei der präoperativen Stabilitätsprüfung. Hierbei ergeben sich drei mögliche Zustände:

1. Patient beschwerdefrei, Lachman-Test positiv mit festem Anschlag. Nach frischen Rupturen findet man nicht selten, unserer Erfahrung nach bei bis zu 15% der Patienten, trotz eines unmittelbar posttraumatisch positiven Lachman-Tests ohne Anschlag bei der klinischen Untersuchung nach 6 bis 8 Wochen einen positiven Lachman-Test, jedoch mit endgradig festem Anschlag. Dieser Anschlag resultiert aus einer Narbenbildung zwischen dem rupturierten Kreuzband und dem lateralen Femurkondylus und/oder Vernarbungen zum hinteren Kreuzband. Diese Vernarbungen verlaufen zwar nicht immer isometrisch, führen jedoch bei vielen Patienten zu einem subjektiv sicheren Gefühl. Ist der Patient völlig beschwerdefrei, kann u. E. zunächst auch auf eine Arthroskopie verzichtet werden. Mit dem Patienten wird die Problematik jedoch detailliert besprochen und ihm empfohlen, sich bei auftretenden Schmerzen oder bei einem Unsicherheitsgefühl vorzustellen. Ansonsten werden in drei monatlichen Abständen für 1 Jahr Kontrolltermine zur klinischen Untersuchung (Lachman-Test) und instrumentellen Stabilitätsbestimmung (KT-1000, maximal manueller Test) vereinbart. Sollte sich ein Instabilitätsgefühl einstellen, wird eine Rekonstruktion des vorderen Kreuzbandes empfohlen.

2. Patient mit Schmerzen oder Beschwerden, Lachman-Test positiv mit festem Anschlag. Bei diesen Patienten erfolgt eine Arthroskopie, wobei das weitere Vorgehen vom intraoperativen Befund abhängig gemacht wird. Finden sich intraartikuläre Vernarbungen und sind gleichzeitig keine instabilitätsbedingten Schäden nachweisbar (Tabelle 24-2), erfolgt zunächst eine Narbeninduktion. Hierdurch wird versucht, die Vernarbungstendenz zu verstärken, um den Patienten die Kreuzbandrekonstruktion zu ersparen (siehe

Tabelle 24-2:
Instabilitätsbedingte Läsionen

- Rampenläsion am Innenmeniskus
- Knorpelschäden auf der lateralen Hälfte des medialen Femurkondylus (eminentianah)
- Ausgeprägte Einengung der Notch
- Ausziehung der Eminentia
- Inkompletter oder kompletter Längsriß des Außenmeniskushinterhorns
- Zerfaserung des Außenmeniskusvorderhorns
- Inkompletter Längsriß, meist inferior, des Innenmeniskushinterhorns
- Einengung der Notch

unten). In den anderen Fällen erfolgt eine Rekonstruktion des vorderen Kreuzbandes (Abb. 24-2).

3. Patient mit Schmerzen oder Beschwerden, Lachman-Test positiv mit weichem Anschlag. Diesen Patienten wird die Rekonstruktion des vorderen Kreuzbandes empfohlen.

Mit dem beschriebenen Management wurden in Straubing in den Jahren 1993–1995 über 1800 Patienten mit Rupturen des vorderen Kreuzbandes therapiert.

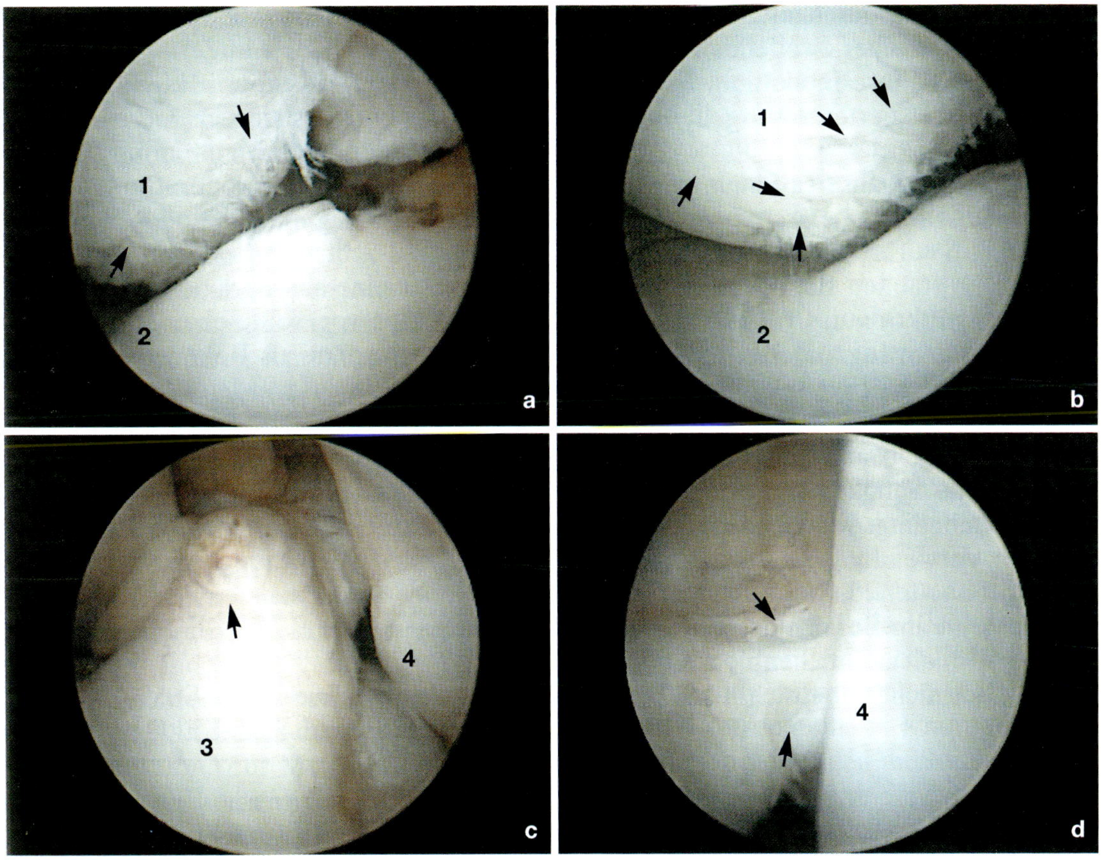

Abbildung 24-2:
Arthroskopie 8 Wochen nach Ruptur des vorderen Kreuzbandes. Es zeigt sich ein deutlich aufgefaserter Knorpel *(Pfeile)* am medialen Femurkondylus *(1)*. Mediales Tibiaplateau *(2)* **(a,b)**. Bei der Inspektion der Area intercondylaris zeigt sich eine knotige Verdickung *(Pfeil)* auf dem vorderen Kreuzband *(3)*, lateraler Femurkondylus *(4)* **(c)**. Die Inspektion des Ursprungsgebiets des vorderen Kreuzbandes in der Halb-Vier-Position zeigt Narbenstränge *(Pfeile)*, die zum Ursprung ziehen **(d)**. In Anbetracht der instabilitätsbedingten Schäden wurde eine Rekonstruktion des vorderen Kreuzbandes durchgeführt, zumal die Patientin über Schmerzen und Instabilität klagte.

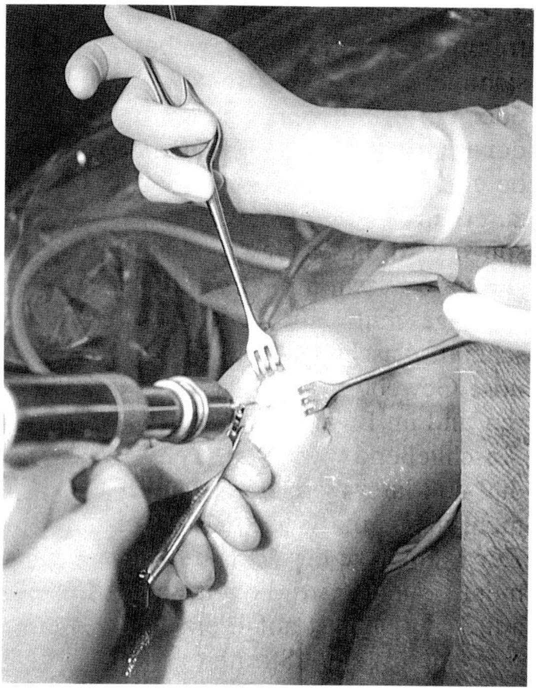

Abbildung 24-3:
Anlegen der Durchzugslöcher bei noch fixiertem patellaren Knochenblock.

gen. Am Rand liegende Bohrlöcher können unter Zug ausreißen oder zu einem Verkanten des Knochenblocks im Bohrkanal führen. Werden die Bohrlöcher erst nach dem Heben des Knochenblocks angelegt, ist dieser nicht mehr fixiert. Er muß dann mit Klemmen gehalten werden, um die Bohrlöcher anzulegen. Unter diesen Bedingungen sind die Bohrlöcher meist nicht exakt zu plazieren. Aus diesem Grunde sollte unbedingt das Anlegen der Bohrlöcher vor Heben des Knochenblocks geschehen. Dann wird mit einem 7 mm breiten Meißel zunächst die Patella im Bereich der Patellaspitze ca. 8 bis 9 mm dorsal der Ligamentoberfläche eingekerbt. Diese Einmeißelung dient als Sollbruchstelle beim späteren Heben des Knochenblockes und vermeidet ein Ausbrechen der Patellaspitze. Dann werden die quere Inzision und die Längsinzisionen mit dem Meißel vertieft. Hierdurch läßt sich der Knochenblock ohne Verletzung tieferer Knochenschichten und des retropatellaren Knorpels heben.

Anschließend wird das Ausmaß des Knochenblockes, der aus der Tuberositas tibiae entnommen wird, vorgeschnitten. Es wird eine Breite von ca. 10 mm bei einer Länge von ca. 15 bis 20 mm vorgesehen. Bei kleineren Gelenken z. B. bei Jugendlichen und Frauen können die Knochenblöcke auch kleiner dimensioniert werden (8 oder 9 mm). Mit der Säge wird anschließend die Kortikalis in Längsrichtung, dann in Querrichtung durchbrochen. Anschließend werden zwei Bohrlöcher in der Mitte des Knochenblockes zum Einführen der Durchzugsfäden plaziert. Dann erfolgt die Entnahme des Knochenblockes aus der Tuberositas. Beim Vorschneiden des Lig. patellae in distale Richtung muß beachtet werden, daß es sich nach distal etwas verjüngt. Eine leichte Verdünnung kann in Kauf genommen werden, man sollte jedoch bemüht sein, eine Breite von ca. 9 mm beizubehalten, wobei dem Faserverlauf zu folgen ist.

4. Transplantatvorbereitung. Die von dorsal dem Ligament anhängenden Anteile des Hoffa- Fettkörpers werden, soweit vorhanden, entfernt. Ebenfalls seitlich überstehende Ligamentanteile, insbesondere im Bereich der Knochenblöcke, werden entfernt. Anschließend werden die Durchmesser der Knochenblöcke angepaßt. Hierfür bietet die Industrie zwar zahlreiche spezielle Schablonen mit definierten Durchmessern an. Wir verwenden jedoch die vorhandenen „billigen" Bohrschutzhülsen als Schablone (Abb. 24-4). Für den 10-mm-Knochenblock wird die 10-mm-Bohrschutzhülse, für den Knochenblock aus der Patella die 9-mm-Bohrschutzhülse verwendet. Überstehende Spongiosateile werden mit einem Luer entfernt. Die Spongiosateilchen werden gesammelt, da sie später der Auffüllung der Entnahmestelle dienen. Anschließend werden in den späteren femoralen Knochenblock zwei Fixationsfäden eingezogen. In den 9-mm-Knochenblock werden ein Faden und ein dünner biegsamer Draht (Durchmesser 0,6 mm) als Durchzugshilfe eingezogen. Die Verwendung eines Drahtes als Durchzugshilfe mag etwas „übertrieben" erscheinen. Da die Fixation den Knochenblock im Bohrkanal jedoch mit einer Schraube erfolgt, besteht bei Verwendung von Fäden die Gefahr, daß diese durch das Schraubengewinde so „verletzt" werden, daß sie reißen können. In einem derartigen Fall bestünde dann keine Möglichkeit mehr, das Transplantat unter dosiertem Zug zu fixieren. Wir bevorzugen daher den Draht als sichere Durchzugshilfe und zusätzliche Fixation.

5. Zugang zum Gelenk. Der intraartikuläre Raum wird durch eine Inzision des Hoffa- Fettkörpers erreicht. Dieser sollte aber nicht in seiner ganzen Ausdehnung in Längsrichtung gespalten werden. Dies ist nur dann erforderlich, wenn z. B. eine Patella infera vorliegt. In diesem Falle wäre aber die Rekonstruktion mit der Semitendinosussehne das geeignetere Verfahren. Keinesfalls sollte eine Entfernung des Fettkörpers vorgenommen werden. In einigen Fällen erleichtert die Entfernung von in das Blickfeld prolabierenden Fettzotten die Übersicht. Anschließend wird der Spreizer eingesetzt, um den Bereich der Area und Fossa intercondylaris darzustellen (Abb. 24-5). Die Haken dieses Spreizers sind so konzipiert, daß keine Knorpelverletzungen an den Femurkondylen erfolgen.

6. Präparation der Fossa intercondylaris und Notchplastik. Eine Plica infrapatellaris wird, falls vorhanden, entfernt. Freie Fasern oder verplumpte Kreuzbandstümpfe werden ebenfalls reseziert. Ein kurzer vorderer Kreuzbandstumpf kann belassen werden, da er nach Einziehen des Transplantates den tibialen Kanal abdichtet. Das Einziehen des Transplantates kann hierdurch jedoch erschwert sein.

Ist der Rest des vorderen Kreuzbandes auf das hintere Kreuzband aufgewachsen, muß besonders vorsichtig vorgegangen werden. Beim Ablösen des vorderen darf das hintere Kreuzband nicht verletzt werden.

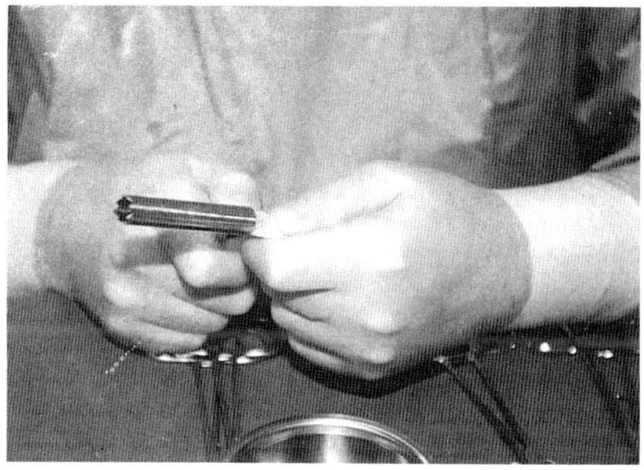

Abbildung 24-4:
Vorbereitung des Knochenblockes mit einer „normalen" Bohrschutzhülse für den Einzug in den Bohrkanal.

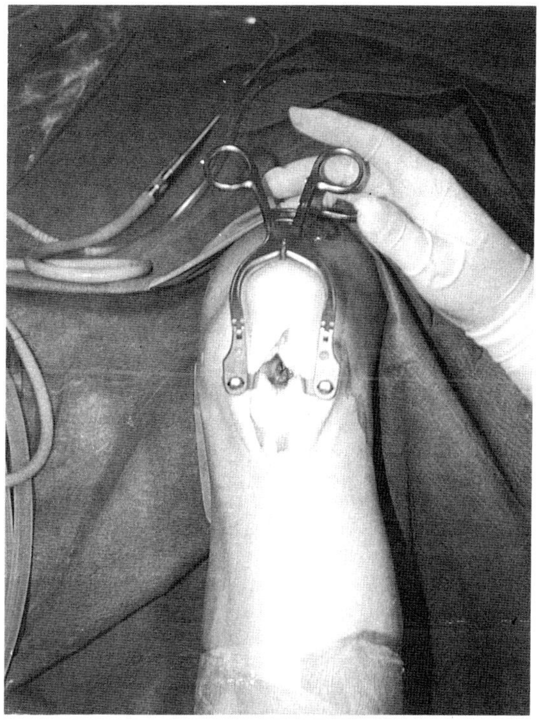

Abbildung 24-5:
Einsetzen des Spreizers nach Längsspaltung des Hoffa-Fettkörpers. Es zeigt sich eine gute Übersicht über die Area intercondylaris anterior.

Häufig ist die Fossa intercondylaris beträchtlich eingeengt. Manchmal ist nur noch ein schmaler, ca. 3 bis 5 mm breiter Spalt vorhanden. Aus diesem Grunde ist eine Notchplastik mit einem gebogenen Meißel notwendig. Sie wird insbesondere im lateralen und superioren Bereich der

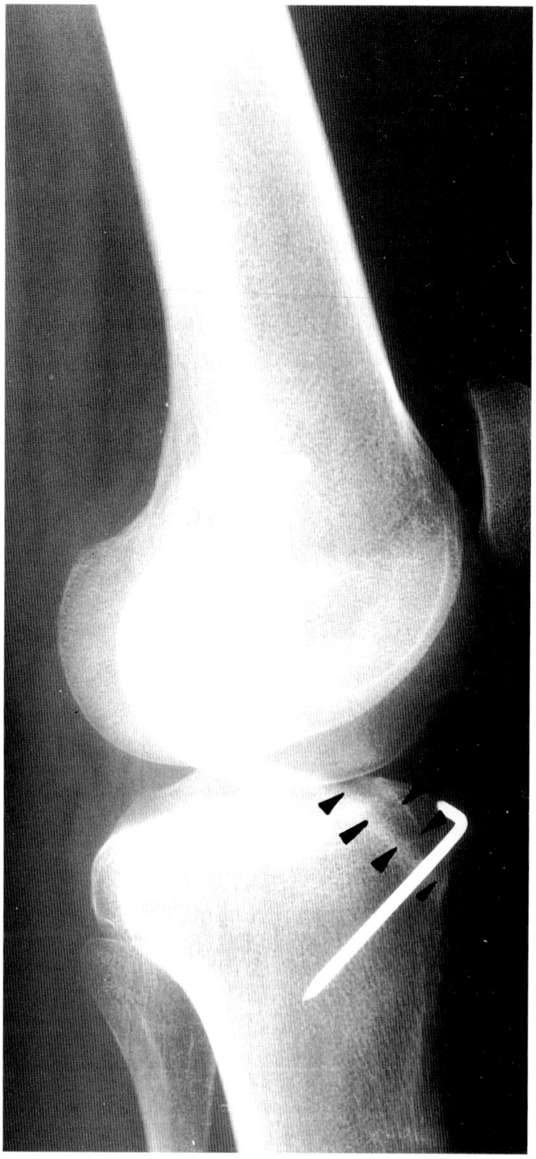

Abbildung 24-6:
Sehr weit anterior plazierter tibialer Bohrkanal *(Pfeilspitzen).*

Fossa vorgenommen. Scharfe Kanten oder Knochenreste dürfen nicht belassen werden, da sie zu Irritationen am Transplantat führen können. Die Ausdehnung der Notchplastik richtet sich im Wesentlichen nach dem Ausmaß der Einengung. Die endgültige Notchweite sollte je nach Größe des Kniegelenkes ca. 1,5 bis 2 cm betragen, so daß auch der Ursprungsbereich des vorderen Kreuzbandes bzw. der Eintritt des femoralen Bohrkanals zugänglich wird.

7. Tibialer Bohrkanal. Die Positionierung des tibialen Bohrkanales galt lange Zeit als von untergeordneter Wichtigkeit. Untersuchungen haben aber gezeigt, daß Streckhemmungen oft in einem zu weit anterior plazierten tibialen Bohrkanal begründet sind (Abb. 24-6). Auch sekundäre Transplantatinsuffizienzen können hierdurch verursacht werden. HOWELL et al. (1993) konnten bei über 30% der Patienten, bei denen der tibiale Bohrkanal zu weit anterior plaziert worden war, ein Transplantatimpingement mit nachfolgender Transplantatinsuffizienz nachweisen. Daher muß der Positionierung des tibialen Bohrkanales besondere Beachtung geschenkt werden.

Zunächst wird der äußere Eintritt des tibialen Bohrkanales auf der anteromedialen Tibiafläche freipräperiert und vom Periost befreit. Dann wird das tibiale Zielgerät eingesetzt. Ein wesentlicher Fehler bei der Plazierung des Bohrkanales ist die Orientierung am alten vorderen Kreuzbandstumpf. Der Ansatz im Bereich der Area intercondylaris ist sehr variabel, er kann sogar Verbindungen zum Vorderhorn des Innen- und/oder Außenmeniskus aufweisen. Die tibiale Ansatzfläche des vorderen Kreuzbandes ist somit wesentlich größer als der Ligamentquerschnitt. Orientiert man sich an der Insertion der anterioren Fasern, liegt der tibiale Bohrkanal viel zu weit anterior. Es ist gefährlich, das Zielgerät in die Mitte des Kreuzbandstumpfes zu plazieren. Der Zieldraht verläßt viel weiter anterior die Tibia, als man erwartet. Dieser unerwünschte Effekt ist um so stärker ausgeprägt, je flacher der Bohrkanal verläuft (Abb. 24-7). Die anteriore Zirkumferenz des hinteren Kreuzbandes ist daher der zu bevorzugende Orientierungspunkt. Die Spitze des Zielgerätes (s. Abb. 17-18) wird knapp vor dem hinteren Kreuzband angesetzt. Der Bohrdraht verläßt somit ca. 6 bis 8 mm vor der anterioren Zirkumferenz des hinteren Kreuzbandes die Tibia. Eine zu weit anteriore Lage des Bohrkanals wird damit sicher vermieden (Abb. 24-8). Das Außenmeniskusvorderhorn ist eine weitere Orientierungshilfe.

Nach Entfernung des Zielgerätes wird mit dem Tasthaken nochmals die Lage des K-Drahtes kontrolliert. Die Drahtspitze wie auch die dorsale Begrenzung der Tibia werden getastet. Findet sich ein Abstand zwischen K-Draht und Tibiahinterkante von mehr als 15 mm, sollte eine Neuplazierung des K-Drahtes erfolgen. Bei guter Position wird der K-Draht zunächst mit einem 9-mm-Bohrer (kanüliert) überbohrt, um die vordere Tibiakortikalis zu durchbrechen (Bohrtiefe ca. 5-10 mm). Dann wird der Draht entfernt und gegen einen Spezialdraht mit „Kragen" getauscht. Dieser wird mit einer Hohlfräse (8 mm) überbohrt. Der hierdurch gewonnene Spongiosazylinder dient später als Auffüllmaterial der Entnahmestellen der Knochenblöcke. Anschließend wird nochmals ein K-Draht eingeführt und der tibiale Kanal auf seinen endgültigen Durchmesser, meist 9 mm, erweitert. Um eine abweichende Bohrrichtung zu verhindern, bzw. um noch leichte Nachkorrekturen des tibialen Kanales in anteriore oder posteriore Richtung vornehmen zu können, wird der eingeführte K-Draht mit einer Kocherklemme gefaßt und je nach Erfordernis nach posterior (posteriore Erweiterung) oder nach anterior (anteriore Erweiterung) gehalten. Anschließend wird der Austritt des tibialen Bohrkanales mit einem gebogenen scharfen Löffel abgegratet.

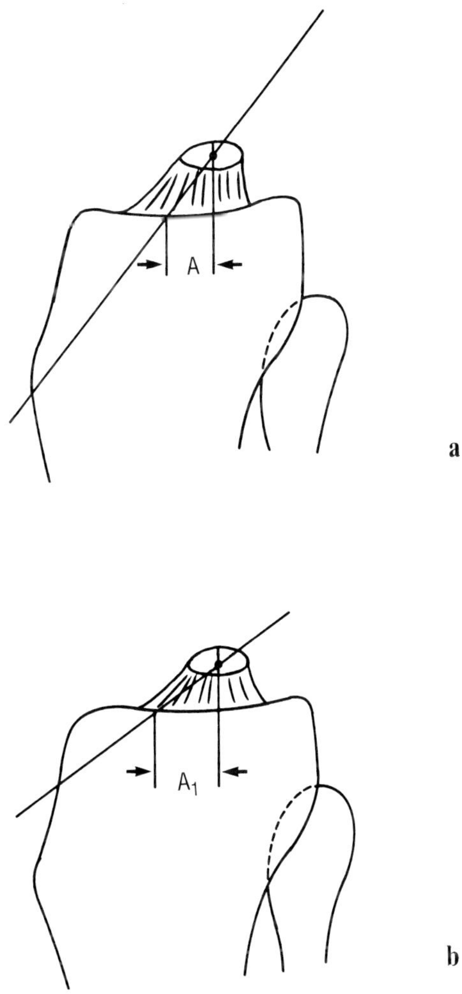

Abbildung 24-7:
Orientierung bei der Plazierung des tibialen Bohrkanales am vorderen Kreuzbandstumpf. Der K-Draht verläßt die Tibia wesentlich weiter anterior, als man denkt *(Strecke A)* **(a)**. Dieser Effekt ist um so größer, je flacher der Bohrkanal verläuft *(Strecke A_1)* **(b)**.

8. Femoraler Bohrkanal. Zunächst erfolgt eine Hautinzision in Längsrichtung etwas proximal des lateralen Femurkondylus in Höhe des mittleren Drittels des Tractus iliotibialis. Der Traktus wird in Längsrichtung auf einer Strecke von ca. 4 bis 5 cm gespalten, der M. vastus lateralis mit einem gebogenen Hohman-Haken unterfahren und nach anterior gehalten. Eine Verletzung der Muskelfasern ist zu vermeiden, da dies zu Nachblutungen führen kann. Anschließend wird der metaphysäre Bereich des lateralen Femurkondylus dargestellt; ein Venengeflecht, das hier im Fettgewebe zu finden ist, sollte gezielt koaguliert werden. Auch hieraus können unangenehme Nachblutungen resultieren.

Das femorale Zielgerät wird durch den anterioren Gelenkzugang eingeführt und mit der Spitze, die mit einem kleinen Haken versehen ist, an der Over-the-top-Position eingehängt (Abb. 24-9). Das Zielgerät ist so konzipiert, daß der Bohrdraht ca. 6 mm anterior/inferior der Over-the-top-Position den Gelenkraum erreicht. Ist der K-Draht plaziert, wird er

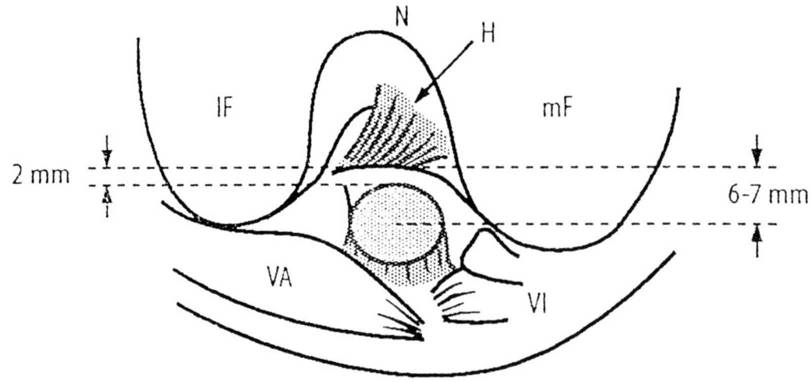

Abbildung 24-8:
Lokalisation des tibialen Bohrkanales im Verhältnis zum hinteren Kreuzband. Medialer Femurkondylus *(mF)*, lateraler Femurkondylus *(lF)*, Vorderhorn des Außenmeniskus *(VA)*, Vorderhorn des Innenmeniskus *(VI)*, hinteres Kreuzband (H), Notch *(N)* (aus Strobel et al. Diagnostik des Kniegelenkes. 3. Auflage. Springer Verlag 1995).

nach Entfernung des Zielgeräts mit einem kanülierten 6-mm-Bohrer überbohrt. Anschließend wird wiederum ein K-Draht, der von anterior her mit einer Kocherklemme gefaßt wird, von lateral eingeführt und mit einem 8-mm-, 9-mm- bzw. 10-mm-Bohrer, je nach gewünschtem Durchmesser, überbohrt. Das stufenweise Aufbohren besitzt den Vorteil der Nachkorrektur und der Reduzierung von thermischen Schäden beim Bohrvorgang. Vor der definitiven Aufbohrung wird mit dem Tasthaken die Position des Bohrkanals nochmals überprüft. Hierzu palpiert man die dorsale Begrenzung des Bohrkanals und versucht anschließend mit den Tasthaken die Over-the-top-Position zu erreichen. Ermittelt man eine Distanz von mehr als 6 mm zwischen hinterer Bohrkanalwand und der Over-the-top-Position, besteht die Gefahr, daß der femorale Bohrkanal zu weit anterior plaziert wird. Es können jetzt noch entsprechende Nachkorrekturen erfolgen. Wurde zunächst eine etwas zu weit anteriore Position gewählt, wird der Kirschnerdraht, mit der Knocherklemme, an den dorsosuperioren Rand des Bohrkanales gelegt. Bei der nächsten Bohrung wird dann der Bohrkanal hauptsächlich in dorsosuperiore Richtung erweitert. Der Austritt des Bohrkanales wird abschließend mit einem scharfen Löffel abgegratet.

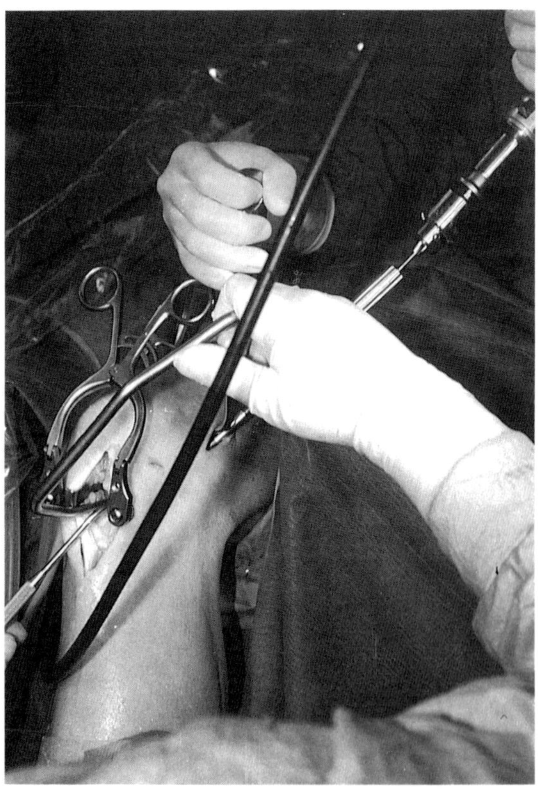

Abbildung 24-9:
Plazierung des femoralen Bohrkanales nach Einsetzen des femoralen Zielgerätes.

9. Einziehen des Transplantates. Zunächst werden die Durchzugsfäden vom tibialen Kanal aus mit einer langen Öse oder Ahle eingeführt und mit der durch den femoralen Kanal eingeführten Faßzange gefaßt. Das Transplantat wird dann von femoral aus eingezogen (Abb. 24-10). Beim Einziehen ist darauf zu achten, daß nicht nur am Draht gezogen wird. Dieses kann dazu führen, daß sich der Knochenblock im Kanal verkantet. Dem Knochenblock wird vielmehr durch gleichzeitigen Zug am „vordersten Faden" die Zugrichtung vorgegeben.

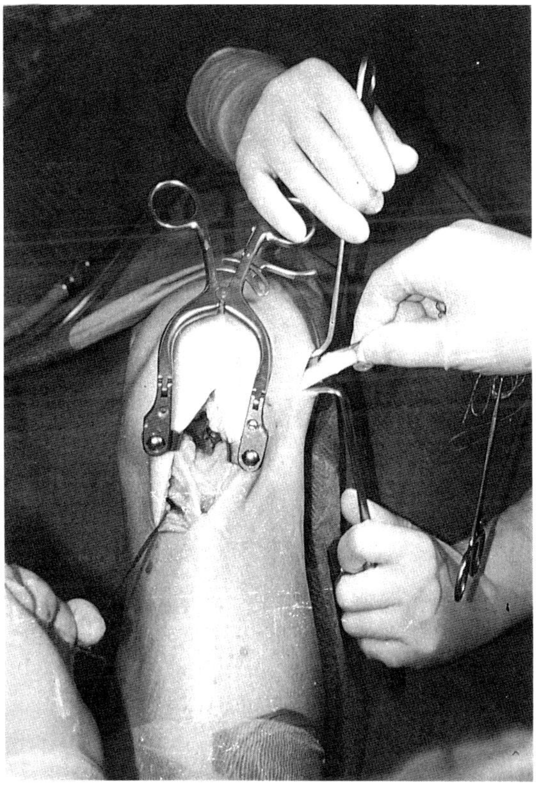

Abbildung 24-10:
Einziehen des Transplantates.

10. Femorale Fixation. Der Knochenblock wird im femoralen Kanal so plaziert, daß er knapp vor dem Gelenkeintritt des femoralen Kanales endet. Die Fixationsfäden des Knochenblockes werden dann zunächst durch die Unterlegscheibe geführt, und anschließend wird eine 6,5-mm-(Interferenzschraube) Spongiosaschraube (Länge 25 oder 30 mm) zwischen Knochenblock und Bohrkanalwand am oberen Rand des Knochenblockes eingedreht. Wir verwenden absichtlich keine Interferenzschrauben ohne Schraubenkopf. Diese müssen sehr häufig tief in den Bohrkanal eingedreht werden. Im Falle einer Revision fällt das Auffinden dieser „kopflosen" Schrauben schwer. Die von uns verwendeten „normalen" Spongiosaschrauben sind dagegen sehr leicht zu lokalisieren und zu entfernen.

11. Impingement-Test. Das femoral fixierte Transplantat wird unter Zug gesetzt, indem der Operateur am Draht und am Durchzugsfaden des tibialen Knochenblockes zieht. Das Kniegelenk wird dann komplett gestreckt und gebeugt. Hierbei wird darauf geachtet, ob das Transplantat mit dem Dach der Fossa intercondylaris in Kontakt gerät. Zwischen dem Vorderrand des Transplantates und dem Dach der Fossa sollte bei maximaler Streckung ein Abstand von ca. 2 bis 3 mm verbleiben. Läßt sich die Streckung nicht erreichen, ist der tibiale Kanal zu weit anterior plaziert oder die Notchplastik zu klein angelegt. Zunächst wird dann die Notchplastik erweitert werden. Alternativ könnte auch der tibiale Kanal noch etwas nach dorsal erweitert werden. Im anterioren Teil des tibialen Kanales müßte dann ggfl. aber eine aufwendige Spongiosaauffüllung erfolgen, um das Transplantat in eine mehr dorsale Position zu bringen. Durch die adäquate Plazierung des Bohrkanales (s. oben) kann dieses vermieden werden.

12. Isometrietest. Unter Zug am Transplantat wird das Knie abwechselnd gebeugt und gestreckt. Zuvor wird mit einer Overholt-Klemme geprüft, ob sich der Zug am Knochenblock auf das Transplantat überträgt. Dieses erschlafft bei gelokkerten tibialen Knochenblock. Unter Zug strafft sich das Transplantat, wenn der Knochenblock frei im tibialen Kanal glei-

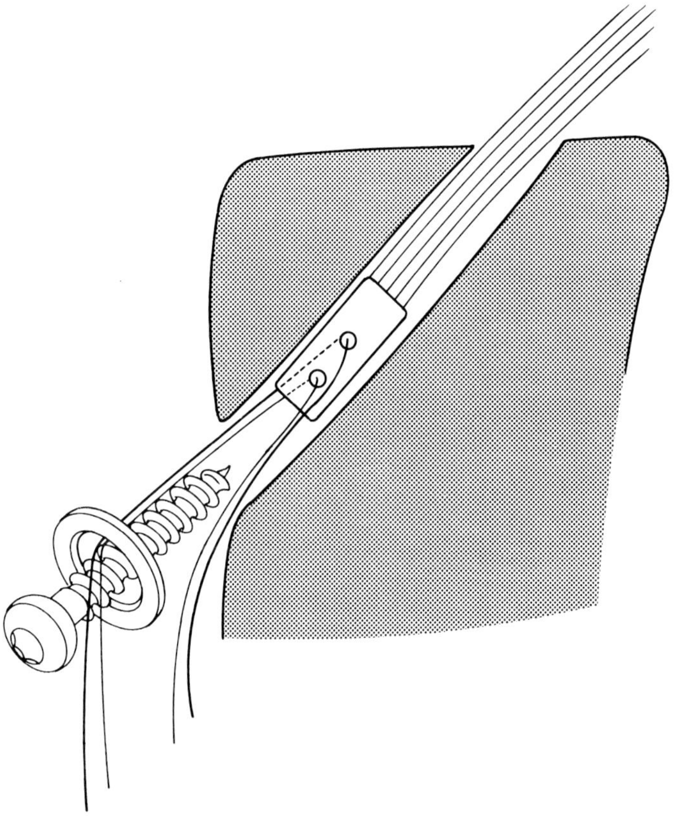

Abbildung 24-11: Fixation des tibialen Knochenblockes. Faden und Draht werden durch die Unterlegscheibe geführt, bevor die Schraube (6,5 mm Spongiosaschraube) eingedreht wird.

tet. Der Finger des Operateurs ruht dann unter Zug am Draht auf dem Eintritt des tibialen Kanales. Ändert sich bei Beugung und Streckung die Länge des Drahtes bzw. des Fadens um mehr als 2 mm, ist von einem unisometrischen Verlauf des Transplantates auszugehen. Das sogenannte „Pumpen des Transplantates", d. h. die Längenänderung, sollte keinesfalls mehr als 2 mm betragen.

13. Fixation des tibialen Knochenblocks. Draht und Durchzugsfaden werden zunächst durch eine Unterlegscheibe geführt, bevor zur Fixation des tibialen Knochenblockes eine 6,5-mm-Spongiosaschraube nach dem Interferenzschraubenprinzip zwischen Knochenblock und Kanalwand eingedreht wird (Abb. 24-11). Unter manuellen Zug wird der tibiale Knochenblock in extensionsnaher Stellung (10°-20°-Flexion) fixiert (Abb. 24-12). Mit einer Overholt-Klemme wird, nachdem die Schraube den Knochenblock etwas gefaßt hat, die Spannung des Transplantates überprüft. Ist es locker, wird die Schraube herausgedreht, der Zug am tibialen Knochenblock verstärkt und die Schraube erneut eingedreht. Dann wird die Spannung des Transplantats erneut geprüft. Spannt sich das Transplantat gut an, wird die Schraube komplett eingedreht. Beim abschließenden Lachman-Test sollte sich ein fester Anschlag zeigen. Kommt es hierbei zur Lockerung des Transplantates, was mit der Overholt-Klemme erneut geprüft wird, muß die Fixation der Knochenblökke kontrolliert werden. Zur Absicherung der tibialen Fixation wird der durch die Unterlegscheibe verlaufende Draht mit sich selbst verdreht. Dieses bietet einen zusätzlichen Schutz vor einer Lockerung des tibialen Knochenblockes.

Vor dem Wundverschluß werden auch die durch die Unterlegscheibe der femoralen Fixation durchgezogenen Fäden geknotet. Bis zu diesem Zeitpunkt ist es immer noch möglich, das Transplantat noch einmal komplett aus dem Gelenk

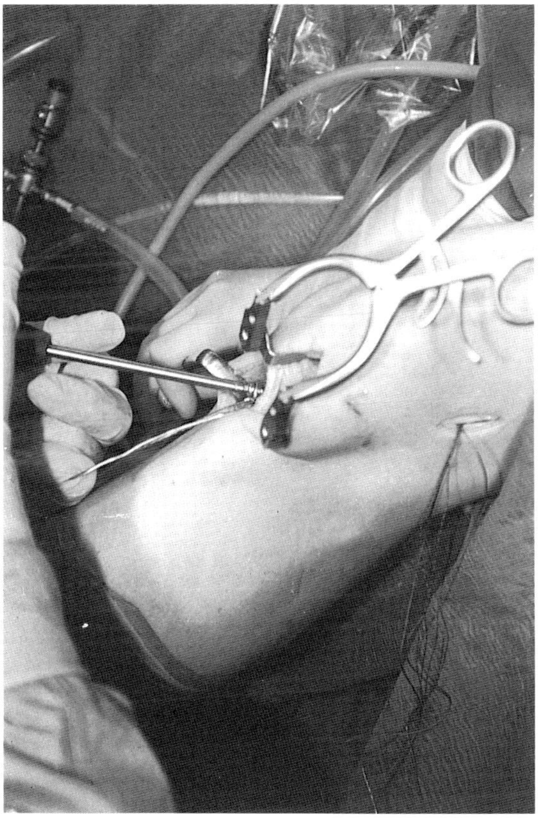

Abbildung 24-12:
Fixation des tibialen Knochenblockes unter Zug am Draht, um das Transplantat entsprechend unter Spannung zu fixieren.

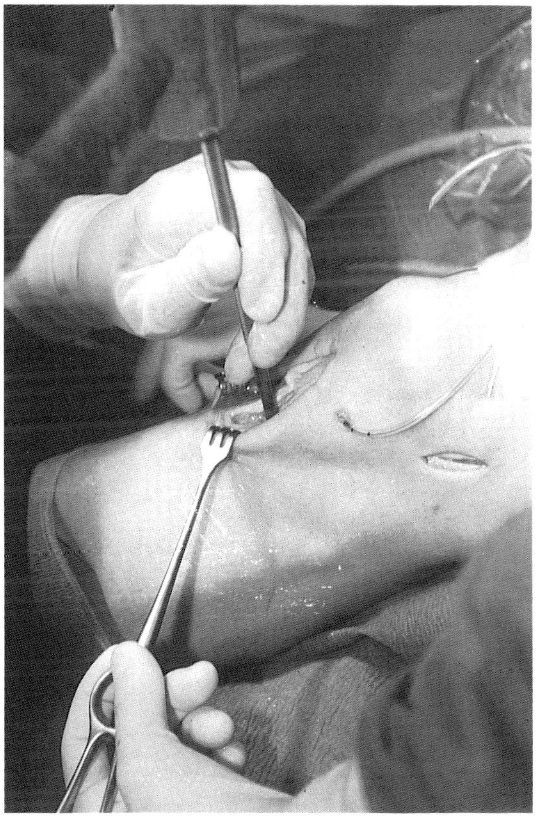

Abbildung 24-13:
Auffüllung des Entnahmedefektes in der Tuberositas tibiae mit Spongiosa.

herauszuziehen, wenn sich Probleme ergeben, die eine Nachkorrektur erforderlich machen. Sind die Fäden des femoralen Knochenblockes vorher abgeschnitten worden, gestaltet sich eine Nachkorrektur äußerst aufwendig.

14. Wundverschluß. Eine Redondrainage wird intraartikulär, eine andere an den Austritt des tibialen Kanales auf der anteromedialen Tibiaseite und eine dritte im Bereich der lateralen Inzision plaziert. Dann werden die Entnahmestellen der Knochenblöcke mit den aus dem tibialen Kanal gewonnenen Spongiosazylinder aufgefüllt (Abb. 24-13). Kleine Spongiosastücke vom Präparieren der Knochenblöcke dienen ebenfalls aus Auffüllmaterial. Anschließend wird das Ligament im Bereich der Spongiosaauffüllung adaptiert. Eine kleine invertierende Naht im mittleren Drittel des Ligamentes beugt einer Hoffa-Hernie vor und fördert eine homogene defektzonenfreie Heilung der Ligamententnahmestelle. Nach der fortlaufenden Längsnaht des peritendinösen Gewebes folgen subkutane Nähte und die fortlaufende Hautnaht. Der Tractus iliotibialis wird auf der Lateralseite mit drei Einzelknopfnähten adaptiert, bevor Subkutangewebe und Haut genäht werden.

Nachbehandlung: Am ersten postoperativen Tag beginnt der Patient mit dem krankengymnastischen Übungsprogramm. Ist das Knie geschwollen, sind Lymphdrainagen angezeigt. Der Patient erhält am ersten postoperativen Tag eine Kniebrace (z. B. DonJoy GoldPoint ACL, Fa. medi, Bayreuth). Diese Schiene wird in einem Bewegungsbereich von 0°-0°-90° für 4 Wochen eingestellt. Der Patient darf die Schiene mehrmals am Tag abnehmen, um das Kniegelenk passiv voll durchzustrecken. Eine Teilbelastung mit halben Körpergewicht ist für 2 Wochen vorgesehen. Für die ersten 14 Tage erhält der Patient zudem eine Hyperextensionsschiene, die er insbesondere nachts tragen soll, um Streckdefiziten vorzubeugen.

Mit Propriorezeptorentraining wird ab der 3. postoperativen Wochen begonnen. Ein Elektrostimulator für den M. vastus medialis wird für die Dauer von 8 Wochen rezeptiert. Ganz wesentlich ist es, den Patienten darauf hinzuweisen, daß in den ersten 6 Wochen nach der Operation noch kein gezieltes Krafttraining durchgeführt werden darf.

Die Kniebrace sollte während der ersten 12 Monate nach der Operation beim Sport getragen werden.

24.2.5 Rekonstruktion mit dem mittleren Drittel des Lig. patellae und femorale Fixation mit dem EndoButton

Trotz guter Ergebnisse treten bei den Patienten bisweilen Probleme im Bereich der lateralen femoralen Inzision und in der Kniekehle (abgesacktes Hämatom) auf. So klagen manche über hartnäckige Vernarbungen und Schmerzen im Bereich der Spaltungsstrecke des Tractus iliotibialis. Auch Verkürzungen des M. biceps femoris mit begleitenden Schmerzen der posterolateralen Gelenkecke treten insbesondere dann auf, wenn intensive Kräftigungsübungen der Ischiokruralmuskulatur durchgeführt werden. Gerade diese Störungen beeinflußen die Nachbehandlung aber nicht unerheblich. Manchmal stört die laterale Inzision auch beim Tragen der Kniebrace.

Aus diesen Gründen sind wir seit 1994 zunehmend auf die femorale Fixation mit dem EndoButton (Fa. Acufex) übergegangen. Eine laterale femorale Inzision ist bei dieser Technik nicht mehr notwendig.

Prinzip: Die Fixation der femorale Knochenblockes erfolgt mit Hilfe einer kleinen Vierlochplatte (EndoButton). Durch die Löcher des Buttons werden die verschiedenen Fäden (Fixationsfäden, Zugfaden, Flippfaden) geführt (Abb. 24-14). Für die femorale Fixation ist damit nur ein sehr kleines Implantat notwendig. Eine sichere Verankerung ist durch die dikke Femurkortikalis auf der Lateralseite am diaphysären/metaphysären Übergang gewährleistet (Details s. Abb. 24-24).

Ein weiterer Vorteil ist der günstige Verlauf des Transplantates besonders im proximalen Anteil. Da bei dieser Technik der femorale Kanal von intraartikulär durch den zuvor gelegten tibialen Kanal angelegt wird, besitzt das Transplantat einen geraden Verlauf. Größere Umlenkungen bei Eintritt in den femoralen Kanal treten damit nicht mehr auf. Diese waren bei der traditionellen Technik (s. Kap. 24.2.4) bei Kontrollarthroskopien immer wieder zu beobachten. Hierbei fand sich dann eine Ausdünnung des Transplantates direkt am Eintrittspunkt in den femoralen Kanal und eine begleitende Verdickung im proximalen Transplantatdrittel. Diese Veränderungen resultieren aus den Scherkräften am Abknickpunkt des Transplantates und füh-

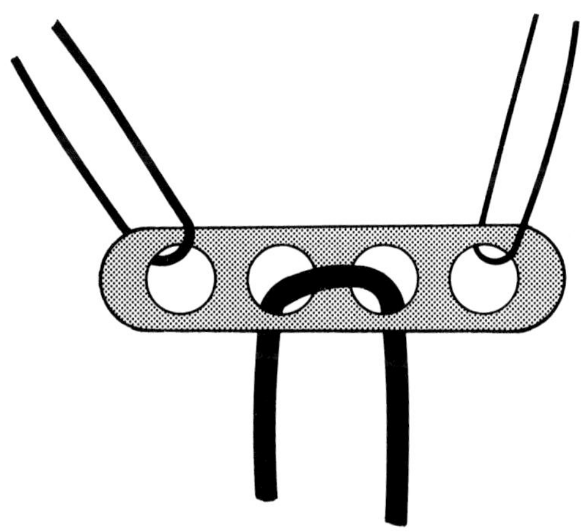

Abbildung 24-14:
EndoButton (schematisch). In die beiden mittleren Löcher werden 1 oder 2 Fixationsfäden eingeführt. Durch die peripheren Löcher werden ein Zugfaden (kräftiger Faden, 5er Seide) und ein Flippfaden eingezogen.

ren wahrscheinlich über einen Transplantatabrieb zu Ausdünnung bzw. Verdikkung des Transplantates. Ein weiterer Vorteil der Fixation besteht darin, daß das Implantat nicht intraartikulär liegt. Bei einer eventuellen Revision wegen eines erneuten Traumas oder eines operativen Fehlschlages kann der femorale Bohrkanal erneut plaziert werden, ohne vorher eine aufwendige Entfernung des Fixationsmaterials durchführen zu müssen, wie dies bei von intraartikulär eingedrehten Interferenzschrauben bekannt ist (s. oben).

Vor- und Nachteile: Die Nachteile der EndoButton-Technik sind neben den aufwendigen Instrumentarium in der anspruchsvolleren Operationstechnik zu sehen. Bei der Operation muß man immer einige Operationsschritte voraus denken, um nachher nicht mit Problemen konfrontiert zu werden, deren Lösung große Anstrengungen bereitet. Daher verläuft die Lernkurve der EndoButton-Technik zunächst eher relativ flach. Hat man sich jedoch an die Fixationstechnik gewöhnt, ist sie schnell, sicher und elegant durchführbar und weist zugleich bedeutende Vorteile für den Patienten (geringe Morbidität) auf.

Instrumentarium: Für die EndoButton-Fixation benötigt man verschiedene spezielle Instrumente:
- Bohrdraht mit Öse,
- kanülierte Kopfbohrer mit Durchmesser 4.5, 7, 8, 9 und 10 mm,
- femorales Zielgerät,
- Längenmeßgerät,
- Präparierbord (Graftmaster).

Operationstechnik:

1. Arthroskopie (s. Abschn. 24.2.4).

2. Hautschnitt. Der Hautschnitt ist bei dieser Technik ca. 1 cm länger als bei der oben beschriebenen Technik (s. Abschn. 24.2.4), da dies die Plazierung des tibialen Bohrkanales erleichtert. Der Schnitt sollte bis auf die Höhe des mittleren Drittels der Tuberositas tibiae reichen.

3. Transplantatentnahme (s. unter Abschn. 24.2.4).

4. Transplantatvorbereitung. Nach Entfernung von Fettgewebe und überstehenden Ligamentanteilen werden die Knochenblöcke präpariert. In den meisten Fällen liegt die Größe bei 9 und 10 mm. Bei dieser Technik erfolgt der Einzug des Transplantates von tibial her, somit liegt der 9-mm-Knochenblock im femoralen, der 10-mm-Knochenblock im tibialen Kanal.

Abbildung 24-15: Ausmessung des Lig. patellae und der Knochenblöcke. Die *Strecke A* umfaßt den späteren tibialen Knochenblock sowie das Ligament, die *Strecke B* die Länge des späteren femoralen Knochenblocks.

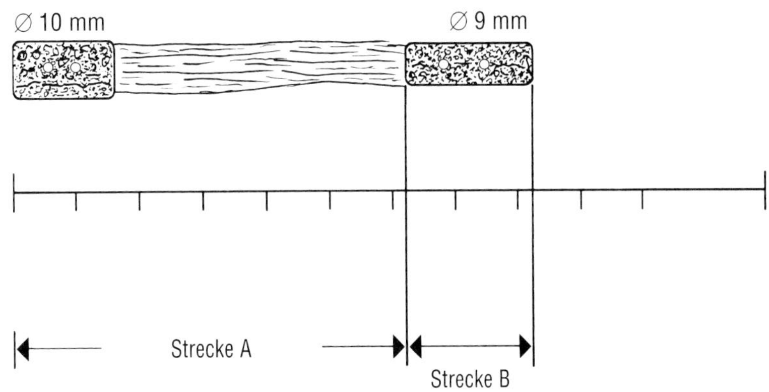

Bei kleineren Patienten (Jungendlichen, Frauen) können auch beide Knochenblöcke auf 9 mm präpariert werden. Bei sehr kleinen Patienten sind auch Knochenblöcke von 8 mm Durchmesser möglich. Dann werden zunächst 2 Strecken bestimmt (Abb. 24-15):

- **Strecke A:** Länge des Ligaments + Länge des tibialen Knochenblocks.
- **Strecke B:** Länge des femoralen Knochenblocks.

Beide Maße werden notiert. Die Länge des femoralen Knochenblocks (Strecke B) beträgt meist zwischen 15 und 20 mm. Die Strecke A kann zwischen 45 und 90 mm schwanken. In den Knochenblock, der in den femoralen Kanal eingezogen wird, werden zwei nicht resorbierbare Fäden (5er Seide) durch die Bohrlöcher, die vor der Hebung des Transplantates plaziert werden (s. oben), eingezogen. Ebenso wird durch ein Loch des anderen Knochenblocks ein Durchzugsfaden eingezogen, um das Ligament im Präparierbord einspannen zu können. Das Präparierbord weist eine spezielle EndoButton-Halterung auf. In diese wird der EndoButton eingelegt und mit einer Klemme fixiert. Danach werden die Fixationsfäden, die durch den späteren femoralen

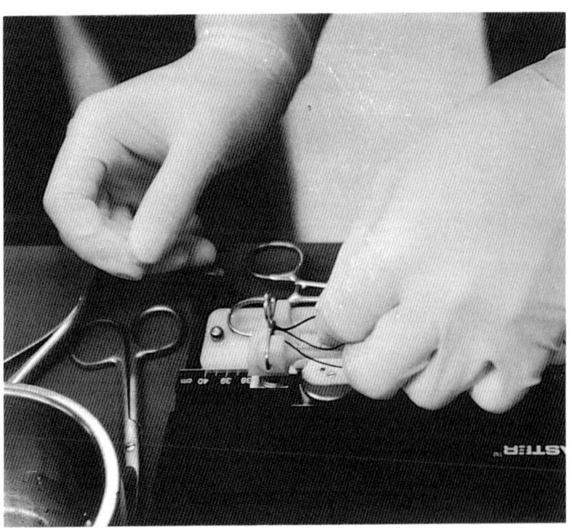

Abbildung 24-16:
Einführen der Fixationsfäden in den EndoButton, der in einer speziellen Halterung fixiert ist.

Knochenblock eingezogen werden, durch die beiden mittleren Löcher des EndoButtons geführt (Abb. 24-14 und 24-16). Die zugehörigen Fadenenden werden mit kleinen Klemmen fixiert. Anschließend wird der Zugfaden durch das eine randständige Loch des EndoButtons, der Flippfaden durch das andere randständige Loch des EndoButtons eingezogen.

5. Zugang zum Gelenk (s. Kap. 24.2.4).

6. Präparation der Fossa intercondylaris und Notchplastik (s. Kap. 24.2.4).

7. Tibialer Bohrkanal. Wie bei der halboffenen Technik (s. Seite 364) orientiert man sich beim intraartikulären Austritt an der Vorderfläche des hinteren Kreuzbandes. Der auf der anteromedialen Tibiafläche liegende Eintrittspunkt des tibialen Bohrkanales muß jedoch besonders berücksichtigt werden. Das tibiale Zielgerät sollte ca. 2 cm medial der Tuberositas tibiae angesetzt werden, nachdem dieser Bereich freipräpariert worden ist. Beginnt der tibiale Kanal unmittelbar medial der Tuberositas, verläuft der spätere femorale Kanal sehr steil (Abb. 24-17). Es ist unbedingt darauf zu achten, daß mit dem tibialen Bohrkanal nicht zu weit proximal begonnen wird, keinesfalls sollte man ihn proximaler als die Tuberositas tibiae anlegen. Andernfalls ist man möglicherweise gezwungen, den femoralen Knochenblock sehr weit versenken zu müssen, um ein Hervorstehen des Knochenblockes aus den tibialen Bohrkanal zu vermeiden. Als grobe Orientierung gilt das mittlere Drittel der Tuberositas tibiae.

Eine wesentliche Voraussetzung sind Zielgeräte mit einer Meßskala, auf der die Länge des tibialen Bohrkanal vor dem Bohrvorgang abgelesen werden kann. Da der intraartikuläre Verlauf des vorderen Kreuzbandes ca. 20–25 mm beträgt, kann man den tibialen Bohrkanal dann entsprechend ausloten. Bei einem sehr langen Ligament (Strecke A länger als 70 mm) sollte der tibiale Bohrkanal mindestens 45 mm lang sein.

Bei der Plazierung des tibialen Bohrkanales für den intraartikulären Austritt gilt gleiches wie bei der oben beschriebenen Technik (s. Seite Abb. 24-7 und 25-8). Die wesentliche Orientierungsstruktur ist die anteriore Zirkumferenz des hinteren Kreuzbandes.

Da der Einzug des Transplantates von tibial nach femoral erfolgt, kann ein intakter vorderer Kreuzbandstumpf oder ein Kreuzbandrest, der auf das hintere Kreuzband aufgewachsen ist, geschont werden. Dieser Bandrest dient nicht nur der Abdichtung des tibialen Kanales, möglicherweise werden auch einige Propriorezeptoren, die sich im Ansatz befinden, geschont und können durch Verwachsen mit dem Transplantat wieder unter Zug geraten und so eine erneute gewisse propriorezeptive Funktion übernehmen.

Nach der Anlage des tibialen Bohrkanales wird die Strecke zwischen Eingang des tibialen Kanales und geplantem intraartikulären Beginn des femoralen Bohrkanales gemessen (Strecke TI = Länge des **t**ibialen Kanals und der **i**ntraartikulären Strecke). Diese Strecke TI wird mit der zuvor gemessenen Strecke A (s. oben) verglichen. Die Strecke TI kann größer, kleiner oder gleich groß wie die Strecke A sein. Die Differenz zwischen diesen beiden Werte bestimmt, ob der Knochenblock im femoralen Kanal versenkt werden muß. Wird dieser Tatsache keine Aufmerksamkeit geschenkt, kann es passieren, daß der Knochenblock aus dem tibialen Kanal hervorsteht. Es muß daher die Strecke bestimmt werden, um die der Knochenblock, der in den femoralen Kanal eingeführt wird, versenkt werden muß. Zum besseren Verständnis werden die drei Möglichkeiten analysiert.

Beispiel 1: Strecke A > Strecke TI
Sehne und Knochenblock sind länger, so daß der femorale Knochenblock versenkt werden muß. Das Ausmaß der „Versenkung" errechnet sich aus der Differenz der beiden Strecken plus 5 mm.

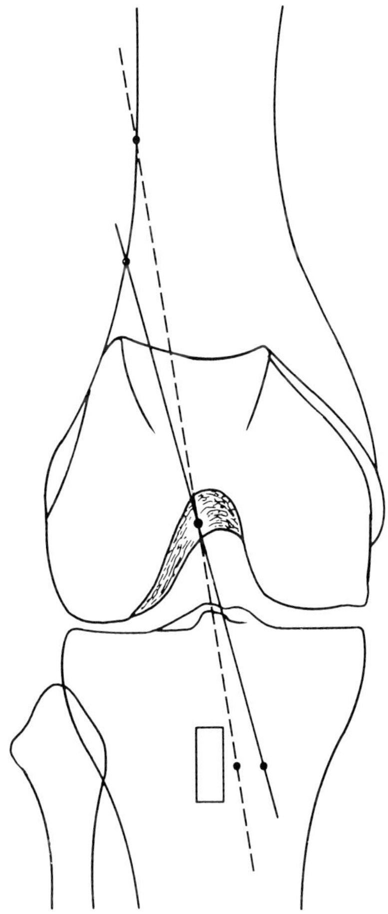

Abbildung 24-17:
Abhängigkeit des femoralen Kanales vom Eingang des tibialen Kanales. Wird der tibiale Kanal sehr nahe der Tuberositas tibiae plaziert *(gestrichelte Linie)*, muß mit einer sehr langen intraossären Verlaufsstrecke des femoralen Kanals gerechnet werden. Erfolgt der Zugang mehr medial, ca. 1 bis 2 cm von der Tuberositas entfernt, ist der femorale Kanal deutlich kürzer *(durchgehende Linie)*.

Beispiel 2: Strecke A < Strecke TI
In diesen Fall braucht der Knochenblock nicht versenkt zu werden.

Beispiel 3: Strecke A = Strecke TI
Der femorale Knochenblock sollte etwas versenkt werden, da es durch das Einspannen des Transplantates bzw. durch die Vordehnung zu einer leichten Verlängerung kommt. Daher empfiehlt sich eine Versenkung um 5 mm.

8. Femoraler Bohrkanal
Das femorale Zielgerät wird durch den tibialen Kanal eingeführt und mit seinem Haken an der Over-the-top-Position angelegt. Dies wird durch vorheriges Abschieben der dorsalen Kapsel mit einem abgewinkelten scharfen Löffel erleichtert. Der Beginn des femoralen Bohrkanales liegt knapp anterodistal der Over-the-top-Position. Bei einer Flexion von ca. 80°–90° wird mit einem 2,5-mm-Bohrdraht vorgebohrt, bis dieser subkutan auf der anterolateralen Femurseite ca. 10 bis 15 cm proximal des oberen Patellapols getastet werden kann. Wie weit proximal der femorale Bohrkanal endet, hängt im Wesentlichen vom Flexionsgrad des Kniegelenkes ab (Abb. 24-18). Bei kurzen kräftigen Oberschenkeln sollte man dazu tendieren, das Kniegelenk eher etwas stärker abzubeugen (ca. 90°), um nicht zu weit nach proximal zu gelangen. Man muß bedenken, daß der Bohrdraht nicht unmittelbar, wenn er den Knochen verlassen hat, auch das Hautniveau erreicht. Je steiler der Bohrkanal verläuft, desto länger ist die Strecke zwischen Austritt des Bohrdrahtes aus dem Knochen und Erreichen der Haut. Bei sehr kurzen Oberschenkeln kann dieses dazu führen,

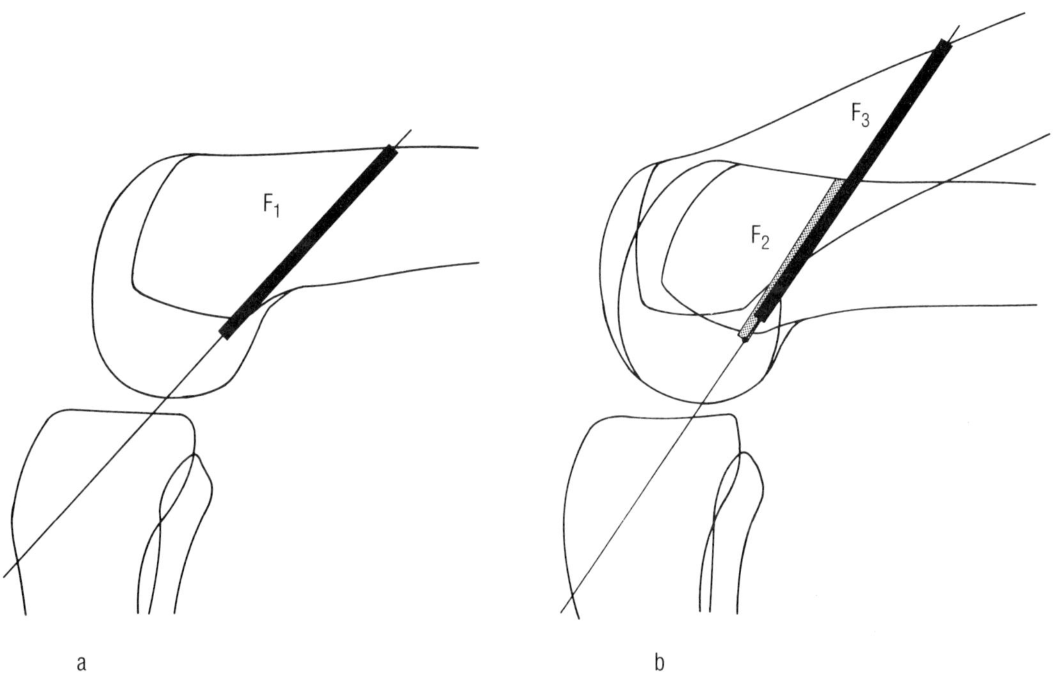

Abbildung 24-18:
Abhängigkeit der Länge des femoralen Kanales vom Flexionswinkel. Bei einem Winkel von 80° – 90° findet sich eine ausreichende Länge des femoralen Bohrkanales *(F1)* **(a)**. Bei größerer Flexion wird der femorale Bohrkanal deutlich kürzer *(F2)*, bei geringerer Flexion erhält man einen sehr langen femoralen Bohrkanal *(F3)* **(b)**. Bei einem sehr langen femoralen Bohrkanal liegt der Austritt des Bohrdrahtes durch die Haut zum Durchziehen des Zug- und Flippfadens sehr weit proximal am Oberschenkel. Die subkutane Verlaufsstrecke ist um so länger, je ausgeprägter der Weichteilmantel des Patienten ist.

daß der Bohrdraht das Hautniveau unter der angelegten Druckmanschette erreicht. Dieses ist unbedingt zu vermeiden, nicht zuletzt aus Gründen der Sterilität. Bei langen und dünnen Oberschenkeln kann der femorale Bohrkanal zwischen 70°–90° Flexion angelegt werden. Beginnt man mit dieser Technik, sollte man sich, bevor der femorale Kanal endgültig aufgebohrt wird, vergewissern, wo der Bohrdraht die Haut erreicht, um ihn nachher nicht z. B. unter der Druckmanschette suchen zu müssen (Abb. 24-19 a).

Nach der Plazierung des Bohrdrahtes wird das femorale Zielgerät zurückgezogen. Mit dem Tasthaken wird noch einmal geprüft, ob sich der Eintritt des Bohrdrahtes wirklich anterodistal der Over-the-top-Position befindet. Der Bohrdraht wird dann mit einem kanülierten 9-mm-Kopfbohrer überbohrt. Ist der Knochenblock im Durchmesser kleiner als 9 mm, wird entsprechend eine 8-mm- oder sogar 7-mm-Bohrer gewählt. Die Tiefe des femoralen Bohrkanales richtet sich nach der Länge des Knochenblockes und der Differenz zwischen der Strecke A und der Strecke TI.

Mißt der Knochenblock z. B. 18 mm und die Strecken A und TI sind gleich lang (Beispiel 3, s. oben), wird der Knochenblock 5 mm versenkt, bedingt durch die leichte Verlängerung des Transplantates bei der Vordehnung. Ebenso müssen noch 7 bis 10 mm zum Flippen des Endo-Buttons und für die Knoten der Fixationsfäden berücksichtigt werden. Somit sollte der Bohrkanal in diesem Fall mindestens 33 mm tief gebohrt werden. Wir legen den Bohrkanal in der Regel zwischen 40 und 45 mm tief an. Es darf jedoch nicht die laterale Femurkortikalis durchbrochen werden, da die Endo-Button-Fixation dann nicht mehr möglich ist. In derartigen Fällen müßte auf die Technik mit lateraler Inzision (s. Seite 365) zurückgegriffen werden. Der Bohrdraht wird anschließend mit einem 4,5-mm-Bohrer überbohrt und der femorale Kanal in seiner gesamten Länge ausgemessen (Abb. 24-19 b). Dieses geschieht mit

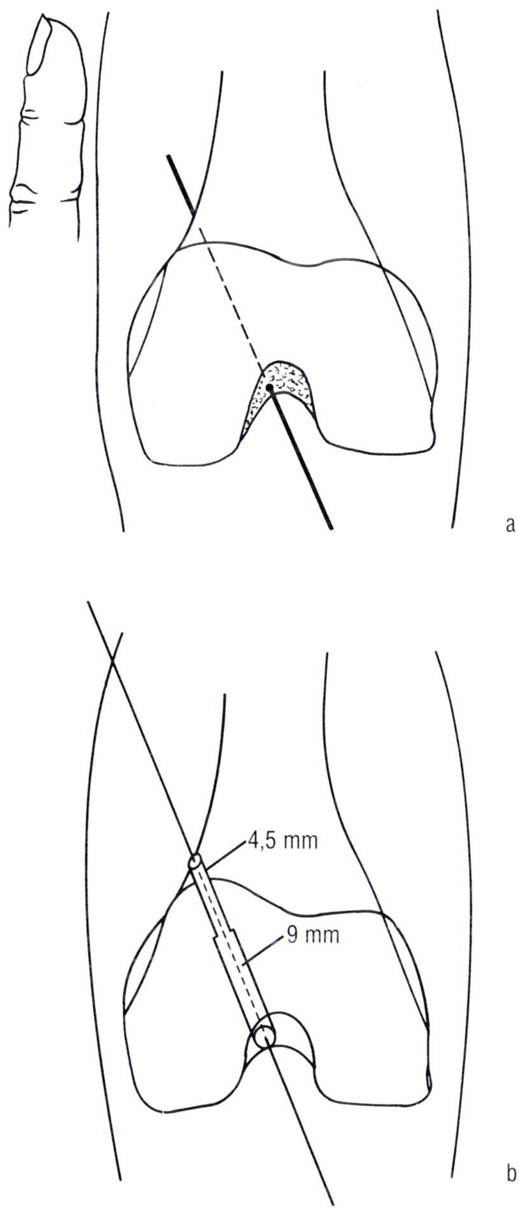

Abbildung 24-19:
Palpation auf der lateralen Oberschenkelseite für den Austritt des Bohrdrahtes **(a)**. Überbohren des Bohrdrahtes mit einem 9 mm und 4,5 mm Bohrer, so daß ein stufiger femoraler Bohrkanal resultiert **(b)**.

einem speziellen Längenmesser. Ist das Ablesen bedingt durch ungünstige anatomische Bedingungen oder schlechte Sichtverhältnisse schwierig, kann man sich der arthroskopischen Optik bedienen. Das

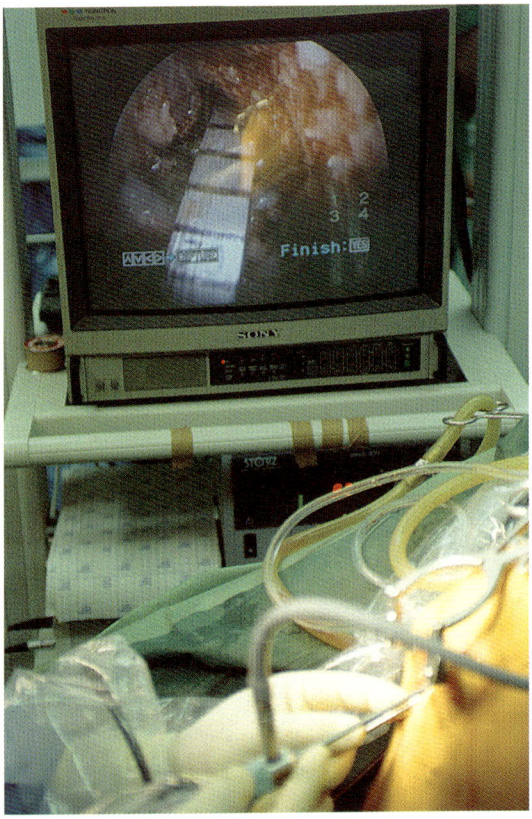

Abbildung 24-20:
Längenbestimmung des femoralen Bohrkanales. In schwierigen Gelenksituationen kann man sich das Ablesen erleichtern, indem die Optik in das Gelenk eingeführt wird. Die Länge des femoralen Kanals kann auf den Monitor abgelesen werden.

Längenmeßinstrument erscheint dann auf dem Monitor, und die Länge kann einfach abgelesen werden (Abb. 24-20).

9. Knoten der Fixationsfäden. Von der Gesamtlänge des femoralen Bohrkanales muß jetzt die Länge des femoralen Knochenblockes subtrahiert werden. Zudem muß die Strecke abgezogen werden, um die der Knochenblock in den femoralen Kanal versenkt werden soll. Die Fixationsfäden werden dann auf die errechnete Länge, die auf der Meßskala der EndoButtonhalterung angezeigt wird, geknotet.

Beispiel: Für den femoralen Kanal wird eine Länge von 65 mm gemessen. Beträgt die Länge des femoralen Knochenblockes 17 mm und soll er um 10 mm versenkt werden, müssen die Fixationsfäden des EndoButtons auf eine Länge von 38 mm (65 mm – 17 mm – 10 mm) geknotet werden. Beim Knoten des zweiten Fixationsfaden, muß darauf geachtet werden, daß wiederum bei 38 mm und nicht bei z. B. 36 mm geknotet wird. Im letzteren Fall würde der erste Fixationsfaden keine wesentliche Stabilisierungsfunktion mehr übernehmen.

Ganz wichtig ist es, das Ligament zu markieren. Die Markierung erfolgt an der Stelle, an der beim Einziehen des Transplantates am Flippfaden gezogen werden muß. Hierzu muß die Strecke, um die das Transplantat versenkt werden soll, zuzüglich 7 mm (Weg zum Flippen des EndoButtons) markiert werden. In genannten Beispiel wird das Ligament 17 mm (10 mm + 7 mm) vor dem femoralen Knochenblock markiert (Abb. 24-21).

10. Einziehen des Transplantates. Nach ausgiebigem Spülen des gesamten Gelenkbereichs und Abkraten der Eintrittsöffnung des femoralen Bohrkanales wird der mit einem Öse versehene 2,5-mm-Bohrdraht erneut eingeführt. Die Haut wird auf der anterolateralen Oberschenkelseite von der Spitze des Drahtes perforiert. Durch die Öse des Bohrdrahtes werden Flippfaden und Zugfaden sowie das Transplantat von tibial eingezogen. Der Operateur sollte unbedingt die Position des EndoButtons vor dessen Eintritt in den tibialen Kanal kontrollieren (Abb. 24-22). Das Loch mit dem Zugfaden sollte zuerst in den tibialen Kanal gelangen. Bevor der EndoButton in den femoralen Kanal gezogen wird, sollte ebenfalls noch einmal die richtige Position des EndoButtons kontrolliert werden. Der Teil mit dem Zugfaden muß zuerst in den Kanal eintreten. Läuft der Flippfaden voran, kann dieser abreißen, beim Zurückziehen des EndoButtons kann sich dieser dann

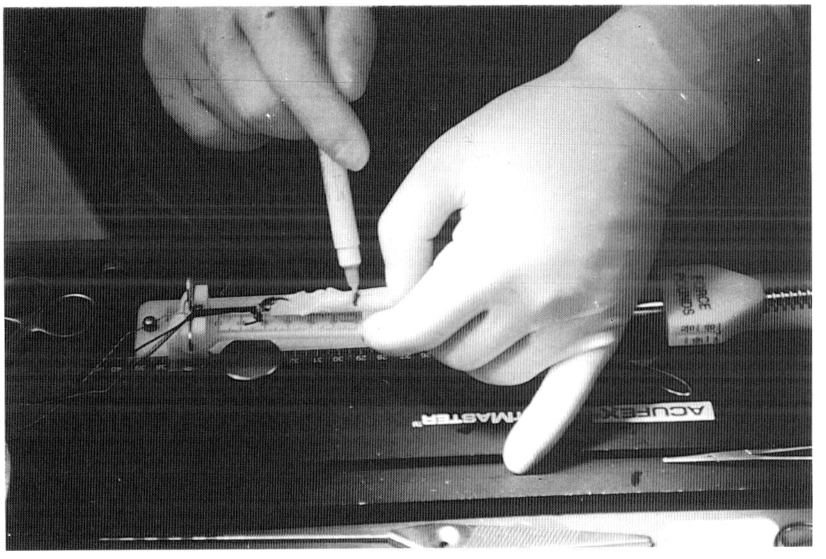

Abbildung 24-21: Markierung des Ligamentes an der Stelle, an der nach Einziehen des Ligaments in den femoralen Kanal am Flippfaden gezogen werden muß.

in der Spongiosa des metaphysären Femurbereiches verhaken und den weiteren „Rückzug" sehr schwierig gestalten.

Das Transplantat wird durch Zug am Zugfaden eingezogen. Hat die Markierung auf dem Ligament den Eingang des femoralen Kanals erreicht, wird dosiert am Flippfaden gezogen. Mit einem kleine Ruck, auch „flip" genannt, ist das Umkippen des EndoButtons (flippen) deutlich zu spüren (Abb. 24-23 und 24-24).

Man könnte an dieser Stelle leichthin meinen, daß bei ausreichend tiefem femoralen Bohrkanal der Knochenblock möglichst weit in den femoralen Kanal hinein gezogen werden kann, um das spätere Flippen zu erleichtern. Es ist aber zu bedenken, daß beim Flippen des EndoButtons in der Muskulatur auch Muskelfasern verletzt werden können bzw. diese unter den EndoButton geraten und damit Schmerzen im anterolateralen Oberschenkelbereich provozieren können. Gleichfalls besteht die Möglichkeit, daß man den EndoButton überflippt, d. h. der EndoButton steht nach dem Flippen wieder in Verlängerung des Bohrkanales, nur daß der Flippfaden führt. Wird am Transplantat gezogen, kann der femorale Knochenblock meistens wieder zurückgezogen werden.

Die femorale Fixation wird durch Zug an dem Faden und dem Draht, die

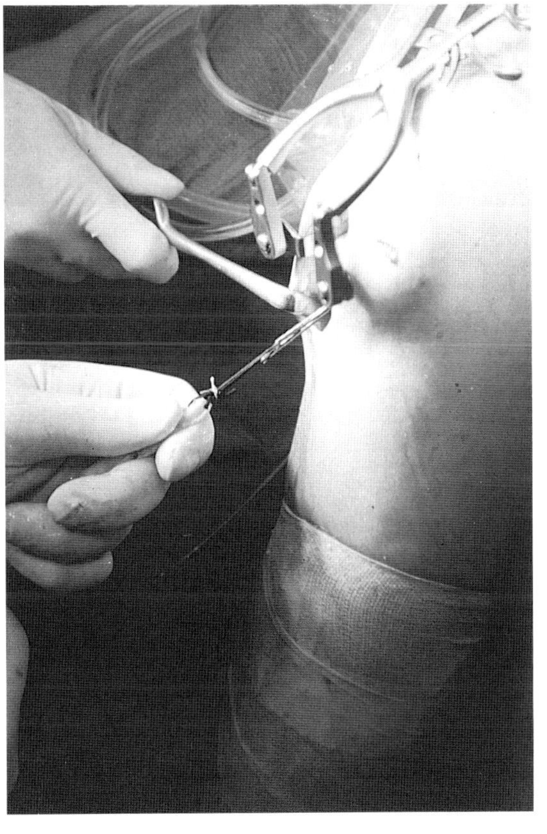

Abbildung 24-22: Einziehen des Transplantates. Es muß darauf geachtet werden, daß der Zugfaden führt.

24-28

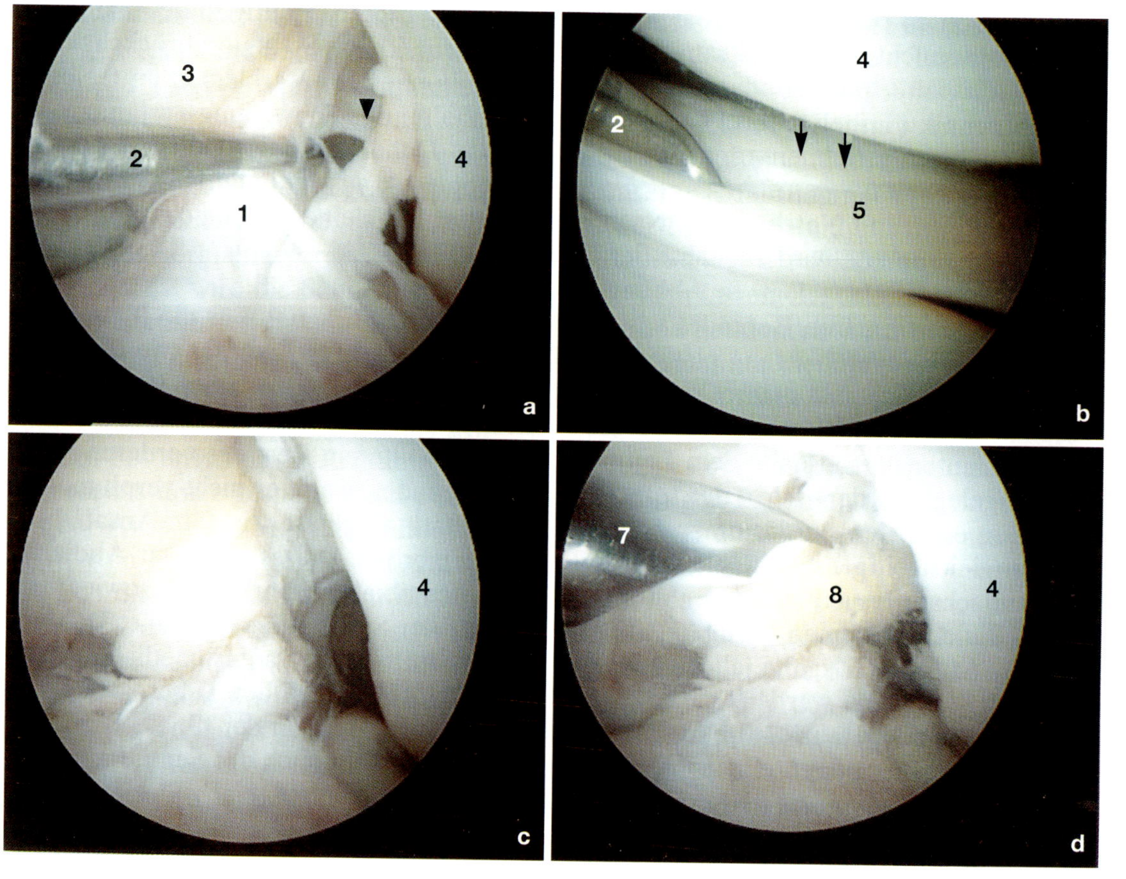

den Muskelfasern (Abb. 24-29). Zerfaserte Sehnenanteile werden ebenfalls entfernt. Dann wird die definitive Sehnenlänge bestimmt. Beträgt sie mehr als 24 cm, wird ein Vierfach-Strang verwendet, beträgt sie weniger als 24 mm, ist ein Dreifach Strang zu bevorzugen.

Vier-Strang-Technik (Quadrupeltechnik): Beträgt die Sehne z. B. 26 cm, wird sie in der Mitte mit einem Messer durchgeschnitten, so daß zwei 13 cm lange Sehnenanteile entstehen. Diese werden dann auf das Präparierbrett (Graftmaster, Fa. Acufex) eingespannt und unter leichten Zug gesetzt. Hierdurch wird es möglich, daß der Assistent die Sehnenstümpfe mit nichtresorbierbaren Fäden (z. B. Syntofil, Stärke 3–0) näht (Abb. 24-30). Man erhält zwei je 13 cm lange Sehnenstücke, die als Schlaufen gelegt werden. Damit erhält man einen Vierfach-Strang. In die Schlaufenenden wird ein Polyesterband eingezogen. Mit Hilfe der Bohrschutzhül-

Abbildung 24-28 (S. 384/385):
Rekonstruktion des vorderen Kreuzbandes mit der Semitendinosussehne. Das vordere Kreuzband *(1)* ist auf das hintere Kreuzband aufgewachsen. Die Palpation mit dem Tasthaken *(2)* ergibt, das nur noch wenige Restfasern *(Pfeil)* zum Ursprung verlaufen. Fettkörper vor dem Ursprung des hinteren Kreuzband *(3)*, lateraler Femurkondylus *(4)* **(a)**. Palpation des Außenmeniskus *(5)* mit dem Tasthaken. Es zeigt sich ein inkompletter Längsriß *(Pfeile)* **(b)**. Mit dem Rosenberg-Resektor wird dann die Fossa intercondylaris gesäubert **(c)** und mit dem feinen gebogenen Meißel *(7)* die Notchplastik durchgeführt. Die entfernten Knochenschuppen *(8)* werden mit der Faßzange entfernt **(d)**. Abschließend wird die Notch mit der Kugelfräse nachbearbeitet **(e)**, das tibiale Zielgerät *(9)* knapp vor der anterioren Zirkumferenz des hinteren Kreuzbandes plaziert und ein K-Draht vorgebohrt *(Pfeile)* **(f)**. Der Austritt des tibialen Kanales wird mit dem scharfen Löffel *(Pfeil)* abgegratet und anschließend das femorale Zielgerät *(10)* durch den tibialen Kanal eingeführt, an der over-the-top-Position angelegt und der Bohrdraht *(Pfeil)* vorgebohrt **(h)**.

24-28

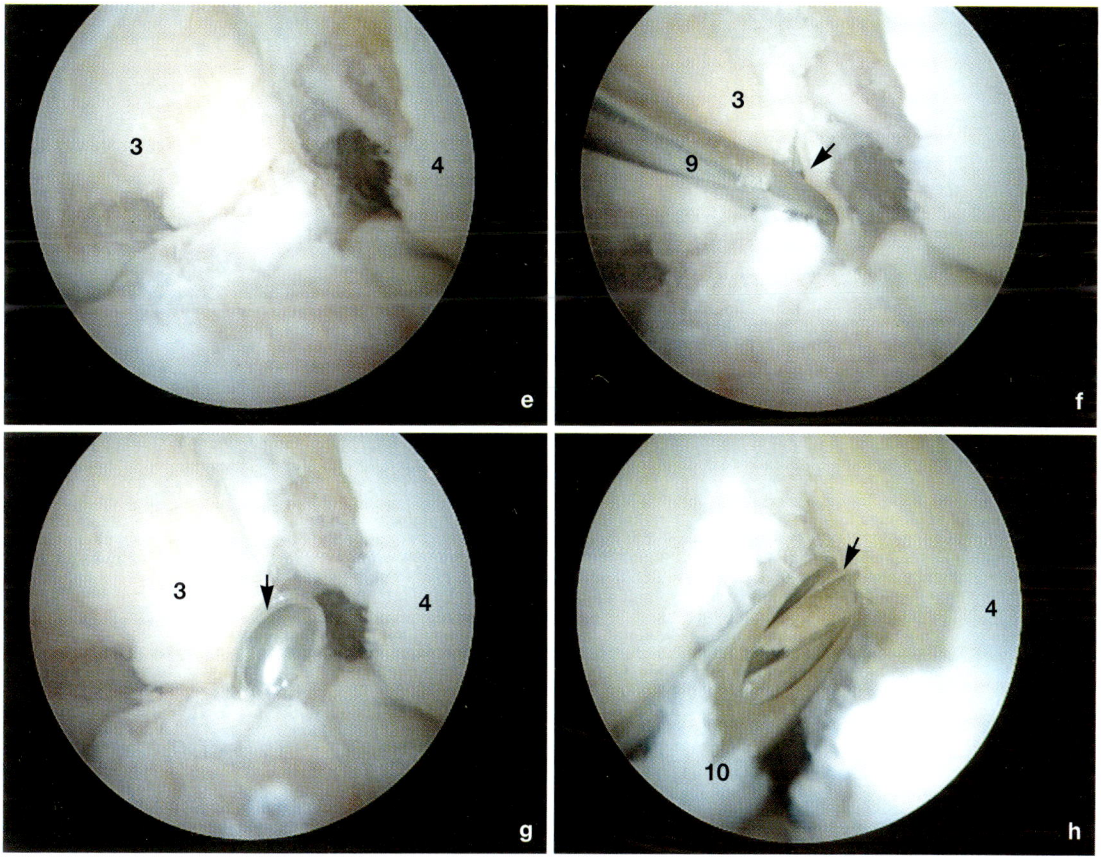

24-29

Abbildung 24-29:
Reinigen der Semitendinosussehne von Muskelfasern.

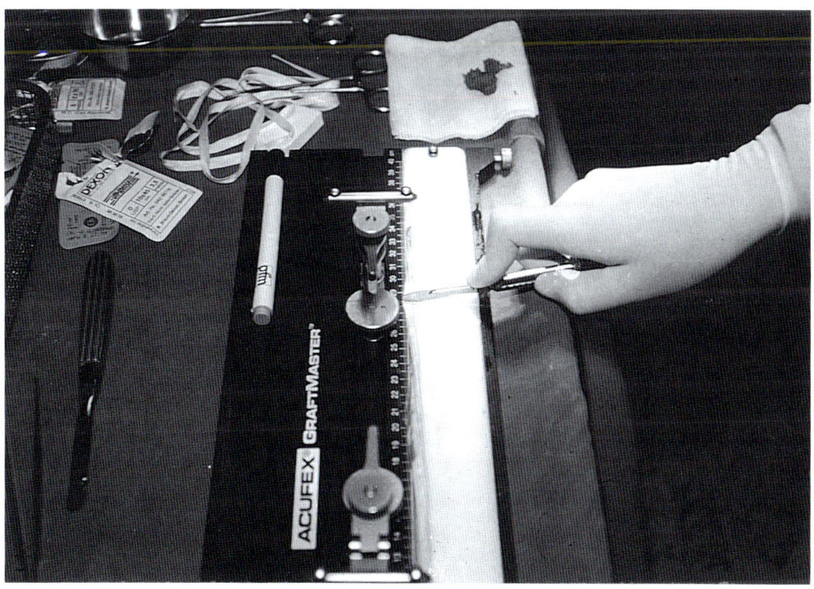

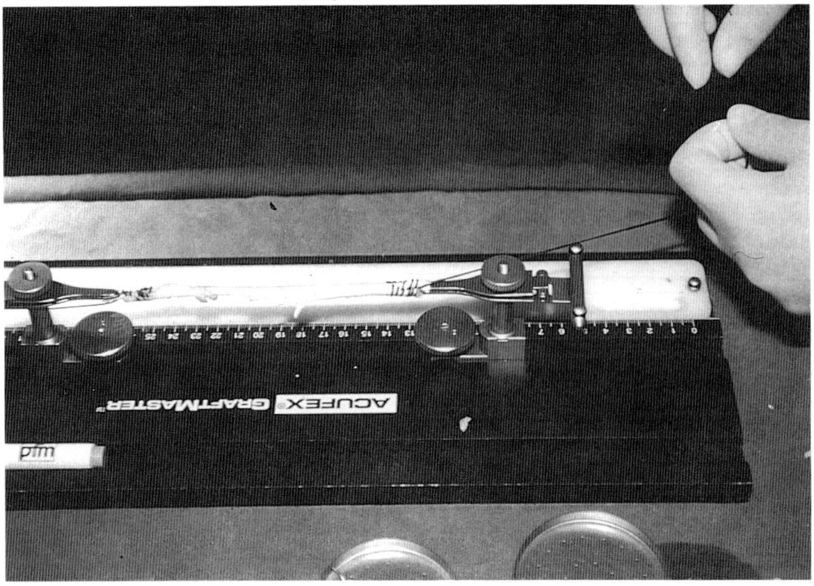

Abbildung 24-30: Fixation der Enden der Sehnenschlaufen mit nichtresorbierbaren Nähten. Die Sehne ist in die Sehnenhalterung des Präparierbords eingespannt.

sen wird dann der benötigte Durchmesser für den tibialen und femoralen Bohrkanal ermittelt. Der vierfache Sehnenstrang sollte sich dabei nicht sehr leicht, sondern unter einem gewissen Zug durch die Bohrschutzhülse ziehen lassen.

Betrachtet man die beiden Sehnenstränge, stellt man fest, das einer von ihnen stabiler ist; es handelt sich meist um den distaleren Sehnenanteil. Bei der Präparation des nicht so kräftigen Sehnenstranges sollten im Sehnenverlauf invertierende Nähte gelegt werden, um einen runderen, homogeneren Sehnenstrang zu erzielen. Am Ende der Sehnenpräparation werden die Fäden an dem Sehnenenden jeweils miteinander verknotet. Die Fäden an den Enden des kräftigeren Sehnenstranges erhalten einen Knoten, die Fäden an dem nicht so starken Sehnenanteil erhalten zwei Knoten. Diese Knotenmarkierung dient der Orientierung bei der tibialen Fixation.

Drei-Strang-Technik (Tripeltechnik): Mißt die Sehne weniger als 24 cm Ge-

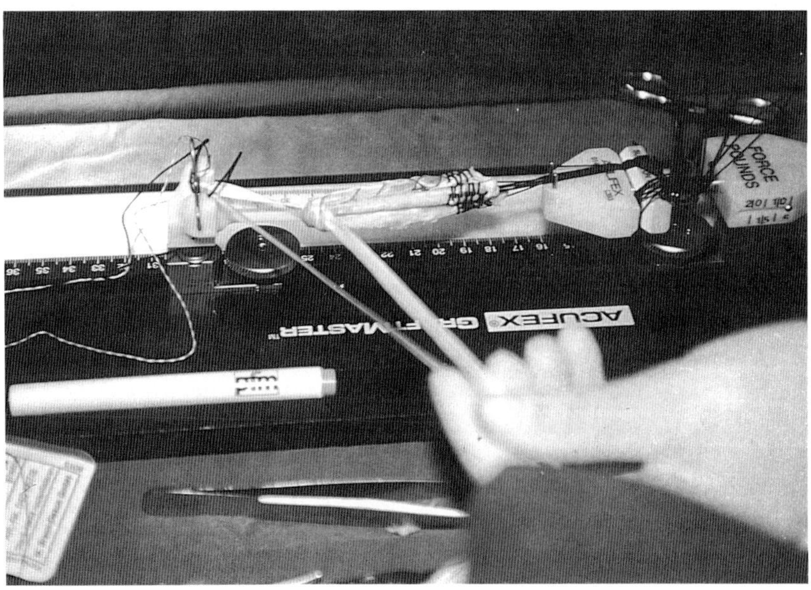

Abbildung 24-31: Fixation der Sehnenschlaufen im Präparierbord. Durch den EndoButton und die Sehnenschlaufen wurde ein Dakronband eingezogen.

samtlänge (z. B. 21 cm), sollten drei Stränge vorgesehen werden. Hierzu wird die Sehne nach 14 cm eingeschnitten, wobei sich der kräftigste Sehnenanteil in der 14-cm-Schlaufe befinden sollte. Die 14-cm-Schlaufe wird genauso vernäht wie oben beschrieben. Der 7-cm-Anteil wird auf jeder Seite mit entsprechenden Nähten vernäht.

Der Durchmesser des Dreierstranges wird bestimmt. Beträgt er weniger als 7 mm, sollte insbesondere bei kräftigen Patienten überlegt werden, ob nicht zusätzlich ein Strang der Gracilissehne mitverwendet wird, um ein Vierfach-Transplantat zu erhalten. Bei der Entnahme und Präparation der Gracilissehne wird ähnlich vorgegangen wie bei der Semitendinosussehne. Die Gracilissehne kann jedoch schon nach 10 cm abgeschnitten werden, da lediglich ein 7 cm langer Strang benötigt wird.

Nach den Sehnennähten wird die Haltevorrichtung auf dem Präparierbord gewechselt und die EndoButton- und Sehnenhalterung aufgesteckt. In der EndoButton-Halterung werden der EndoButton fixiert und die Polyesterschnur durch die beiden mittleren Löcher gezogen. Anschließend wird in die peripheren Löcher des EndoButtons der Zug- bzw. der Flippfaden eingeführt (Abb. 24-31).

6. Vermessung der intraartikulären Strecke. Nach Plazierung des tibialen Bohrkanals wird durch diesen der Tasthaken bzw. ein Längenmesser eingeführt und die Strecke zwischen intraartikulärem Eintritt des tibialen Kanales und Eintritt des femoralen Kanales bestimmt. Dieses entspricht der intraartikulären Länge des Transplantates. Meist beträgt diese ca. 20 mm. Da zu diesem Zeitpunkt die Gesamtlänge des Transplantates bekannt ist, wird nun die Tiefe des späteren femoralen Bohrkanales ermittelt. Liegen bei der Vier-Strang-Technik z. B. zwei 13er Sehnenschlaufen vor, beträgt die endgültigen Transplantatlänge 65 mm. Hiervon wird die Länge des intraartikulären Verlaufes, z. B. 21 mm, abgezogen. Es verbleiben demnach noch 44 mm, die zu gleichen Anteilen auf femoralen und tibialen Kanal verteilt werden.

7. Femoraler Bohrkanal. Der femorale Kanal soll demnach 22 mm Sehne aufnehmen, 7 mm sind zum Flippen des EndoButtons notwendig. Ebenso darf der Knoten der Polyesterkordel nicht vernachlässigt werden, da dieser relativ dick ist und nur schlecht in den 4,5-mm-Bohrkanal eintritt. Daher bohren wir in diesem Beispiel den Bohrkanal 36 mm (22 mm + 7 mm + 7 mm) tief mit dem definitiven Durchmesser. Hierzu wird das femorale Zielgerät eingeführt, der Haken an der Over-the-top-Position angelegt und dessen Sitz arthroskopisch kontrolliert. Dann wird der Bohrdraht vorgebohrt, bis er die laterale Femurkortikalis erreicht (Abb. 24-28 h). Anschließend wird er mit dem kanülierten Kopfbohrer so weit überbohrt, bis er die vorgesehene Bohrtiefe erreicht hat (Abb. 24-32 a,b). Auf dem Bohrer sind dafür entsprechende Maßeinheiten aufgebracht. Der Kopfbohrer wird entfernt und der Bohrdraht anschließend mit dem kanülierten 4,5-mm-Bohrer überbohrt (Abb. 24-32 c). Nachdem die laterale femorale Kortikalis passiert ist, läßt der Bohrwiderstand deutlich nach, Bohrer und Bohrdraht werden zurückgezogen. Der Eintritt des femoralen Kanales wird mit der Kugelfräse sorgfältig abgegratet, um Knochenvorsprünge, die die Sehne beim Einziehen verletzen könnten, zu beseitigen. Lose Spongiosaanteile aus dem Bohrkanal werden mit einem scharfen Löffel vorsichtig entfernt. Es erfolgt nochmals eine ausgiebige Spülung des gesamten Gelenkbereiches einschließlich des medialen und lateralen Gelenkkompartments. Nach den zahlreichen Bohrvorgängen können sich hier zahlreichen Spongiosateilchen befinden. Diese sollten sorgfältig mit einer Spülkanüle oder dem Rosenberg-Resektor (Cave: Knorpelverletzung) entfernt werden.

Die Längenmessung des gesamten tibialen Bohrkanales wird mit dem Län-

wird, fixiert. Anschließend erfolgen wiederum der Impingement- und der Isometrie-Test (s. Kap. 24.2.4).

In Streckstellung wird das Augmentationsband distal fixiert. Hierfür wird zunächst ein Bohrloch mit einem 3,5-mm-Bohrer angelegt. Unter einem Zug von 50 N erfolgt die tibiale Fixation ebenfalls mit einer 6,5-mm-Spongiosaschraube (Länge 25 oder 30 mm) mit glatter Unterlegscheibe. In leichter Flexion wird der Knochenblock im tibialen Kanal mit einer 6,5-mm-Spongiosaschraube, die als Interferenzschraube verwendet wird, fixiert. Der biegsame Draht, der sich als Durchzugshilfe im Knochenblock befindet, wird nach Lösen der tibialen Fixationsschraube des Augmentationsbandes unter dieser Schraube hergeführt und mit sich selbst verdreht. Dieses bietet eine zusätzliche Sicherung der Fixation.

Der Hautverschluß entspricht dem der Operation ohne Augmentation (s. Seite 369)

24.2.8 Narbeninduktion

Findet sich 6 bis 8 Wochen nach der frischen Ruptur des vorderen Kreuzbandes ein positiver Lachman-Test mit festem Anschlag, ist es zu einer Narbenbildung zwischen dem Rest des vorderen Kreuzbandes und dem lateralen Femurkondylus bzw. dem hinteren Kreuzband gekommen. Die Patienten klagen meist nicht mehr über ein Instabilitätsgefühl. Bei der Arthroskopie wird daher insbesondere der Ursprungsbereich des vorderen Kreuzbandes inspiziert, ebenso wird nach instabilitätsbedingten Läsionen (s. Tab. 24-2) gesucht. Hat eine Narbenbildung stattgefunden oder bestehen noch suffiziente Restfasern zum lateralen Femurkondylus, ist eine Narbeninduktion zu empfehlen. Diese kann durch Anbohrung (Operationstechnik I) oder durch Abmeißelung einer kleinen Periostlamelle (Operationstechnik II) erfolgen.

Operationstechnik I: Über den medialen Instrumentenzugang wird ein K-Draht, der in eine Bohrpistole eingespannt ist, eingebracht und im Ursprungsbereich des vorderen Kreuzbandes plaziert. Dort werden dann drei bis fünf Bohrlöcher gesetzt. Aus diesen Löchern kommt es zu Blutungen, was bei einer Arthroskopie ohne Blutsperre oder Blutleere gut zu erkennen ist. Diese Einblutungen führen zu einer vermehrten Narbenbildung in diesem Bereich.

Operationstechnik II: In der Halb-Vier-Position wird über den medialen Instrumentenzugang, der nicht zu weit auf der Medialseite angelegt sein darf, ein feiner Meißel eingeführt. Mit diesem wird eine kleine, dorsal gestielte Periost-Knochen-Lamelle vor dem Ursprung des vorderen Kreuzbandes von der Innenseite des lateralen Femurkondylus abgehoben und auf die Restfasern des vorderen Kreuzbandes bzw. die Narbenstrukturen gelegt (Abb. 29-35). Zuvor können durchaus mit einem Kirschnerdraht ein oder zwei Bohrungen im direkten Narbenbereich erfolgen. Die Blutungen aus dem Knochen lassen sich gut erkennen, wenn ohne Blutsperre oder Blutleere operiert wird.

Nachbehandlung: Postoperativ wird eine 20°-Mekronschiene für 1 bis 2 Wochen angelegt. Der Patient erhält 6 bis 8 Wochen Sportverbot. Pendelübungen aus der Schiene sind erlaubt. Die Bestimmung der anterioren Tibiaverschiebung mit dem KT-1000 (maximal manueller Test), wie sie auch präoperativ stattfand, wird alle 3 Monate nach der Narbeninduktion für insgesamt 1 Jahr wiederholt. Zeigt sich hierbei eine deutliche Zunahme der Tibiaverschiebung, wird dem Patienten zur Rekonstruktion des vorderen Kreuzbandes geraten. Vielfach geben die Patienten aber stabile Bandverhältnisse bei gleichzeitiger geringfügiger Abnahme der Tibiaverschiebung (um 1 bis 2 mm im Vergleich zum präoperativen Wert) an. Die Rekonstruktion des vorderen Kreuzbandes kann bei subjektiver Beschwerdefreiheit vermieden werden.

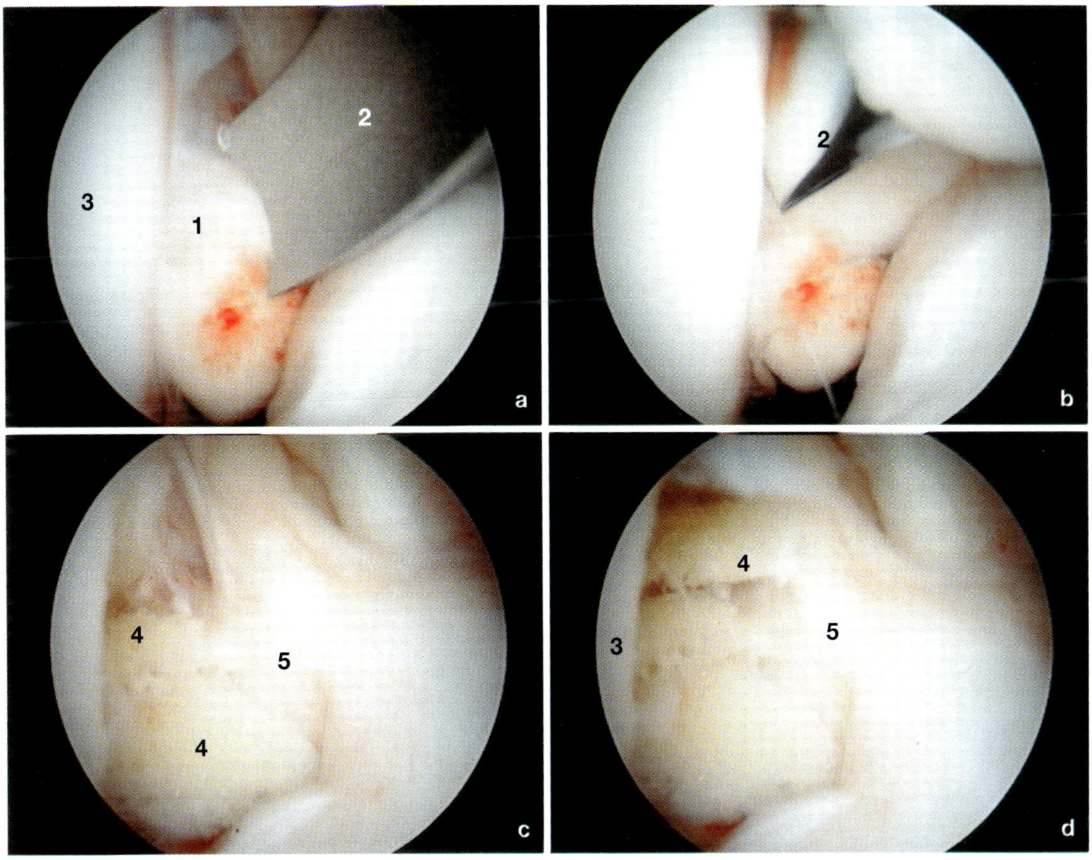

Abbildung 24-35:
Narbeninduktion. 8 Wochen nach Ruptur des vorderen Kreuzbandes zeigt sich ein kräftiger Narbenstrang *(1)* zwischen vorderem Kreuzbandrest und Ursprung. Bei gleichzeitig subjektiv stabilem Bandapparat erfolgt eine Narbenindukation mit einem kleinen Meißel *(2)*. Lateraler Femurkondylus *(3)* **(a)**. Mit dem Meißel werden kleine dorsal gestielte Periostlamellen abgehoben. Periostale Lamelle (4), vorderer Kreuzbandrest *(5)* **(b, c)**. Diese Lamellen legen sich auf das vordere Kreuzband **(d)**.

24.2.9
Knöcherner Ausriß

Von den knöchernen Ausrissen ist der distale Ausriß wesentlich häufiger als der proximale. Die Diagnose wird durch die Röntgenaufnahme gestellt, kann aber durch Schichtaufnahmen oder eine MR-Tomographie gestützt werden. Therapeutisch sollte bei disloziertem knöchernen Ausriß eine arthroskopische Refixation erfolgen. Zur Refixation stehen kanülierte Schrauben oder K-Drähte zur Verfügung.

Operationstechnik: Nach dem Ausschluß von Begleitverletzungen wird ein Debridement der Area intercondylaris vorgenommen, wobei Blutkoagel mit dem Rosenberg-Resektor entfernt werden. Das ausgerissene Fragment wird in seiner Größe mit dem Tasthaken eingeschätzt und so gehalten, daß auch das Fragmentbett inspiziert werden kann. Kleinere Fragmente, die eine Reposition behindern, werden entfernt. Mit dem Tasthaken wird das ausgerissene Fragment reponiert und mit einem K-Draht präliminär fixiert. Nach exakter Reposition kann über diesen Draht eine kanülierte Kleinfragmentschraube zur Fixation des Fragmentes eingebracht werden. Zwei Schrauben sind für eine stabile Fixation des Fragmentes ausreichend. Wenn möglich sollte eine intraoperative Röntgenkontrolle nach Eindrehen der Schrauben erfolgen, um das Repositions- und Fixationsergebnis nachzuweisen bzw. Fehllagen auszuschließen.

Je nach erzielter stabiler Fixation bzw. in Abhängigkeit der Größe des Fragmentes muß die Nachbehandlung individuell abgestimmt werden. Meist ist eine mehrwöchige Entlastung notwendig. Das Kniegelenk sollte für 3 bis 4 Wochen mit einer 20°-Mekronschiene ruhiggestellt werden. Je nach Fixation sind aus der Schiene geführte Bewegungen oder Pendelübungen möglich.

Nach 10 bis 16 Wochen können die Schrauben arthroskopisch entfernt werden.

24.3 Ruptur des hinteren Kreuzbandes

Bei den Rupturen des hinteren Kreuzbandes sind frische Rupturen von chronischen hinteren Instabilitäten zu unterscheiden.

Die Therapie bei Läsionen des hinteren Kreuzbandes war lange Zeit davon bestimmt, daß dem Patienten in Anbetracht der eingeschränkten Erfolgsaussichten und des gleichzeitig relativ großen operativen Aufwandes von rekonstruktiven Maßnahmen abgeraten wurde. So waren früher ausgedehnte Arthrotomien notwendig, um das hintere Kreuzband überhaupt erreichen zu können. Mit den modernen arthroskopischen Operationstechniken sind sowohl die Naht als auch die Rekonstruktion des hinteren Kreuzbandes arthroskopisch durchführbar.

24.3.1 Frische Ruptur

Frische Rupturen des hinteren Kreuzbandes werden primär oft nicht erkannt, da sie häufig zusammen mit komplexen Traumen z. B. bei Motorrad- oder PKW-Unfällen (dashboard injury) auftreten. Oft stehen andere Verletzungen im Vordergrund der Erstbehandlung. Zugleich ist die Diagnostik der frischen Ruptur äußerst schwierig. So zählt u. E. die frische Ruptur des hinteren Kreuzbandes zu den am häufigsten übersehenen schweren Bandverletzungen des Kniegelenkes.

Bei der Erstuntersuchung sind die klassische hintere Schublade und die spontane hintere Schublade oft nur angedeutet oder gar nicht ausgeprägt. Lediglich mit einer gehaltenen Röntgenaufnahme ist die posteriore Tibiaverschiebung nachzuweisen (Abb. 24-36). Die Lokalisation der Ruptur läßt sich mit Hilfe der MR-Tomographie eindeutig sichern. Meist handelt es sich um distale Rupturen, seltener sind proximale und intermediäre Rupturen. Gleichfalls gilt es, frische Begleitverletzungen des medialen und lateralen Kapselbandapparates sowie der dorsalen Kapsel auszuschließen bzw. diagnostisch zu sichern.

In sehr seltenen Fällen läßt sich klinisch und radiologisch eine posteriore Tibiaverschiebung nachweisen, bei der MR-Tomographie wird eine komplette Ruptur aber ausgeschlossen (Abb. 24-36 b). Es handelt sich dann um eine ausgeprägte Elongation des hinteren Kreuzbandes. In diesen seltenen Fällen verzichten wir auf das operative Vorgehen, wenn keine anderen Läsionen vorliegen. Das Kniegelenk wird mit einer Schiene für das hintere Kreuzband (z. B. DonJoy GoldPoint PCL Brace, Fa. medi, Bayreuth) versorgt.

Liegt eine frische Komplettruptur vor, empfiehlt sich die primäre Naht, da die Erfolgsquote der operativen Versorgung der chronischen Insuffizienz lediglich zwischen 60 und 70% liegt. Zudem sollte eine operative Versorgung des hinteren Kreuzbandes bei Begleitverletzungen, z. B. Seitenbandrupturen oder Läsionen der dorsalen Kapsel, auch wenn diese konservativ behandelt werden können, empfohlen werden. Operativ wird das Kniegelenk so stabilisiert, daß die peripheren Strukturen unter einer konservativen Therapie ausheilen können. Bei Nichtversorgung des hinteren Kreuzbandes besteht die Gefahr, daß die peripheren Strukturen in einer fixierten Dorsalposition (fixierte hintere Schublade) oder unter deutlicher Elongation, bedingt

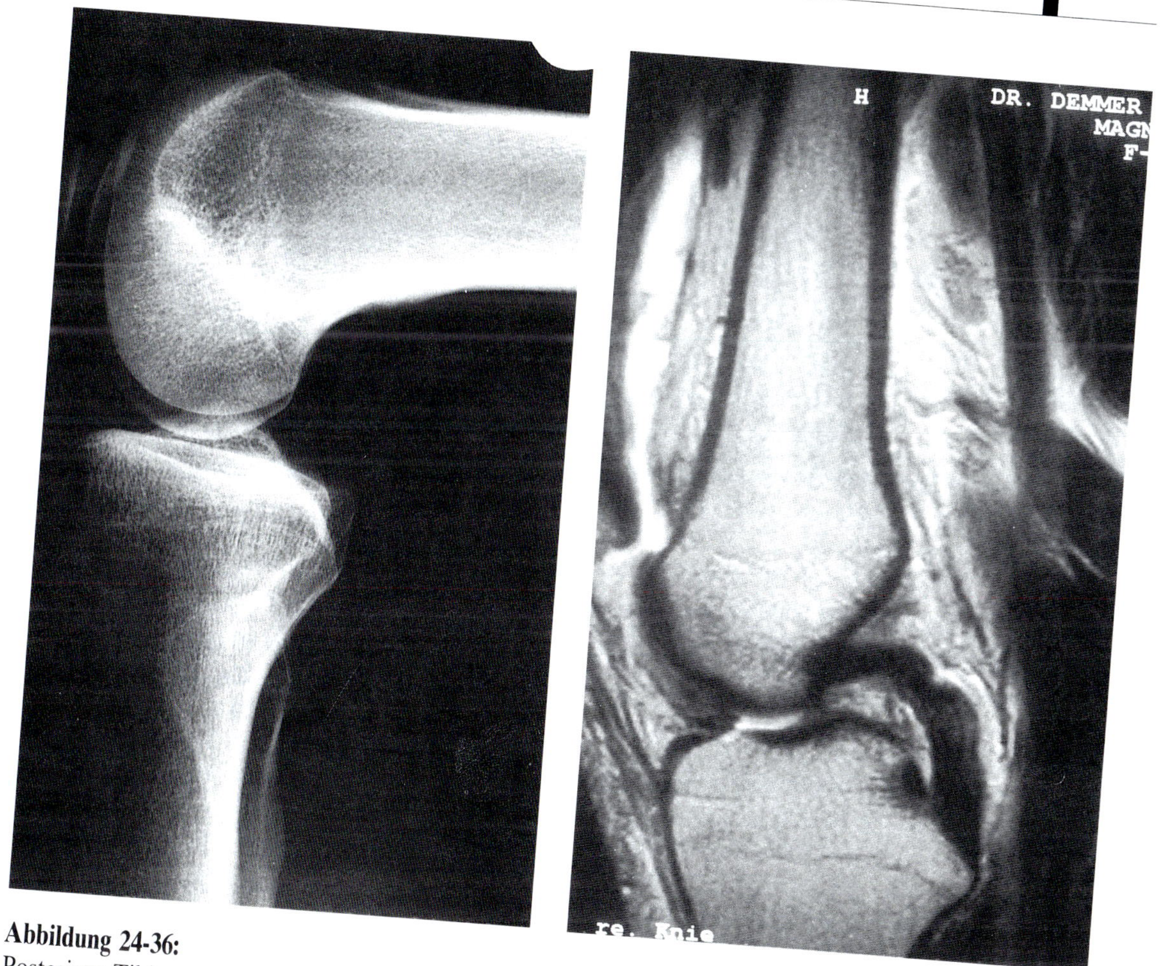

Abbildung 24-36:
Posteriore Tibiaverschiebung bei der gehaltenen Röntgenaufnahme in 90° Flexion **(a)**. Die MR-Tomographie zeigt jedoch ein elongiertes hinteres Kreuzband **(b)**.

durch die Instabilität des hinteren Kreuzbandes, ausheilen.

Bei einer frischen Ruptur des hinteren Kreuzbandes sind unterschiedliche Vorgehensweisen zu empfehlen.

Distale Ruptur: Es erfolgt eine Naht mit Augmentation. Die Nähte des hinteren Kreuzbandes werden durch den tibialen Kanal ausgezogen.

Proximale Ruptur: Die Nähte werden durch den femoralen Kanal ausgezogen. Gleichzeitig erfolgt eine Augmentation.

Intermediäre Ruptur: Hierbei ist eine Naht wegen des destruierten Stumpfes oft nicht sinnvoll. Bei ausgeprägter posteriorer Tibiaverschiebung ist eine alleinige Augmentation zu erwägen, um gleichzeitig gelockerte periphere Kapselbandstrukturen in Neutralstellung unter funktioneller Behandlung ausheilen zu lassen.

Komplexe Bandverletzung: Sind zahlreiche mediale, laterale sowie dorsale Gelenkstrukturen verletzt, ist eine Naht des hinteren Kreuzbandes aus Zeitgründen nicht sinnvoll. Um jedoch eine Grundstabilität zu erzielen, muß das alleinige Einziehen eines Augmentationsbandes (z. B. Kennedy-LAD) erwogen werden. Hierdurch können die rupturierten peripheren Bandstrukturen in der Nähe der Neutralposition unter funktionellen Bedingungen ausheilen.

Als Augmentationsmaterialien verwenden wir bei großen kräftigen Patien-

und mit einem 2,5-mm-K-Draht erweitert. Durch den dorsalen Bohrkanal wird ein Durchzugsfaden eingezogen. Beim anterioren Bohrkanal gelingt dieses meist nicht, hilfreich ist hier eine feine Drahtschlinge als Durchzugshilfe. Das Augmentationsband wird von tibial aus eingezogen. Nachdem es intraartikulär liegt, wird es mit dem Durchzugsfaden in den dorsalen femoralen Kanal eingezogen. Durch diesen wird wiederum der Durchzugsfaden eingeführt, mit dem dorsal liegende Fadenanteile der Nähte sämtlich eingezogen werden. Die anterioren Fadenanteile werden in den anterioren Kanal eingezogen. Diese Technik ermöglicht eine breit gefächerte Reinsertion des hinteren Kreuzbandes. Die punktförmige Reinsertion wird damit vermieden.

Dann erfolgt die proximale und distale Fixation des Augmentationsbandes (s. oben). Danach werden die durch den mehr dorsal gelegenen Bohrkanal ziehenden Fäden mit den Fäden, die durch den anterioren Bohrkanal verlaufen, verknotet. Bei dieser Nahttechnik dienen die Nähte der gerichteten Narbenbildung. Beim Knoten der Nähte wie auch schon bei der Fixation des Augmentationsbandes wird der Unterschenkel in der vorderen Schublade gehalten.

Operationstechnik III (intermediäre Ruptur, komplexe Bandverletzung): Bei frischen komplexen Bandverletzungen muß ein vermehrtes Austreten von Spülflüssigkeit in die umgebenden Weichteile vermieden werden (Cave: Kompartment-Syndrom). Um bei frischen komplexen Verletzungen ein Austreten von zuviel Spülflüssigkeit in die Weichteile zu verhindern, sollten nach einer „kurzen" arthroskopischen Inspektion zunächst die Bohrkanäle plaziert werden (s. unter Operationstechnik I). Gleichfalls kann schon ein tibialer Bohrkanal (Durchmesser 6 mm) angelegt werden (s. unter Operationstechnik I).

Sollte sich bei der Arthroskopie ein differenter Befund zeigen, z. B. eine proximale Ruptur, kann das Vorgehen entsprechend modifiziert werden. Ansonsten werden nur die Durchzugsfäden eingeführt, um das Augmentationsband (z. B. Kennedy-LAD, Länge 21 cm, Breite 6 mm) einzuziehen. Dieses wird anschließend proximal und distal jeweils mit einer Spongiosaschraube mit glatter Unterlegscheibe unter Halten des Kniegelenkes in der vorderen Schublade und unter Zug von 50 N in 70°-Flexion fixiert.

Liegt jedoch eine komplexe Verletzung mit Ruptur des M. popliteus vor, sollte auch eine Rekonstruktion des Arkuatumkomplexes angestrebt werden.

24.3.2 Chronische Insuffizienz

Bei einer chronischen Insuffizienz muß der Patient über die reduzierten operativen Erfolgsaussichten (60 bis 70 %) informiert werden. Diese können durch Begleitinstabilitäten insbesondere posterolateraler Art weiter reduziert werden. Gerade diesen Tatsachen muß bei der differenzierten Indikationsstellung zur Rekonstruktion Rechnung getragen werden. Neben einer objektiven und subjektiven Instabilität sollten auch Begleitbeschwerden (Schmerzen) vorhanden sein, um die Indikation zur Rekonstruktion des hinteren Kreuzbandes zu rechtfertigen.

Die Indikation zur Rekonstruktion des hinteren Kreuzbandes stellt sich bei Vorliegen von:

- **Ausgeprägter posteriorer Instabilität** (gehaltene Röntgenaufnahme in 90° Flexion für die hintere Schublade mit posteriorer Tibiaverschiebung > 15 mm).
- **Subjektivem Instabilitätsgefühl** (posteriore Tibiaverschiebung > 10 mm), gleichzeitig sollte eine gezielte Physiotherapie erfolgt sein, die zu keiner wesentlichen Besserung führte.
- **Ausgeprägten femoropatellaren Schmerzen.** Der femoropatellare Druck ist bei diesen Patienten exzessiv erhöht, da bei jedem Streckvorgang der Tibiakopf zunächst aus der Dorsalposition in die Neutralposition

gebracht werden muß. Erst dann beginnt der eigentliche Streckvorgang.

Läßt sich die Indikation zum Ersatz des hinteren Kreuzbandes nicht eindeutig stellen bzw. ist der Operateur oder der Patient unsicher, ob die Rekonstruktion des hinteren Kreuzbandes wirklich zur Besserung der Beschwerden führt, kann der stabilisierende Effekt durch die hintere Rekonstruktion vorher simuliert werden. Dem Patienten wird eine Kniebrace für das hintere Kreuzband (z. B. Don-Joy-PCL Brace) verordnet. Kommt es hierunter zu einer deutlichen Reduktion der Beschwerden und der femoropatellaren Schmerzen, kann davon ausgegangen werden, daß durch eine erfolgreiche Rekonstruktion ein ähnlicher Effekt zu erzielen ist.

Auswahl des Transplantates: Als Rekonstruktionsmaterial stehen zur Auswahl:
- Lig. patellae der gleichen Seite (bone-tendon-bone)
- Lig. patellae der intakten Gegenseite (bone-tendon-bone)
- Semitendinosussehne und Gracilissehne (Sechstach-Strang).

Für welche Rekonstruktion man sich entscheidet, hängt vom Patiententyp, den Begleitläsionen und den eigenen operationstechnischen Möglichkeiten ab. Gegen die gleichseitige Verwendung des Lig. patellae spricht, daß hierdurch der wichtigste Agonist des hinteren Kreuzbandes geschwächt wird. Bei der Entnahme des Lig. patellae von der intakten Gegenseite ist die Morbidität des betroffenen Kniegelenkes zwar gering, da die Implantation der Sehne rein arthroskopisch erfolgt, es bleibt jedoch zu bedenken, daß hierdurch das intakte Gelenk „geschädigt" wird.

Mit der Semitendinosus- und Gracilissehne erhält man einen ausreichend kräftigen Strang, der sogar durch zwei separat plazierte femorale Bohrkanäle geführt werden kann, um den gespreizten Ursprung des hinteren Kreuzbandes zu imitieren. Gleichzeitig ist hiermit eine Schwächung des wichtigsten Antagonisten des hinteren Kreuzbandes (Ischiokruralmuskulatur) verbunden.

Zum gegenwärtigen Zeitpunkt bevorzugen wir die Rekonstruktion des hinteren Kreuzbandes in der rein arthroskopischen Technik mit der Semitendinosus- und Gracilissehne (Vier-Strang- oder Sechs-Strang-Technik).

24.3.2.1 Rekonstruktion mit Semitendinosus- und Gracilissehne. Ist die Rekonstruktion klinisch und radiologisch (gehaltene Röntgenaufnahme) indiziert, wird zunächst die Semitendinosussehne, gegebenenfalls auch die Gracilissehne entnommen. Die Gesamtlänge des Sehnenstranges sollte mindestens 7 cm betragen. Daher wird eine Gesamtlänge der Semitendinosussehne von mehr als 28 cm benötigt (zwei 14er Sehnenschlaufen). Findet sich eine sehr kräftige Semitendinosussehne, die in Vier-Strang-Technik bei einer Länge von 7 cm einen Bohrkanaldurchmesser von mehr als 11 mm erforderlich macht, ist die zusätzliche Entnahme der Gracilissehne nicht erforderlich. Findet sich eine kürzere Sehne, z. B. 22 cm oder eine Stärke des Vier- bis Fünffach-Stranges von 8 oder 9 mm, sollte zusätzlich eine Schlaufe der Gracilissehne (Länge 14 cm) entnommen werden (zur Sehnenentnahme, s. Seite 381).

Die Sehnen werden wie bei der Rekonstruktion des vorderen Kreuzbandes vorbereitet (s. Seite 383). Insbesondere bei der Sechs-Strang-Technik muß auf die eindeutige Markierung der Sehnenfäden geachtet werden. Die Fäden an den Enden des stärksten Sehnenstranges werden mit einem Knoten, die des mittelstarken mit zwei und die des schwächsten mit drei Knoten versehen. Gleichzeitig wird ein Augmentationsband (z. B. Kennedy-LAD) vorbereitet.

Nach der Sehnenentnahme werden der anterolaterale Arthroskopzugang und der Instrumentenzugang, der direkt neben dem Lig. patellae etwa in Höhe des Arthroskopzuganges plaziert werden soll-

24-38

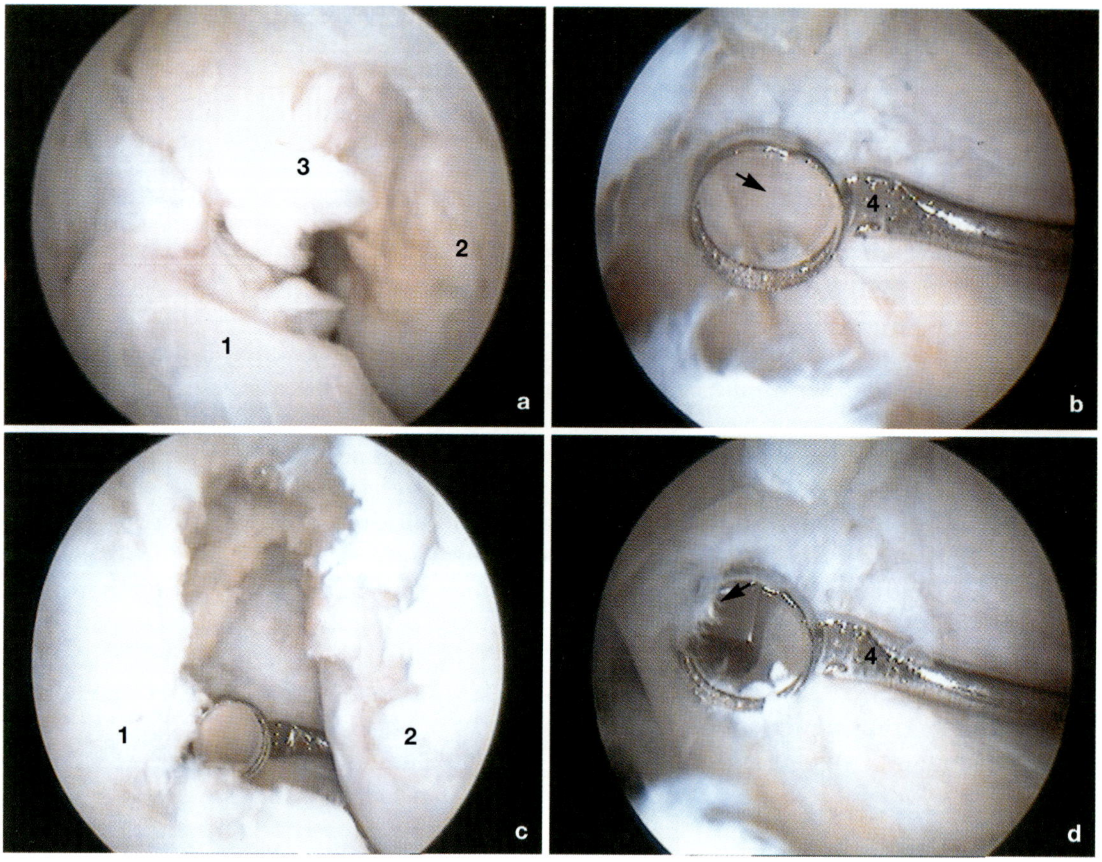

te, angelegt. Bei einem zu weit medial plazierten Instrumentenzugang werden die Operationsinstrumente durch den medialen Femurkondylus abgedrängt und können somit nicht weit genug in den dorsalen Gelenkbereich vorgeschoben werden.

Mit dem Rosenberg-Resektor und dem HF-Messer wird zunächst der Ursprungsbereich des hinteren Kreuzbandes gesäubert. Alte Bandanteile müssen entfernt werden (Debridement des hinteren medialen Fossabereiches). Haben sich Osteophyten gebildet, ist eine mediale Notchplastik mit dem Meißel, der Kugelfräse oder dem Acromionicer erforderlich.

24.4 Eingriffe nach Bandoperationen

Insbesondere nach primärer Versorgung von Rupturen des vorderen Kreuzbandes

Abbildung 24-38 (S. 400/401):
Arthroskopische Rekonstruktion des hinteren Kreuzbandes mit der Semitendinosussehne. Das vordere Kreuzband *(1)* liegt schlaff im Gelenk. Auf der Innenseite des medialen Femurkondylus *(2)* finden sich nur noch einige Restfasern des hinteren Kreuzbandes *(3)* **(a)**. Durch den dorsomedialen Zugang wird ein kleiner Spiegel *(4)* eingeführt. Mit dem Spiegel wird die Tibiarückseite *(Pfeil)* inspiziert **(b)**. Anschließend werden die Reste des hinteren Kreuzbandes entfernt, um eine bessere Übersicht über die Innenseite des medialen Femurkondylus zu erhalten **(c)**. Zur Plazierung des tibialen Bohrkanales wird das tibiale Zielgerät eingeführt. Mit dem Spiegel *(4)* wird die Spitze des Zielgerätes *(Pfeil)* auf der Tibiarückseite dargestellt **(d)**. Nach Entfernen des Zielgerätes ist der K-Draht *(Pfeile)* im Spiegel zu sehen, wo er die Tibiarückfläche verläßt *(Pfeil)*. Vor dem Überbohren des K-Drahtes wird ein scharfer Löffel *(5)* durch den dorsomedialen Zugang eingeführt **(f)** und der K-Draht mit einem 6-mm-Bohrer *(6)* überbohrt **(g)**. Im Spiegel stellt sich der Austritt des tibialen Kanals *(Pfeile)* auf der Tibiarückseite dar **(h)**.

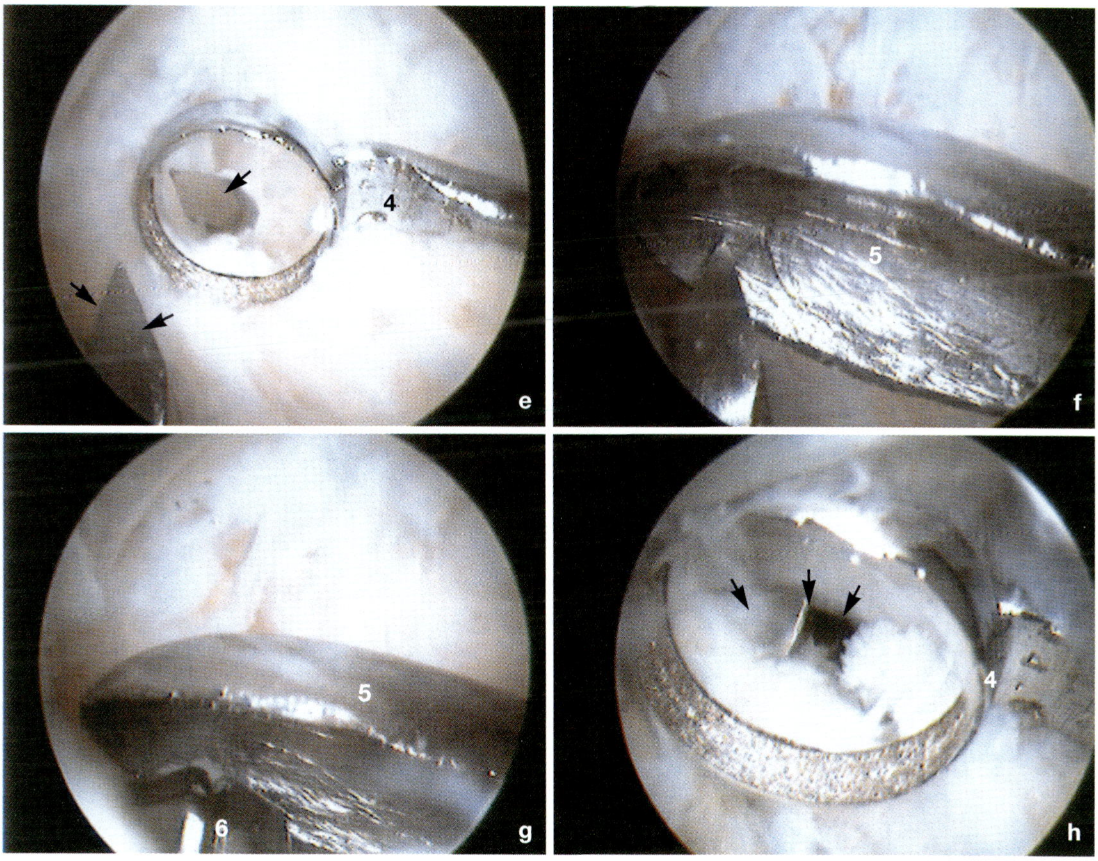

24-38

oder in Kombination mit einer primären Raffung bzw. primären Naht des medialen Seitenbandes sind ausgeprägte Bewegungseinschränkungen nicht selten. In diesen Fällen ist eine arthroskopische Arthrolyse notwendig (siehe Kap. 23.4). Ein isoliertes Streckdefizit ist aber nach Rekonstruktionen des vorderen Kreuzbandes mit dem Lig. patellae nicht selten anzutreffen, insbesondere wenn in der Nachbehandlung nicht konsequent auf das Erreichen der vollen Streckung geachtet wurde.

24.4.1 Zyklopssyndrom

Nach Rekonstruktionen des vorderen Kreuzbandes unter Verwendung des Lig. patellae findet sich bei einigen Patienten ein Streckdefizit, das sich unter der Krankengymnastik zwar verringert, sich aber 30–60 Minuten danach wieder einstellt. Die Patienten beschreiben, daß sie die Streckung schwer erreichen können. Bisweilen stehen auch peripatellare Insertionstendinosen oder femoropatellare Schmerzen im Vordergrund der Beschwerden. Bekannt sind aber auch ein Schnappen bzw. Knacken im vorderen Kniegelenksbereich oder intermittierende extensionsnahe Blockierungen.

Bei einer derartigen Anamnese (vordere Kreuzbandersatz mit zunächst freier Streckung und Ausbildung eines Streckdefizites) kann von einem Zyklopssyndrom ausgegangen werden.

Als Therapie empfiehlt sich nicht eine weitere Intensitätserhöhung der Physiotherapie, sondern die arthroskopische Revision mit Entfernung der Vernarbungen.

Operationstechnik: Bei der Arthroskopie zeigt sich eine kolbenförmige Verdickung des distalen Kreuzbandbereiches, die bei Streckung mit dem Dach der Fossa in Kontakt tritt und ein Streckdefizit bewirkt (Abb. 24-42). Bei maximaler Strek-

24-39

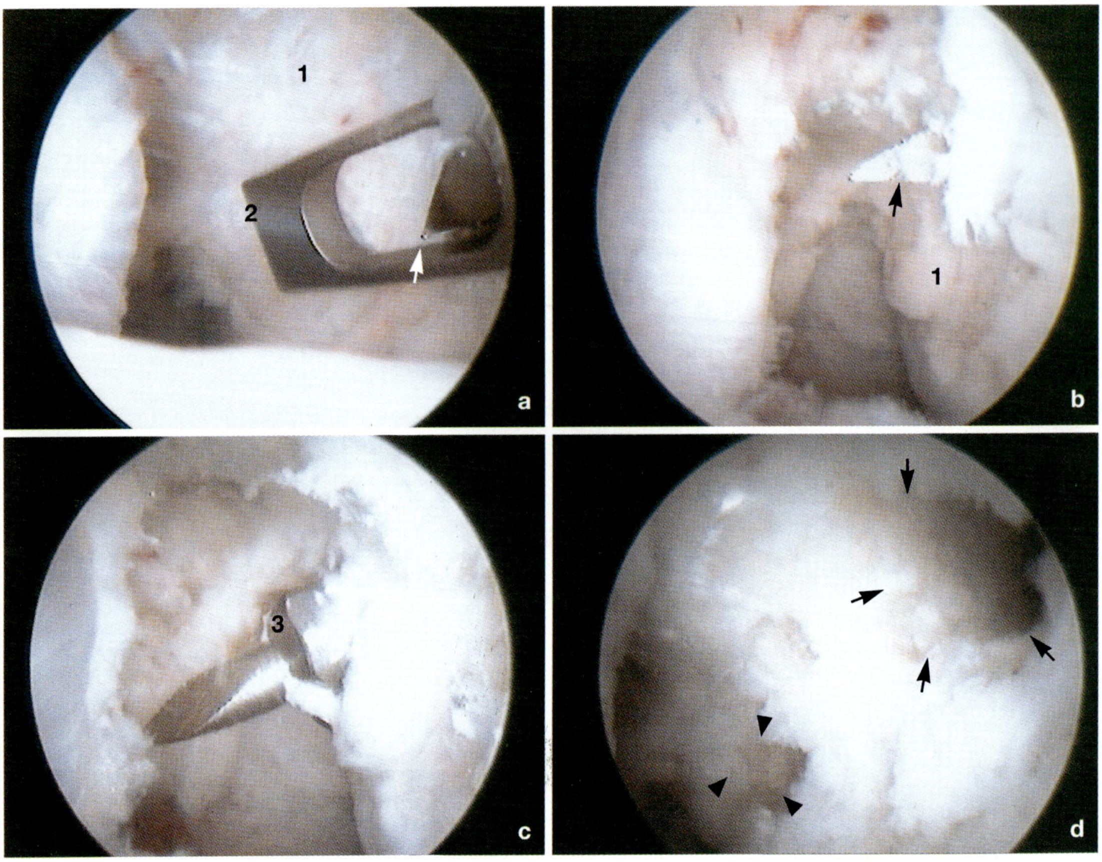

Abbildung 24-39 (S. 402/403):
Plazierung des femoralen Kanales bei arthroskopischer Rekonstruktion des hinteren Kreuzbandes (Fortsetzung von Abb. 24-38). Nach dem Debridement der Innenseite des medialen Femurkondylus *(1)* wird das femorale Zielgerät *(2)* eingesetzt und ein K-Draht eingebohrt *(Pfeil)* **(a, b)**. Der Draht wird mit einem 6-mm-Bohrer *(3)* überbohrt **(c)**. Bei sehr großen Gelenken werden zwei Bohrkanäle, ein anteriorer superiorer Bohrkanal *(Pfeil)* und ein posteriorer inferiorer Bohrkanal *(Pfeilspitzen)*, angelegt **(d)**. Anschließend wird zur Glättung der Kanäle ein Faden *(4)* für den Smoother mit der Faßzange *(5)* eingezogen **(e)**. Die Bohrkanäle werden mit dem Smoother *(6)* abgegratet **(f)**. Am Ende des Smoothers befindet sich eine Schlaufe mit dem die Durchzugsfäden für das Transplantat eingezogen werden. Durch den hinteren Kanal wird mit einer kleinen Faßzange (7) der Durchzugsfaden für den hinteren Kanal gefaßt **(g)**. Im kleineren *(8)* wie auch im größeren *(9)* Kanal liegen Durchzugsfäden *(Pfeile)* **(h)**.

24-39

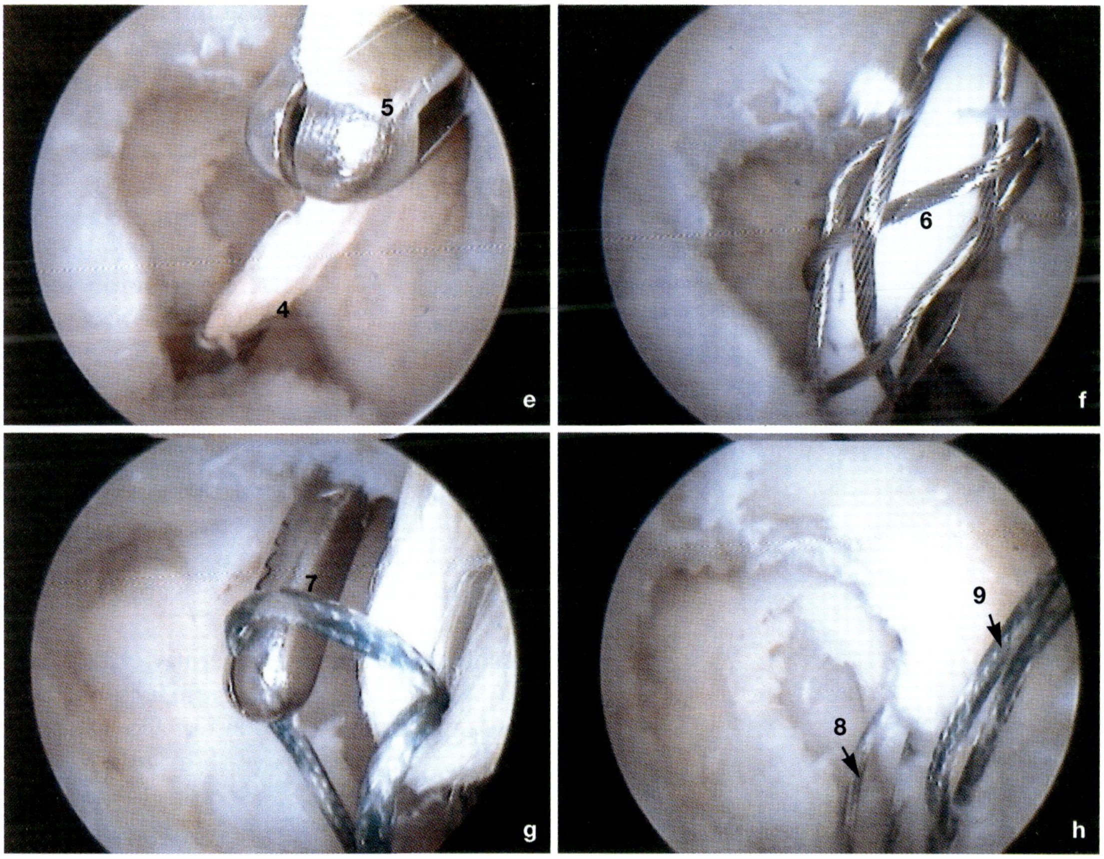

24-40

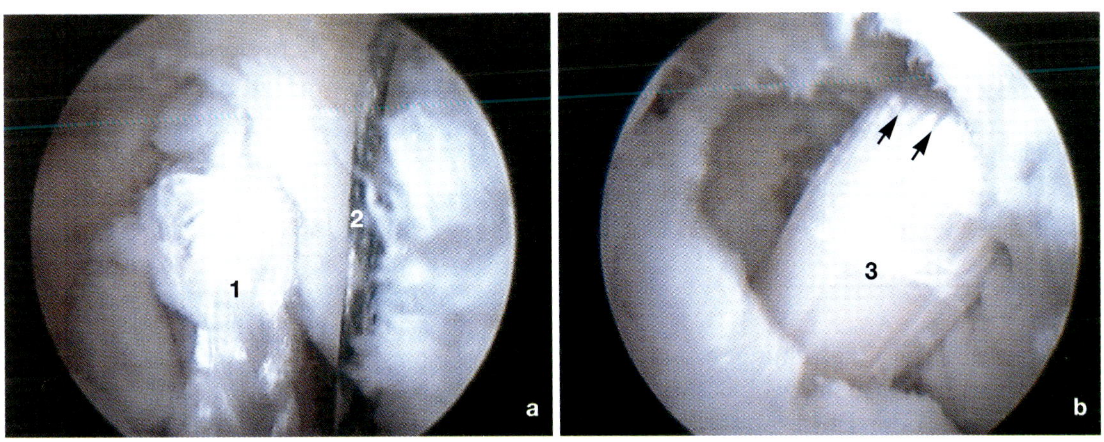

Abbildung 24-40:
Einziehen des Transplantates (Fortsetzung von Abb. 24-39). In den kleineren Kanal wird ein Augmentationsband *(1)* mit einer Sehnenschlaufe eingezogen. Im größeren Kanal liegt noch ein Durchzugsfaden *(2)* **(a)**. In den größeren Kanal wird anschließend ein kräftiger 4fach-Sehnenstrang *(3)* eingezogen. Die proximale Fixation erfolgt, wenn die Markierung auf der Sehne *(Pfeile)* den Eingang des femoralen Kanales erreicht hat **(b)**.

25-2

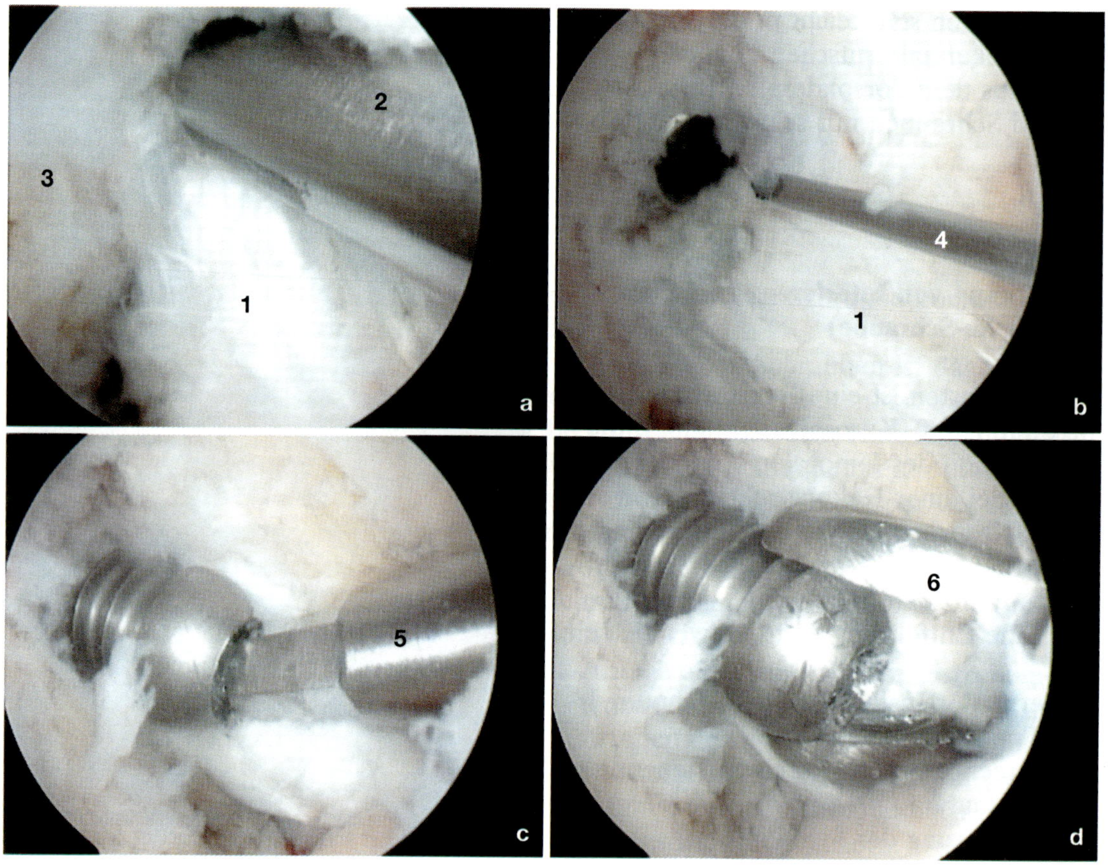

Abbildung 25-2 (S. 408/409):
Entfernung einer Interferenzschraube. Zunächst erfolgt ein Debridement der Fossa. Das vordere Kreuzband *(1)* ist am Faserverlauf zu erkennen. Mit dem Rosenberg-Resektor *(2)* wird versucht, die Schraube freizulegen, lateraler Femurkondylus *(3)* **(a)**. Sollte der Instrumentenzugang weit medial angelegt sein, wird mit einer Kanüle *(4)* ein optimaler Instrumentenzugang für den Schraubenzieher plaziert **(b)**. Mit dem Schraubenzieher *(5)* wird die Schraube herausgedreht. Während des Herausdrehens der Schrauben ändert sich der günstige Arbeitswinkel des Schraubenziehers **(c)**. Die Schraube kann daher z. B. mit der Faßzange *(6)* weiter herausgedreht werden **(d, e)**. Ist die Schraube komplett herausgedreht *(Pfeil)* **(f)**, wird sie mit der Faßzange etwas zurückgeschoben und vor dem Kreuzband „geparkt“ **(g)**. Die Faßzange wird gegen eine chirurgische Klemme *(7)* getauscht. Eine Branche geht dabei in den Schraubenkanal *(Doppelpfeil)*, die andere hakt sich an den Gewindegängen *(Pfeil)* fest. Anschließend wird die Schraube unter rotierenden Bewegungen entfernt **(h)**.

ge ist aus Platzgründen meist kaum möglich. Die Schraube wird daher nicht komplett herausgedreht. Sie bleibt noch mit einer oder zwei Gewindegängen im Knochenkanal. Der Schraubenzieher sollte dann vorsichtig entfernt und gegen eine Faßzange, die die Schraube faßt, ausgetauscht werden. Mit der Faßzange oder Kocherklemme können dann vorsichtig die letzten Drehungen durchgeführt und die Schraube gleichzeitig entfernt werden. Alternativ bietet es sich an, die Schraube mit dem Schraubenzieher komplett zu entfernen und sie vor dem vorderen Kreuzband abzulegen. Der Spülflüssigkeitszulauf sollte hierbei abgestellt werden. Anschließend wird vorsichtig eine Klemme eingeführt, die die Schraube sicher gefaßt und extrahiert (Abb. 25-2).

Ist die Entfernung der Interferenzschraube wegen einer erneuten Ruptur oder Insuffizienz des Transplantates nach einer Kreuzbandrekonstruktion notwendig,

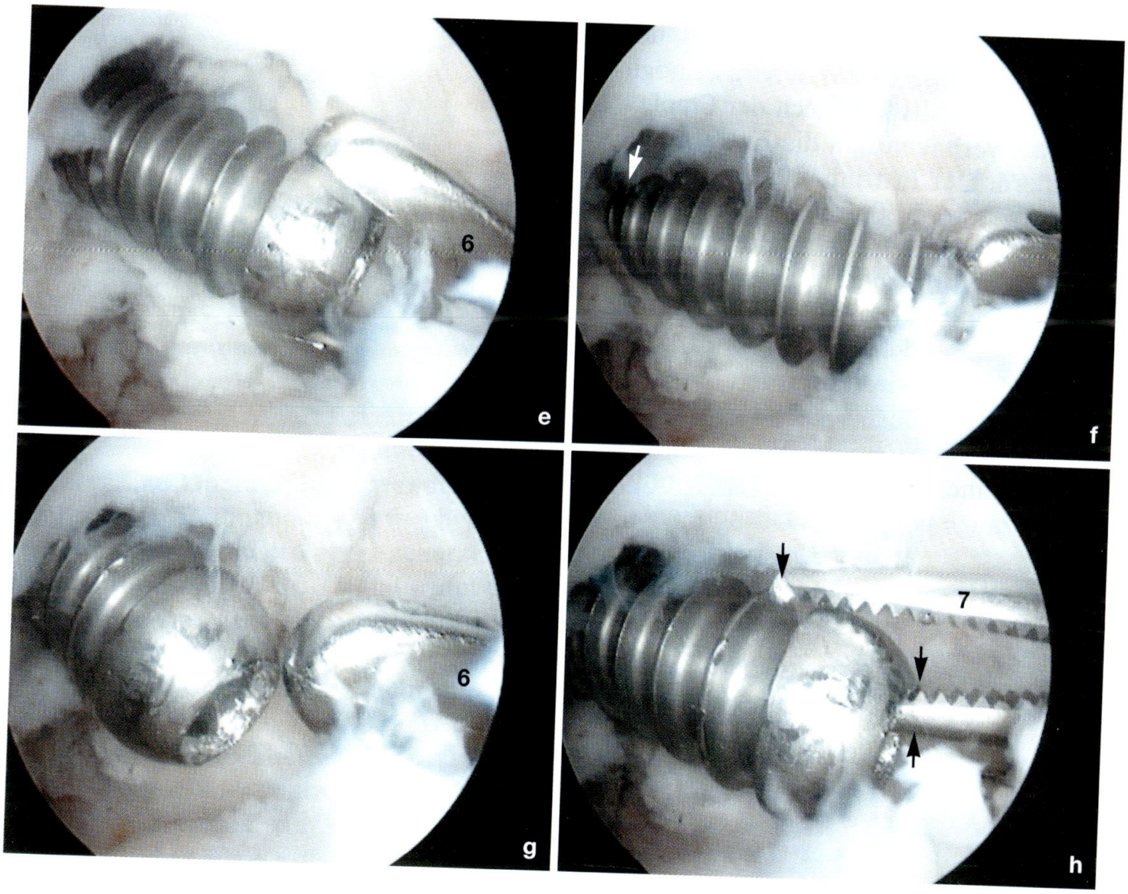

25-2

müssen besondere Gegebenheiten beachtet werden. Bei Schraubenentfernung und Rekonstruktion des vorderen Kreuzbandes in einer Sitzung ist die Plazierung des neuen femoralen Bohrkanals mit einem erhöhten Risiko verbunden. Es besteht die Gefahr, daß der neue femorale Bohrkanal nach anterior in Richtung des Schraubenkanals der Interferenzschraube durchbricht und es so zu einer zu weit anterioren Position des neuen femoralen Bohrkanals kommt. Diese Gefahr besteht sowohl in den Fällen, in denen der femorale Bohrkanal etwas anterior des isometrischen Bereiches plaziert wurde, als auch wenn er genau im isometrischen Bereich angelegt war.

Aus den genannten Gründen muß die Verwendung von intraartikulären Interferenzschrauben sehr kritisch diskutiert werden. Wir verwenden diese Technik daher nicht, sondern bevorzugen die Fixation mit dem EndoButton (s. Kap. 24.2.5). Wurde die Schraube sehr weit anterior plaziert und ist sie mit den vorhandenen Schraubenziehern nicht zu entfernen, kann sie zunächst auch verbleiben. In diesem Fall wird zunächst die Rekonstruktion des vorderen Kreuzbandes vorgenommen, die Schraubenentfernung erfolgt dann zu einem späteren Zeitpunkt, wenn notwendig.

25.3 Entfernung von Staples

Die Entfernung von intraartikulär sitzenden Staples ist selten notwendig, kann sich aber ausgesprochen schwierig gestalten. In Anbetracht der vielen verschiedenen Staplefabrikate muß der Operateur prüfen, ob ein entsprechendes Ausschlaginstrumentarium vorhanden ist.

Selten liegen Staples als freie Gelenkkörper vor. Diese müssen dann wie ein freier Gelenkkörper lokalisiert und anschließend entfernt werden (s. Kap. 20). Bei der Entfernung ist darauf zu achten,

Mit dem Patienten wird schon zum Zeitpunkt des Aufklärungsgespräches das Vorgehen und Verhalten nach der Operation besprochen. Der Patient muß dafür sorgen, daß sich ein Familienangehöriger oder eine befreundete Person für mehrere Tage nach der Operation in der Wohnung aufhält bzw. in der Wohnung erreichbar ist. Ebenfalls sollte er seinen Hausarzt über den Operationstermin informieren und sich mit ihm am Abend telefonisch in Verbindung setzen. Möglicherweise kann mit dem Hausarzt auch ein Hausbesuch vereinbart werden.

Der Patient wird zudem über Anfahrtswege zum Ambulatorium und Parkmöglichkeiten informiert. Abschließend erhält er die Unterlagen mit nach Hause. Er soll sich diese in Ruhe noch einmal durchlesen und gegebenenfalls mit dem Hausarzt bzw. dem Operateur unklare Fragen besprechen. Dem Patienten wird auch die Telefonnummer des Ambulatoriums bzw. der Praxis mitgegeben, unter der er Terminänderungen bzw. noch ausstehende Fragen klären kann.

26.4 Ablauf der ambulanten Operation

26.4.1 Aufnahme im Ambulatorium

Nach Ankunft im Ambulatorium werden die Personalien des Patienten noch einmal aufgenommen und nach Besonderheiten (grippale Infekte, Verletzungen des Kniegelenkes in letzter Zeit bzw. den letzten Tagen, Hautveränderungen am zu operierenden Bein) gefragt. Sind derartige Veränderungen vorhanden, sollte der Operationstermin nach Rücksprache mit dem Operateur auf einen späteren Zeitpunkt verschoben werden. Findet die Operation statt, wird den Angehörigen mitgeteilt, wo sie warten (Warte- bzw. Aufenthaltsraum) bzw. wann sie den Patienten nach der Operation wieder abholen können.

26.4.2 Prämedikation und Prämedikationsgespräch

Kommt der Patient aus der örtlichen Nähe des Ambulatoriums, kann er mit dem Anästhesisten einige Tage vor der Operation ein Prämedikationsgespräch vereinbaren. Die meisten Operationszentren haben hierfür spezielle Prämedikationssprechstunden eingerichtet. Ansonsten wird das Prämedikationsgespräch 1 bis 2 Stunden vor dem geplanten operativen Eingriff durchgeführt. Die Laborwerte (Elektrolyte, Gerinnung, Leberwerte) bringt der Patient mit, da der Hausarzt oder zuweisende Arzt dieses schon veranlaßt hat. Je nach Alter und Begleiterkrankungen sind EKG und eine Röntgenaufnahme des Thorax notwendig. Der Hausarzt sollte dem Anästhesisten ebenfalls die allgemeine Anamnese, Allergien und Bemerkungen aus dem psychosozialen Bereich übermitteln.

26.4.3 Patientenvorbereitung

In der Patientenschleuse entkleidet sich der Patient bis auf die Unterhose. Er erhält ein Operationshemd, das er während der Operation trägt. Die Schleuse sollte ausreichend temperiert sein. Zum Zeitvertreib empfehlen sich Zeitschriften oder sonstiges Informationsmaterial.

Das zu operierende Bein wird in der Patientenschleuse von einer Schwester vorbereitet und rasiert. Hierbei wird nochmals die Intaktheit der Haut überprüft, eventuelle Hautveränderungen wie Pusteln, Schürfwunden und Rötungen werden dem Operateur mitgeteilt.

Zu diesem Zeitpunkt erklärt die Schwester dem Patienten auch die Thromboseprophylaxe. Der Patient wird in die Applikationstechnik instruiert, da er die postoperative Thromboseprophylaxe selbst durchführt oder durch Verwandte durchführen lassen kann. Im Zweifelsfall wird die Begleitperson bzw. der Ehepartner oder ein Elternteil in die Patientenschleuse gebeten, um ebenfalls über die

Ambulantes Operationszentrum - Theresientor - Straubing
Gemeinschaftspraxis
Dr. G. Ebner, Dr. J. Eichhorn, Dr. H. Fett, Priv.-Doz. Dr. M. Strobel

Merkzettel zur ambulanten Arthroskopie

Termin: **Operationstag ....**
Uhrzeit:................

Ambulatorium: **Ambulantes Operationszentrum Dr. R. Stoffel, H. Figge**
Theresientor, Stadtgraben 10, 94315 Straubing
Tel. 09421-99010

Vorbereitung:
- **Informieren Sie ihren Hausarzt über den Operationstermin**
- **Operationsvorbereitung durch den Hausarzt** (ca. 1 Woche vor dem vorgesehenen Operationstermin)
- **vereinbaren Sie mit den Anästhesisten einen Termin zum Anästhesiegespräch** (09421-99010) **oder zur Anästhesiesprechstunde** (Mo.und, Mi 15:00- 17.00) **im Ambulatorium**

Tag vor der Operation:
- **letzte Nahrungsaufnahme 22:00 Uhr bzw. 8 Stunden vor der Operation (Tee, Zwieback)**

Operationstag:
- **morgens duschen, ggfls. Nagellack entfernen**
- **keine Salbe oder Gel auf das Kniegelenk auftragen**
- **nüchtern** (nichts essen und trinken, keine Zigarette, kein Kaugummi)

mitbringen:
- **Gehstützen**
- **Trainingsanzug bzw. Jogginganzug,**
- **frische Unterwäsche,**
- **Verpflegung** (Brotzeit) für nach der Operation.

Abbildung 26-3 (S. 415/416):
Merkzettel für ambulante Operationen.

Wichtig:	• **Unterschriebene Unterlagen mitbringen** (Aufklärungsbogen, Narkosefragebogen) • **Wertgegenstände zu Hause lassen !!** (z.B. Schmuck, größere Geldmengen)
An- und Abreise:	• **lassen Sie sich von Angehörigen zum Ambulatorium bringen bzw. wieder abholen (4-6 Stunden nach der Ankunft)**
Parkmöglichkeit:	• **Tiefgarage im Theresientor** (Gebührenpflichtig)
Nach der Operation:	• **Gehstützen für 3-4 Tage**, soweit vom Operateur keine andere Anordnung getroffen wurde (siehe Dokumentationsbogen). • **Belastung des Beines nach Schmerzen und Schwellneigung,** soweit vom Operateur keine andere Anordnung getroffen wurde. • **Bein hochlagern (Hocker, Kissen)** • **Leichte Kühlung (Eisbeutel)**
Abend des Operationstages	• **Einnahme der mitgegebenen Medikamente** • **Telefonat mit dem Hausarzt und/oder Hausbesuch**
bei Problemen:	• **Hausarzt anrufen** • **Orthopädische Gemeinschaftspraxis anrufen** • **Orthopädische Station im Elisabeth Krankenhaus anrufen**
Tag nach der Operation :	• **Verbandswechsel durch den Hausarzt oder den behandelnden Orthopäden** • **Entfernung der möglicherweise eingelegten Wunddrainage**
nach ca. 1 Woche:	• **Entfernung der Wundfäden durch den Hausarzt**

Abbildung 26-3 (Fortsetzung)

Injektionstechnik unterrichtet zu sein. Dies ist besonders bei ängstlichen Patienten, Kindern, älteren oder sehr aufgeregten Patienten zu empfehlen.

In der Schleuse wird der Patient vor der Operation vom Operateur begrüßt und nochmals untersucht. Der klinische Befund wird nochmals kontrolliert. Handelt es sich um einen zugewiesenen Patienten, wird er nach vorherigem Studium der Zuweisungsunterlagen bzw. der Arztbriefe und sonstiger Befunde nochmals gezielt klinisch untersucht. Deckt sich der Untersuchungsbefund nicht mit dem Befund des Zuweisers, sollte möglichst mit diesem der Befund telefonisch erörtert werden, im Zweifelsfall sollte der Operateur auf die Arthroskopie verzichten.

Abschließend wird am Kniegelenk mit einem wasserfesten Stift das Hauptschmerzareal gekennzeichnet. Dieses Vorgehen ermöglicht es, daß sich der Operateur bei der Operation genau an diesen Punkten orientieren kann. Wurde eine Synovia-PE geplant, empfiehlt es sich, z. B. ein „P" auf den distalen Oberschenkel zu malen, der Operateur kann dieses Kennzeichen dann als Gedankenstütze verwenden.

Abschließend wird der Patient im Einleitungsraum auf den Operationstisch gelegt, am Oberschenkel wird eine watteunterpolsterte Blutsperrenmanschette angebracht. Ebenfalls wird die Neutralelektrode aufgeklebt.

26.4.4 Narkose

Auch bei der Narkosevorbereitung sollten dieselben hohen räumlichen und instrumentellen Maßstäbe angelegt werden wie bei einer Narkose in der Klinik (Abb. 26-4).

Für ambulante Operationen müssen Narkoseverfahren gewählt werden, die es ermöglichen, daß der Patient möglichst schnell nach der Operation wieder sein volles Vigilanzniveau erreicht. Unseres Erachtens erfüllt die Vollnarkose mit einem intravenös applizierten Kurzzeitanästhetikum (z. B. Propofol) diese Anforderungen.

Bei einer Periduralanästhesie ist der Wirkungseintritt nicht genau planbar. Möglicherweise muß das OP-Team bei diesen Narkoseformen, wie in vielen Kliniken nicht ungewöhnlich, bis zu 20 Minuten auf den Wirkungseintritt warten. Bei der Spinalanästhesie ist der Wirkungseintritt zwar besser vorauszusehen, postoperativ können aber störende Blasenatonien mit abdomineller Symptomatik, eine Überlaufblase und nicht zu-

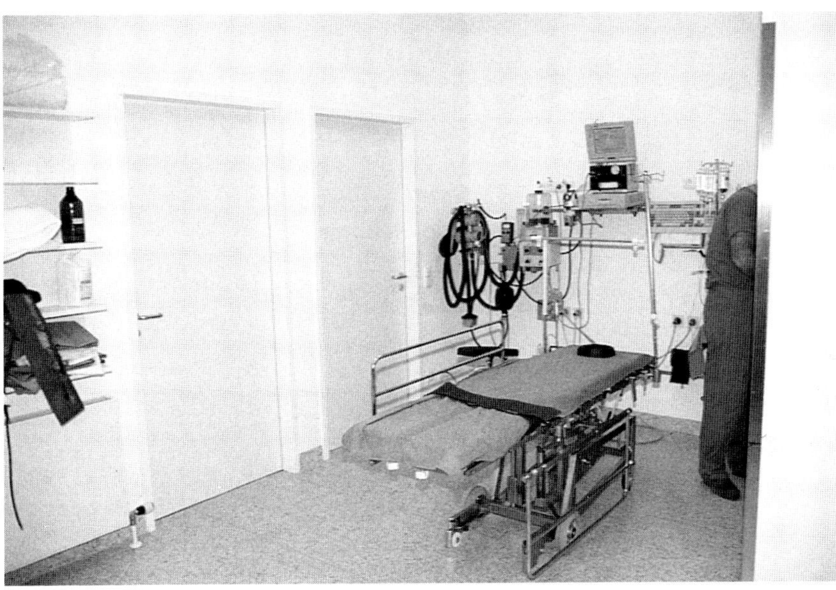

Abbildung 26-4: Anästhesieeinleitungs- und Vorbereitungsraum (Ambulantes Operationszentrum, Straubing).

letzt ein postspinaler Kopfschmerz auftreten. Unseres Erachtens ist die Spinalanästhesie daher für die ambulante Operation nur bedingt geeignet.

Nach der Narkoseeinleitung wird der Patient in den Operationssaal gefahren.

26.4.5 Operation

Die Operationstechniken unterscheiden sich bei den ambulanten Eingriffen nicht von denen der stationären. Es sei darauf hingewiesen, daß gerade bei ambulanten Operationen möglichst keine Nachblutungen auftreten sollten. Daher beginnen wir jede ambulante Arthroskopie am Kniegelenk grundsätzlich ohne Tourniquet. Dieses zwingt den Operateur auch dazu, sorgfältig zu arbeiten, um keine Sichtbehinderung zu provozieren. Tritt eine Blutung auf, wird diese mit dem HF-Messer gezielt koaguliert (s. Kap. 17.5.2).
Für alle arthroskopisch-chirurgischen Eingriffe am Kniegelenk unter ambulanten Bedingungen gilt, daß der Operateur auch alle weiteren evtl. notwendig werdenden therapeutischen Maßnahmen auch im Ambulatorium, arthroskopisch durchführen können muß. Es darf nicht vorkommen, daß mit der Arthroskopie begonnen wird und im Falle eines pathologischen Befundes der Eingriff beendet und dem Patienten empfohlen wird, z. B. einen eingeklemmten Korbhenkel unter stationären Bedingungen entfernen zu lassen.

Wer ambulant arthroskopiert, muß auch die notwendigen arthroskopisch-therapeutischen Maßnahmen durchführen.

Nach der Operation wird der Patient in den Aufwachraum gebracht.

26.5 Postoperative Phasen

Nach der ambulanten Operation können vier postoperative Phasen unterschieden werden:

Phase I (Aufwachraum)
Phase II (Heimweg)
Phase III (1. Nacht und 1. Tag zu Hause)
Phase IV (Bis zur Erlangung der Arbeits- bzw. Sportfähigkeit).

26.5.1 Postoperative Phase I

Nach der Operation wird der Patient in den Aufwachraum gefahren. Der Aufwachraum sollte ausreichend groß (mindestens ca. 30–40 qm) sein, um die Patienten postoperativ genügend lange überwachen zu können. Die Möglichkeit einer EKG-Überwachung sowie einer postoperativen Beatmung sollte gegeben sein. Kommt es – wider Erwarten – während oder nach einer Operation zu Problemen in der Aufwachphase, sollten im Aufwachraum, ähnlich wie auf einer Observations- oder Intensivstation, die ersten wichtigen Maßnahmen zur Stabilisierung des Patienten durchgeführt werden können. Eine ambulante Operation darf keinesfalls dazu führen, daß ein Patient mit instabilen Kreislaufverhältnissen in einer „Hals-über-Kopf-Aktion“ notfallmäßig in das nächstgelegene Krankenhaus transportiert werden muß. Die Erstbehandlung einer Komplikation sollte immer im Ambulatorium selbst möglich sein.

Nachdem der Patient wieder wach ist, erhält er ein Bonbon, um den schlechten Geschmack der Intubation zu vertreiben. Gleichfalls erhält er auf Wunsch Tee oder Kaffee. Von einer Schwester wird er weiter betreut und über das weitere Vorgehen informiert (Abb. 26-5).

Zu diesem Zeitpunkt findet das postoperative Gespräch zwischen Patient und Operateur statt (Abb. 26-6). Mit Hilfe des Dokumentationsbogens (s. Abschn. 14.4) und den angefertigten Videoprints

Abbildung 26-5: Patienten liegen nach der arthroskopischen Operation im Aufwachraum. Dort werden sie versorgt und betreut, erhalten auf Wunsch Tee oder Kaffee.

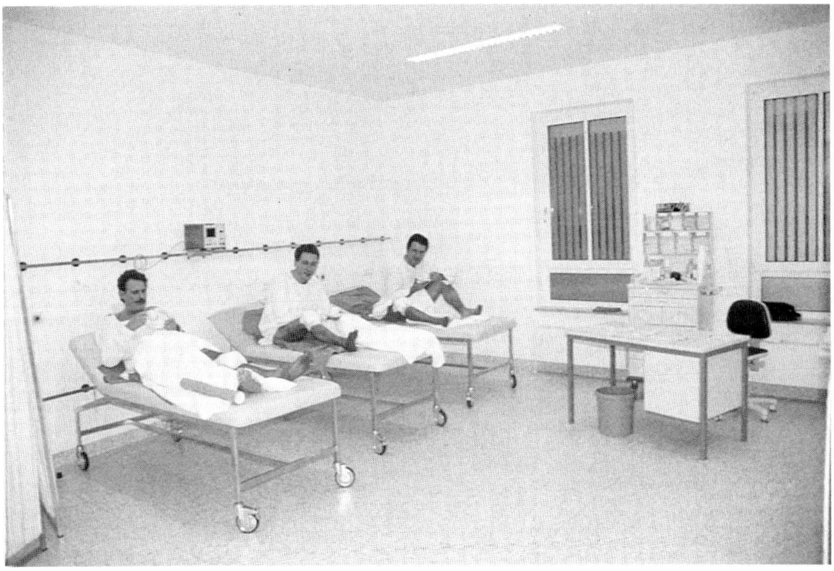

werden dem Patienten die Befunde und die durchgeführten operativen Maßnahmen sowie das Nachbehandlungskonzept erklärt. Während dieses Gespräches ist die Schwester des Aufwachraumes anwesend und kann dem Patienten die Fragen erneut beantworten und ggf. nochmals den Operateur hinzuziehen.

In vielen Fällen, z. B. nach einer Meniskusresektion, kann im Aufwachraum schon der „erste Gehversuch" durchgeführt werden (Abb. 26-7). Der Patient darf hierbei sein Kniegelenk voll belasten, um wieder schnell Vertrauen in sein operiertes Bein zu bekommen.

Spätestens zu diesem Zeitpunkt zeigt sich, ob der Patient in der Lage ist, den Heimtransport zu beginnen. Treten beim Gehversuch Kreislaufregulationsstörungen auf, sollte der Patient solange im Aufwachraum verbleiben, bis die Kreislaufverhältnisse stabil sind. Im Bedarfsfall erhält der Patient noch eine intravenöse Volumensubstitution.

Mit dem Patienten wird, falls notwendig, ein ambulanter Kontrolltermin in der Praxis vereinbart. In der Regel erfolgt die Weiterbehandlung aber durch den zuweisenden Orthopäden oder Chirurgen.

Abbildung 26-6: Besprechung des Operationsbefundes und der durchgeführten Maßnahmen mit dem Patienten. Der Befund und die durchgeführten Maßnahmen werden mit Hilfe der Arthroskopiedokumentation und der Videoprints erklärt.

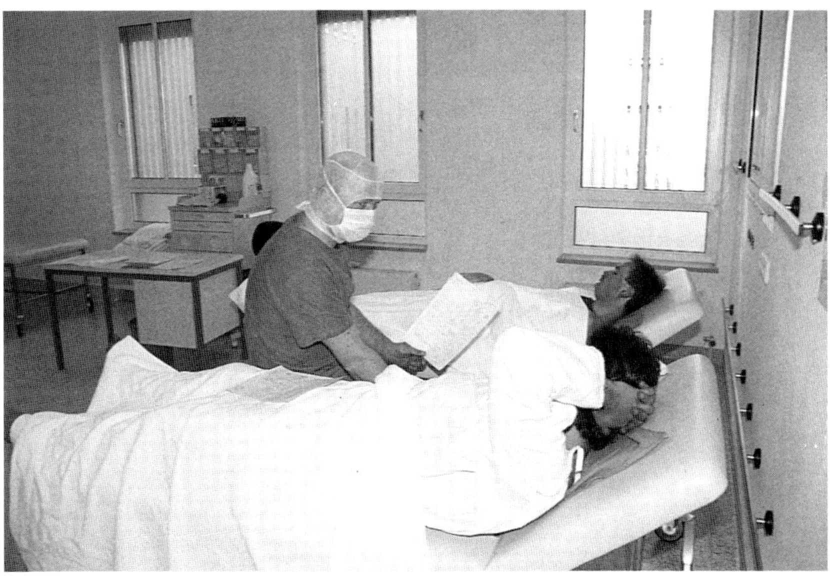

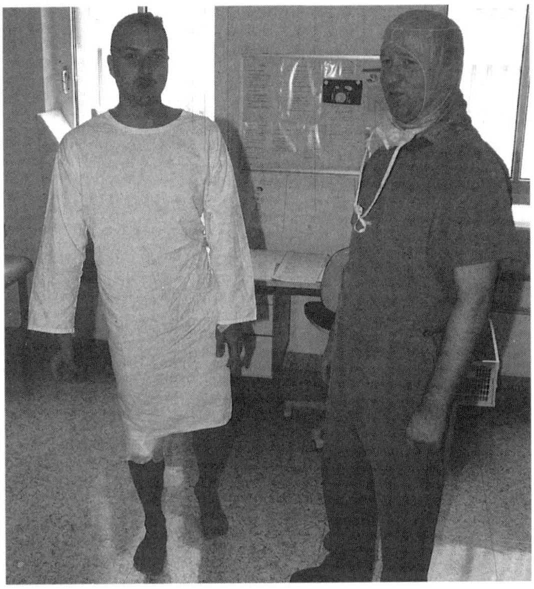

Abbildung 26-7:
Erster Gehversuch nach arthroskopischer Operation.

Ca. 1–2 Stunden nach der Operation wird der Patient ausgeschleust. Er erhält seine Kleidung, empfehlenswert sind ein Trainingsanzug einschl. Turnschuhen sowie Gehstützen. Im Beisein der Verwandten bzw. der Begleitperson werden dem Patienten und der Begleitperson nochmals der intraartikuläre Befund sowie die durchgeführten Maßnahmen, insbesondere aber die erforderliche Nachbehandlung und das weitere Verhalten erläutert. Rezepte für Lymphdrainage und Krankengymnastik werden bei Bedarf ausgestellt.

Sowohl im Aufwachraum als auch bei der Ausschleusung wird dem Patienten und den Angehörigen nochmals mitgeteilt, daß sich der Patient bei auftretenden Schwierigkeiten oder starken Schmerzen unbedingt mit dem Operateur oder der Praxis des Operateurs in Verbindung setzen soll. Diese Telefonnummern werden dem Patienten und den Angehörigen mitgegeben.

26.5.2 Postoperative Phase II

Die ambulante Operation macht es erforderlich, daß sich der Patient vom Partner oder von Verwandten zum Ambulatorium bringen und von dort wieder abholen läßt. Die Angehörigen werden somit in die postoperativen Maßnahmen einbezogen. Daher erscheint es nicht sinnvoll, wenn die Heimfahrt z. B. mit einem Taxi erfolgt. Bevor die Heimfahrt angetreten wird, werden Patient und Begleitpersonen nochmals informiert, was im Falle von Problemen zu tun ist.

Beträgt die Heimfahrt mehr als 50 km, sollte man den Patienten bei kompliziertem Operationsverlauf raten, evtl. am Ort des Ambulatoriums zu übernachten und sich am nächsten Tag in der Praxis des Operateurs vorzustellen, ansonsten noch am Abend mit dem Hausarzt oder dem zuweisenden Orthopäden Kontakt aufzunehmen. Während der Heimfahrt sollte der Patient das Bein nicht über mehrere Stunden in einem hohen Flexionsgrad abwinkeln. Hierdurch könnten bei elastokompressiven Verbänden venöse Rückflußstörungen verstärkt werden. Das Kniegelenk sollte gestreckt oder in leichter Beugestellung gelagert werden.

26.5.3 Postoperative Phase III

Am Heimatort sollte der Patient mit seinem Hausarzt Kontakt aufnehmen. Bestehen keine Beschwerden oder Fragen, reicht eine kurze telefonische Kontaktaufnahme. Am ersten postoperativen Tag stellt sich der Patient routinemäßig beim Hausarzt bzw. dem zuweisenden Arzt vor. Hier wird der erste Verbandswechsel durchgeführt. Dies ist ein wichtiger Kontrolltermin, um ausgeprägte postoperative Schwellungen, Nachblutungen oder starke Schmerzen zu erkennen. Im Bedarfsfall muß mit dem Operateur Kontakt aufgenommen werden.

26.5.4 Postoperative Phase IV

Mit dem Hausarzt vereinbart der Patient einen Termin zwischen dem 4. und 6. postoperativen Tag zur Fädenentfernung. Gegebenenfalls werden weitere Kontrolltermine verabredet. Zwischen dem 2. und 6. postoperativen Tag kann mit der Physiotherapie begonnen werden, falls erforderlich.

Die Physiotherapie hat nicht nur die Aufgabe, den Zustand des Kniegelenkes nach der Operation zu verbessern, sondern auch eine gewisse „Überwachungsfunktion“. Treten Schmerzen auf, sind die Krankengymnasten auch eine Kontrollinstanz, die dem Patienten raten können, nochmals den Hausarzt bzw. den Operateur aufzusuchen.

26.6 Dokumentation

An die Dokumentation der ambulanten Arthroskopie werden erhöhte Anforderungen gestellt, da diese bereits komplett sein muß, wenn der Patient das Ambulatorium verläßt. Der Patient, der nach Hause fährt, sollte seinen Dokumentations- bzw. Befundbogen mitbekommen. Hierfür wurde ein spezielles Dokumentationssystem entwickelt (siehe Abschn. 14.4).

26.7 Qualitätskontrolle

Da in vielen Fällen die Weiterbehandlung des Patienten durch den zuweisenden Arzt erfolgt, gleichzeitig aber eine Qualitätskontrolle der ambulanten Operation sinnvoll und erforderlich ist, wird dem Patienten ein Bogen, der vom Berufsverband der ambulanten Arthroskopiker entworfen wurde, mit Rückumschlag mitgegeben (Abb. 26-8). Auf diesem Bogen werden Fragen zur Narkose und zum postoperativen Verlauf gestellt, die im Ankreuzsystem vom Patienten zu beantworten sind. Der Bogen sollte ca. 2–3 Wochen nach der Operation an den Operateur zurückgesandt werden. Nach unseren Erfahrungen ist mit einer Rücklaufquote von 60–80% zu rechnen.

BERUFSVERBAND FÜR AMBULANTE ARTHROSKOPIE e.V.

Stempel

Gemeinschaftspraxis
Dr. med. G. Ebner, Orthopäde
Dr. med. H. J. Eichhorn, Orthopäde
Dr. med. H. Fett, Orthopäde
Priv.-Doz. Dr. med. M. Strobel, Chirurg
Dr. med. univ. R. Bertagnoli, Orthopäde
Hebbelstraße 14a, Tel. 0 94 21 / 9 95 70
94315 Straubing
69 / 44 036

PATIENTENBOGEN

(Qualitätssicherung gemäß § 135, Abs. 3 SGB V)

Sehr geehrter, lieber Patient!

Sie sind bei uns ambulant operiert worden. Da wir laufend bemüht sind, unsere Qualität zu überprüfen und zu verbessern, bitten wir Sie um Beantwortung der nachstehenden Fragen. Füllen Sie bitte den nachfolgenden Bogen bis zum ______________ (14. Tag nach der Operation) gewissenhaft aus und senden Sie ihn im beiliegenden Freiumschlag an uns zurück. Sollten Sie zu den einzelnen Punkten Fragen haben, so wenden Sie sich bitte an uns oder Ihren Hausarzt.

Patientenname: ______________ Vorname: ______________ ID-Nr.: ________

Überweisender Arzt: ______________________________ OP-Datum: ________

OP am Knie ☐ Schulter ☐ Sprunggelenk ☐ Ellenbogen ☐ Handgelenk ☐

andere Gelenke ☐ welches: ______________

I. Befinden und Verlauf nach der Operation

	nein	ja		
Kopfschmerzen, Übelkeit, Erbrechen	☐	☐		
Muskelschmerzen	☐	☐		
Halsschmerzen	☐	☐		
Schmerzen im OP-Gebiet (mehr als 3 Tage)	☐	☐		
Taubheitsgefühl, Kribbeln	☐	☐		
Schwellung, Spannungsgefühl (mehr als 3 Tage)	☐	☐		
Wurde ein Erguß punktiert?	☐	1 x ☐	2 x ☐	mehr als 2 x ☐
Ist eine Thrombose festgestellt worden?	☐	☐	bis zum 3. Tag ☐	5. Tag ☐
			bis zum 8. Tag ☐	später ☐
Trat Flüssigkeit aus der Wunde?	☐	☐	bis zum 3. Tag ☐	5. Tag ☐
			bis zum 8. Tag ☐	später ☐
Ist Fieber aufgetreten?	☐	☐	wann:	Temperatur:

Bitte auch die Rückseite ausfüllen!

Abbildung 26-8 (S. 422/423):
Bogen zur Qualitätssicherung, der den Patienten nach der ambulanten Operation mitgegeben wird (Berufsverband für Ambulante Arthroskopie).

	ja	nein	
Waren Sie zuhause ausreichend betreut?	☐	☐	
Waren Sie ausreichend mit Schmerzmitteln versorgt?	☐	☐	
Wann konnten Sie das Gelenk weitgehend schmerzfrei bewegen?	bis zum 8. Tag ☐	bis zum 14. Tag ☐	später ☐
Wann konnten Sie das Gelenk weitgehend schmerzfrei belasten?	bis zum 8. Tag ☐	bis zum 14. Tag ☐	später ☐

II. **Arbeitsunfähigkeit**

1. Berufstätige

Wie lange waren Sie nach der OP arbeitsunfähig? 1 Woche ☐ 2 Wochen ☐ länger als 2 Wochen ☐

2. Sonstige

Wie lange konnten Sie Ihrer gewohnten Tätigkeit nicht nachgehen? 1 Woche ☐ 2 Wochen ☐ länger als 2 Wochen ☐

III. **Beurteilung der Behandlung**

	ja	nein	
Würden Sie sich noch einmal ambulant operieren lassen?	☐	☐	
Sind Sie mit dem OP-Ergebnis zufrieden?	☐	☐	Gründe bitte unter Sonstiges
Würden Sie sich vom gleichen Team noch einmal operieren lassen?	☐	☐	

Sonstiges: ______________________________

____

____

____

____

Ort, Datum Unterschrift

27
Thromboseprophylaxe

Tiefe Venenthrombosen sind in der arthroskopischen Chirugie wegen der sofortigen Mobilisation des Patienten seltener als bei anderen chirurgischen Eingriffen an der unteren Extremität. Dennoch sind sie von beträchlicher klinischer Relevanz. So zählen thromboembolische Komplikationen zu den häufigsten und gefährlichsten Komplikationen nach arthroskopischen Operationen. In früheren Jahren waren diese jedoch häufiger als heute. Nach arthroskopischer Meniskusresektion war im Patientengut von Carson (1979) eine postoperative Thromboserate von 8,5 % zu verzeichnen. Demgegenüber liegen die Thromboseraten nach neueren Untersuchungen zwischen 0,1 und 0,8 %. Dies ist im wesentlichen darin begründet, daß die Nachbehandlung nach arthroskopischen Operationen erheblich funktioneller erfolgt. So wird den meisten Patienten nach einer Arthroskopie sofort oder zumindest nach zwei Tagen die Vollbelastung und die uneingeschränkte Mobilisation des Kniegelenkes gestattet.

Auf zahlreichen Kongressen wird immer wieder über die Dauer, die Indikation und die Durchführung der Thromboseprophylaxe nach arthroskopischen Operationen am Kniegelenk diskutiert. Im wesentlichen müssen hierbei drei Parameter berücksichtigt werden.

- Medizinische Notwendigkeit
- Art und Dauer der Durchführung
- Industrielle Interessen.

27.1
Medizinische Notwendigkeit

Es ist unbestritten, daß bei Patienten mit längerfristiger Immobilisation und/oder Entlastung der unteren Extremität, eine Thromboseprophylaxe erforderlich ist.

Tabelle 27-1
Risikofaktoren für eine tiefe Venenthrombose (nach Neumann/Strobel 1994)

- Nikotinabusus
- Adipositas
- Tiefe Venenthrombose oder Lungenembolie in der Anamnese (incl. Familienanamnese)
- Varikosis
- Malignomleiden
- Orale Kontrazeption („Pille")
- Schwangerschaft
- Koronare Herzkrankheit
- Apoplex
- Lebensalter > 40 Jahre

Insbesondere bei Risikofaktoren für die Ausbildung einer tiefen Venenthrombose (Tab. 27-1) sollte unbedingt eine Thromboseprophylaxe durchgeführt werden.

Als wichtigste Risikofaktoren müssen Adipositas, durchgemachte Venenthrombosen bzw. Lungenembolie in der Anamnese (incl. Familienamnese) sowie orale Kontrazeption angesehen werden.

27.2
Art und Dauer der Thromboseprophylaxe

Jeder Patient muß über die Notwendigkeit sowie die möglichen Nebenwirkungen einer Thromboseprophylaxe aufgeklärt werden. Die Aufklärung sollte dokumentiert werden. Jeder Patient muß zudem auf die Erstsymptome einer Thrombose hingewiesen werden. Bei Symptomen wie z. B. einer Schwellung im Bereich des Unterschenkels, der Wade, der Knöchel und des Fußes, unklaren Schmerzen mit Ziehen in der Wade sollte er unverzüglich seinen Hausarzt, den

Operateur oder die nächstgelegene Klinik aufzusuchen.

Gleichzeitig sollte dem Patienten jedoch auch mitgeteilt werden, daß trotz sorgfältiger Thromboseprophylaxe eine tiefe Venenthrombose nicht 100%ig vermieden werden kann. In unserem ambulant operierten Patientengut (n = 4200) der Jahre 1993 und 1994 traten bei 4 Patienten tiefe Beinvenenthrombosen auf. Sämtliche Patienten (3 Frauen, 1 Mann) hatten nach der arthroskopischen Operation eine Thromboseprophylaxe verordnet bekommen und nach eigenen Angaben auch genau durchgeführt. Sämtliche Thrombosen (3 mal Unterschenkel, 1 mal Oberschenkel) wurden stationär behandelt, in keinem der Fälle trat eine Lungenembolie auf.

Die Dauer der Thromboseprophylaxe richtet sich nach der Länge der Immobilisierung bzw. der Ent- oder Teilbelastung.

Als Präparate zur Thromboseprophylaxe haben sich niedermolekulare Heparine für die subkutane Injektion einmal täglich bewährt. In der Regel können diese Injektionen nach kurzer Einweisung durch eine Schwester oder den Arzt vom Patienten oder den Angehörigen selbst durchführt werden. Die Patienten werden während des ambulanten oder stationären Aufenthaltes in die Technik der Selbstapplikation eingewiesen. Bei unzuverlässigen Patienten muß mit Hilfe der Angehörigen oder durch Kontaktaufnahme mit dem Hausarzt gewährleistet sein, daß die Thromboseprophylaxe durchgeführt wird.

27.3 Industrielle Interessen

Besonders die Industrie ist an einer regelmäßigen, möglichst lang dauernden Thromboseprophylaxe interessiert. Immer wieder werden hierzu Arbeiten zitiert und verteilt. Oft werden aus Untersuchungen mit relativ geringen Patientenzahlen (300 bis 400) generelle Empfehlungen abgeleitet, die meist darin gipfeln, eine Thromboseprophylaxe über einen möglichst langen Zeitraum durchzuführen. Ebenfalls werden in Sonderdrucken *(Firma den Autoren bekannt)* gerne die steigende Zahl der forensischen Verfahren angeführt. So wird angegeben, daß sich die forensisch anhängigen Verfahren gegenüber 1989 beinahe verdoppelt haben (von 73 auf 137). Die Zahl der anerkannten Behandlungsfehler hat sich dabei von 40 auf 88 erhöht. Im ambulanten Bereich waren 51 Behandlungsfehler zu verzeichnen. Dieses unterstreicht nach Angaben der Industrie eindrucksvoll die Notwendigkeit der Thromboseprophylaxe beim ambulanten Patienten.

Die Industrie fühlt sich zudem genötigt, das („anscheinend“) bestehende Informationsdefizit durch Handzettel zu reduzieren *(Firma den Autoren bekannt)*. So wird als Thromboembolieprophylaxe bei ambulanter Arthroskopie am Kniegelenk folgendes empfohlen.

1. Anerkannte Standardempfehlung zur medikamentösen Thromboseprophylaxe nach operativen Eingriffen bei unkomplizierten Fällen, unabhängig ob mobilisiert wird oder nicht, 7 bis 10 Tage.
2. Bei immobilisierenden Verbänden gegebenenfalls längerer Prophylaxezeitraum notwendig (bis zur vollständigen Mobilisierung). Es wird empfohlen, die medikamentöse Thromboseprophylaxe im ambulanten Bereich noch 3 Tage nach Entfernung der immobilisierenden Verbände fortzusetzen.
3. Eine den forensischen Verfahren entnommene Zusammenstellung der Risikofaktoren bei den tiefen Venenthrombosen anläßlich einer ambulanten Behandlung läßt erkennen, daß immobilisierende Verbände am stärksten mit Gefahren verbunden sind. Sind Operationen vorausgegangen, standen das Hüft- und des Kniegelenk im Vordergrund, auffallend oft war eine Arthroskopie des Kniegelenkes vorgenommen werden.
4. In einer Untersuchung an ambulanten arthroskopischen Operationen (n = 1759) kommt man zu dem Ergebnis: Eine Thromboseprophylaxe sollte ambulant ebenso konsequent durchgeführt werden, wie es stationär üblich ist.

Anschließend wird noch eine Schlußfolgerung für die Praxis gezogen:

Der medizinisch erforderliche und „forensisch gebotene Zeitraum der medikamentösen Thromboembolieprophylaxe bei ambulanten Arthroskopien des Kniegelenkes umfaßt prä- und postoperativ zusammen mindestens 8 Tage“.

Hier wird deutlich, wie oberflächlich einerseits und wie ungenau die Forderungen an die Thromboembolieprophylaxe andererseits formuliert werden. Würde dieser „Merkzettel“ zutreffen, beginge jeder Operateur, der seinen Patienten postoperativ nicht mindestens 8 Tage eine Thromboseprophylaxe zukommen läßt, einen Behandlungsfehler.

27.4 Differenzierte Indikation zur Thromboseprophylaxe

Wie unterschiedlich die Thromboseprophylaxe im nationalen und internationalen Vergleich durchgeführt wird, zeigen Vergleiche mit der Schweiz und den USA. In diesen Ländern wird nicht obligat eine Thromboseprophylaxe durchgeführt. Es wäre daher anzustreben und zu wünschen, allgemeine und gleichzeitig differenzierte Empfehlungen für die Thromboseprophylaxe nach Arthroskopien zu erarbeiten. Eine generelle „blinde“ Thromboseprophylaxe nach Arthroskopien des Kniegelenkes ist zwar möglich, sie dient sicherlich auch der „forensischen Absicherung“, inwieweit sie jedoch nach kleineren arthroskopischen Operationen wirklich sinnvoll ist, bzw. sich eventuell sogar nachteilig auswirkt (erhöhtes Nachblutungsrisiko), ist noch nicht eindeutig durch umfangreiche randomisierte Untersuchungen geklärt.

Unseres Erachtens kann eine Thromboseprophylaxe nach Arthroskopien des Kniegelenkes nicht als obligat, schon gar nicht als forensisch geboten angesehen werden. Nach ausführlicher Anamnese (Ausschluß von Risikofaktoren, s. Tab. 27-1) und nach ausführlicher Aufklärung über mögliche Erstsymptome einer Thrombose ist es durchaus möglich, einen Patienten, bei dem lediglich eine kleine Operation erfolgt ist, z. B. eine Meniskuszunge arthroskopisch entfernt wurde (Operation ohne Blutsperre oder Blutleere), ohne Thromboseprophylaxe zu behandeln. Dies gilt, wenn der Patient das Bein nach der Arthroskopie wieder komplett durchbewegen und voll belasten darf und auch kann. Hiervon sollte sich der Operateur nach der Operation überzeugen, indem er den Patienten aufstehen läßt (Gehtest, Zehenspitzen- und Hakenstand) (Abb. 26-7).

Nach größeren arthroskopischen Eingriffen beginnt die Thromboseprophylaxe präoperativ und erfolgt bis einschließlich des 5. Tages nach der Operation. Ist z. B. nach arthroskopischen Eingriffen eine längere oder sogar eine mehrwöchige Entlastung, z. B. der arthroskopischen Induktion von Ersatzknorpel, notwendig, sollte eine Thromboseprophylaxe über den Zeitraum der Entlastung erwogen werden.

28
Fachzeitschriften und Fachgesellschaften

28.1
Arthroskopie – Fachzeitschriften

Arthroscopy
The Journal of Arthroscopic Related Surgery
Raven Press Books Ltd., 1140 Avenue of the Americans,
New York, New York 10036, U.S.A.
Erste Ausgabe: 1985

Arthroskopie
Organ der deutschsprachigen Arbeitsgemeinschaft für Arthroskopie (AGA)
Springer-Verlag Berlin – Heidelberg – New York
Erste Ausgabe: 1988
(Mitglieder der deutschsprachigen Arbeitsgemeinschaft für Arthroskopie (AGA) erhalten diese Zeitschrift im Rahmen ihrer Mitgliedschaft kostenlos)

28.2
Fachzeitschriften mit Beiträgen zur Arthroskopie

The American Journal of Sports Medicine
P.O. Box C-259, Birmingham, AL 35282–9990, U.S.A.

The Journal of Bone and Joint Surgery
(American Volume)
10 Shattuck Street, Boston, Massachusetts 02115–6093

The Journal of Bone and Joint Surgery
(British Volume)
Churchill Livingstone, Longman Group Ltd., Fourth Avenue,
Pinnacles, Harlow, Essex CM19 5AA, England

Chirurgische Praxis
Hans Marseille Verlag
Bürkleinstr. 12, 80538 München

Der Unfallchirurg
Springer-Verlag, Berlin – Heidelberg – New York

Praktische Sport-Traumatologie und Sportmedizin
W. Zuckschwerdt Verlag GmbH,
Kronwinklerstr. 24, 81245 München

28.3
Anschriften und Veranstaltungen von Fachgesellschaften und Stiftungen:

AGA
Deutschsprachige Arbeitsgemeinschaft für Arthroskopie
Korrespondenzadresse:
Prof. Dr. H. R. Henche
Orthopädische Abteilung
Kreiskrankenhaus
79618 Rheinfelden
oder
AGA-Sekretariat
Triemlispital
CH-8063 Zürich
Veranstaltungen: AGA-Kongreß, jährlich

ESKA
European Society of Knee Surgery and Arthroscopy
Veranstaltungen: ESKA-Kongreß, alle 2 Jahre

SFA
Stiftung zur Förderung der Arthroskopie
Korrespondenzadresse:
Postfach 29, 78532 Tuttlingen
Tel.: 07461/77496
Veranstaltungen: monatlich Operationskurse (2 bis max. 5 Teilnehmer) an ausgewählten Kliniken
Versendung des SFA-Arthroskopie-Protokolls (vgl. S. 260).

29 Literatur

29.1 Lehrbücher zur Diagnostik

HACKENBRUCH, W, HENCHE, H.R.: Diagnostik und Therapie von Kapselbandläsionen am Kniegelenk. Eular Verlag Bern (1981)

MUHR, G., WAGNER, M.: Kapsel-Band-Verletzungen des Kniegelenkes - Diagnostikfibel. Springer Verlag, Heidelberg (1981)

MÜLLER, W.: Das Knie Form, Funktion und ligamentäre Wiederherstellungschirurgie. Springer Verlag, Heidelberg (1982)

STROBEL, M., STEDTFELD, H.-W., EICHHORN, H.J.: Diagnostik des Kniegelenkes, 3. Aufl. Springer Berlin Heidelberg New York (1995)

29.2 Lehrbücher zur Arthroskopie

CASSCELLS, S.W.: ARTHROSCOPY: Diagnostic and surgical practice. Lea and Febiger, Philadelphia (1984)

CHASSAING, V., PARIER, J.: Arthroskopic des Kniegelenkes, Diagnostik und operative Therapie. Deutscher Ärzteverlag Köln (1988)

DANDY, D.J.: Arthroscopy surgery of the knee. Churchill-Livingstone, Edinburgh (1981)

DANDY, D.J.: Arthroscopy of the knee: a diagnostic colour atlas. Gower Medical Publishing, London (1984)

GLINZ, W.: Diagnostische Arthroskopie und arthroskopische Operationen am Kniegelenk. 2. Auflage. Hans Huber-Verlag, Bern (1987)

HENCHE, H.R., HOLDER, J.: Die Arthroskopie des Kniegelenks. Springer- Verlag, Heidelberg (1988)

HOFER, H. (Hrsg.): Fortschritte in der Arthroskopie. Ferdinand Enke Verlag, Stuttgart (1985)

JACKSON, R.W., DANDY, D.J.: Arthroscopy of the knee. Grune & Stratton, New York (1976)

JOHNSON, L.L.: Arthroscopic surgery: principles and practice. C. V. Mosby Company, St. Louis (1986)

KLEIN, W., HUTH, Th.F.: Arthroskopie und Histologie von Kniegelenkserkrankungen. Schattauer Verlag, Stuttgart (1980)

LÖHNERT, J., RAUNEST, J.: Arthroskopische Chirurgie des Kniegelenkes. Regensberg & Biermann, Münster (1985)

MÜLLER, W., HACKENBRUCH, W. (Hrsg.): Surgery and Arthroscopy of the knee. Springer Verlag, Heidelberg (1988)

PARISIEN, J.S. (Hrsg.): Arthroscopic surgery. McGraw-Hill Book Company, New York (1988)

SCHONHOLTZ, G.J.: An atlas of arthroscopic surgery of the knee. Charles, C. Thomas, Springfield Illinois (1988)

SHAHRIAREE, H.: O'Connor's textbook of arthroscopic surgery. J.B. Lippincott Comp., Philadelphia (1984)

TILING, Th. (Hrsg.): Arthroskopische Meniskuschirurgie. Ferdinand Enke Verlag, Stuttgart (1986)

TRICKEY, E.L., HERTEL, P. (Hrsg.): Surgery and arthroscopy of the knee. Springer Verlag, Berlin (1986)

WATANABE, M., TAKEDA, S., IKEUCHI, H.: Atlas of arthroscopy. 2. Auflage. Springer Verlag, Berlin (1970)

29.3 Historische Entwicklung

BIRCHER, E.: Die Arthroendoskopie. Zbl. Chir. 48: 1460-1461 (1921)

BIRCHER, E.: Beitrag zur Pathologie (Arthrotis deformans) und Diagnose der Meniskusverletzungen (Arthroendoskopie). Bruns Beitr. klin. Chir. 127:239- 250 (1921)

BIRCHER, E.: Die Binnenverletzung des Kniegelenkes und ihre Diagnose. Schweiz. med. Wschr. 6: 921 (1923)

BOZZINI, P.: Lichtleiter, ein Erfindung zur Anschauung innerer Theile und Krankheiten nebst der Abbildung. In: Hufeland, C. (Hrsg.) Journal der practischen Wundarzneykunst. Berlin 24:107-124 (1806)

BOZZINI, P.: Der Lichtleiter. Verlag der landesindustrie - Comtoirs Weimar, 1807

BRUCK, J.: Das Urethroskop Galvanisches Glühlicht. Breslau 1867

BURMAN, M.S.: Arthroscopy or the direct visualisation of joints. An experimental cadaver study. J. Bone Joint Surg. (Am.) 13: 669-695 (1931)

BURMAN, M.S., FINKELSTEIN, H., MAYER, I.: Arthroscopy of the knee joint. J. Bone Joint Surg. (Am.) 16: 255-268 (1934)

BURMAN, M.S., SUTRO, C.J.: Arthroscopy by fluorescence: An experimental study. Arch. phys. Ther. 16: 423 (1935)

BURMAN, M.S., MAYER, L.: Arthroscopic examination of the knee joint. Arch. Surg. 32: 846-874 (1936)

DONNER, K.: Geschichte der Arthroskopie. In: Blauth, W., Donner, K. (Hrsg.) Arthroskopie des Kniegelenkes. Thieme Verlag Stuttgart (1979)

FINKELSTEIN, H., MAYER, L.: The arthroscope, a new method of examining joints. J. Bone Joint Surg. (Am.) 13: 583 - 588 (1931)

HELLER, D.: Eugen Bircher - Arzt, Militär, Politiker. Ein Beitrag zur Zeitgeschichte. Verlag Neue Zürcher Zeitung (1988)

HURTER, E.: L–arthroscopie. Rev. Chir. orthop. 41: 763-766 (1955)

IINO, S.: Normal arthroscopic findings of the knee joint in adult cadavers. J. Jap. orthop. Ass. 14: 467-523 (1939)

JACKSON, R.W.: Memories of the early days of arthroscopy: 1965-1975. The formative years. Arthroscopy 3:1-3 (1987)

KAWASHIMA, W.: Arthrocopy of the tuberculous knee in its early stage. J. Jap. orthop. Ass. 18: 651-655 (1943)

KREUSCHER, P.H.: Semilunar cartilage disease: a plea for early recognition by means of the arthroscope and the early treatment of this condition. Illinois med. J. 47: 290-292 (1925)

LEITER, F.: Zur Geschichte der Elektro-Endoskopie in Wien. Wien med. Wochenschr. 76:1143 (1926)

MAYER, L., BURMANN, M.S.: Arthroscopy in the diagnosis of meniscal lesions of the knee joint. Amer. J. Surg. 43: 501-511 (1939)

OHNSORGE, J.: Farbphotographie des Kniegelenksinnenraumes über ein neues Glasfiberendoskop. Langenbecks Arch. klin. Chir. 325: 965-967 (1969)

SOMMER, R.: Die Endoskopie des Kniegelenkes. Zbl. Chir. 64: 1692-1697 (1937)

TAKAGI, K.: Practical experiences using Takagi–s arthroscope. J. Jap. orthop. Ass. 8: 132 (1933)

TAKAGI, K.: The arthroscope. J. Jap. orthop. Ass. 14: 359-441 (1939)

TAGAKI, K.: The classic: Arthroscope. Clin. Orthop. 167: 6-8 (1982)

VAUBEL, E.: Die Endoskopie des Kniegelenkes. Zeitschr. Rheumaforsch. 1: 210 - 213 (1938)

WATANABE, M., TAKEDA, S.: On the popularization of arthroscopy. J. Jap. orthop. Ass. 27: 258 (1953)

WATANABE, M.: The development and present status of the arthroscope. J. Jap. med. Instr. 25: 11 (1954)

WATANABE, M., TAKEDA, S.: The number 21 arthroscope. J. Jap. orthop. Ass. 34: 1041 (1960)

WATANABE, M.: Arthroscopic diagnosis of the internal derangements of the knee joint. J. Jap. orthop. Ass. 42: 993-1002 (1968)

WATANABE, M.: Memories of the early days of arthroscopy. Arthroscopy 2: 209-214 (1986)

WILKE, K.H.: Endoskopie des Kniegelenkes an der Leiche. Brun–s Beitr. klin. Chir. 169: 75-83 (1939)

WRUHS, O.: Die Arthroskopie. Orthop. Praxis 9: 75-78 (1972)

WRUHS, O.: Die Arthroskopie des Kniegelenkes. Z. Orthop. 111: 664-665 (1973)

WRUHS, O.: Endoskopisch faßbare Veränderungen des Femur-Patellargelenkes. Z. Orthop. 111: 525-526 (1973)

WRUHS, O.: Arthroskopische Befunde bei Vorverlagerung der Tuberositas tibiae. Hefte Unfallheilk. 127: 46-57 (1975)

29.4
Arthroskopie - allgemein

ALM, A., GILLQUIST, J., LILJEDAHL, S.O.: The diagnostic value of arthroscopy of the knee joint. Injury 5: 319-324 (1974)

ANDERSSON, A. P., ELLITSGAARD, N.: Aplasia of the anterior cruciate ligament with a compensating posterior cruciate ligament. Acta Orthop. Belg. 58: 240-242 (1992)

BARRACK, R.L., SKINNER, H.B., BRUNET, M.E., HADDAD, R.J.: Functional performance of the knee after intraarticular anaesthesia. Am. J. Sports Med. 11: 258-261 (1983)

BEARD, D., MOSER, J., CRAWFORD, C.: Management after arthroscopy. J. Bone Joint Surg. Br. 76: 335 (1994)

BEHFAR, A.S., REFIOR, H.J.: Arthroskopie des kindlichen Kniegelenkes. Z. Orthop. 124: 751-754, (1986)

BENEDETTO, K. P., SPERNER, G., GLOTZER, W.: Der Kniegelenkhämarthros. Differentialdiagnostische Überlegungen zur Planung einer Operation. Orthopäde 19: 69-76 (1990)

BERG, E. E., CIULLO, J. V.: Arthroscopic debridement after intraarticular low-velocity gunshot wounds. Arthroscopy 9: 576-579 (1993)

BERGSTRÖM, R., GILLQUIST, J.: The use of an infusion pump in arthroscopy. Arthroscopy 2: 41-45 (1986)

BERNER, W., TSCHERNE, H.: Videotechnik bei der Arthroskopie. Unfallheilk. 85: 441-443 (1982)

BETZ, A., WITT, S., SEBISCH, E., SCHWEIBERER, L.: Diagnostische und therapeutische Arthroskopie beim frischen Kniegelenkstrauma. Chirurg 64: 151-156 (1993)

BLEULER, P., GANZONI, N.: Arthroskopische Kniediagnostik an der nichtspezialisierten chirurgischen Abteilung. Helv. chir. Acta 45: 13-16 (1978)

BOCELL, J. R., THORPE, C. D., TULLOS, H. S.: Arthroscopic treatment of symptomatic total knee arthroplasty. Clin. Orthop. 271: 125-134 (1991)

BRENNER, H.: Was kostet arthroskopisches Operieren ? Arthroskopie 1:143- 147 (1988)

BRIEF, L.P.: Arthroscopy, self education and humility. Arthroscopy 2: 88- 89 (1986)

BRÜHLMANN-KELLER, H., KIESER, C., ZULLIG, R.: Arthrographie und Arthroskopie in der Meniskusdiagnostik. Eine prospektive Blindstudie zum Vergleich ihrer Leistung und Ökonomie. Unfallchirurg 89: 547-550 (1986)

BÜHLER, U., KIESER, C.: Endoskopische Veränderungen im Kniegelenk nach Meniskektomie. Zschr. Unfallmed. Berufskrankh. 2: 133-137 (1978)

CANNON, W. D. Jr., VITTORI, J. M.: AIDS and arthroscopic surgery. Arthroscopy 8: 279-286 (1992)

CASSCELLS, S.W.: Arthroscopy of the knee joint: A review of 150 cases. J. Bone Joint Surg. (Am.) 53: 287-298 (1971)

CASSCELLS, S.W.: The place of arthroscopy in the diagnosis and treatment of internal derangement of the knee; an analysis of 1.000 cases. Clin. Orthop. 151: 135-142 (1980)

CHANDLER, E.J.: 35-Millimeter photograph from Video. Arthroscopy 1: 268- 269 (1985)

CONTZEN, H.: Indikationen für die Arthroskopie des Kniegelenkes. Unfallchir. 4: 150-152 (1978)

COUPENS, S. D., YATES, C. K.: The effect of tourniquet use and hemovac drainage on postoperative hemarthrosis. Arthroscopy 7: 278-282 (1991)

DANDY, D.J., JACKSON, R.W.: The diagnosis of problems after meniscectomy. J. Bone Joint Surg. (Br.) 57: 349-352 (1975)

DANDY, D.J., JACKSON, R.W.: The impact of arthroscopy on the management of disorders of the knee. J. Bone Joint Surg. (Br.) 57: 346-348 (1975)

DANDY, D.J., FLANAGAN, J.P., STEENMEYER, V.: Arthroscopy and the management of the ruptured acl. Clin. Orthop. 167: 43-49 (1982)

DANDY, D.J.: Arthroscopy in the treatment of young patients with anterior knee pain. Orthop. Clin. North Am. 17: 221-229 (1986)

DANDY, D. J.: The impact of arthroscopic surgery on the management of disorders of the knee. Arthroscopy 6: 96-99 (1990)

DAVISON, J. A., STROVER, A. E.: A technique for prevention of sudden pressure loss on emptying of irrigation bags during arthroscopic surgery using gravity-fed irrigation systems. Arthroscopy 9: 336-337 (1993)

DEHAVEN, K.E., COLLINS, H.R.: Diagnosis of internal derangements of the knee. The rule of arthroscopy. J. Bone Joint Surg. (Am.) 57: 802-810 (1975)

DEHAVEN, K.E.: Diagnosis of acute knee injuries with haemarthrosis. Am. J. Sports Med. 9: 9-14 (1980)

DORFMANN, H., DREYFUS, P.: Arthroskopie des Kniegelenkes. Münch. Med. Wschr. 13: 611-614 (1972)

EICHENAUER, M., MOSTEGL, A., AGREITER, H.Z.: Korrelation zwischen klinischem, arthrographischem und arthroskopischem Befund bei Meniskusläsionen. Chirurg 57: 719-722 (1986)

ERIKSSON, E., SEBIK, A.: Comparison between transpatellar tendon and lateral approach to the knee during arthroscopy. Am. J. Sports Med. 8: 100-105 (1980)

ERIKSSON, E., SEBIK, A.: Arthroscopy and arthroscopic surgery in a gas versus a fluid medium. Orthop. Clin. North Am. 13: 293-298 (1982)

ERIKSSON, E., HAGGMARK, T., SAARTOK, T., SEBIK, A., ORTENGREN, B.: Knee arthroscopy with local anaesthesia in ambulatory patients. Methods, results and patient compliance. Orthopedics 9: 186-188 (1986)

FARID, F., WEBER, H., HEIDE, H., LÖRINZ, W.: Der Stellenwert der transarthroskopischen Synoviadialyse bei hartnäckigen Ergüssen verschiedener Genese und differentialdiagnostischem Wert der Synoviaflüssigkeitsanalyse. S. 189-192 In: Hofer, H. (Hrsg.): Fortschritte in der Arthroskopie. Ferdinand Enke Verlag, Stuttgart (1985)

FRANKE, J.: Die Arthroskopie des Kniegelenkes. Zbl. Chir. 106: 201-206 (1981)

FULLERTON, L.R.: Knee arthroscopy in the military population: An analysis of 600 knee arthroscopies. Arthroscopy 2: 259-261 (1986)

FUNK, D. A., NOYES, F. R., GROOD, E. S., HOFFMAN, S. D.: Effect of flexion angle on the pressure-volume of the human knee. Arthroscopy 7: 86-90 (1991)

GÄCHTER, A., ROSETTO, M.: Verteilung der Relevanz der Knorpelschädigung am Knie. S. 31-36 In: Hofer, H. (Hrsg.): Fortschritte in der Arthroskopie. Ferdinand Enke Verlag, Stuttgart (1985)

GAUDERNAK, T.: Der posttraumatische Hämarthros des Kniegelenkes - Arthroskopische Abklärung der Ursache. Unfallchirurgie 8: 159-169 (1982)

GILLIES, H., SELIGSON, D.: Precision in the diagnosis of meniscal lesions: A comparison of clinical evaluation, arthrography and arthroscopy. J. Bone Joint Surg. (Am.) 61: 343-346 (1979)

GILLQUIST, J, HAGBERG, G.: A new modification of the technique of arthroscopy of the knee joint. Acta chir. Scand. 142: 123-130 (1976)

GILLQUIST, J, HAGBERG, G., ORETORP, N.: Arthroscopy in acute injuries of the knee joint. Acta Orthop. Scand. 48: 190-196 (1977)

GILLQUIST, J, HAGBERG, G.: Findings at arthroscopy and arthrography in knee injuries. Acta Orthop. Scand. 49: 398-401 (1978)

GLINZ, W.: Diagnostische Bedeutung der Arthroskopie bei Präarthrosen des Kniegelenkes. Z. Unfallmed. Berufkrankh. 67: 260-266 (1974)

GLINZ, W.: Die Arthroskopie bei Meniskusverletzungen. Z. Unfallmed. Berufkrankh. 69: 106-115 (1976)

GLINZ, W.: Arthroskopische Diagnostik der traumatischen Knorpelläsionen am Kniegelenk. Hefte Unfallheilk. 129: 242-246 (1977)

GLINZ, W.: Diagnostische Arthroskopie und arthroskopische Operation: Erfahrungen bei 500 Kniearthroskopien. Helv. Chir. Acta 46: 25-32 (1979)

GLINZ, W.: Indikationen zur Arthroskopie nach Verletzungen des Kniegelenkes. Z. Unfallmed. Berufskrankh. 75: 133-139 (1982)

GLINZ, W.: Indikationen zur Arthroskopie. Dtsch. Med. Wschr. 17: 669-670 (1983)

GLINZ, W.: Arthroskopie in der Kinderchirurgie. Z. Kinderchir. 39: Suppl. 1, 15-16 (1984)

GLINZ, W., Ricklin, R., Frei, E.: Die partielle vordere Kreuzbandruptur. S. 173-176 In: Hofer, H. (Hrsg.): Fortschritte in der Arthroskopie. Ferdinand Enke Verlag, Stuttgart (1985)

GLINZ, W.: Arthroskopie - Die stille Revolution. S. 1-5 In: Hofer, H. (Hrsg.): Fortschritte in der Arthroskopie. Ferdinand Enke Verlag, Stuttgart (1985)

GLOTZER, W., BENEDETTO, K.P.: Indikation und Technik der Arthroskopie. ZFA 58: 1594-1596 (1982)

GREENFIELD, M. A., SCOTT, W. N.: Arthroscopic evaluation and treatment of the patellofemoral joint. Orthop. Clin. North Am. 23: 587-600 (1992)

GRONERT, H.J., STEWIN, J.: Möglichkeiten und Grenzen der Arthroskopie beim frischen traumatischen Kniebinnenschaden. Unfallheilk. 83: 108-114 (1980)

GRONLUND, B., ANDERSEN-RANBERG, F.: Knee complaints in patients with normal arthroscopic findings. Acta Orthop. Belg. 56: 577-581 (1990)

HAAGE, H., WATANABE, M.: Arthrographie und Arthroskopie. Betrachtungen über die Wertigkeit der Methoden. Z. Orthop. 111: 178-183 (1973)

HALBRECHT, J. L., JACKSON, D. W.: Office arthroscopy. A diagnostic alternative. Arthroscopy 8: 320-326 (1992)

HANSEN, H., THOMSEN, P.B., DYREBORG, E.: Arthroscopy of the knee. An analysis of 588 consecutive knee arthroscopies. Acta Orthop. Scand. 54: 24- 28 (1983)

HAUS, J., BEHFAR, A.S., REFIOR, H.J.: Arthroskopische Erfahrungen zur diagnostischen und therapeutischen Wertung von Knorpelschäden des Femoropatellargelenks. S. 41-43 In: Hofer, H. (Hrsg.): Fortschritte in der Arthroskopie. Ferdinand Enke Verlag, Stuttgart (1985)

HEMPFLING, H.: Die kombinierte endoskopisch-radiologische Untersuchung des Kniegelenkes. Z. Orthop. 120: 874-876 (1982)

HEMPFLING, H.: Wann welches Arthroskop? Dtsch. Med. Wschr. 112: 437-439 (1987)

HENCHE, H.R.: Indikation, Technik und Resultate der Arthroskopie nach Traumatisierung des Kniegelenkes. Orthopädie 3: 178-183 (1974)

HENCHE, H.R.: Indikation und Technik der Arthroskopie des Kniegelenkes. Orthop. Praxis 12: 165-167 (1976)

HENCHE, H.R.: Indikationen zur Arthroskopie. Schweiz. Rundschau Med. 68: 190-192 (1979)

HENCHE, H.R.: Arthroskopische Diagnostik des posttraumatischen Kniegelenksschadens. Chirurg 50: 612-617 (1979)

HENCHE, H.R.: Beinhalterung zur Erleichterung der arthroskopischen Untersuchung des Kniegelenkes. Chirurg 53: 747 (1982)

HERTEL, E.: Arthroskopische Diagnostik von Kniegelenksveränderungen. Orthop. Praxis 14: 201-204 (1978)

HERTEL, E.: Der Wert der arthroskopischen Diagnostik von Kniegelenksveränderungen. Orthop. Praxis 15: 446 (1979)

HERTEL, P. Rearthroskopien. Orthopäde 19: 107-110 (1990)

HIRSCHOWITZ, D.: Clinical assessment, arthrography, arthroscopy and arthrotomy in the diagnosis of internal derangements of the knee. J. Bone Joint Surg. (Br.) 58: 367 (1976)

HÖRSTER, G., THEERMANN, R.: Vergleichende Meniskusdiagnostik mittels Arthrographie und Arthroskopie. S. 23-27 In: Tiling, T. (Hrsg.): Arthroskopische Meniskuschirurgie. Ferdinand Enke Verlag, Stuttgart (1976)

HUANG, T.L., RIEGER, R.W., BARMADA, R., RAY, R.D.: Correlation of arthroscopy with other diagnostic modalities. Orthop. Clin. North Am. 10: 523-534 (1979)

IHARA, H., MIWA, M., TAKAYANAGI, K., NAKAYAMA, A.: Acute torn meniscus combined with acute cruciate ligament injury. Second look arthroscopy after 3-month conservative treatment. Clin. Orthop. 307: 146-154 (1994)

IKEUCHI, H.: Supplementary study of arthroscopic anatomy on the knee joint. Part I: Plicae, ligaments and tendons. J. Jap. Orthop. Ass. 52: 1-10 (1978)

IKEUCHI, H.: Supplementary study of arthroscopic anatomy on the knee joint. Part II: Menisci. J. Jap. Orthop. Ass. 52: 11-24 (1978)

JACKSON, D.W.: Videoarthroscopy: A permanent medical record. Am. J. Sports Med. 6: 213-216 (1978)

JACKSON, D.W., OVADIA, D.N.: Videoarthroscopy: present and future developments. Arthroscopy 1: 108-115 (1985)

JACKSON, D. W.: The Arthroscopy Association of North America: the second decade. Arthroscopy 8: 391-393 (1992)

JACKSON, R.W., ABE, J.: The role of arthroscopy in the management of disorders of the knee. J. Bone Joint Surg. (Br.) 54: 310-322 (1972)

JACKSON, R.W., DEHAVEN, K.E.: Arthroscopy of the knee. Clin. Orthop. 107: 87-92 (1975)

JACKSON, R.W.: The rule of arthroscopy in the management of the arthritic knee. Clin. Orthop. 110: 28-35 (1974)

JOHNSON, D. R., FRIEDMAN, R. J., MCGINTY, J. B., MASON, J. L., St. MARY, E. W.: The role of arthroscopy in the problem total knee replacement. Arthroscopy 6: 30-32 (1990)

JOHNSON, L.L., BECKER, R.L.: Arthroscopy, technique and the rule of the assistent. Orthop. Rev. 9: 31-43 (1976)

JOHNSON, L.L., SHNEIDER, D., AUSTIN, M.D., GOODMAN, F.G., BULLOCK, J.M., DEBRUIN, J.A.: Two percent glutaraldehyde: A desinfection in arthroscopy and arthroscopic surgery. J. Bone Joint Surg. (Am.) 64, 237-239 (1982)

JOHNSON, L.L.: Impact of diagnostic arthroscopy on the clinical judgement of an experienced arthroscopist. Clin. Orthop. 167: 75-83 (1982)

JOHNSON, L. L.: Characteristics of the immediate postarthroscopic blood clot formation in the knee joint. Arthroscopy 7: 14-23 (1991)

JUHL, M., BOE, S.: Arthroscopy in children with special emphasis on meniscal lesions. Injury 17: 171-173 (1986)

KAWAMURA, H., OGATA, K., MIURA, H., ARIZONO, T., SUGIOKA, Y.: Spontaneous hemarthrosis of the knee in the elderly. Etiology and treatment. Arthroscopy 10: 171-175 (1994)

KIESER, C., RÜTTIMANN, A.: Die Arthroskopie des Kniegelenkes. Schweiz. Med. Wschr. 106: 1631-1637 (1976)

KIMURA, M., SHIRAKURA, K., HASEGAWA, A., KOBAYASHI, Y., UDAGAWA, E.: Anatomy and pathophysiology of the popliteal tendon area in the lateral meniscus: 2. Clinical investigation. Arthroscopy 8: 424-427 (1992)

KIMURA, M., SHIRAKURA, K., HASEGAWA, A., KOBAYASHI, Y., UDAGAWA, E.: Anatomy and pathophysiology of the popliteal tendon area in the lateral meniscus: 1. Arthroscopic and anatomical investigation. Arthroscopy 8: 419-423 (1992)

KOHN, D., AIGNER, R.: Entscheidungen vor, während und nach der Kniegelenksarthroskopie. Fortschr. Med. 103: 317-320 (1985)

KOHN, D., BRUCKL, R., LOBENHOFFER, P.: Kurze technische Mitteilung: Videotechnik und Sterilität bei der Arthroskopie. Z. Orthop. 123: 897-898 (1985)

KOHN, D., MÜNCH, E.O.: Der pathologische arthroskopische Befund im Patellofemoralgelenk und seine klinische Bedeutung. Orthop. Praxis 24: 145-147 (1988)

KOHN, D., SIEBERT, W., BARDENHEUER, H.: Der intraartikuläre Druck bei der Kniegelenksarthroskopie. Eine experimentelle und klinische Studie. Arthroskopie 1:94-99 (1988)

KOHN, D.: Arthroscopy in acute injuries of anterior cruciate deficient knees: Fresh and old intraarticular lesions. Arthroscopy 2: 98-102 (1986)

KÖPPE, W., FENGLER, F., NUSCHENPICKEL, H.: Erste Erfahrungen mit der Arthroskopie des Kniegelenkes im gasförmigen Medium. Beitr. Orthop. Traumatol. 31:622-626 (1984)

KORN, M.W., SPITZER, R.M., ROBINSON, K.E.: Is there still a role for knee arthrography? Arthroscopy 1: 40-43 (1985)

KREMPEN, J.F., SILVER, R.A., HADLEY, J.: The use of a peritoneal catheter for the irrigation system in arthroscopy: A better system for accurate diagnosis. Clin. Orthop. 128: 214-215 (1977)

KULLMER, K., LETSCH, R., BUG, R.: Kalkhaltige Konkremente in einer Poplitealzyste als seltene Ursache persistierender Kniebeschwerden und rezidivierender Ergusse. Aktuelle Traumatol. 24: 255-257 (1994)

LEE, T. L., TWEED, W. A., SINGH, B: Oxygen consumption and carbon dioxide elimination after release of unilateral lower limb pneumatic tourniquets. Anesth. Analg 75: 113-117 (1992)

LEHRBERGER, K., ROSENMEYER, B.: Stellenwert der arthroskopischen Diagnostik bei der Patellaluxation und -subluxation. S. 63-71 In: Hofer, H. (Hrsg.): Fortschritte in der Arthroskopie. Ferdinand Enke Verlag, Stuttgart (1985)

LEWICKY, R.T., ABESHAUS, M.M.: Simplified technique for posterior knee arthroscopy. Am. J. Sports Med. 10: 22-23 (1982)

LINDBERG, U., HAMBERG, P., LYSHOLM, J., GILLQUIST, J.: Arthroscopic examination of the patellofemoral joint using a central, one-portal technique. Orthop. Clin. North Am. 17: 263-268 (1986)

LINDBERG, U., LYSHOLM, J., GILLQUIST, J.: The correlation between arthroscopic findings and the patellofemoral pain syndrome. Arthroscopy 2: 103-107 (1986)

LYSHOLM, J., GILLQUIST, J.: Arthroscopic examination of the posterior cruciate ligament. J. Bone Joint Surg. (Am.) 63: 363-366 (1981)

MAFFULLI, N., PINTORE, E., PETRICCIUOLO, F.: Arthroscopy wounds to suture or not to suture. Acta Orthop. Belg. 57: 154-156 (1991)

MAFFULLI, N., BINFIELD, P. M., KING, J. B., GOOD, C. J.: Acute haemarthrosis of the knee in athletes. A prospective study of 106 cases. J. Bone Joint Surg. Br. 75: 945-949 (1993)

MARIANI, P.P.: Indications in diagnostic arthroscopy of the knee. Ital. J. Orthop. Traumatol. 8: 337-343 (1982)

MCGINTY, J.B., FRIEDMAN, P.A.: Arthroscopy of the knee. Clin. Orthop. 121: 173-180 (1976)

MCGINTY, J.B., MATZA, R.A.: Arthroscopy of the knee. Evaluation of on outpatient procedure under local anaesthesia. J. Bone Joint Surg. (Am.) 60: 787-789 (1978)

MENAPACE, C.: Die arthroskopische Meniskusdiagnostik. S. 10-22 In: Tiling, T. (Hrsg.): Arthroskopische Meniskuschirurgie. Ferdinand Enke Verlag, Stuttgart (1985)

MENNET, P.: Möglichkeiten und Grenzen der Kniearthroskopie. Schweiz. Med. Wschr. 101: 1591 (1971)

MEYERS, J.F., PIERRE, R.K.S., SUTTER, S., CASPARI, R.B., WHIPPLE, T.L.: Arthroscopic evaluation of anterior cruciate ligament reconstruction. Arthroscopy 2: 155-161 (1986)

MITAL, M.A., KARLIN, L.I.: Diagnostic arthroscopy in sport injuries. Orthop. Clin. 11: 771-785 (1980)

MORIN, W. D., STEADMAN, J. R.: Arthroscopic assessment of the posterior compartments of the knee via the intercondylar notch: the arthroscopist‘s field of view. Arthroscopy 9: 284-290 (1993)

MORRIS, A. H., JENNINGS, J. E., STONE, R. G., KATZ, J. A., GARROWAY, R. Y., HENDLER, R. C.: Guidelines for privileges in arthroscopic surgery. Arthroscopy 9: 125-127 (1993)

NOLE, R., MUNSON, N.M., FULKERSON, J.P.: Bupivacaine and saline effects on articular cartilage. Arthroscopy 1: 123-127 (1985)

NONWEILER, D. E., SCHENCK, R. C. Jr., DELEE, J. C.: The incomplete bicruciate knee injury. A report of two cases. Orthop. Rev. 22: 1249-1252 (1993)

NOONE, M.: Sterilizations of arthroscopes and laparoscopes. J. Hosp. Infect. 17: 316-317 (1991)

NORWOOD, L.A., SHIELDS, C.L., RUSSO, J.: Arthroscopy of the lateral meniscus in knees with normal arthrograms. Am. J. Sports Med. 5: 271-274 (1977)

NOYES, F.R., BASSETT, R.W., GROOT, E.S., BUTLER, D.L.: Arthroscopy in acute traumatic haemarthrosis of the knee. Incidence of anterior cruciate tears and other injuries. J. Bone Joint Surg. (Am.) 62: 687-695 (1980)

O-CONNOR, R.L.: Arthroscopy in the diagnosis and treatment of acute ligament injuries of the knee. J. Bone Joint Surg. (Am.) 56: 333-337 (1974)

OEHLER, W.D., JANKA, P.: Arthroskopische Diagnostik und therapeutische Konsequenzen beim Hämarthros des Kniegelenkes. Unfallchir. 8: 96-98 (1982)

ORETORP, N., ELMERSON, S.: Arthroscopy and irrigation control. Arthroscopy 2: 46-50 (1986)

OSGOOD, J. C., KNEISL, J. S., BARRACK, R. L., ALEXANDER, A. H.: Arthroscopy in patients with recalcitrant retropatellar pain syndrome. Orthop. Rev. 18: 1177-1183 (1989)

PAGNAMENTA, M., KIESER, C.: Die Resultate der arthroskopischen Untersuchung unklarer Kniegelenksergüsse. Schweiz. Med. Wschr. 112, 1369-1375 (1982)

PALEY, D., JACKSON, R.W.: Synovial haemangioma of the knee joint: diagnosis by arthroscopy. Arthroscopy 2: 174-177 (1986)

PASSLER, J., FELLINGER, M., SEGGL, W.: Der posttraumatische Hamarthros des Kniegelenkes. Eine Indikation zur Arthroskopie. Aktuel. Traumatol. 19: 135-138 (1989)

PATEL, D.: Proximal approaches to arthroscopic surgery of the knee. Am. J. Sports Med. 9: 296-303 (1981)

PATEL, D.: Superior lateral-medial approach to arthroscopic meniscectomy. Orthop. Clin. North Am. 13: 299-305 (1982)

PEVEY, J.K.: Outpatient arthroscopy of the knee under local anaesthesia. Am. J. Sports Med. 6: 122-127 (1978)

PRUZANSKY, M. E,. REMER, S., FREEDMAN, B.: The effect of arthroscopic surgery of the knee on hospital utilization. Health Serv. Res. 24: 685-692 (1989)

RASKIND, J. R., MARDER, R. A.: Arthroscopic versus open debridement of penetrating knee joint injuries. Iowa Orthop. J. 13: 121-123 (1993)

REAGAN, B., MCINERNY, V.K., TREADWELL, B.V., ZARINS, B., MANKIN, H.J.: Irrigation solutions for arthroscopy. A metabolic study. J. Bone Joint Surg. (Am.) 65: 629-631 (1983)

REAGAN, B., ZARINS, B., MANKIN, H. J.: Low conductivity irrigating solutions for arthroscopy. Arthroscopy 7: 105-107 (1991)

RIDDELL, R. R.: CO2 arthroscopy of the knee. Clin. Orthop. 252: 92-94 (1990)

RUFFIN, M. T., HUNTER, R. E.: Arthroscopy in the geriatric patient. Acute injuries and chronic joint diseases. J. Am. Geriatr. Soc. 37: 977-997 (1989)

RUSHTON, N., DANDY, D.J., NAYLOR, C.P.E.: The clinical, arthroscopic and histological findings after replacement of the ACL with carbon-fibre. J. Bone Joint Surg. (Br.) 65: 308-309 (1983)

SAMIMI, S., SHAHRIAREE, H.: Arthroscopic view of an irreducible knee dislocation. Arthroscopy 9: 322-326 (1993)

SCHAIN, F. H., GIMBEL, S.: Ambulante arthroskopische Operationen. Grundlagen-Fehler und Gefahren. Chirurg 64: 379-381 (1993)

SCHERF, F. G., HILLE, L., KRAWZAK, H. W., HOHLBACH, G.: Baker-Zysten. Eine Verlaufsbeobachtung nach operativer Therapie. Unfallchirurg 97: 85-88 (1994)

SCHEURER, I., REHN, J.: Die Technik der Arthroskopie mit Lachgasfüllung. Unfallheilk. 81: 661-663 (1978)

SCHREIBER, S. N.: Arthroscopy update £9. Posterior compartment observation and instrumentation in the knee using anteromedial and anterolateral portals and an interchangeable cannula system. Orthop. Rev. 20: 67-68, 73, 76-80 (1991)

SCHREIBER, S. N.: Proximal superomedial portal in arthroscopy of the knee. Arthroscopy 7: 246-251 (1991)

SELESNICK, F.H., Noble, A.B., Bachman, B.C., Steinberg, F.L.: Internal derangement of the knee: Diagnosis by arthrography, arthroscopy and arthrotomie. Clin. Orthop. 198: 26-30 (1985)

SMALL, N. C., GLOGAU, A. I., BEREZIN, M. A., FARLESS, B. L.: Office operative arthroscopy of the knee technical considerations and a reliminary analysis of the first 100 patients. Arthroscopy 10: 534-539 (1994)

SMITH, J.B.: "Retrospectopic" arthroscopy. Arthroscopy 1: 17-21 (1985)

SPERBER, A., WREDMARK, T.: Multicompartmental pressures in the knee joint during arthroscopy. Arthroscopy 9: 566-569 (1993)

SPERNER, G., BENEDETTO, K.P., GLÖTZER, W.: Die Wertigkeit der Arthroskopie nach traumatischer Patellaluxation. Sportverletzung Sportschaden 2:20-23 (1988)

SPERNER, G., BENEDETTO, K. P., GLOTZER, W.: Arthroskopie des traumatischen Hämarthros nach Sportverletzungen. Eine 5-Jahres-Analyse. Aktuel. Traumatol. 20: 162-166 (1990)

STAMM, F., GLINZ, W.: Die Arthroskopie des Kniegelenkes bei der akuten Sportverletzung und beim chronischen Sportschaden. Med. u. Sport 24: 13-16 (1984)

STANITSKI, C. L., Harvell, J. C., Fu, F.: Observations on acute knee hemarthrosis in children and adolescents. J. Pediatr. Orthop. 13: 506-510 (1993)

STEINBRÜCK, K., WIEHMANN, J.-C.: Untersuchung des Kniegelenks. Wertigkeit klinischer Befunde unter arthroskopischer Kontrolle. Z. Orthop. 126: 289- 295 (1988)

SUMAN, R.K., STOTHER, I.G., ILLINGWORTH, G.: Diagnostic arthroscopy of knee in children. J. Bone Joint Surg. (Br.) 66: 535-537 (1984)

SWEENEY, H.J.: Teaching arthroscopic surgery at the residency level. Orthop. Clin. North Am. 13: 255-261 (1982)

TAMM, J.: Ergebnisse und Aussagewert der Arthroskopie am Kniegelenk. Unfallchir. 4: 153-156 (1978)

TRAGER, D., DORING, O.: Hat die Arthroskopie beim traumatischen Hämarthros des Kniegelenkes immer ihre Berechtigung? Unfallchirurg 94: 605-607 (1991)

TURBA, J.E., GANGL, P.: Acute gout arthritis precipitated by arthroscopy. A case report. Am. J. Sports Med. 14: 420-421 (1986)

WALZ, G., HEMPFLING, H.: Die Akut-Arthroskopie bei klinisch stabiliem Knie mit Hämarthros. Deutsch. med. Wochenschr. 110:1692-1695 (1985)

WATANABE, M.: Arthroscopy: The present state. Clin. Orthop. 10: 503-521 (1979)

WENTZENSEN, A., WELLER, S.: Arthroskopische Untersuchungen von gestielten autologen Sehnentransplantaten zum Ersatz des vorderen Kreuzbandes. Chirurg 53: 225-228 (1982)

WHIPPLE, T.L., BASSETT, F.H.: Arthroscopic examination of the knee: Polypuncture technique with percutaneous intra-articular manipulation. J. Bone Joint Surg. (Am.) 60: 444-453 (1978)

WIEDEL, J. D.: Arthroscopy of the knee in hemophilia. Prog. Clin. Biol. Res. 324: 231-239 (1990)

WILSON-MACDONALD, J., DODD, C., COCKIN, J.: Arthroscopy in acute knee injuries. A prospective controlled trial. Injury 21: 165-168 (1990)

WOLOHAN, M. J., MICHELI, L. J.: Tips of the trade £33. Rapid irrigation of hemarthrosis and debris of the knee in arthroscopy. Orthop. Rev. 20: 195-196 (1991)

WOUTERS, E., BASSETT, F. H., HARDAKER, W. T. Jr., GARRETT, W. E. Jr.: An algorithm for arthroscopy in the over-50 age group. Am. J. Sports Med. 20: 141-145 (1992)

YATES, J. W. Jr.: Diagnostic office arthroscopy. J. S. C. Med. Assoc. 89: 329-331 (1993)

ZAK, K., BARTSCH, H.: Arthroskopie und arthroskopische Operation in Lokalanästhesie - Anwendung und Grenzen. Orthop. Praxis 24: 52-54 (1988)

ZARINS, B.: Arthroscopic surgery in a sports medicine practice. Orthop. Clin. North Am. 13:415-421 (1982)

29.5 Arthroskopie bei Kindern

ABDON, P., BAUER, M: Incidence of meniscal lesions in children. Increase associated with diagnostic arthroscopy. Acta Orthop. Scand. 60: 710-711 (1989)

AICHROTH, P. M., PATEL, D. V., MARX, C. L.: Congenital discoid lateral meniscus in children. A follow-up study and evolution of management. J. Bone Joint Surg. 73: 932-936 (1991)

BERENSKOTTER, H.: Arthroskopie im Kindesalter – ein überzogenes diagnostisches Verfahren? Z. Kinderchir. 43: 71-72 (1988)

BERGSTRÖM, R., GILLQUIST, J., LYSHOLM, J., HAMBERG, P.: Arthroscopy of the knee in children. J. Pediatr. Orthop. 4: 542-545 (1984)

BUSCH, M. T.: Meniscal injuries in children and adolescents. Clin. Sports Med. 9: 661-680 (1990)

HARVELL, J. C. Jr, FU, F. H., STANITSKI, C. L.: Diagnostic arthroscopy of the knee in children and adolescents. Orthopedics 12: 1555-1560 (1989)

LAUTERBURG, M. T., SEGANTINI, P.: Posttraumatische Kniegelenksarthroskopien beim Kind und Jugendlichen. Schweiz. Z. Med. Traumatol.: 25-34 (1994)

SIGGE, W., ELLEBRECHT, T.: Arthroscopy of the injured knee in children. Z. Kinderchir. 43: 68-70 (1988)

SULLIVAN, J. A.: Ligamentous injuries of the knee in children. Clin. Orthop. 255: 44-50 (1990)

VAHASARJA, V., KINNUEN, P., SERLO, W.: Arthroscopy of the acute traumatic knee in children. Prospective study of 138 cases. Acta Orthop. Scand. 64: 580-582 (1993)

WITTNER, B., MULLER-FARBER, J. Die Arthroskopie nach kindlichen Kniegelenkverletzungen. Ein hilfreiches oder überflüssiges diagnostisches Verfahren? Aktuel. Traumatol. 19: 139-141 (1989)

ZIV, I., CARROLL, N.C.: The role of arthroscopy in children. J. Pediatr. Orthop. 2: 243-247 (1983)

29.6 Anästhesie, Schmerztherapie

ANAPOLLE, D. M., BADACH, M., MCINERNEY, V. K., UMANOFF, M., GHOBADI, F.: Knee arthroscopy using regional nerve blockade. Orthop. Rev. 23: 449-452 (1994)

ATES, Y., KINIK, H., BINNET, M. S., ATES, Y., CANAKCI, N., KECIK, Y.: Comparison of prilocaine and bupivacaine for post-arthroscopy analgesia. A placebo-controlled double-blind trial. Arthroscopy 10: 108-109 (1994)

BODEN, B. P., FASSLER, S., COOER, S., MARCHETTO, P. A., MOYER, R. A.: Analgesic effect of intraarticular morphine, bupivacaine, and morphine/bupivacaine after arthroscopic knee surgery. Arthroscopy 10: 104-107 (1994)

BROADMAN, L., HANNALLAH, R., DELEON, E., REFF, R.: Intra-articular bupivacaine does not decrease narcotic requirements after arthroscopic surgery in adolescents. Can. J. Anaesth. 37: 51 (1990)

CLAEYS, M. A., HANDELBERG, F., CASTELEYN, P. P.: Deep sedation for arthroscopic knee surgery. Acta Orthop. Belg. 55: 53-57 (1989)

DIERKING, G. W., OSTERGAARD, H. T., DISSING, C. K., KRISTENSEN, J. E., DAHL, J. B.: Analgesic effect of intra-articular morphine after arthroscopic meniscectomy. Anaesthesia 49: 627-629 (1994)

FAIRCLOUGH, J. A., GRAHAM, G. P., PEMBERTON, D.: Local or general anaesthetic in day case arthroscopy? Ann. R. Coll. Surg. Engl. 72: 104-107 (1990)

FRUENSGAARD, S., JOHANNSEN, H. V.: Outpatient arthroscopy of the knee under local anaesthesia. Int. Orthop. 14: 37-40 (1990)

GUPTA, A., VEGFORS, M., ODENSTEN, M., LENNMARKEN, C.: Alfentanil or fentanyl during isoflurane-based anaesthesia for day-care knee arthroscopy? Acta Anaesthesiol. Scand. 38: 156-160 (1994)

GYRN, J. P., OLSEN, K. S., APPELQUIST, E., CHRAEMMER-JORGENSEN, B., DUUS, B., BERNER HANSEN, L: Intra-articular bupivacaine plus adrenaline for arthroscopic surgery of the knee. Acta Anaesthesiol. Scand. 36: 643-646 (1992)

HAYNES, T. K., APPADURAI, I. R., POWER, I., ROSEN, M., GRANT, A.: Intra-articular morphine and bupivacaine analgesia after arthroscopic knee surgery. Anaesthesia 49: 54-56 (1994)

HEARD, S. O., EDWARDS, W. T., FERRARI, D., HANNA, D., WONG, P. D., LILAND, A., WILLOCK, M. M.: Analgesic effect of intraarticular bupivacaine or morphine after arthroscopic knee surgery. A randomized, prospective, double-blind study. Anesth. Analg. 74: 822-826 (1992)

HEINE, M. F., TILLET, E. D., TSUEDA, K., LOYD, G. E., SCHRÖDER, J. A., VOGEL, R. L., YLI-HANKALA, A.: Intra-articular morphine after arthroscopic knee operation. Br. J. Anaesth. 73: 413-415 (1994)

HENDERSON, R. C., CAMPION, E. R., DEMASI, R. A., TAFT, T. N.: Postarthroscopy analgesia with bupivacaine. A prospective, randomized, blinded evaluation. Am. J. Sports Med. 18: 614-617 (1990)

HIGHGENBOTEN, C. L., JACKSON, A. W., MESKE, N. B.: Arthroscopy of the knee. Ten-day pain profiles and corticosteroids. Am. J. Sports Med. 21: 503-506 (1993)

HULTIN, J., HAMBERG, P., STENSTROM, A.: Knee arthroscopy using local anesthesia. Arthroscopy 8: 239-241 (1992)

JOSHI, G. P., MCCARROLL, S. M., COONEY, C. M., BLUNNIE, W. P., O'BRIEN, T. M., LAWRENCE, A. J.: Intra-articular morphine for pain relief after knee arthroscopy. J. Bone Joint Surg. 74: 749-751 (1992)

JOSHI, G. P., MCCARROLL, S. M., O'BRIEN, T. M., LENANE, P.: Intraarticular analgesia following knee arthroscopy. Anesth. Analg. 76: 333-336 (1993)

KAEDING, C. C., HILL, J. A., KATZ, J., BENSON, L.: Bupivacaine use after knee arthroscopy: pharmacokinetics and pain control study. Arthroscopy 6: 33-39 (1990)

KHOURY, G. F., CHEN, A. C., GARLAND, D. E., STEIN, C.: Intraarticular morphine, bupivacaine, and morphine/bupivacaine for pain control after knee videoarthroscopy. Anesthesiology 77: 263-266 (1992)

LAURENT, S. C., NOLAN, J. P., POZO, J. L., JONES, C. J.: Addition of morphine to intra-articular bupivacaine does not improve analgesia after day-case arthroscopy. Br. J. Anaesth. 72: 170-173 (1994)

MCGUIRE, D. A., SANDERS, K., HENDRICKS, S. D.: Comparison of ketorolac and opioid analgesics in postoperative ACL reconstruction outpatient pain control. Arthroscopy 9: 653-661 (1993)

MCLOUGHLIN, C., MCKINNEY, M. S., FEE, J. P., BOULES, Z.: Diclofenac for day-care arthroscopy surgery. Comparison with a standard opioid therapy. Br. J. Anaesth. 65: 620-623 (1990)

MCSWINEY, M. M., JOSHI, G. P., KENNY, P., MCCARROLL, S. M.: Analgesia following arthroscopic knee surgery. A controlled study of intra-articular morphine, bupivacaine or both combined. Anaesth. Intensive Care 21: 201-203 (1993)

MORROW, B. C., BUNTING, H., MILLIGAN, K. R.: A comparison of diclofenac and ketorolac for postoperative analgesia following day-case arthroscopy of the knee joint. Anaesthesia 48: 585-587 (1993)

NELSON, W. E., HENDERSON, R. C., ALMEKINDERS, L. C., DEMASI, R. A., TAFT, T. N.: An evaluation of pre- and postoperative nonsteroidal antiinflammatory drugs in patients undergoing knee arthroscopy. A prospective, randomized, double-blinded study. Am. J. Sports Med. 21: 510-516 (1993)

ODOOM, J. A., BOVILL, J. G., HARDEMAN, M. R., OOSTING, J., ZUURMOND, W. W.: Effects of epidural and spinal anesthesia on blood rheology. Anesth. Analg. 74: 835-840 (1992)

OSBORNE, D., KEENE, G.: Pain relief after arthroscopic surgery of the knee: a prospective, randomized, and blinded assessment of bupivacaine and bupivacaine with adrenaline. Arthroscopy 9: 177-180 (1993)

PARNASS, S. M., MCCARTHY, R. J., BACH, B. R. Jr., COREY, E. R., HASSON, S., WERLING, M. A., IVANKOVICH, A. D.: Beneficial impact of epidural anesthesia on recovery after outpatient arthroscopy. Arthroscopy 9: 91-95 (1993)

PEDERSEN, P., NIELSEN, K. D., JENSEN, P. E.: The efficacy of Na-naproxen after diagnostic and therapeutic arthroscopy of the knee joint. Arthroscopy 9: 170-173 (1993)

RAJA, S. N., DICKSTEIN, R. E., JOHNSON, C. A.: Comparison of postoperative analgesic effects of intraarticular bupivacaine and morphine following arthroscopic knee surgery. Anesthesiology 77: 1143-1147 (1992)

SANDIN, R., STERNLO, J. E., STAM, H., BRODD, B., BJORKMAN, R.: Diclofenac for ain relief after arthroscopy. A comparison of early and delayed treatment. Acta Anaesthesiol. Scand. 37: 747-750 (1993)

SMITH, I., SHIVELY, R. A., WHITE, P. F.: Effects of ketorolac and bupivacaine on recovery after outpatient arthroscopy. Anesth. Analg. 75: 208-212 (1992)

SOLANKI, D. R., ENNEKING, F. K., IVEY, F. M., SCARBOROUGH, M., JOHNSTON, R. V.: Serum bupivacaine concentrations after intraarticular injection for pain relief after knee arthroscopy. Arthroscopy 8: 44-47 (1992)

TRIVEDI, N. S., HALPERN, M., ROBALINO, J., SHEVDE, K.: Spinal anesthesia with low dose meperidine for knee arthroscopy in ambulatory surgical patients. Can. J. Anaesth. 37: 46 (1990)

VANNESS, S. A., GITTINS, M. E.: Comparison of intra-articular morphine and bupivacainc following knee arthroscopy. Orthop. Rev. 23: 743-747 (1994)

WALLACE, D. A., CARR, A. J., LOACH, A. B., WILSON-MACDONALD, J.: Day case arthroscopy under local anaesthesia. Ann. R. Coll. Surg. Engl. 76: 330-331 (1994)

WASUDEV, G., SMITH, B. E., LIMBIRD, T. J.: Blood levels of bupivacaine after arthroscopy of the knee joint. Arthroscopy 6: 40-42 (1990)

WEIKER, G. G., KUIVILA, T. E., PIPPINGER, C. E.: Serum lidocaine and bupivacaine levels in local technique knee arthroscopy. Am. J. Sports Med. 19: 499-502 (1991)

WREDMARK, T., LUNDH, R.: Arthroscopy under local anaesthesia using controlled pressure irrigation with prilocaine. J. Bone Joint Surg. (Br.) 64: 583-585 (1982)

YACOBUCCI, G. N., BRUCE, R., CONAHAN, T. J., KITZ, D. S., TORG, J. S.: Arthroscopic surgery of the knee under local anesthesia. Arthroscopy 6: 311-314 (1990)

29.7 Instrumentarium

BALDUINI, F.C., PEFF, T.C., TORG, J.C.: Application of electrothermal energy in arthroscopy. Arthroscopy 1: 259-263 (1985)

BAUER, M., JACKSON, R.W.: Intra-articular pressure in the knee during routine arthroscopy. Arthroscopy 2:198-199 (1986)

BERGSTRÖM, R., GILLQUIST, J.: The use of an infusion pump in arthoscopy. Arthroscopy 2:41-45 (1986)

BESSER, M.I.B., STAHL, S.: Arthroscopic surgery performed under local anesthesia as an outpatient procedure. Arch. Orthop. Trauma. Surg. 105:296-297 (1986)

BUESS, G., EITENMÜLLER, J., THEISS, R., HILDEBRAND, E., HUTTERER, F.: Meniskusresektion mit Diathermie, Optimierung der Instrumentenisolation mit Keramikbeschichtung. S. 197-205 In: Hofer, H. (Hrsg.): Fortschritte in der Arthroskopie. Ferdinand Enke Verlag, Stuttgart (1985)

DEHAVEN, K.: Principles of triangulation for arthroscopic surgery. Orthop. Clin. North Am. 13: 329-336 (1982)

DOBSON, P.J.: Electrosurgical arthroscopic meniscectomy: new instrumentation and technique. J. Bone Joint Surg (Br.) 69:162 (1987)

DOLK, T., AUGUSTINI, B. G.: Three irrigation systems for motorized arthroscopic surgery. A comparative experimental and clinical study. Arthroscopy 5: 307-314 (1989)

EICHHORN, J., KOLDITZ, D., KRÄMER, J.: Vorteile der Hochfrequenzchirurgie bei der Meniskektomie. S. 43-49 In: Hofer, H. (Hrsg.): Fortschritte in der Arthroskopie. Ferdinand Enke Verlag, Stuttgart (1985)

EWING, J.W., NOE, D.A., KITAOKA, H.B., ASKEW, M.J.: Intraarticular pressures during arthroscopic knee surgery. Arthroscopy 2: 264-269 (1986)

FULKERSON, J.P., FOLCIK, M.A.: Analgesia following arthroscopic surgery: Comparison of diflunisal and acetaminophen with codeine. Arthroscopy 2: 108-110 (1986)

HAUPT, P.R., DUSPIVA, W.: Flüssigkeitspumpen zur kontinuierlichen Gelenkspülung bei der Arthroskopie. Akt. Traumatol. 14:106-107 (1984)

JOHNSON, L.L.: Creating the propper environment for arthroscopic surgery. Orthop. Clin. North Am. 13: 283-292 (1982)

KOLDITZ, D., KRÄMER, J., EICHHORN, J.: Die Technik der Elektroresektion bei arthroskopischen Kniegelenksoperationen. S. 244-248 In: Hofer, H. (Hrsg.): Fortschritte in der Arthroskopie. Ferdinand Enke Verlag, Stuttgart (1985)

LIDGE, R.T.: Leg holders in arthroscopic surgery. Orthopedics 7:1043 (1984)

PARISIEN, J.P., DZENIS, P.: Development of modern arthroscopic techniques, fundamentals of endoscopes, basic equipment for diagnosis and surgery. S.47-67 Parisien, J.S. (Hrsg.): Arthroscopic surgery. McGraw-Hill Book Company, New York (1988)

POWELL, J., GLASGOW, M.M.S.: Arthroscopic electrosurgery of the knee. J. Bone Joint Surg. (Br.) 69: 849 (1987)

RAND, J.A., GAFFEY, T.A.: Effect of electrocautery on fresh human articular cartilage. Arthroscopy 1: 242-246 (1985)

SCHOSHEIM, P.M., CASPARI, R.B.: Evaluation of electrosurgical meniscectomy in rabbits. Arthroscopy 2: 71-76 (1986)

SCHRETZMAIR, N.A., COLBERG, H.: Beinlagerungsgerät zur Erleichterung von Arthroskopie und Arthrotomie am Kniegelenk. Sportverletzung Sportschaden 2:24-25 (1988)

VANGSNESS, C. T. Jr., THORDARSON, D. B., PARK, K.: A disposable fiberoptic arthroscope. A cadaver study. Foot Ankle Int. 15: 502-504 (1994)

WITTENBERG, H.-R., MÜLLER, K.-M.: Untersuchungen uber das Schneideverhalten von Knorpelfräsen bei Gonarthrose. Arthroskopie 1: 138-142 (1988)

29.7.1 Laser

ABELOW, S. P.: Use of lasers in orthopedic surgery: current concepts. Orthopedics 16: 551-556 (1993)

BRILLHART, A. T.: Lasers in arthroscopic surgery. Arthroscopy 7: 411-412 (1991)

BRÜLHART, K.B., HOFFMANN, R., KOSSMANN, T.: Laser in der arthroskopischen Chirurgie. Minimal Invas. Chir. (Suppl 2) 2: 19-20 (1993)

BUCHELT, M., PAPAIOANNOU, T., FISHBEIN, M., PETERS, W., BEEDER, C., GRUNDFEST, W. S.: Excimer laser ablation of fibrocartilage. An in vitro and in vivo study. Lasers Surg. Med. 11: 271-279 (1991)

COLLIER, M. A., HAUGLAND, L. M., BELLAMY, J., JOHNSON, L. L., ROHRER, M. D., WALLS, R. C., BARTELS, K. E.: Effects of holmium:YAG laser on equine articular cartilage and subchondral bone adjacent to traumatic lesions. A histopathological assessment. Arthroscopy 9: 536-545 (1993)

DILLINGHAM, M.F., FANTON, G.S.: The use of the holmium:YAG-laser in operative knee arthroscopy - a double blind prospective study using a new arthroscopically guided laser system. Arthroscopy 2: 152 (1990)

DILLINGHAM, M. F., PRICE, J. M., FANTON, G. S.: Holmium laser surgery. Orthopedics 16: 563-566 (1993)

EVANS, T.A., WINTERS, T.F., PALMERI, N.A., JOINER, A.E.: Laserassisted arthroscopic meniscal repair. South Med J 80: 9 (1987)

FREELAND, Y.: Use of the excimer laser in fibrocartilaginous excision from adjacent bone stroma: a preliminary investigation. J Foot Surg 27: 303 (1988)

GARRICK, J. G., KADEL, N.: The CO2 laser in arthroscopy potential problems and solutions. Arthroscopy 7: 129-137 (1991)

GOODE, J. G., GUMNIT, R. Y., CAREL, W. D., MCKENNA, M.: Hypercapnia during laser arthroscopy of the knee. Anesthesiology 73: 551-553 (1990)

HOHLBACH, G., MÖLLER, K.O., SCHRAMM, U., BARETTON, G.: Experimentelle Ergebnisse der Knorpelabrasio mit einem Excimer-Laser. Histologische und elektromikroskopische Untersuchungen. Z. Orthop. 127: 216 (1989)

HUG, B., RINGELHAN, H., KLANKE, J., GROTHUES, M., MÜLLER-STOLZENBURG, N.: Sicherheitsaspekte bei der Anwendung medizinischer Lasergeräte. In: Siebert, W.E., Wirth, C.J. (Hrsg.) Laser in der Orthopädie. Thieme, Stuttgart, New York (1991)

IMKOFF, A., LEU, H.J.: Arthroskopische Operationen mit dem Excimer-Laser. Erst Erfahrungen. In: Siebert, WE, Wirth, C.J. (Hrsg.) Laser in der Orthopädie. Thieme, Stuttgart, New York (1991)

KROITZSCH, U., LAUFER, G., EGKHER, E., WOLLENEK, G., HORVATH, R.: Experimental photoblation of meniscus cartilage by excimer laser energy. A new aspect in meniscus surgery. Arch. Orthop. Trauma. Surg. 108: 44 (1989)

LANE, G.J., MOOAR, P.A.: Holmium: YAG-laser arthroscopic debridement. Lasers. Surg. Med. (Suppl) 3: 53 (1991)

LIMBIRD, T.J.: Application of laser doppler technology to meniscal injuries. Clin. Orthop. 252 (1990)

MILLER, D.V., O–BRIEN, S.J., ARNOCZKY, S.S., KELLY, A., FEALY, S.V., WARREN, R.F.: The use of the contact Nd: YAG laser in arthroskopic surgery: Effects on articular cartilage ans meniscal tissue. Arthroscopy 5: 245 (1989)

HAZEL, W. A. Jr., RAND, J. A., MORREY, B. F.: Results of meniscectomy in the knee with anterior cruciate ligament deficiency. Clin. Orthop. 292: 232-238 (1993)

HEDE, A., HEJGAARD, N., LASRSEN, E.: Partial or total open meniscectomy ? A prospective randomized study. Int. Orthop. 10:105-108 (1986)

HEDE, A., HEMPEL-POULSEN, S., JENSEN, J. S.: Symptoms and level of sports activity in patients awaiting arthroscopy for meniscal lesions of the knee. J. Bone Joint. Surg. ÄAmÜ 72: 550-552 (1990)

HENCHE, H. R.: Die arthroskopische Meniskusresektion. Orthopädische Abteilung, Kreiskrankenhaus Rheinfelden/Kinderklinik Lorrach. Orthopäde 19: 77-81 (1990)

HERSHMAN, E.B., NISONSON, B.: Arthroscopic meniscectomy: A follow-up report. Am. J. Sports Med. 11: 253-257 (1983)

HOLDER, J.: Endoskopische Operationstechnik am Meniskus. Arthroskopie 1: 38-44 (1988)

IKEUCHI, H.: Arthroscopic treatment of the discoid lateral meniscus. Clin. Orthop. 167: 19-28 (1982)

IMHOFF, A.: Schwierigkeiten und Komplikationen der arthroskopischen Meniskuschirurgie. Z. Orthop. Ihre Grenzgeb. 128 (3): 295-300 (1990)

INOUE, K., MIKANAGI, K., MORITA, H., MAMIKI, T.: CO_2 Laser meniscectomy und Arthroscopy. S. 349 In: Müller, W., Hackenbruch, W. (Hrsg.) Surgery and Arthroscopy of the knee. Springer Verlag, Berlin (1988)

JACKSON, R.W., DANDY, D.J.: Partial meniscectomy. J. Bone Joint Surg. (Br.) 58: 142 (1976)

JACKSON, R.W., ROUSE, D.W.: The results of partial arthroscopic meniscectomy in patients over 40 years of age. J. Bone Joint Surg. (Br.) 64: 481-485 (1982)

KEENE, G. C., BICKERSTAFF, D., RAE, P. J., PATERSON, R. S.: The natural history of meniscal tears in anterior cruciate ligament insufficiency. Am. J. Sports Med. 21: 672-679 (1993)

KENTSCH, A.: Zur arthroskopischen Behandlung des schwierigen Innenmeniskus. Arthroskopie 1: 51-52 (1988)

KIMORI, K., SUZU, F., YAMASHITA, F., SAKAKIDA, K., HIRASAWA, Y.: Evaluation of arthrography and arthroscopy for lesions of the posteromedial corner of the knee. Am. J. Sports Med . 17: 638-643 (1989)

KITZIGER, K. J., DELEE, J. C.: Failed partial meniscectomy. Clin. Sports Med. 9: 641-660 (1990)

KLEIN, J., TILING, T., ROEDDECKER, K.: Vergleichende Untersuchung zur arthroskopischen Meniskektomie unter Wasser und unter Gas. S. 50-53. In: Tiling, T. (Hrsg.): Arthroskopische Meniskuschirurgie. Ferdinand Enke Verlag, Stuttgart (1986)

KLEIN, W., SCHULITZ, K.P.: Arthroscopic meniscectomy. Arch. Orthop. Trauma. Surg. 101: 231-237 (1983)

KRÄMER, J., ROSENTHAL, A., MORALDO, M., MÜLLER, K.M.: Elektroresektion des Meniskus. Arthroskopie 1: 45-49 (1988)

KUNDINGER, R., HELLER, G., WUSCHECH, H.: Die arthroskopische Meniskuschirurgie. Zbl. Chir. 111: 1497-1502 (1986)

LÖHNERT, J., RAUNEST, J.: Die partielle arthroskopische Meniskusresektion. Chirurg 55: 474-479 (1982)

LÖHNERT, J., RAUNEST, J.: Arthroskopische Meniskusresektion und offene Meniskektomie - eine vergleichende Studie. Chirurg 57: 723-727 (1986)

LÖHNERT, J.: Arthroskopische Meniskuschirurgie. Arthroskopie 1: 25-37 (1988)

LYSHOLM, J., GILLQUIST, J.: Endoscopic meniscectomy. Intern. Orthop. 5: 265-270 (1981)

LYSHOLM, J., GILLQUIST, J.: Arthroscopic meniscectomy in athletes. Am. J. Sports Med. 11: 436-438 (1983)

MAFFULLI, N., PETRICCIUOLO, F., PINTORE, E.: Lateral meniscal cyst arthroscopic management. Med. Sci. Sports Exerc. 23: 779-782 (1991)

MARSHALL, S., LEVAS, M.G., HARRAH, A.: Simple arthroscopic partial meniscectomy associated with anterior cruciate deficient knees. Arthroscopy 1: 22-27 (1985)

MARTENS, M.A., BACKAERT, M., HEYMAN, E., MULIER, J.C.: Partial arthroscopic meniscectomy versus total open meniscectomy. Arch. Orthop. Trauma. Surg. 105: 31-35 (1986)

MCBRIDE, G.G., CONSTINE, R.M., HOFMANN, A.A., CARSON, R.W.: Arthroscopic partial medial meniscectomy in older patient. J. Bone Joint Surg. (Am.) 66: 547-551 (1984)

MCGINTY, J.B., GEUSS, L.F., MARVIN, R.A.: Partial or total meniscectomy. J. Bone Joint Surg. (Am.) 66: 547-551 (1977)

METCALF, R.W.: The torn medial meniscus. S. 93-110 In: Parisien, J.S. (Hrsg.): Arthroscopic surgery. McGraw-Hill Book Company, New York (1988)

MILACHOWSKI, K. A.: Aktuelle Aspekte der Meniskustransplantation. Sportverletz. Sportschaden 7: 63-67 (1993)

MILLER, G.K., DRENNAN, D.B., MAYLAHN, D.J.: The effect of technique on histology of arthoscopic partial meniscectomy with electrosurgery. Arthroscopy 3:36-44 (1987)

MILLS, C. A., HENDERSON, I. J.: Cysts of the medial meniscus. Arthroscopic diagnosis and management. J. Bone Joint Surg. Br. 75: 293-298 (1993)

MOFFET, H., RICHARDS, C. L., MALOUIN, F., BRAVO, G., PARADIS, G.: Early and intensive physiotheray accelerates recovery postarthroscopic meniscectomy. Results of a randomized controlled study. Arch. Phys. Med. Rehabil. 75: 415-426 (1994)

MOHR, M., HENCHE, H. R.: The morbidity associated with lost or irretrievable resected meniscal fragments. Arthroscopy 8: 84-88 (1992)

MULLINS, R. C., DREZ, D. J. Jr.: Resection of bukket-handle meniscus tears. A simple technique using a Beaver blade. Arthroscopy 8: 267-268 (1992)

NORTHMORE-BALL, M.D., Dandy, D.J.: Long-term results of arthroscopic partial meniscectomy. Clin. Orthop. 167: 34-42 (1982)

NORTHMORE-BALL, M.D., Dandy, D.J., Jackson, R.W.: Arthroscopic, open partial and total meniscectomy. J. Bone Joint Surg. (Br.) 65: 400-404 (1983)

OSTI, L., LIU, S. H., RASKIN, A., MERLO, F., BOCCHI, L.: Partial lateral meniscectomy in athletes. Arthroscopy 10: 424-430 (1994)

PAGNANI, M. J., COOPER, D. E., WARREN, R. F.: Extrusion of the medial meniscus. Arthroscopy 7: 297-300 (1991)

PARISIEN, J. S.: Arthroscopic treatment of cysts of the menisci. A preliminary report. Clin. Orthop.: 154-158 (1990)

PASSLER, J., HOFER, H. P., FELLINGER, M., PEICHA, G.: Intraarticular meniscal cysts of the knee. Report of two cases. Int. Orthop. 15: 357-358 (1991)

PATEL, D., PARISIEN, J.S.: The torn lateral meniscus. S. 111-123 In: Parisien, J.S. (Hrsg.): Arthroscopic surgery. McGraw-Hill Book Company, New York (1988)

PELLACCI, F., VERNI, E., GAGLIARDI, S., GORETTI, C.: Arthroscopic lateral meniscectomy in adults with stable knees. A medium term evaluation of the results and a comparison with similar lesions of the medial meniscus. Ital. J. Orthop. Traumatol. 16: 9-17 (1990)

PELLACCI, F., MONTANARI, G., PROSPERI, P., GALLI, G., CELLI, V.: Lateral discoid meniscus: treatment and results. Arthroscopy 8: 526-530 (1992)

PETTRONE, F.A.: Meniscectomy: Arthrotomy versus arthroscopy. Am. J. Sports Med. 10: 355-359 (1982)

POEHLING, G. G., RUCH, D. S., CHABON, S. J.: The landscape of meniscal injuries. Clin. Sports Med. 9: 539-549 (1990)

RAND, J.A.: Arthroscopic management of degenerative meniscus tears in patients with degenerative arthritis. Arthroscopy 1: 253-258 (1985)

RANGGER, C., GLOTZER, W., BENEDETTO, K.: Bandinstabilität nach arthroskopischer medialer Meniskusteilresektion. Unfallchirurg 97: 435-437 (1994)

RAUNEST, J., LÖHNERT, J.: Langzeitergebnisse nach 450 arthroskopischen Meniskusresektionen. Orthop. Praxis 2: 110 (1986)

REAGAN, W. D., MCCONKEY, J. P., LOOMER, R. L., DAVIDSON, R. G.: Cysts of the lateral meniscus: arthroscopy versus arthroscopy plus open cystectomy. Arthroscopy 5: 274-281 (1989)

ROYLE, S. G., NOBLE, J., PARKINSON, R. W., FREEMONT, A. J.: The diagnostic potential of synovial effusion in meniscal pathology. Arthroscopy 8: 254-257 (1992)

RYU, R. K., TING, A. J.: Arthroscopic treatment of meniscal cysts. Arthroscopy 9: 591-595 (1993)

SANTI, M. D., RICHARDSON, A. B.: Bilaterally painful anomalous insertion of the medial meniscus in a volleyball player with Marfanoid features. Arthroscopy 9: 217-219 (1993)

SCHONHOLTZ, G. J., KOENIG, T. M., PRINCE, A.: Bilateral discoid medial menisci: a case report and literature review. Arthroscopy 9: 315-317 (1993)

SIMPSON, D.A., THOMAS, N.P., AICHROTH, P.M.: Open and closed meniscectomy. A comparative analysis. J. Bone Joint Surg. (Br.) 68: 301-304 (1986)

SMALL, N. C., SLEDGE, C. B., KATZ, J. N.: A conceptual framework for outcomes research in arthroscopic meniscectomy. Results of a nominal group process. Arthroscopy 10: 486-492 (1994)

SMITH, D. K., TOTTY, W. G.: The knee after partial meniscectomy. MR imaging features. Radiology 176: 141-144 (1990)

SPRAGUE, N.F.: The bucket-handle tear: Technique using to incisions. Orthop. Clin. North Am. 13: 337-348 (1982)

STOFFEL, D., GLINZ, W., RICKLIN, T., FREI, E.: Rearthroskopie nach arthroskopischer Meniskusresektion. S. 86-89 In: Tiling, T. (Hrsg.): Arthroskopische Meniskuschirurgie. Ferdinand Enke Verlag, Stuttgart (1986)

SHELTON, W. R., DUKES, A. D.: Meniscus replacement with bone anchors. A surgical technique. Arthroscopy 10: 324-327 (1994)

SIEGEL, M. G., ROBERTS, C. S.: Meniscal allografts. Clin. Sports Med. 12: 59-80 (1993)

STONE, K. R., ROSENBERG, T.: Surgical technique of meniscal replacement. Arthroscopy 9: 234-237 (1993)

STONE, R.G., BARBER, F.: Meniscus repair, an arthroscopic technique. J. Bone Joint Surg. (Br.) 67: 39-41 (1985)

STONE, R.G., MILLER, G.A.: A technique of arthroscopic suture of torn menisci. Arthroscopy 1: 226-232 (1985)

STONE, R.G., VAN WINKEL, G.N.: Arthroscopic review of meniscal repair: Assessment of healing parameters. Arthroscopy 2: 77-81 (1986)

STONE, R.G.: Meniscal repair. S. 189-197 In: Parisien, J.S. (Hrsg.): Arthroscopic surgery. McGraw-Hill Book Company, New York (1988)

STONE, R. G., FREWIN, P. R., GONZALES, S.: Long-term assessment of arthroscopic meniscus repair. A two- to six-year follow-up study. Arthroscopy 6: 73-78 (1990)

WARREN, R.F., HANLEY, S., BACH, B.R.: Chronic anterior cruciate ligament injury. S. 125-133 In: Warren, R.F.: Arthroscopic Meniscus Repair. Arthroscopy 1: 170-172 (1985)

PRISIEN, J.S. (Hrsg.): Arthroscopic surgery. McGraw-Hill Book Company, New York (1988)

WIRTH, C.J.: Meniscus repair. Clin. Orthop. 157: 153-160 (1981)

WIRTH, C.J., RODRIGUEZ, M., MILACHOWSKI, K.A.: Meniskusnaht - Meniskusersatz. Georg Thieme Verlag, Stuttgart (1988)

WUSCHECH, H., KUNDIGER, R., HELLER, G.: Indikation und Technik der arthroskopischen Meniskusrefixation. Zbl. Chir. 111: 1056-1063 (1986)

29.10 Knorpel

AARON, R.K.: Advances in the surgical treatment of arthritis. R. I. Med. 77: 16-23 (1994)

AICHROTH, P. M., PATEL, D. V., MOYES, S. T.: A prospective review of arthroscopic debridement for degenerative joint disease of the knee. Int. Orthop. 15: 351-355 (1991)

AYRAL, X., DOUGADOS, M., LISTRAT, V., BONVARLET, J. P., SIMONNET, J., POIRAUDEAU, S., AMOR, B.: Chondroscopy: a new method for scoring chondropathy. Semin. Arthritis Rheum. 22: 289-297 (1993)

BURKS, R. T.: Arthroscopy and degenerative arthritis of the knee. A review of the literature. Arthroscopy 6: 43-47 (1990)

CHANG, R. W., FALCONER, J., STULBERG, S. D., ARNOLD, W. J., DYER, A. R.: Prerandomization. An alternative to classic randomization. The effects on recruitment in a controlled trial of arthroscopy for osteoarthrosis of the knee. J. Bone Joint Surg. 72: 1451-1455 (1990)

CHANG, R. W., FALCONER, J., STULBERG, S. D., ARNOLD, W. J., MANHEIM, L. M., DYER, A. R.: A randomized, controlled trial of arthroscopic surgery versus closed-needle joint lavage for patients with osteoarthritis of the knee. Arthritis Rheum. 36: 289-296 (1993)

DANDY, D.J.: Abrasion chondroplasty. Arthroscopy 2: 51-53 (1986)

EICHHORN, J., STROBEL, M.: Erweiterte Indikationen zur Arthroskopie. S. 151-155 In: Chassaing, V., Parier, J.: Arthroskopie des Kniegelenkes - Diagnostik und operative Therapie. Deutscher Ärzteverlag, Köln (1988)

GÄCHTER, A.: Arthroskopisches Shaving nach Kreuzbandersatzplastiken. Orthopäde 19: 103-106 (1990)

GALLOWAY, M. T., NOYES, F. R.: Cystic degeneration of the patella after arthroscopic chondroplasty and subchondral bone perforation. Arthroscopy 8: 366-369 (1992)

GIBSON, J. N., WHITE, M. D., CHAPMAN, V. M., STRACHAN, R. K.: Arthroscopic lavage and debridement for osteoarthritis of the knee. J. Bone Joint Surg. 74: 534-537 (1992)

GILLESPIE, W. J., O'CONNELL, D. L.: Arthroscopic lavage of osteoarthritic knees. J. Bone Joint Surg. 74: 787-789 (1992)

GROSS, D. E., BRENNER, S. L., ESFORMES, I., GROSS, M. L.: Arthroscopic treatment of degenerative joint disease of the knee. Orthopedics 14: 1317-1321 (1991)

GUHL, J.F.: Arthroscopic treatment of osteochondritis dissecans. Clin. Orthop. 167: 65-67 (1982)

HANDELBERG, F., SHAHABPOUR, M., CASTELEYN, P. P.: Chondral lesions of the patella evaluated with computed tomography, magnetic resonance imaging, and arthroscopy Arthroscopy 6: 24-29 (1990)

HOMMINGA, G. N., BULSTRA, S. K., BOUWMEESTER, P. S., VAN DER LINDEN, A. J.: Perichondral grafting for cartilage lesions of the knee. J. Bone Joint Surg. 72: 1003-1007 (1990)

HUBBARD, M.J.S.: Arthroscopic surgery for chondral flaps in the knee J. Bone Joint Surg. (Br.) 69: 794-796 (1987)

IKE, R. W., ARNOLD, W. J.: Arthroscopic lavage of osteoarthritic knees. J. Bone Joint Surg. 74: 788-789 (1992)

IKE, R. W.: The role of arthroscopy in the differential diagnosis of osteoarthritis of the knee. Rheum. Dis. Clin. North Am. 19: 673-696 (1993)

IMAI, N., TOMATSU, T.: Cartilage lesions in the knee of adolescents and young adults arthroscopic analysis. Arthroscopy 7: 198-203 (1991)

JOHNSON, L.L.: Arthroscopic abrasion arthroplasty historical and pathologic perspective: Present status. Arthroscopy 2: 54-69 (1986)

KLEIN, W.: Die maschinelle arthroskopische Chirurgie der Gonarthrose. Indikation, Technik, Nachuntersuchungsergebnisse. Arthroskopie 1:109-115 (1988)

LAPRADE, R. F., BURNETT, Q. M.: Localized chondrocalcinosis of the lateral tibial condyle presenting as a loose body in a young athlete. Arthroscopy 8: 258-261 (1992)

LIVESLEY, P. J., DOHERTY, M., NEEDOFF, M., MOULTON, A.: Arthroscopic lavage of osteoarthritic knees. J. Bone Joint Surg. 73: 922-926 (1991)

MATSUSUE, Y., YAMAMURO, T., HAMA, H.: Arthroscopic multiple osteochondral transplantation to the chondral defect in the knee associated with anterior cruciate ligament disruption. Arthroscopy 9: 318-321 (1993)

MCLAREN, A. C., BLOKKER, C. P., FOWLER, P. J., ROTH, J. N., ROCK, M. G.: Arthroscopic debridement of the knee for osteoarthrosis. Can. J. Surg. 34: 595-598 (1991)

MERCHAN, E. C., GALINDO, E.: Arthroscope-guided surgery versus nonoperative treatment for limited degenerative osteoarthritis of the femorotibial joint in patients over 50 years of age. A prospective comparative study. Arthroscopy 9: 663-667 (1993)

MILLER, K.G., MAYLAHN, D.J., DRENNAN, D.B.: Treatment of idiopathic osteonecrosis of the medial femoral condyle with arthroscopic debridement. Arthroscopy 2: 21 (1986)

MYERS, S. L., FLUSSER, D., BRANDT, K. D., HECK, D. A.: Prevalence of cartilage shards in synovium and their association with synovitis in patients with early and endstage osteoarthritis. J. Rheumatol. 19: 1247-1251 (1992)

NOVAK, P. J., BACH, B. R. Jr.: Selection criteria for knee arthroscopy in the osteoarthritic patient. Orthop. Rev. 22: 798-804 (1993)

ODENBRING, S., EGUND, N., LINDSTRAND, A., LOHMANDER, L. S., WILLEN, H: Cartilage regeneration after proximal tibial osteotomy for medial gonarthrosis. An arthroscopic, roentgenographic, and histologic study. Clin. Orthop. 277: 210-216 (1992)

OGILIVIE-HARRIS, D.J., JACKSON, R.W.: The arthroscopic treatment of chondromalacia patellae. J. Bone Joint Surg. (Br.) 66:660-665 (1984)

OGILVIE-HARRIS, D. J., FITSIALOS, D. P.: Arthroscopic management of the degenerative knee. Arthroscopy 7: 151-157 (1991)

PAAR, O., SCHNEIDER, B.: Vergleichende klinische und arthroskopische Untersuchung des Kniegelenkes bei Chondromalacia patellae. Aktuel. Traumatol. 19: 142-146 (1989)

RAND, J. A.: Role of arthroscopy in osteoarthritis of the knee. Arthroscopy 7: 358-363 (1991)

ROSE, O., WUSCHECH, H., KUNDIGER, R., HELLER, G., PASS, P.: Arthroskopische Operationen am Knorpel des Kniegelenkes. Beitr. Orthop. Traumatol. 37: 254-258 (1990)

ROSENTHAL, A., EICHHORN, J., NITZSCHKE, E.: Ergebnisse der arthroskopischen Chirurgie der Gonarthrose. Arthroskopie 1:116-123 (1988)

ROYLE, S. G., NOBLE, J., DAVIES, D. R., KAY, P. R.: The significance of chondromalacic changes on the patella. Arthroscopy 7: 158-160 (1991)

SCHMID, A., SCHMID, F., TILING, T.: Electron microscope findings after cartilage shaving. S. 426 - 432 In: Müller, W., Hackenbruch, W. (Hrsg.) Surgery and Arthroscopy of the knee. Springer Verlag, Berlin (1988)

SCHONHOLTZ, G., LING, B.: Arthroscopic chondroplasty of the patella. Arthroscopy 1: 92-96 (1985)

SINGH, S., LEE, C. C., TAY, B. K.: Results of arthroscopic abrasion arthroplasty in osteoarthritis of the knee joint. Singapore Med. J. 32: 34-37 (1991)

SPRAGUE, N.F.: Arthroscopic debridement for degenerative knee joint disease. Clin. Orthop. 160, 118-123 (1981)

SUEYOSHI, Y., SHIMOZAKI, E., MATSUMOTO, T., TOMITA, K.: Two cases of dorsal defect of the patella with arthroscopically visible cartilage surface perforations. Arthroscopy 9: 164-169 (1993)

TIMONEY, J. M., KNEISL, J. S., BARRACK, R. L., ALEXANDER, A. H.: Arthroscopy update 6. Arthroscopy in the osteoarthritic knee. Long-term follow-up. Orthop. Rev. 19: 371-373, 376-379 (1990)

WHIPPLE, T.L.: Osteoarthritis and chondromalacia. S. 135-145. In: Parisien, J.S. (Hrsg.): Arthroscopic surgery. McGraw-Hill Book Company, New York (1988)

WIEDEL, J.D.: Arthroscopy in steroid induced osteonecrosis of the knee. Axx 1: 68-69 (1985)

ZAMBER, R. W., TEITZ, C. C., MCGUIRE, D. A., FROST, J. D., HERMANSON, B. K.: Articular cartilage lesions of the knee. Arthroscopy 5: 258-268 (1989)

ZORMAN, D., PREZEROWITZ, L., PASTEELS, J. L., BURNY, F.: Arthroscopic treatment of posttraumatic chondromalacia patellae. Orthopedics 13: 585-588 (1990)

29.11 Osteochondrosis dissecans

AGLIETTI, P., BUZZI, R., BASSI, P. B., FIORITI, M.: Arthroscopic drilling in juvenile osteochondritis dissecans of the medial femoral condyle. Arthroscopy 10: 286-291 (1994)

CUGAT, R., GARCIA, M., CUSCO, X., MONLLAU, J. C., VILARO, J., JUAN, X., RUIZ-COTORRO, A.: Osteochondritis dissecans. A historical review and its treatment with cannulated screws. Arthroscopy 9: 675-684 (1993)

EVERETT, C. L., WALKER, C. L., DODSON, D. K.: Arthroscopic fixation of osteochondritis dissecans. Outpatient treatment for condylar defects. AORN J. 55: 1194-1209 (1992)

GARRETT, J. C., KRESS, K. J., MUDANO, M.: Osteochondritis dissecans of the lateral femoral condyle in the adult. Arthroscopy 8: 474-481 (1992)

JOHNSON, L. L., UITVLUGT, G., AUSTIN, M. D., DETRISAC, D. A., JOHNSON, C.: Osteochondritis dissecans of the knee. Arthroscopic compression screw fixation. Arthroscopy 6: 179-189 (1990)

MARANDOLA, M. S., PRIETTO, C. A.: Arthroscopic Herbert screw fixation of patellar osteochondritis dissecans. Arthroscopy 9: 214-216 (1993)

NELSON, D. W., DIPAOLA, J., COLVILLE, M., SCHMIDGALL, J.: Osteochondritis dissecans of the talus and knee. Prospective comparison of MR and arthroscopic classifications. J. Comput. Assist. Tomogr. 14: 804-808 (1990)

REY ZUNIGA, J. J., SAGASTIBELZA, J., LOPEZ BLASCO, J. J., MARTINEZ GRANDE, M.: Arthroscopic use of the Herbert screw in osteochondritis dissecans of the knee. Arthroscopy 9: 668-670 (1993)

SMITH, J. B.: Osteochondritis dissecans of the trochlea of the femur. Arthroscopy 6: 11-17 (1990)

TREPMAN, E.: Osteochondritis dissecans of the knee in an adult with Stickler syndrome. Orthop. Rev. 22: 371-376 (1993)

29.12 Entfernung freier Gelenkkörper

CHANDLER, E.J.: Loose bodies. S. 227-236 In: Shahriaree, H.: O–Connor–s textbook of arthroscopic surgery. J.B. Lippincott Comp., Philadelphia (1984)

DANDY, D.J., O–CAROLL, P.F.: The removal of loose bodies from the knee under arthroscopic control. J. Bone Joint Surg. (Br.) 64: 473-474 (1982)

EICHHORN, J., KRÄMER, J.: Praktische Tips zum arthroskopischen Operieren. Arthroskopie 1: 50 (1988)

JOYCE, J.J.: Osteochondral loose bodies, foreign bodies, osteochondritis dissecans. S. 173-188. In:. (Hrsg.): Arthroscopic surgery. McGraw-Hill Book Company, New York (1988)

MCGINTY, J.B.: Arthroscopic removal of loose bodies. Orthop. Clin. North Am. 13: 313-318 (1982) Parisien, J.S

29.13 Plicaeingriffe

ANDERSEN, E., POULSEN, T.D.: Plica mediopatellaris - arthroscopic resection under local anaesthesia. Arch. Orthop. Trauma. Surg. 106: 18-19 (1986)

BARBER, F.A.: Fenestrated medial patella plica. Arthroscopy 3:253-257 (1987)

BROOM, M.J., FULKERSON, J.P.: The plica syndrome: A new perspective. Orthop. Clin. North Am. 17: 279-281 (1986)

'DANDY, D. J.: Anatomy of the medial suprapatellar plica and medial synovial shelf. Arthroscopy 6: 79-85 (1990)

DORCHAK, J. D., BARRACK, R. L., KNEISL, J. S., ALEXANDER, A. H.: Arthroscopic treatment of symptomatic synovial plica of the knee. Long-term followup.Am. J. Sports Med. 19: 503-507 (1991)

FLANAGAN, J. P., TRAKRU, S., MEYER, M., MULLAJI, A. B., KRAPPEL, F.: Arthroscopic excision of symptomatic medial plica. A study of 118 knees with 1-4 year follow-up. Acta Orthop. Scand. 65: 408-411 (1994)

HARDAKER, W.T., WHIPPLE, T.L., BASSETT, F.H.: Diagnosis and treatment of the plica syndrome of the knee. J. Bone Joint Surg. (Am.) 62: 221 (1980)

HEMPFLING, H.: Systematik der Plicae im oberen Recessus. S. 81-85 In: HOFER, H. (Hrsg.): Fortschritte in der Arthroskopie. Ferdinand Enke Verlag, Stuttgart (1985)

HUGHSTON, J.C., STONE, M., ANDREWS, J.R.: The suprapatellar plica: Its role in internal derangement of the knee. J. Bone Joint Surg. (Am.) 55: 1318 (1973)

JACKSON, R.W., MARSHALL, D.J., FUJISAWA, Y.: The pathologic medial shelf. Orthop. Clin. North Am. 13: 307-312 (1982)

JOHNSON, D. P., EASTWOOD, D. M., WITHEROW, P. J.: Symptomatic synovial plicae of the knee. J. Bone Joint Surg. Am. 75: 1485-1496 (1993)

KLEIN, W., SCHULITZ, K.P., HUTH, F.: Die "Plica-Krankheit" des Kniegelenkes. Dtsch. med. Wschr. 104: 1261-1264 (1979)

KLEIN, W.: The medial shelf of the knee: A follow-up study. Arch. Orthop. Trauma. Surg. 102: 67-72 (1983)

KOHN, D., BRÜCKL, R.: Die Mehrfachdurchtrennung der Plica synovialis mediopatellaris unter arthroskopischer Sicht - Nachuntersuchungsergebnisse. S. 96-101 In: Hofer, H. (Hrsg.): Fortschritte in der Arthroskopie. Ferdinand Enke Verlag, Stuttgart (1985)

KOSHINO, T., OKAMOTO, R.: Resection of painfull shelf (plica synovialis mediopatellaris) under arthroscopy. Arthroscopy 1: 136-141 (1985)

KUROSAKA, M., YOSHIYA, S., YAMADA, M., HIROHATA, K.: Lateral synovial plica syndrome. A case report. Am. J. Sports Med. 20: 92-94 (1992)

LÖHNERT, J., RAUNEST, J.: Das Plica-Syndrom des Kniegelenkes. Orthop. Praxis 22: 126-130 (1985)

MAFFULLI, N., TESTA, V., CAPASSO, G.: Mediopatellar synovial plica of the knee in athletes: results of arthroscopic treatment. Med. Sci. Sports Exerc. 25: 985-988 (1993)

MORALDO, M., SCHLEBERGER, R.: Besteht ein Zusammenhang zwischen der pathologischen Plica mediopatellaris und dem Krankheitsbild der Chondropathia patellae? Orthop. Praxis 24:77-78 (1988)

MUNZINGER, U., RUCKSTUHL, J., SCHERRER, H., GSCHWEND, N.: Internal derangement of the knee joint due to pathologic synovial folds: The mediopatellar plica syndrome. Clin. Orthop. 155: 59-63 (1981)

MUSE, G.L., GRANA, W.A., HOLLINGSWORTH, S.: Arthroscopic treatment of medial shelf syndrome. Arthroscopy 1: 63-67 (1985)

NOTTAGE, W.M., SPRAGUE, N.F., AUERBACH, B.J., SHAHRIAREE, H.: The medial patellar plica syndrome. Am. J. Sports Med. 11: 211-214 (1983)

OLDER, J., HANSPAL, R., CARDOSO, T.: The medial shelf: An anatomical, clinical and pathological study. S. 82-86 In: Trickey, E.L., Hertel, P. (Hrsg.): Surgery and arthroscopy of the knee. Springer Verlag, Berlin (1986)

PATEL, D.: Arthroscopy of the plicae: Synovial folds and their significance. Am. J. Sports Med. 6: 217-225 (1978)

PATEL, D.: Plica as a cause of anterior knee pain. Orthop. Clin. North Am. 17: 273-277 (1986)

PIPKIN, G.: Knee injuries: the role of the suprapatellar plica and suprapatellar bursa in simulating internal derangement. Clin. Orthop. 74: 161 (1971)

REIDER, B., MARSHALL, J.L., WARREN, R.F.: Persistant vertical septum in the human knee joint. J. Bone Joint Surg. (Am.) 63: 1185 (1981)

RICHMOND, J.C., MCGINTY, J.B.: Segmental arthroscopic resection of the hypertrophic mediopatellar plica. Clin. Orthop. 178: 185-189 (1983)

SAKAKIBARA, J.: Arthroscopic study in Iino–s band (plica synovialis mediopatellaris). J. Jap. Orthop. Ass. 50: 513-522 (1976)

VAUGHAN-LANE, T., DANDY, D.J.: The synovial shelf syndrome. J. Bone Joint Surg. (Br.) 64: 475-476 (1982)

29.14 Synoviaeingriffe

ARITOMI, H., YAMAMOTO, M.: A method of arthroscopic surgery: Clinical evaluation of synovectomy with the electric resector scope and removal of loose bodies in the knee joint. Orthop. Clin. North Am. 10: 565-584, 1959

BITTAR, E.S.: Arthroscopic knee synovectomy. S. 688 - 689 In: Müller, W., Hackenbruch, W. (Hrsg.) Surgery and Arthroscopy of the knee. Springer Verlag, Berlin (1988)

BOSZOTTA, H., HELPERSTORFER, W., PFLANZL, W.: Fremdkorpersynovitis--limitierender Faktor bei der Verwendung des Trevirabandes in der Kreuzbandchirurgie? Unfallchirurgie 19: 138-143 (1993)

BRONSTEIN, R. D., SEBASTIANELLI, W. J., DEHAVEN, K. E.: Localized pigmented villonodular synovitis presenting as a loose body in the knee. Arthroscopy 9: 596-598 (1993)

COHEN, S., JONES, R.: An evaluation of the efficiency of arthroscopic synovectomy of the knee in rheumatoid arthritis: 12-24 month results. J. Rheumatol. 14:452-455 (1987)

FRANSSEN, M. J., BOERBOOMS, A. M., KARTHAUS, R. P., BUIJS, W. C., VAN DE PUTTE, L. B.: Treatment of pigmented villonodular synovitis of the knee with yttrium-90 silicate: prospective evaluations by arthroscopy, histology, and 99mTc pertechnetate uptake measurements. Ann. Rheum. Dis. 48: 1007-1013 (1989)

FUNKE, E., MUNZINGER, U.: Lokalisierte pigmentierte villonodulare Synovitis eine primär verpasste Diagnose bei einer jugendlichen Patientin. Schweiz Med. Wochenschr. 17: 124 (1994)

HIGHGENBOTEN, C.: Arthroscopic synovectomy. Clin. Orthop. North Am. 13: 399-405 (1982)

HIGHGENBOTEN, C.: Arthroscopic synovectomy. Arthroscopy 1: 190-193 (1985)

HIGHGENBOTEN, C.: Synovial disease. S. 147-154 In: Parisien, J.S. (Hrsg.): Arthroscopic surgery. McGraw-Hill Book Company, New York (1988)

KLEIN, W.: Die arthroskopische Synovektomie beim künstlichen Kniegelenk. Fallbericht. Arthroskopie 1:148-152 (1988)

KLEIN, W., Jensen, K. U.: Synovitis and artificial ligaments. Arthroscopy 8: 116-124 (1992)

KLEIN, K.S., Aland, C.M., Kim, H.C., Eisele, J., Saidi, P.: Long term follow-up of arthroscopic synovectomy for chronic hemophilic synovitis. Arthroscopy 3:231-236 (1987)

KLOMPMAKER, J., VETH, R. P., ROBINSON, P. H., MOLENAAR, W. M., NIELSEN, H. K.: Pigmented villonodular synovitis. Arch. Orthop. Trauma Surg. 109: 205-210 (1990)

KUROSAKA, M., OHNO, O., HIROHATA, K.: Arthroscopic evaluation of synovitis in the knee joints. Arthroscopy 7: 162-170 (1991)

LIMBIRD, T. J.: Arthroscopic synovectomy in sarcoid synovitis. Arthroscopy 9: 599-601 (1993)

LOCKER, B., BEGUIN, J., VIELPEAU, C., LOYAU, G.: Pigmented villonodular synovitis of the knee: advantages of arthroscopy. S. 661 - 665 In: Müller, W., Hackenbruch, W. (Hrsg.) Surgery and Arthroscopy of the knee. Springer Verlag, Berlin (1988)

MCGINTY, J. B., JOHNSON, L. L., JACKSON, R. W., MCBRYDE, A. M., GOODFELLOW, J. W.: Uses and abuses of arthroscopy: a symposium. J. Bone Joint Surg. Am. 74: 1563-1577 (1992)

MORALDO, M., SCHLEBERGER, R., HEDTMANN, A.: Synovectomy applied to inflammatory rheumatic diseases of the knee unter arthroscopic control. S. 690-694 In: MÜLLER, W., HACKENBRUCH, W. (Hrsg.) Surgery and Arthroscopy of the knee. Springer Verlag, Berlin (1988)

MOSKOVICH, R., PARISIEN, J. S.: Localized pigmented villonodular synovitis of the knee. Arthroscopic treatment. Clin. Orthop. 271: 218-224 (1991)

OGILVIE-HARRIS, D. J., BASINSKI, A.: Arthroscopic synovectomy of the knee for rheumatoid arthritis. Arthroscopy 7: 91-97 (1991)

OGILVIE-HARRIS, D. J., MCLEAN, J., ZARNETT, M. E.: Pigmented villonodular synovitis of the knee. The results of total arthroscopic synovectomy, partial, arthroscopic synovectomy, and arthroscopic local excision. J. Bone Joint Surg. 74: 119-123 (1992)

OGILVIE-HARRIS, D. J., GIDDENS, J.: Hoffa's disease. Arthroscopic resection of the infrapatellar fat pad. Arthroscopy 10: 184-187 (1994)

OGILVIE-HARRIS, D. J., SALEH, K.: Generalized synovial chondromatosis of the knee. A comparison of removal of the loose bodies alone with arthroscopic synovectomy. Arthroscopy 10: 166-170 (1994)

PALUMBO, R. C., MATTHEWS, L. S., REUBEN, J. M.: Localized pigmented villonodular synovitis of the patellar fat pad. A report of two cases. Arthroscopy 10: 400-403 (1994)

PAUS, A. C., DALE, K.: Arthroscopic and radiographic examination of patients with juvenile rheumatoid arthritis before and after open synovectomy of the knee joint. A prospective study with a 5-year follow-up. Ann. Chir. Gynaecol. 82: 55-61 (1993)

PAUS, A. C., PAHLE, J. A.: Arthroscopic evaluation of the synovial lining before and after open synovectomy of the knee joint in patients with chronic inflammatory joint diseases. Scand. J. Rheumatol. 19: 193-201 (1990)

PAUS, A. C., REFSUM, S., FORRE, O.: Histopathologic changes in arthroscopic synovial biopsies before and after open synovectomy in patients with chronic inflammatory joint diseases. Scand. J. Rheumatol. 19: 202-208 (1990)

POGGINI, L., CHISTOLINI, A., MARIANI, G., MARIANI, P. P.: Arthroscopic synovectomy in the treatment of haemophilic arthropathy. Preliminary results in eight patients. Ital. J. Orthop. Traumatol. 15: 457-461 (1989)

RODRIQUEZ MERCHAN, E. C., GALINDO, E., LADREDA, J. M., PARDO, J. A.: Surgical synovectomy in haemophilic arthropathy of the knee. Int. Orthop. 18: 38-41 (1994)

SCHOEN, R. T., AVERSA, J. M., RAHN, D. W., STEERE, A. C.: Treatment of refractory chronic Lyme arthritis with arthroscopic synovectomy. Arthritis Rheum. 34: 1056-1060 (1991)

SHIBATA, T., SHIRAOKA, K., TAKUBO, N.: Comparison between arthroscopic and open synovectomy for the knee in rheumatoid arthritis. Arch. Orthop. Trauma. Surg. 105:257-262 (1986)

SMILEY, P., WASILEWSKI, S. A.: Arthroscopic synovectomy. Arthroscopy 6: 18-23 (1990)

STOTHER, I. G.: Mechanical symptoms arising from synovial pathology in knee joint. Ann. Acad. Med. Singapore 20: 281-282 (1991)

TRIANTAFYLLOU, S. J., HANKS, G. A., HANDAL, J. A., GREER, R. B.: Open and arthroscopic synovectomy in hemophilic arthropathy of the knee. Clin. Orthop. 283: 196-204 (1992)

VAN METER, C. D., ROWDON, G. A.: Localized pigmented villonodular synovitis presenting as a locked lateral meniscal bucket handle tear. A case report and review of the literature. Arthroscopy 10: 309-312 (1994)

VILKKI, P., VIRTANEN, R., MAKELA, A. L.: Arthroscopic synovectomy in the treatment of patients with juvenile rheumatoid arthritis. Acta Univ. Carol. 37: 84-86 (1991)

WIEDEL, J.D.: Arthroscopic synovectomy for chronic hemophilic synovitis of the knee. Arthroscopy 1: 205-209 (1985)

29.15 Arthrolyse, Eingriffe bei Bewegungseinschränkungen

ACHALANDABASO, J., ALBILLOS, J.: Stiffness of the knee. Mixed arthroscopic and subcutaneous technique. Results of 67 cases. Arthroscopy 9: 685-690 (1993)

COHEN, I., HENDEL, D., RZETELNY, V.: Arthroscopic adhesiolysis of the knee joint in arthrofibrosis. Bull. Hosp. Jt. Dis. 53: 66-67 (1993)

DELPIZZO, W., FOX, J.M., FRIEDMAN, M., SNYDER, S., TERKEL, R.: Operative arthroscopy for the treatment of arthrofibrosis of the knee. Contemp. Orthop. 10: 67 (1985)

DODDS, J. A., KEENE, J. S., GRAF, B. K., LANGE, R. H.: Results of knee manipulations after anterior cruciate ligament reconstructions. Am. J. Sports Med. 19: 283-287 (1991)

FISHER, S. E., SHELBOURNE, K. D.: Arthroscopic treatment of symptomatic extension block complicating anterior cruciate ligament reconstruction. Am. J. Sports Med. 21: 558-564 (1993)

HARNER, C. D., IRRGANG, J. J., PAUL, J., DEARWATER, S., FU, F. H.: Loss of motion after anterior cruciate ligament reconstruction. Am. J. Sports Med. 20: 499-506 (1992)

HOWELL, S. M.: Arthroscopic roofplasty: a method for correcting an extension deficit caused by roof impingement of an anterior cruciate ligament graft. Arthroscopy 8: 375-379 (1992)

JACKSON, D. W., SCHAEFER, R. K.: Cyclops syndrome. Loss of extension following intra-articular anterior cruciate ligament reconstruction. Arthroscopy 6: 171-178 (1990)

LAWRENCE, S. J., KAN, R. O.: Arthroscopic lysis of adhesions after New Jersey LCS total knee arthroplasty. Orthopedics 15: 943-944 (1992)

LINTNER, D. M., BOCELL, J. R., TULLOS, H. S.: Arthroscopic treatment of intraarticular fibrous bands after total knee arthroplasty A followup note. Clin. Orthop. 309: 230-233 (1994)

LOBENHOFFER, P., GOGUS, A., GERICH, T.: Die Therapie der Arthrofibrose nach Bandeingriffen am Kniegelenk. Orthopäde 22: 392-398 (1993)

MARIANI, P. P., FERRETTI, A., CONTEDUCA, F., TUDISCO, C.: Arthroscopic treatment of flexion deformity after ACL reconstruction. Arthroscopy 8: 517-521 (1992)

MARZO, J. M., BOWEN, M. K., WARREN, R. F., WICKIEWICZ, T. L., ALTCHEK, D. W.: Intraarticular fibrous nodule as a cause of loss of extension following anterior cruciate ligament reconstruction. Arthroscopy 8: 10-18 (1992)

PARISIEN, J.S.: The stiff knee. S. 163-171 In: Parisien, J.S. (Hrsg.): Arthroscopic surgery. McGraw-Hill Book Company, New York (1988)

RICHMOND, J. C., AL ASSAL, M.: Arthroscopic management of arthrofibrosis of the knee, including infrapatellar contraction syndrome. Arthroscopy 7: 144-147 (1991)

RUPP, S., KALTENKIRCHEN, N., HOPF, T.: Arthrofibrose nach VKB-Ersatzplastik. Inzidenz, Ursachen, Therapie. Aktuelle Traumatol. 24: 274-278 (1994)

SHAHRIAREE, H.: O–Connor–s textbook of arthroscopic surgery. J.B. Lippincott Comp., Philadelphia (1984)

SPRAGUE, N., O'CONNOR, R.L., FOX, J.M.: Arthroscopic treatment of postoperative knee fibroarthrosis. Clin. Orthop. 166: 165 (1982)

VAQUERO, J., VIDAL, C., MEDINA, E., BAENA, J.: Arthroscopic lysis in knee arthrofibrosis. Arthroscopy 9: 691-694 (1993)

29.16 Empyemtherapie

ARMSTRONG, R. W., BOLDING, F., JOSEPH, R.: Septic arthritis following arthroscopy. Clinical syndromes and analysis of risk factors. Arthroscopy 8: 213-223 (1992)

ARMSTRONG, R. W., BOLDING, F.: Septic arthritis after arthroscopy. The contributing roles of intraarticular steroids and environmental factors. Am. J. Infect. Control. 22: 16-18 (1994)

BUCKLEY, J. R., JAIN, A. S.: Meningococcal septic arthritis of the knee. J. R. Coll. Surg. Edinb. 35: 398 (1990)

ESTERHAI, J. L. Jr., GELB, I.: Adult septic arthritis. Orthop. Clin. North Am. 22: 503-514 (1991)

IVEY, M., CLARK, R.: Arthroscopic debridement of the knee for septic arthritis. Clin. Orthop. 199: 201 (1985)

IVEY, M.: The infected knee. S. 155-161 In: Parisien, J.S. (Hrsg.): Arthroscopic surgery. McGraw-Hill Book Company, New York (1988)

JACKSON, R.W., PARSONS, C.J.: Distension - irrigation treatment of major joint sepsis. Clin. Orthop. 96: 160-163 (1973)

JACKSON, R.W.: The septic knee - arthroscopic treatment. Arthroscopy 1: 194-197 (1985)

JARRETT, M.P., GROSSMANN, L., SADLER, A.H., GRAYZEL, A.L.: The role of arthroscopy in the treatment of septic arthritis. Arthritis Rheum. 24: 737- 739 (1981)

MISTELI, M., CONEN, D.: Therapie und Prognose der bakteriellen Arthritis eine retrospektive Analyse. Schweiz. Med. Wochenschr. 121: 932-937 (1991)

NEUMANN, K., MUHR, G.: Der Kniegelenkinfekt. Eine arthroskopische Herausforderung? Orthopäde 19: 111-116 (1990)

NOTTAGE, W.M.: Arthroscopic management of the septic knee. S. 299-302 In: Shahriaree, H.: O'Connor's textbook of arthroscopic surgery. J.B. Lippincott Comp., Philadelphia (1984)

OHL, M. D., KEAN, J. R., STEENSEN, R. N.: Arthroscopic treatment of septic arthritic knees in children and adolescents. Orthop. Rev. 20: 894-896 (1991)

PARISIEN, J.S.: Arthroscopic management of pyarthrosis. An overview. Bull. Hosp. Jt. Dis. Orthop. Inst. 47:52-57 (1987)

PARISIEN, J. S., SHAFFER, B.: Arthroscopic management of pyarthrosis. Clin. Orthop. 275: 243-247 (1992)

SCHONHOLTZ, G.J., SCOTT, W.O.: Moraxella septic arthritis of the knee joint. case report. Arthroscopy 2:96-97 (1986)

SMITH, M.J.: Arthroscopic treatment of the septic knee. Arthroscopy 2: 30- 34 (1987)

29.17
Ersatz / Naht des vorderen Kreuzbandes

AGLIETTI, P., BUZZI, R., D'ANDRIA, S., ZACCHEROTTI, G.: Arthroscopic anterior cruciate ligament reconstruction with patellar tendon. Arthroscopy 8: 510-516 (1992)

ANDREWS, M., NOYES, F. R., BARBER-WESTIN, S. D.: Anterior cruciate ligament allograft reconstruction in the skeletally immature athlete. Am. J. Sports Med. 22: 48-54 (1994)

BAHUAUD, J., REBOUR, J., MAYER, J., BESSE, D., MAUTALEN, F., BASPEYRE, H.: Reconstruction of the anterior and posterior cruciate ligaments of the knee under arthroscopy. First results. S. 204-212 In: Müller, W., Hackenbruch, W. (Hrsg.) Surgery and Arthroscopy of the knee. Springer Verlag, Berlin (1988)

BAKER, C. L. Jr., GRAHAM, J.: Intraarticular ACL reconstruction using the patellar tendon: arthroscopic technique. Orthopedics 16: 437-441 (1993)

BARTLETT, E.C.: Arthroscopic repair and augmentation of the anterior cruciate ligament in cadaver knees. Clin. Orthop. 172: 107-111 (1983)

BENEDETTO, K.P., GLÖTZER, W.: Die Technik der arthroskopischen Kreuzbandplastik mit dem PTFE-Band. S. 226-230 In: Hofer, H. (Hrsg.): Fortschritte in der Arthroskopie. Ferdinand Enke Verlag, Stuttgart (1985)

BENEDETTO, K.P.: Die Technik der arthroskopischen Kreuzbandplastik. Chirurg 55: 756-759 (1984)

BERG, E. E.: Assessing arthroscopic notchplasty. Arthroscopy 7: 275-277 (1991)

BERG, E. E.: Tibial bone plug nonunion: a cause of anterior cruciate ligament reconstructive failure. Arthroscopy 8: 380-384 (1992)

BONATUS, T. J., ALEXANDER, A. H.: Patellar fracture and avulsion of the patellar ligament complicating arthroscopic anterior cruciate ligament reconstruction. Orthop. Rev. 20: 770-774 (1991)

BOSZOTTA, H., WENDRINSKY, R., SAUER, G.: Eine neue Technik zur arthroskopischen Reinsertion und Augmentation des frisch gerissenen vorderen Kreuzbandes. Unfallchirurgie 14: 46-49 (1988)

BOSZOTTA, H., HELPERSTORFER, W.: Langzeitergebnisse nach arthroskopischer Implantation des Trevirabandes zum Ersatz des vorderen Kreuzbandes. Aktuelle Traumatol. 24: 91-94 (1994)

BRIEF, L. P.: Anterior cruciate ligament reconstruction without drill holes. Arthroscopy 7: 350-357 (1991)

BULLIS, D. W., Paulos, L. E.: Reconstruction of the anterior cruciate ligament with allograft. Clin. Sports Med. 13: 581-597 (1994)

CANNON, W. D. Jr., VITTORI, J. M.: The role of arthroscopic debridement after anterior cruciate ligament reconstruction. Arthroscopy 7: 344-349 (1991)

CERULLO, G., PUDDU, G.: Arthroscopic placement of the interference screw for anterior cruciate ligament reconstruction. Arthroscopy 9: 712-3 (1993)

DEFRERE, J., FRANCKART, A.: Freeze-dried fascia lata allografts in the reconstruction of anterior cruciate ligament defects. A two- to seven-year follow-up study. Clin. Orthop. 303: 56-66 (1994)

FINSTERBUSH, A., FRANKL, U., MATAN, Y., MANN, G.: Secondary damage to the knee after isolated injury of the anterior cruciate ligament. Am. J. Sports Med. 18: 475-479 (1990)

FOX, J.M., SHERMAN, O.H., MARKOLF, K.: Arthroscopic anterior cruciate ligament repair: Preliminary results and instrumented testing for anterior stability. Arthroscopy 1: 175-181 (1985)

FOX, J.M.: Arthroscopic insertion of the prothetic GORE-TEX ligament. S. 165-179. In: Friedman, M.J., Ferkel, R.D. (Hrsg.) Prosthetic ligament reconstruction of the knee. W. B. Saunders Company, Philadephia (1988)

FURIA, J. P., ZAMBETTI, G. J. Jr.: An injection technique to create a bloodless field in arthroscopically assisted anterior cruciate ligament reconstruction. Am. J. Sports Med. 20: 406-409 (1992)

HALBRECHT, J., LEVY, I. M.: Fluoroscopic assist in anterior cruciate ligament reconstruction. Arthroscopy 9: 533-535 (1993)

HARDAKER, W. T. Jr, GARRETT, W. E. Jr, BASSETT, F. H.: An extension deficit after ACL reconstruction is disabling for the patient. Evaluation of acute traumatic hemarthrosis of the knee joint. South. Med. J. 83: 640-644 (1990)

HARNER, C. D., MARKS, H., FU, F. H., IRRGANG, J. J., SILBY, M. B., MENGATO, R.: Anterior cruciate ligament reconstruction. Endoscopic versus two-incision technique. Arthroscopy 10: 502-512 (1994)

HOWELL, S. M., TAYLOR, M. A.: Failure of reconstruction of the anterior crucitate ligament due to impingement by the intercondylar roof. J. Bone Joint Surg. (Am.) 75: 1044-1055 (1993)

JACKSON, D. W., KENNA, R., SIMON, T. M., KURZWEIL, P. R.: Endoscopic ACL reconstruction. Orthopedics 16: 951-958 (1993)

JOHNSON, D. L., FU, F. H.: Total quadriceps sparing, endoscoic single-incision anterior cruciate ligament reconstruction using fresh frozen allograft tissue surgical technique and potential pitfalls. Iowa Orthop. J. 13: 115-120 (1993)

JOHNSON, D. L., MILLER, M. D., FU, F. H.: The arthroscopic "impingement test" during anterior cruciate ligament reconstruction. Arthroscopy 9: 714-717 (1993)

JOHNSON, L. L.: The outcome of a free autogenous semitendinosus tendon graft in human anterior cruciate reconstructive surgery: a histological study. Arthroscopy 9: 131-142 (1993)

JONES, M.: Arthroscopic anterior cruciate ligament repair using patella tendon graft. Br. J. Theatre Nurs. 3: 6-8 (1993)

KERR, H. D.: Segond fracture, hemarthrosis, and anterior cruciate ligament disruption. J. Emerg. Med. 8: 29-33 (1990)

KLEIN, W.: Technik des arthroskopisch-chirurgischen vorderen Kreuzbandersatzes. S. 148-153, In: Hofer, H. (Hrsg.): Fortschritte in der Arthroskopie. Ferdinand Enke Verlag, Stuttgart (1985)

KRUEGER, P., NEUMANN, A., SCHWEIBERER, L.: Die arthroskopische Kreuzbandreinsertion und -augmentation. Indikation - operative Technik. Orthopäde 19: 97-102 (1990)

LANE, J. G., MCFADDEN, P., BOWDEN, K., AMIEL, D.: The ligamentization process: a 4 year case study following ACL reconstruction with a semitendinosis graft. Arthroscopy 9: 149-153 (1993)

LANE, J. G., DANIEL, D. M., STONE, M. L.: Graft impingement after anterior cruciate ligament reconstruction. Presentation as an active extension "thunk". Am. J. Sports Med. 22: 415-417 (1994)

LEMOS, M. J., ALBERT, J., SIMON, T., JACKSON, D. W.: Radiographic analysis of femoral interference screw placement during ACL reconstruction: endoscopic versus open technique. Arthroscopy 9: 154-158 (1993)

LEVITT, R. L., MALININ, T., POSADA, A., MICHALOW, A.: Reconstruction of anterior cruciate ligaments with bone-patellar tendon-bone and achilles tendon allografts. Clin. Orthop. 303: 67-78 (1994)

LIU, S. H.: Endoscopic anterior cruciate ligament reconstruction. A modified technique for graft passage. Arthroscopy 10: 475-477 (1994)

LOBENHOFFER, P.: Arthroskopische Kreuzbandrekonstruktionen. Langenbecks Arch. Chir Suppl. Kongressbd.: 433-439 (1991)

MACNICOL, M. F., PENNY, I. D., SHEPPARD, L.: Early results of the Leeds-Keio anterior cruciate ligament replacement. J. Bone Joint Surg. Br. 73: 377-380 (1991)

MARDER, R. A., RASKIND, J. R., CARROLL, M.: Prospective evaluation of arthroscopically assisted anterior cruciate ligament reconstruction. Patellar tendon versus semitendinosus and gracilis tendons. Am. J. Sports Med. 19: 478-484 (1991)

MEYERS, J. F., CASPARI, R. B., CASH, J. D., MANNING, J. B.: Arthroscopic evaluation of allograft anterior cruciate ligament reconstruction. Arthroscopy 8: 157-161 (1992)

OCHI, M., YAMANAKA, T., SUMEN, Y., IKUTA, Y.: Arthroscopic and histologic evaluation of anterior cruciate ligaments reconstructed with the Leeds-Keio ligament. Arthroscopy 9: 387-393 (1993)

OTERO, A. L., HUTCHESON, L.: A comparison of the doubled semitendinosus/gracilis and central third of the patellar tendon autografts in arthroscopic anterior cruciate ligament reconstruction. Arthroscopy 9: 143-148 (1993)

PASSLER, J. M., FELLINGER, M., SEGGL, W., SCHWEIGHOFER, F.: Arthroskopische Technik zum Ersatz des vorderen Kreuzbandes mittels freiem Patellasehnentransplantat. Unfallchirurg 95: 463-468 (1992)

PUDDU, G., CIPOLLA, M., CERULLO, G., FRANCO, V., GIANNI, E.: Anterior cruciate ligament reconstruction and augmentation with PDS graft. Clin. Sports Med. 12: 13-24 (1993)

RAAB, D. J., FISCHER, D. A., SMITH, J. P., MARKMAN, A. W., STEUBS, J. A.: Comparison of arthroscopic and open reconstruction of the anterior cruciate ligament. Early results. Am. J. Sports Med. 21: 680-683 (1993)

RACKEMANN, S., ROBINSON, A., DANDY, D. J.: Reconstruction of the anterior cruciate ligament with an intra-articular patellar tendon graft and an extra-articular tenodesis. Results after six years. J. Bone Joint Surg. Br. 73: 368-373 (1991)

REHM, K.E., SCHULTHEIS, K.H.: Technik des endoskopischen Kreuzbandersatzes. S. 231-237 In: Hofer, H. (Hrsg.): Fortschritte in der Arthroskopie. Ferdinand Enke Verlag, Stuttgart (1985)

REHM, K.E.: Die geschlossene Kreuzbandplastik. Unfallchir. 7: 55-59 (1981)

ROSENBERG, T.D., PAULOS, L.E., PARKER, R.D.: Allograft anterior cruciate ligament reconstruction: an arthroscopically guided technique. S. 193-201. In: Friedman, M.J., Ferkel, R.D. (Hrsg.) Prosthetic ligament reconstruction of the knee. W. B. Saunders Company, Philadephia (1988)

ROSENBERG, T. D., FRANKLIN, J. L., BALDWIN, G. N., NELSON, K. A.: Extensor mechanism function after patellar tendon graft harvest for anterior cruciate ligament reconstruction. Am. J. Sports Med. 20: 519-525 (1992)

ROUGRAFF, B., SHELBOURNE, K. D., GERTH, P. K., WARNER, J.: Arthroscopic and histologic analysis of human patellar tendon autografts used for anterior cruciate ligament reconstruction. Am. J. Sports Med. 21: 277-284 (1993)

RUSCH, R.M., NELSON, E.F., NOEL, D.: IntegraftTM anterior cruciate ligament reconstruction: arthroscopic technique. S. 59-64 In: Friedman, M.J., Ferkel, R.D. (Hrsg.) Prosthetic ligament reconstruction of the knee. W. B. Saunders Company, Philadephia (1988)

SADDEMI, S. R., FROGAMENI, A. D., FENTON, P. J., HARTMAN, J., HARTMAN, W.: Comparison of perioperative morbidity of anterior cruciate ligament autografts versus allografts. Arthroscopy 9: 519-524 (1993)

SANTI, M. D., RICHARDSON, A. B.: The ligament augmentation device in hamstring grafts for reconstruction of the anterior cruciate ligament. Am. J. Sports Med. 22: 524-530 (1994)

SCHERER, M. A., GERNGROSS, H., BLUMEL, G.: Radiologische Veränderungen nach Naht des vorderen Kreuzbandes (VKB). Röntgenpraxis 47: 168-174 (1994)

SCHMID, A., SCHMID, F., TILING, T.: Arthroskopische Versorgung der frischen vorderen Kreuzbandruptur. Entwicklung einer neuen OP-Technik und eines neuen Nahtmaterials. Arthroskopie 1: 83-89 (1988)

SGAGLIONE, N. A., DEL PIZZO, W., FOX, J. M., FRIEDMAN, M. J., SNYDER, S. J., FERKEL, R. D.: Arthroscopic-assisted anterior cruciate ligament reconstruction with the semitendinosus tendon. Comparison of results with and without braided polypropylene augmentation. Arthroscopy 8: 65-77 (1992)

SGAGLIONE, N. A., DEL PIZZO, W., FOX, J. M., FRIEDMAN, M. J.: Arthroscopically assisted anterior cruciate ligament reconstruction with the pes anserine tendons. Comparison of results in acute and chronic ligament deficiency. Am. J. Sports Med. 21: 249-256 (1993)

SHAFFER, B. S., TIBONE, J. E.: Patellar tendon length change after anterior cruciate ligament reconstruction using the midthird patellar tendon. Am. J. Sports Med. 21: 449-454 (1993)

SHAFFER, B., GOW, W., TIBONE, J. E.: Graft-tunnel mismatch in endoscopic anterior cruciate ligament reconstruction. A new technique of intraarticular measurement and modified graft harvesting. Arthroscopy 9: 633-646 (1993)

SHINO, K., NAKAGAWA, S., INOUE, M., HORIBE, S., YONEDA, M.: Deterioration of patellofemoral articular surfaces after anterior cruciate ligament reconstruction. Am. J. Sports Med. 21: 206-211 (1993)

SHINO, K., NAKATA, K., HORIBE, S., INOUE, M., NAKAGAWA, S.: Quantitative evaluation after arthroscopic anterior cruciate ligament reconstruction. Allograft versus autograft. Am. J. Sports Med. 21: 609-616 (1993)

SPRINGER, S.I.: Anterior cruciate ligament substitution: endoscopic technique. S. 213-220 In: Parisien, J.S. (Hrsg.): Arthroscopic surgery. McGraw-Hill Book Company, New York (1988)

SPRINGER, S.I.: Technique, complications and results of arthroscopic anterior cruciate ligament reconstructions with bioprothetic ligaments. S. 243-245 In: Müller, W., Hackenbruch, W. (Hrsg.) Surgery and Arthroscopy of the knee. Springer Verlag, Berlin (1988)

STADLER, J., STEENBLOCK, U., HOLZACH, P., MATTER, P.: Arthroskopische Ersatzoperation des vorderen Kreuzbandes. S. 238-241 In: Hofer, H. (Hrsg.): Fortschritte in der Arthroskopie. Ferdinand Enke Verlag, Stuttgart (1985)

STROBEL, M., EICHHORN, J.: Aktueller Stand und operative Technik der Rekonstruktion des vorderen Kreuzbandes. Akt. Chir. 30: 210-220 (1995)

TOVIN, B. J., WOLF, S. L., GREENFIELD, B. H., CROUSE, J., WOODFIN, B. A.: Comparison of the effects of exercise in water and on land on the rehabilitation of patients with intra-articular anterior cruciate ligament reconstructions. Phys. Ther. 74: 710-719 (1994)

TRIA, A. J. Jr., ALICEA, J. A., CODY, R. P.: Patella baja in anterior cruciate ligament reconstruction of the knee. Clin. Orthop. 299: 229-234 (1994)

VALENTI, J. R., SALA, D., SCHWEITZER, D.: Anterior cruciate ligament reconstruction with fresh-frozen patellar tendon allografts. Int. Orthop. 18: 210-214 (1994)

WARREN, R. F.: Meniscectomy and repair in the anterior cruciate ligament-deficient patient. Clin. Orthop. 252: 55-63 (1990)

WASILEWSKI, S. A., COVALL, D. J., COHEN, S.: Effect of surgical timing on recovery and associated injuries after anterior cruciate ligament reconstruction. Am. J. Sports Med. 21: 338-342 (1993)

WHIPPLE, T.L.: Arthroscopic anterior cruciate ligament reconstruction with Procol xenograft bioprothesis. S. 112-117. In: Friedman, M.J., Ferkel, R.D. (Hrsg.) Prosthetic ligament reconstruction of the knee. W. B. Saunders Company, Philadephia (1988)

WHIPPLE, T. L., ELLIS, F. D.: A technique for arthroscopic anterior cruciate ligament repair. Clin. Sports Med. 10: 463-468 (1991)

WIRTH, C. J., KOHN, D.: Der Revisionseingriff nach fehlgeschlagener vorderer Kreuzbandplastik. Orthopäde 22: 399-404 (1993)

WUSCHECH, K., KUNDIGER, R., HELLER, G., WUSCHECH, C.: Die Technik der arthroskopischen vorderen Kreuzbandplastik mit dem Kohlenstoffband. Zbl. Chir. 111: 409-413 (1986)

YAMAMOTO, H., ISHIBASHI, T., MUNETA, T., FURUYA, K., MIZUTA, T.: Effusions after anterior cruciate ligament reconstruction using the ligament augmentation device. Arthroscopy 8: 305-310 (1992)

29.18
Naht / Rekonstruktion des hinteren Kreuzbandes

CLANCY, W. G. Jr., PANDYA, R. D.: Posterior cruciate ligament reconstruction with patellar tendon autograft Clin. Sports Med. 13: 561-570 (1994)

CLAYER, M., ATKINSON, R.: A method of pre-operative assessment for posterior cruciate ligament reconstruction. Aust. N. .Z J. Surg. 64: 319-321 (1994)

FANELLI, G. C.: Posterior cruciate ligament injuries in trauma patients. Arthroscopy 9: 291-294 (1993)

FROESE, W. G., FOWLER, P. J.: Reconstruction of the posterior cruciate ligament with autograft hamstring tendons and the Kennedy ligament augmentation device. Clin. Sports Med. 13: 571-579 (1994)

GEISSLER, W. B., WHIPPLE, T. L.: Intraarticular abnormalities in association with posterior cruciate ligament injuries. Am. J. Sports Med. 21: 846-849 (1993)

KIM, S. J., MIN, B. H.: Arthroscopic intraarticular interference screw technique of posterior cruciate ligament reconstruction. One-incision technique. Arthroscopy 10: 319-323 (1994)

MALEK, M. M., FANELLI, G. C.: Technique of arthroscopically assisted PCL reconstruction. Orthopedics 16: 961-966 (1993)

YERYS, P.: Arthroscopic posterior cruciate ligament repair. Arthroscopy 7: 111-114 (1991)

29.19
Frakturen, Arthrodese

APPEL, M. H., SEIGEL, H.: Treatment of transverse fractures of the patella by arthroscopic percutaneous pinning. Arthroscopy 9: 119-121 (1993)

BERG, E. E.: Comminuted tibial eminence anterior cruciate ligament avulsion fractures. Failure of arthroscopic treatment. Arthroscopy 9: 446-450 (1993)

CASPARI, R.B., HUTTON, P.M., WHIPPLE, T.L., MEYERS, J.F.: The role of arthroscopy in the management of tibial plateau fractures. Arthoscopy 1: 76 (1985)

CASPARI, R.B.: Arthroscopy and the management of fractures of the tibial plateau. S. 197-200 In: Shahriaree, H.: O'Connor's textbook of arthroscopic surgery. J.B. Lippincott Comp., Philadelphia (1984)

FOWBLE, C. D., ZIMMER, J. W., SCHESIS, A. A.: The role of arthroscopy in the assessment and treatment of tibial plateau fractures. Arthroscopy 9: 584-590 (1993)

GUANCHE, C. A., MARKMAN, A. W.: Arthroscopic management of tibial plateau fractures. Arthroscopy 9: 467-471 (1993)

HOLZACH, P., MATTER, P.: Arthroskopie und Osteosynthese von Tibiaplateaufrakturen. Arthroskopie 1: 74-77 (1988)

HOLZACH, P., MATTER, P., MINTER, J.: Arthroscopically assisted treatment of lateral tibial plateau fractures in skiers. Use of a cannulated reduction system. J. Orthop. Trauma. 8: 273-281 (1994)

ITOKAZU, M., MATSUNAGA, T.: Arthroscopic restoration of depressed tibial plateau fractures using bone and hydroxyapatite grafts. Arthroscopy 9: 103-108 (1993)

JENNINGS, J.C.: Arthroscopic management of tibial plateau fractures. Arthroscopy 1: 160 (1985)

KOBAYASHI, S., TERAYAMA, K.: Arthroscopic reduction and fixation of a completely displaced fracture of the intercondylar eminence of the tibia. Arthroscopy 10: 231-235 (1994)

LUGER, E. J., ARBEL, R., EICHENBLAT, M. S., MENACHEM, A., DEKEL, S.: Femoral notchplasty in the treatment of malunited intercondylar eminence fractures of the tibia. Arthroscopy 10: 550-551 (1994)

MATTHEWS, D. E., GEISSLER, W. B.: Arthroscopic suture fixation of displaced tibial eminence fractures. Arthroscopy 10: 418-423 (1994)

MEDLER, R. G., JANSSON, K. A.: Arthroscopic treatment of fractures of the tibial spine. Arthroscopy 10: 292-295 (1994)

O'DWYER, K. J., BOBIC, V. R.: Arthroscopic management of tibial plateau fractures. Injury 23: 261-264 (1992)

PAAR, O., BOSZOTTA, H.: Abscherfrakturen am Knie- und oberen Sprunggelenk Klassifikation und Therapie. Chirurg 62: 121-125 (1991)

PAPILION, J. D., HEIDT, R. S. Jr., MILLER, E. H., WELCH, M. C.: Arthroscopic-assisted arthrodesis of the knee. Arthroscopy 7: 237-240 (1991)

VAN LOON, T., MARTI, R. K.: A fracture of the intercondylar eminence of the tibia treated by arthroscopic fixation. Arthroscopy 7: 385-388 (1991)

VANGSNESS, C. T. Jr., GHADERI, B., HOHL, M., MOORE, T. M.: Arthroscopy of meniscal injuries with tibial plateau fractures. J. Bone Joint Surg. Br. 76: 488-490 (1994)

VIERHOUT, P. A., SMULDERS, B. H., HOHMANN, F. R., STAPERT, J. W., HOOGENDAM, I. J., KUMMER, E. W.: Reconstructie van de tibiaplateaufractuur onder artroscopische controle zonder artrotomie. Ned. Tijdschr. Geneeskd. 135: 893-896 (1991)

WALLENBOCK, F., LEDINSKI, C.: Indikation und Grenzen der arthroskopischen Versorgung von intraartikularen Kniegelenksfrakturen. Aktuel. Traumatol. 23: 97-101 (1993)

29.20
Patellaluxation/Spaltung des lateralen Retinakulums (lateral release)

AGLIETTI, P., PISANESCHI, A., DE BIASE, P.: Recurrent dislocation of patella three kinds of surgical treatment. Ital. J. Orthop. Traumatol. 18: 25-36 (1992)

BERT, J. M., STARK, J. G., MASCHKA, K., CHOCK, C.: The effect of cold therapy on morbidity subsequent to arthroscopic lateral retinacular release. Orthop. Rev. 20: 755-758 (1991)

BRAY, R.C., ROTH, J.H., JACOBSEN, R.P.: Arthroscopic lateral release for anterior knee pain: a study comparing patients who are claiming worker's compensation with those who are not. Arthroscopy 3: 237-247 (1987)

BRIEF, L. P.: Lateral patellar instability. Treatment with a combined open-arthroscopic approach. Arthroscopy 9: 617-623 (1993)

CHOW, J. C.: Endoscopic extra-articular lateral release. Arthroscopy 9: 327-331 (1993)

DENTI, M.: Arthroscopic lateral retinacular release of the alar ligament Indications and long-term results. Ital. J. Orthop. Traumatol. 16: 527-532 (1990)

DZIOBA, R. B.: Diagnostic arthroscopy and longitudinal open lateral release. A four year follow-up study to determine predictors of surgical outcome. Am. J. Sports Med. 18: 343-348 (1990)

DZIOBA, R.B., STROKON, A., MULBRY, L.: Diagnostic arthroscopy and longitudinal open lateral relaese: A safe and effective treatment for "chondromalacia patellae". Arthroscopy 1: 131-135 (1985)

FABBRICIANI, C., PANNI, A. S., DELCOGLIANO, A.: Role of arthroscopic lateral release in the treatment of patellofemoral disorders. Arthroscopy 8: 531-536 (1992)

FARID, F.: Indikation und Technik der arthroskopischen Patella-Realignment- Operation (Fesselung) nach Johnson mit Hilfe von neu entwickeltem Instrumentarium. Orthop. Praxis 24: 162-167 (1988)

FU, F. H., MADAY, M. G.: Arthroscopic lateral release and the lateral patellar compression syndrome. Orthop. Clin. North Am. 23: 601-612 (1992)

HENRY, J.H., GOLETZ, T.H., WILLIAMSON, B.: Lateral retinacular release in patellofemoral subluxation. Indications, results and comparison to open patellofemoral reconstruction. Am. J. Sports Med. 14, 121-129 (1986)

HERTEL, P., VERSCHL, J.: Arthroskopie bei der akuten Patellaluxation. Arthroskopie 1: 68-73 (1988)

JACKSON, R. W., KUNKEL, S. S., TAYLOR, G. J.: Lateral retinacular release for patellofemoral pain in the older patient. Arthroscopy 7: 283-286 (1991)

KUNDIGER, R., HOPFNER, V., WUSCHECH, H., HELLER, G.: Die arthroskopische Behandlung der Chondropathia patellae mit dem lateral release und motorgetriebenen Instrumenten. Beitr. Orthop. Traumatol. 37: 626-630 (1990)

LANKENNER, P.A., MICHELI, L.J., CLANCY, R., GERBINO, P.G.: Arthroscopic percutaneous lateral patellar retinacular release. Am. J. Sports Med. 14: 267-269 (1986)

MALEK, M. M., FANELLI, G. C.: Patellofemoral pain. An arthroscopic perspective. Clin. Sports Med. 10: 549-567 (1991)

MCGINTY, J.B., MCCARTHY, J.C.: Endoscopical lateral retinacular release of the subluxating or dislocating patella. Clin. Orthop. 167, 9-17 (1982)

METCALF, R.W.: An arthroscopic method for lateral release of the subluxating or dislocating patella. Clin. Orthop. 167: 9 (1982)

MILLER, R., BARTLETT, J.: Recurrent patella dislocation treated by closed lateral retinacular release. Aust. N. Z. J. Surg. 63: 200-202 (1993)

SCHLEBERGER, R., MORALDO, M., PEISELER, U.: Die Behandlung der chronischen, therapieresistenten Chondropathia patellae durch die arthroskopisch kontrollierte laterale Kapselspaltung. Orthop. Praxis 24: 160-161 (1988)

SCHONHOLTZ, G.J., ZAHN, M.G., MAGEE, C.M.: Lateral retinacular release of the patella. Arthroscopy 3:269-272 (1987)

SHEA, K. P., FULKERSON, J. P.: Preoperative computed tomography scanning and arthroscopy in predicting outcome after lateral retinacular release. Arthroscopy 8: 327-334 (1992)

SHERMAN, O.H., FOX, J.M., SPERLING, H., DEL PIZZO, W., FRIEDMANN, M.J., SNYDER, S.J., FERKEL, R.D.: Patellar instability: treatment by arthroscopic electrosurgical lateral release. Arthroscopy 3:152-160 (1987)

SMALL, N. C.: An analysis of complications in lateral retinacular release procedures Arthroscopy 5: 282-286 (1989)

SMALL, N. C., GLOGAU, A. I., BEREZIN, M. A.: Arthroscopically assisted proximal extensor mechanism realignment of the knee. Arthroscopy 9: 63-67 (1993)

TUCKER, J. B., CORSETTI, J., GREGG, J. R.: Arthroscopically assisted proximal quadricepsplasty for patellar instability. Clin. Sports Med. 12: 81-89 (1993)

VAATAINEN, U., KIVIRANTA, I., JAROMA, H., AIRAKSINEN, O.: Lateral release in chondromalacia patellae using clinical, radiologic, electromyograhic, and muscle force testing evaluation. Arch. Phys. Med. Rehabil. 75: 1127-1131 (1994)

WASILEWSKI, S. A., PURNELL, M. B., COHEN, S.: Arthroscopy update 5. Rehabilitation after arthroscopic lateral retinacular release. Orthop. Rev. 18: 1011-1018 (1989)

WIDOW, W., HELLER, G., WUSCHECH, H., KUNDIGER, R.: Indikation und Technik der arthroskopischen Retinakulumspaltung. Beitr. Orthop. Traumatol. 37: 251-254 (1990)

YERYS, P.: A technique for lateral retinacular release. Arthroscopy 1: 233- 236 (1985)

29.21 Tumoren

BROWN, M. F., DANDY, D. J.: Intra-articular ganglia in the knee. Arthroscopy 6: 322-323 (1990)

CALVISI, V., COLLODEL, M., ROMANINI, L.: Synovial ganglia of the central pivot of the knee. Ital. J. Orthop. Traumatol. 17: 305-311 (1991)

COHEN, B., KHAN, T. H., DANDY, D. J.: Arthroscopic resection of chondroblastoma of the knee. Arthroscopy 8: 370-372 (1992)

DANDY, D. J , RAO, N9. S.: Benign synovioma causing internal derangement of the knee. A report of nine cases. J. Bone Joint Surg. ÄBrÜ 72: 641-642 (1990)

DEUTSCH, A., VELTRI, D. M., ALTCHEK, D. W., POTTER, H. G., WARREN, R. F., WICKIEWICZ, T. L.: Symptomatic intraarticular ganglia of the cruciate ligaments of the knee. Arthroscopy 10: 219-223 (1994)

FISCHER, B., MUNARETTO, F., FRITSCHY, D., PETER, R. E.: An unusual arthroscopic discovery. An intraarticular schwannoma of the knee. Arthroscopy 10: 113-117 (1994)

GARCIA, A., HODLER, J., VAUGHN, L., HAGHIGHI, P., RESNICK, D.: Case report 677. Intraarticular ganglion arising from the posterior cruciate-ligament. Skeletal Radiol. 20: 373-375 (1991)

HILL, J. A., MARTIN, W. R., MILGRAM, J. W.: Unusual arthroscopic knee lesions. Case report of an intra-articular lipoma. J. Natl. Med. Assoc. 85: 697-699 (1993)

W

Y

Z